だらしない夫じゃなくて依存症でした

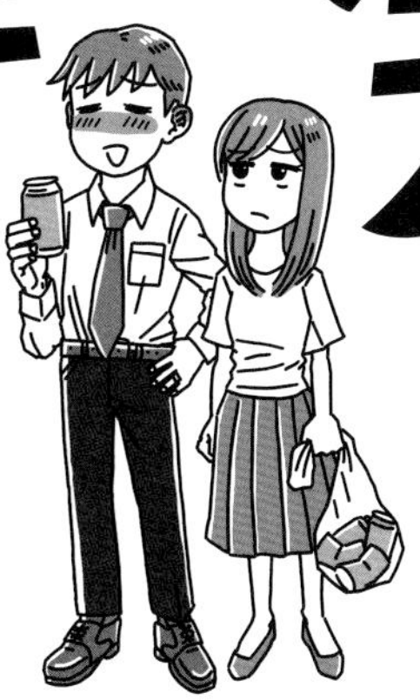

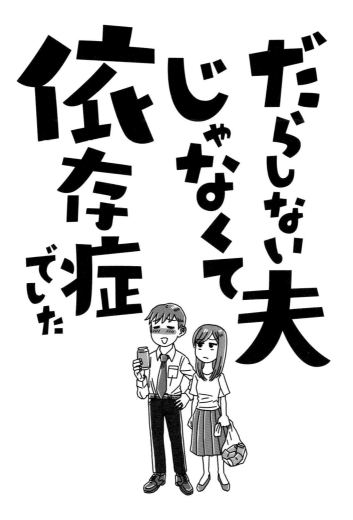

Darashinai Otto Janakute
Izonsho Deshita

三森 みさ 著
松本 俊彦（国立精神・神経医療研究センター）ほか 監修

時事通信社

もくじ

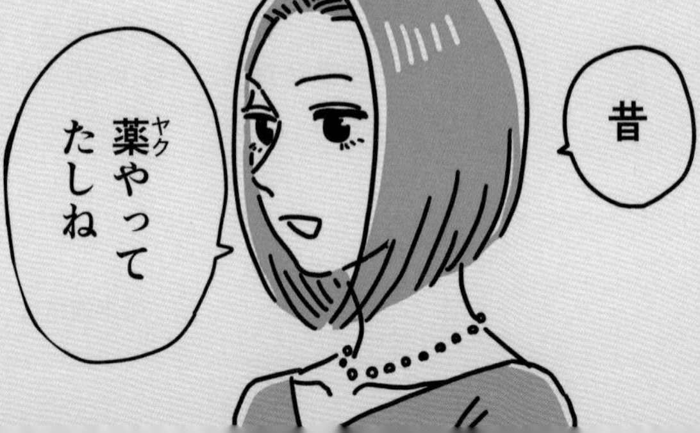

昔
薬《ヤク》やってたしね

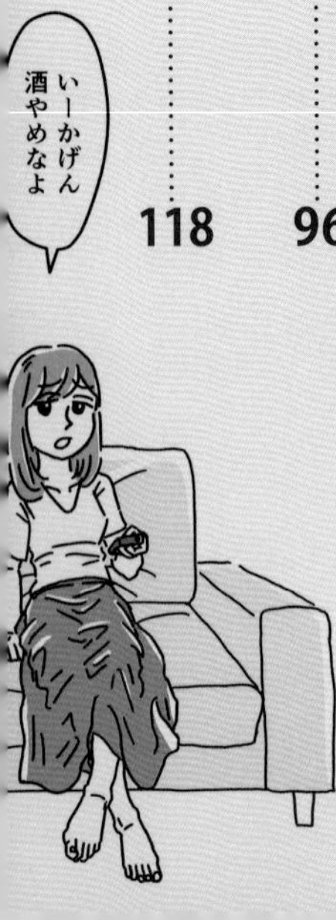

いーかげん酒やめなよ

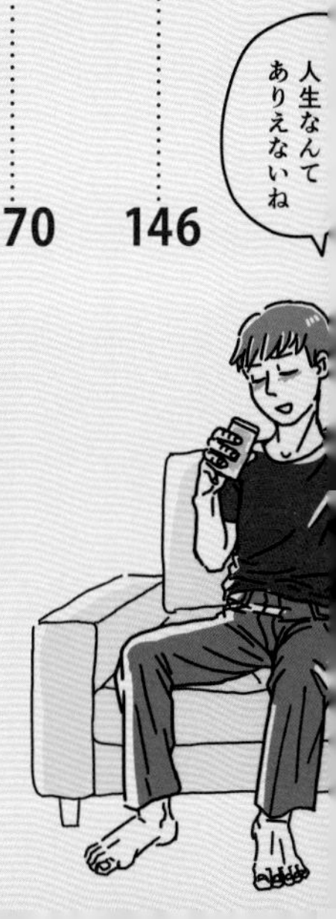
人生なんて
ありえないね

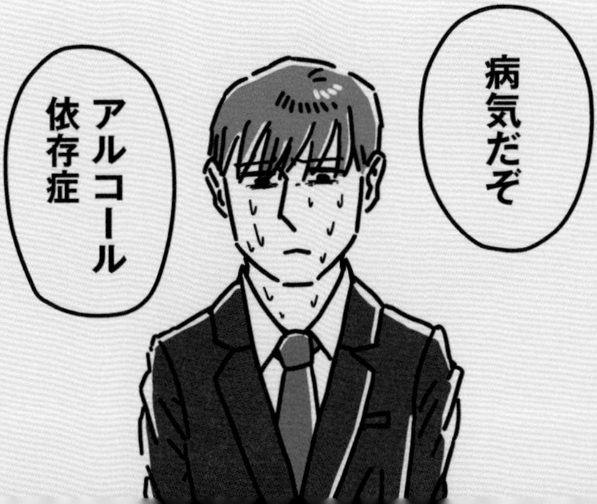
病気だぞ
アルコール
依存症

登場人物紹介

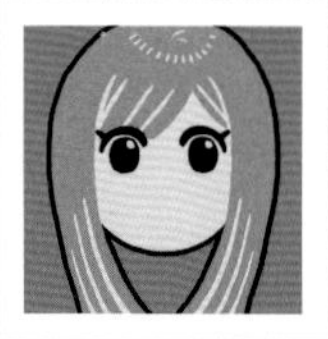

山下ユリ

ショウの妻。夫の酒癖の悪さに
悩みつつ、献身的に尽くしてしまう。

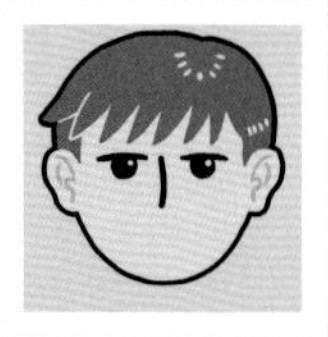

山下ショウ

ユリの夫。不向きな営業の仕事で
ストレスを抱える日々を送る。

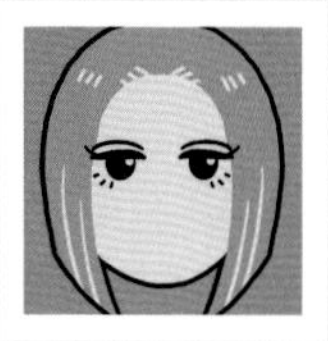

佐藤マユ

ユリの幼なじみであり、良き理解者。
薬物依存症回復者。

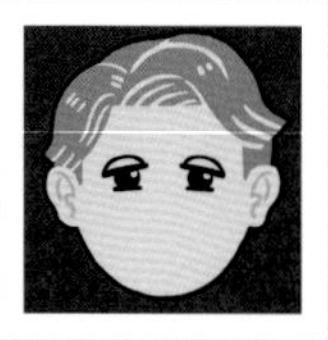

武田ユウイチ

ユリの職場の先輩。ギャンブル依存
症回復者。自らの経験と豊富な知識
をもとに、ユリの相談に乗っている。

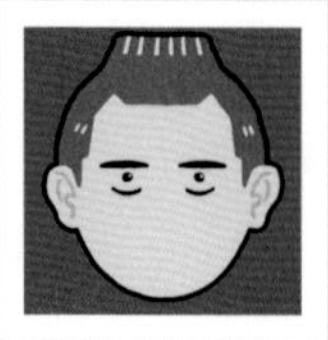

新藤さん

ショウの職場の先輩。

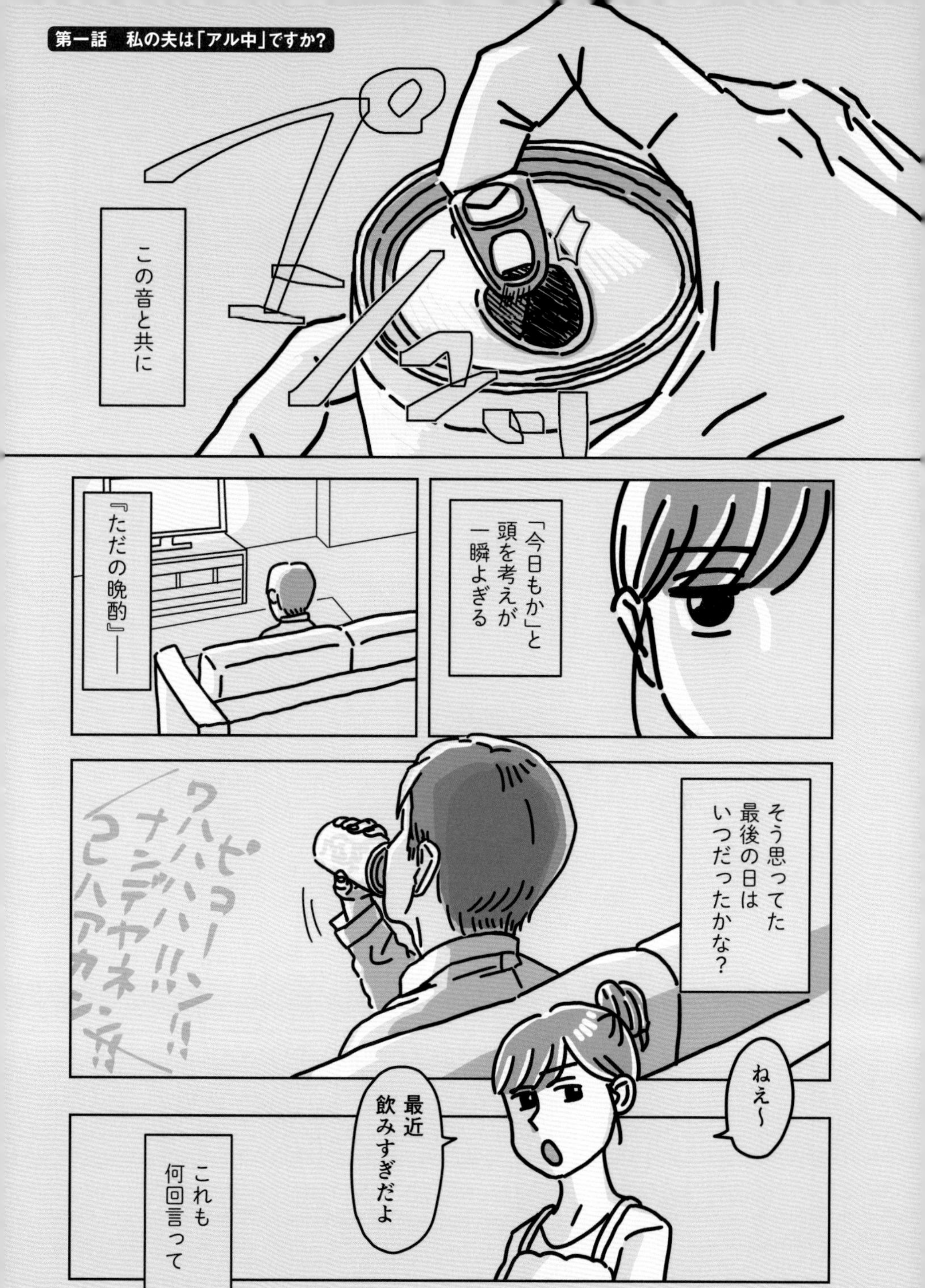
この音と共に
「今日もか」と
頭を考えが
一瞬よぎる
『ただの晩酌』——
そう思ってた
最後の日は
いつだったかな?
ねえ〜
最近
飲みすぎだよ
これも
何回言って

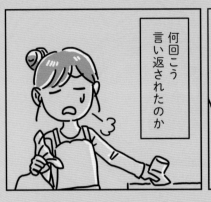

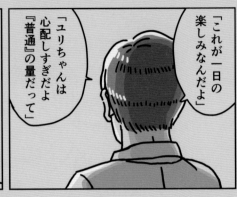

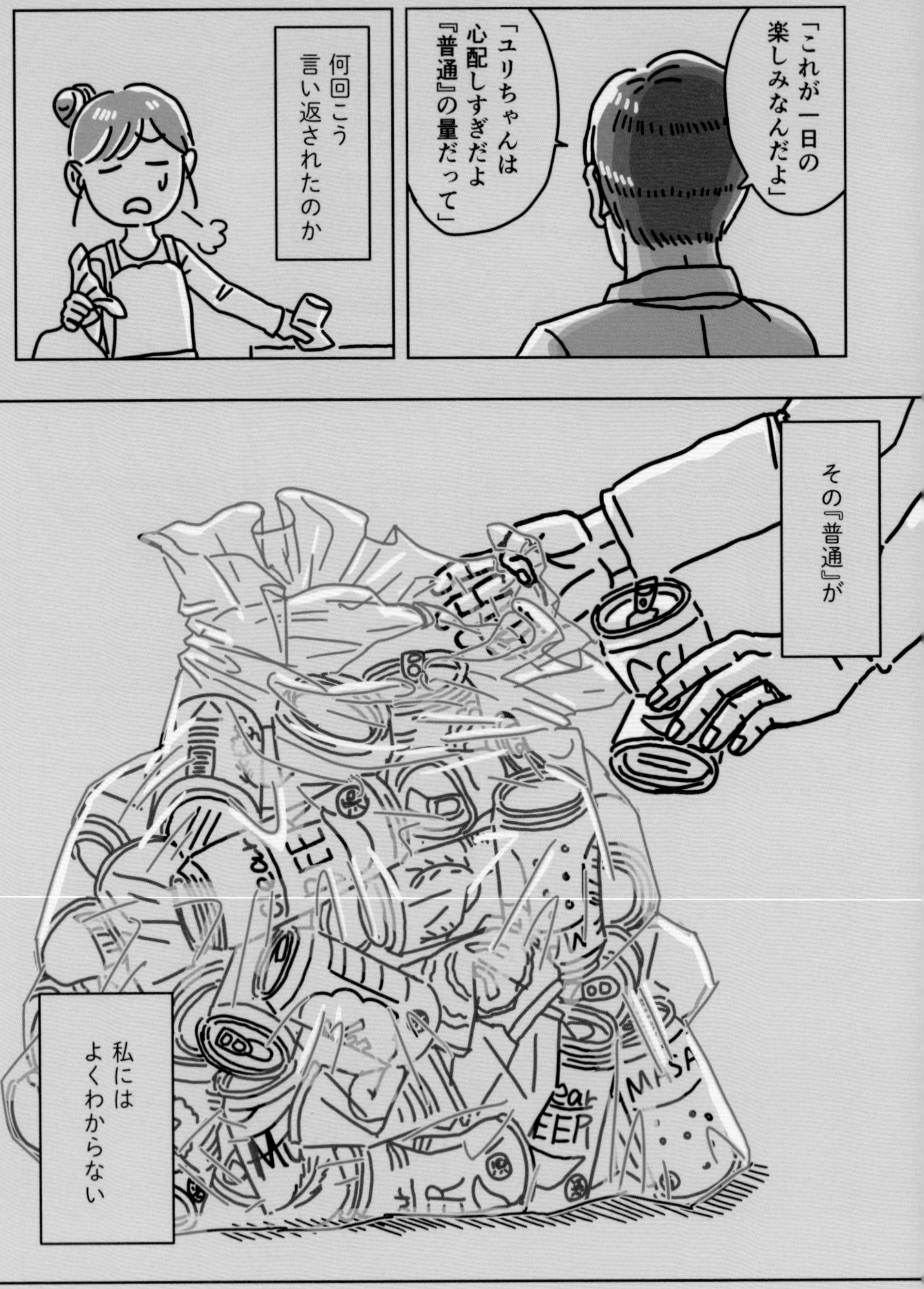
「これが一日の楽しみなんだよ」
「ユリちゃんは心配しすぎだよ『普通』の量だって」
何回こう言い返されたのか
その『普通』が
私にはよくわからない

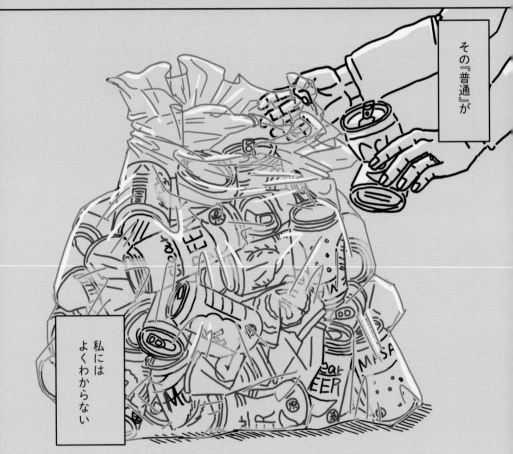

第一話
私の夫は「アル中」ですか？

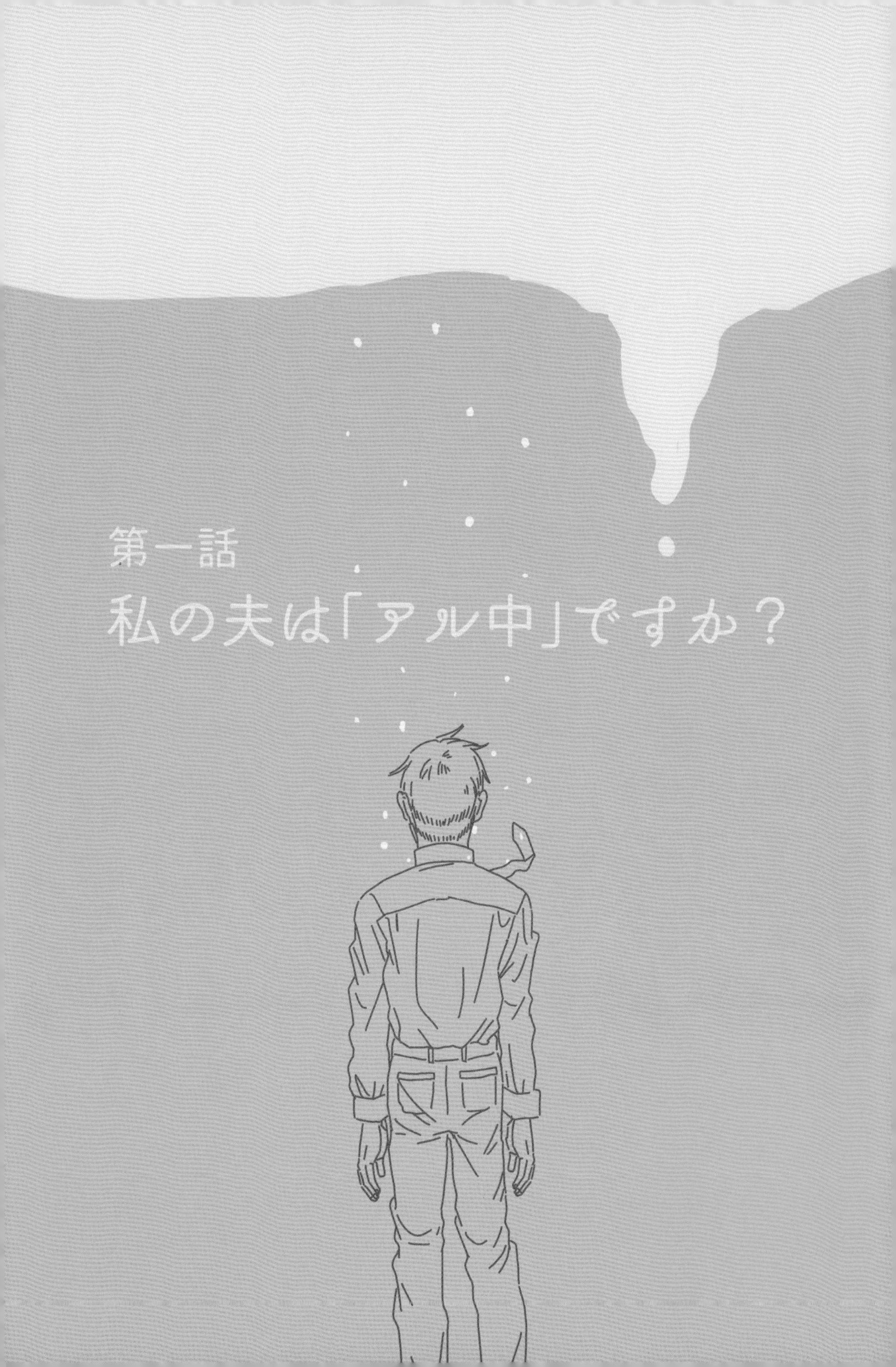

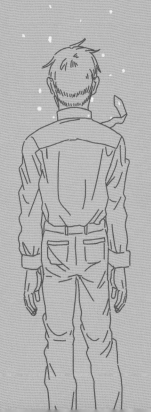

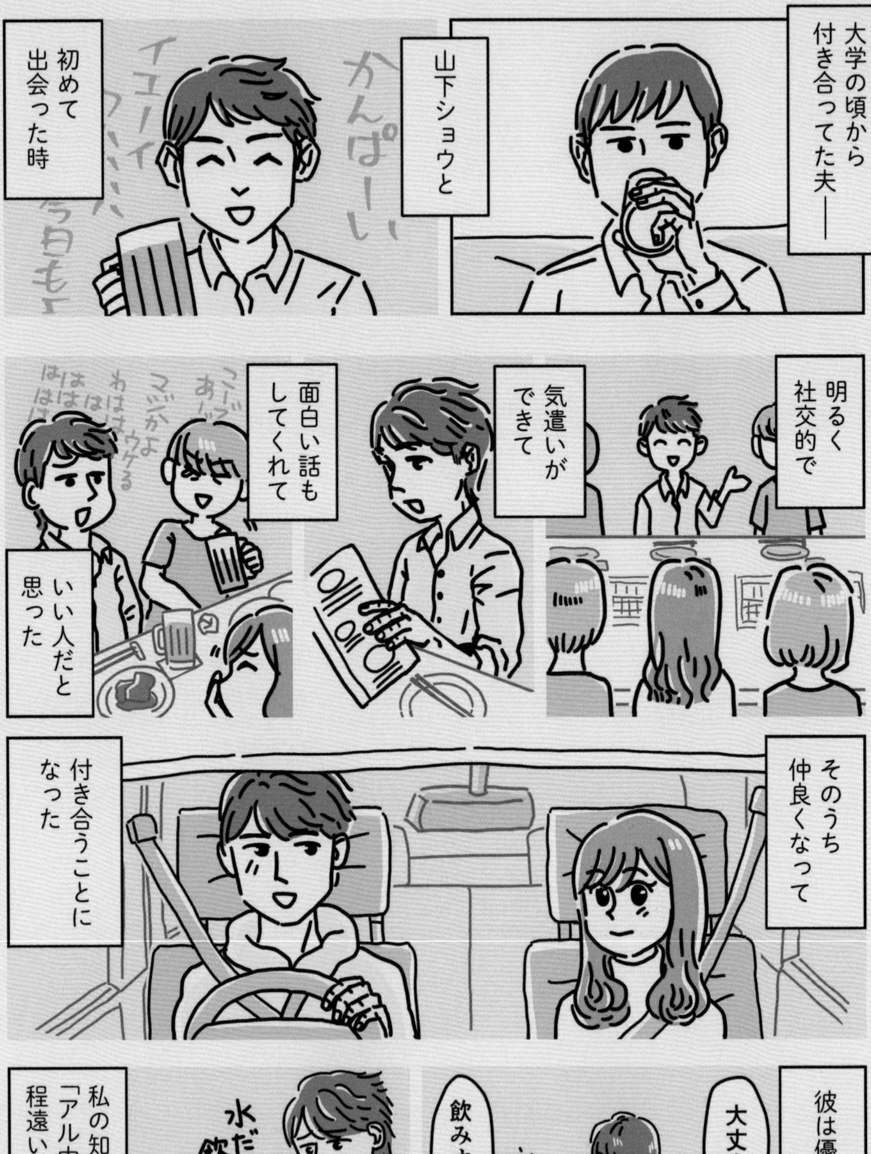
大学の頃から付き合ってた夫――
山下ショウと
初めて出会った時
かんぱーい
イエーイ
明るく社交的で
気遣いができて
面白い話もしてくれて
いい人だと思った
そのうち仲良くなって
付き合うことになった
彼は優しかった
大丈夫?
飲みすぎたァ~
水だよ飲める?
私の知ってる「アル中」からは程遠いほど…

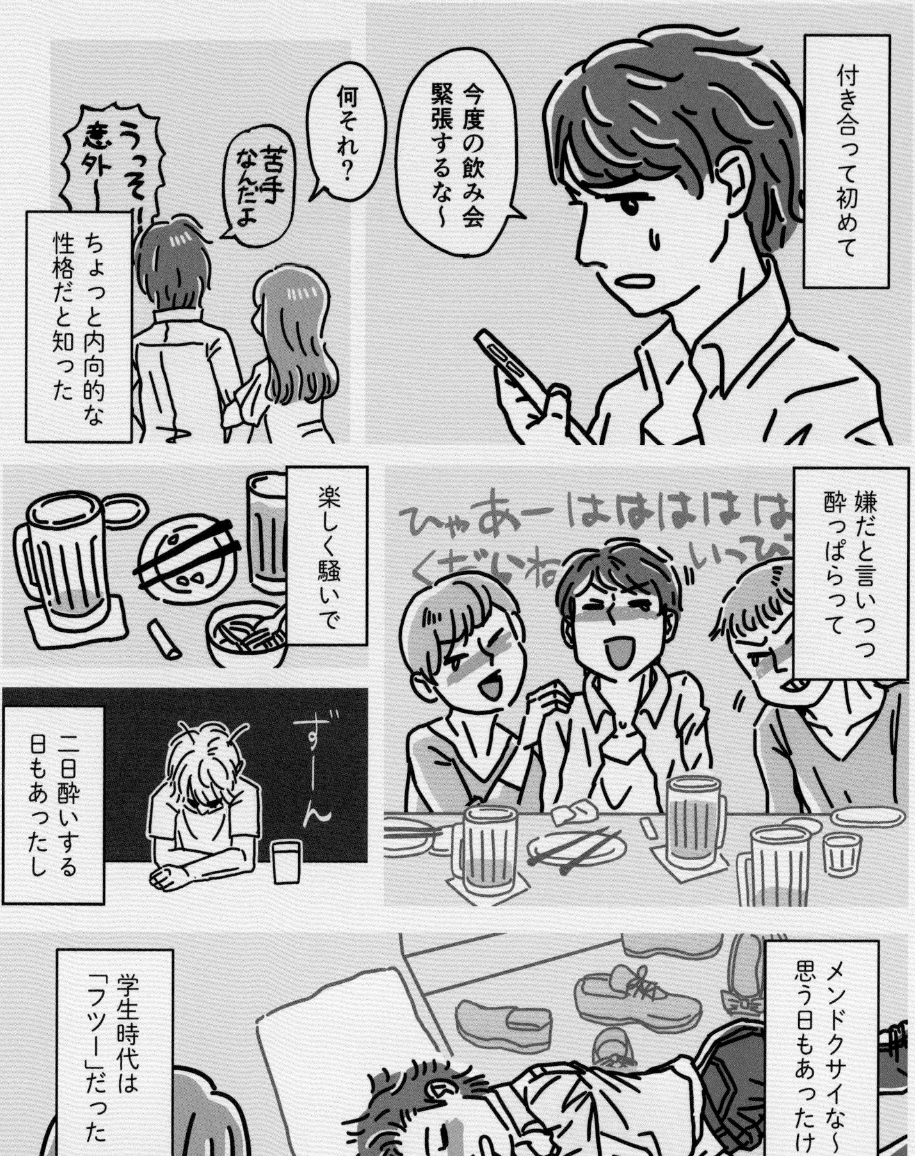
付き合って初めて
今度の飲み会緊張するな～
何それ？
苦手なんだよ
うっそ意外～
ちょっと内向的な性格だと知った
嫌だと言いつつ酔っぱらって
ひゃあーははははは
楽しく騒いで
二日酔いする日もあったし
ずーん
メンドクサイな～と思う日もあったけど
学生時代は「フツー」だった
私のくつ…

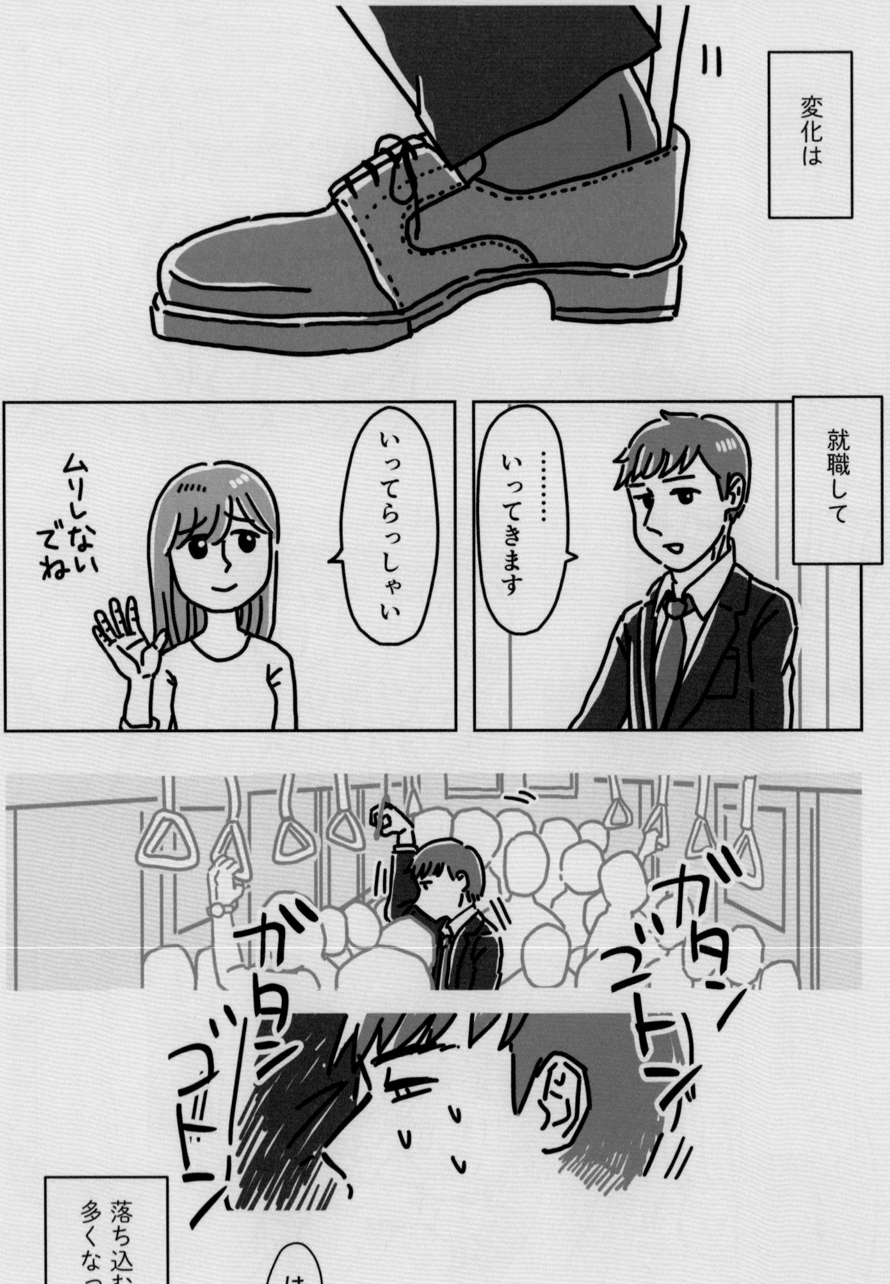
変化は
就職して
……いってきます
いってらっしゃい
ムリしないでね
ガタン
ゴトン
ガタン
ゴトン
落ち込むことが多くなった
はあ…

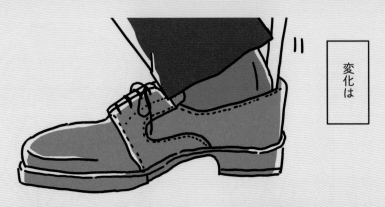

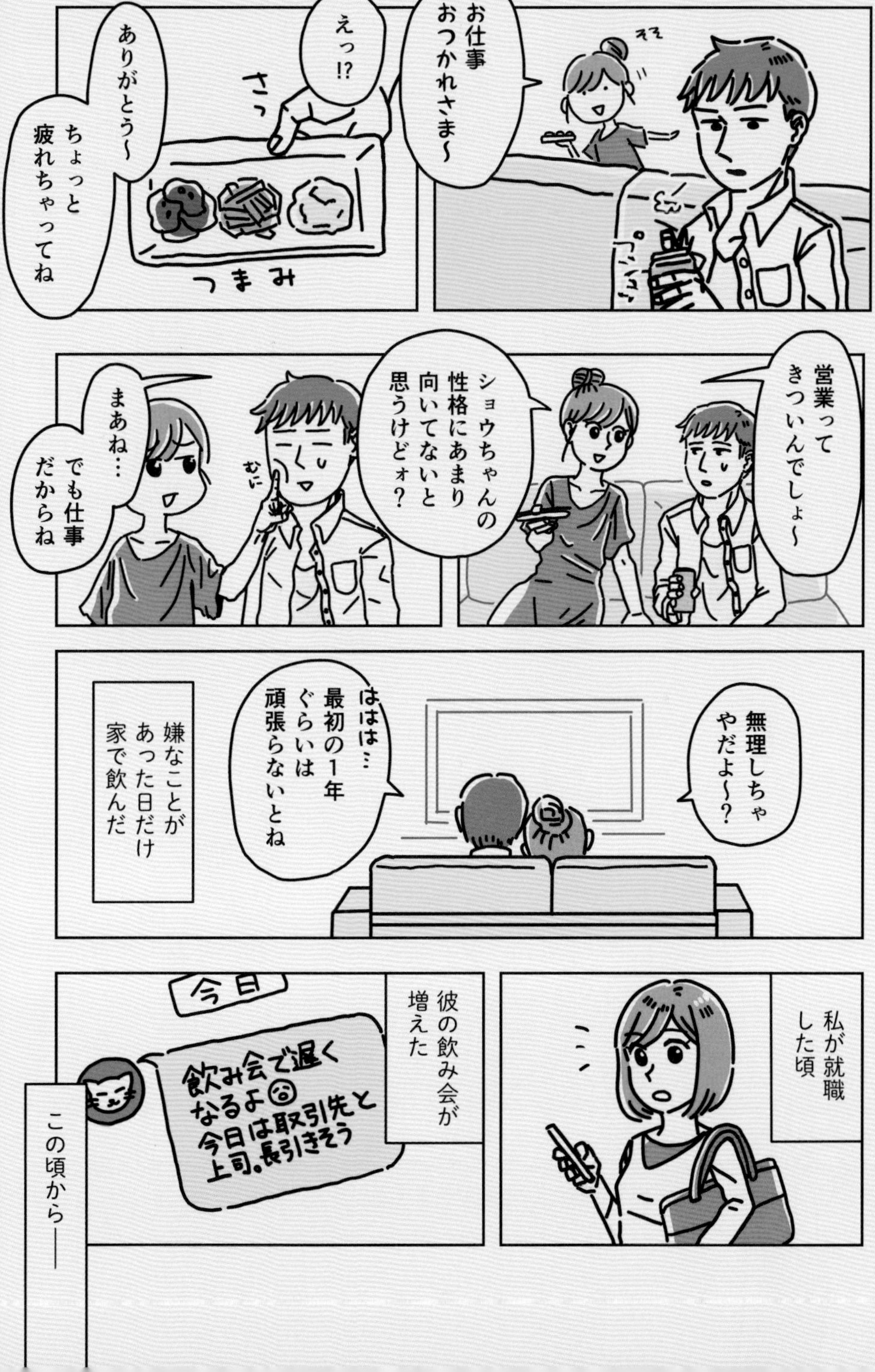

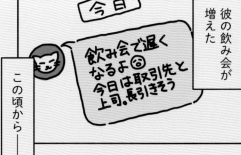

お仕事
おつかれさま〜
えっ!?
さっ
ありがとう〜
ちょっと
疲れちゃってね
つまみ
営業って
きついんでしょ〜
ショウちゃんの
性格にあまり
向いてないと
思うけどォ?
むに
まあね…
でも仕事
だからね
無理しちゃ
やだよ〜?
ははは…
最初の1年
ぐらいは
頑張らないとね
嫌なことが
あった日だけ
家で飲んだ
私が就職
した頃
彼の飲み会が
増えた
今日
飲み会で遅く
なるよ
今日は取引先と
上司。長引きそう
この頃から——

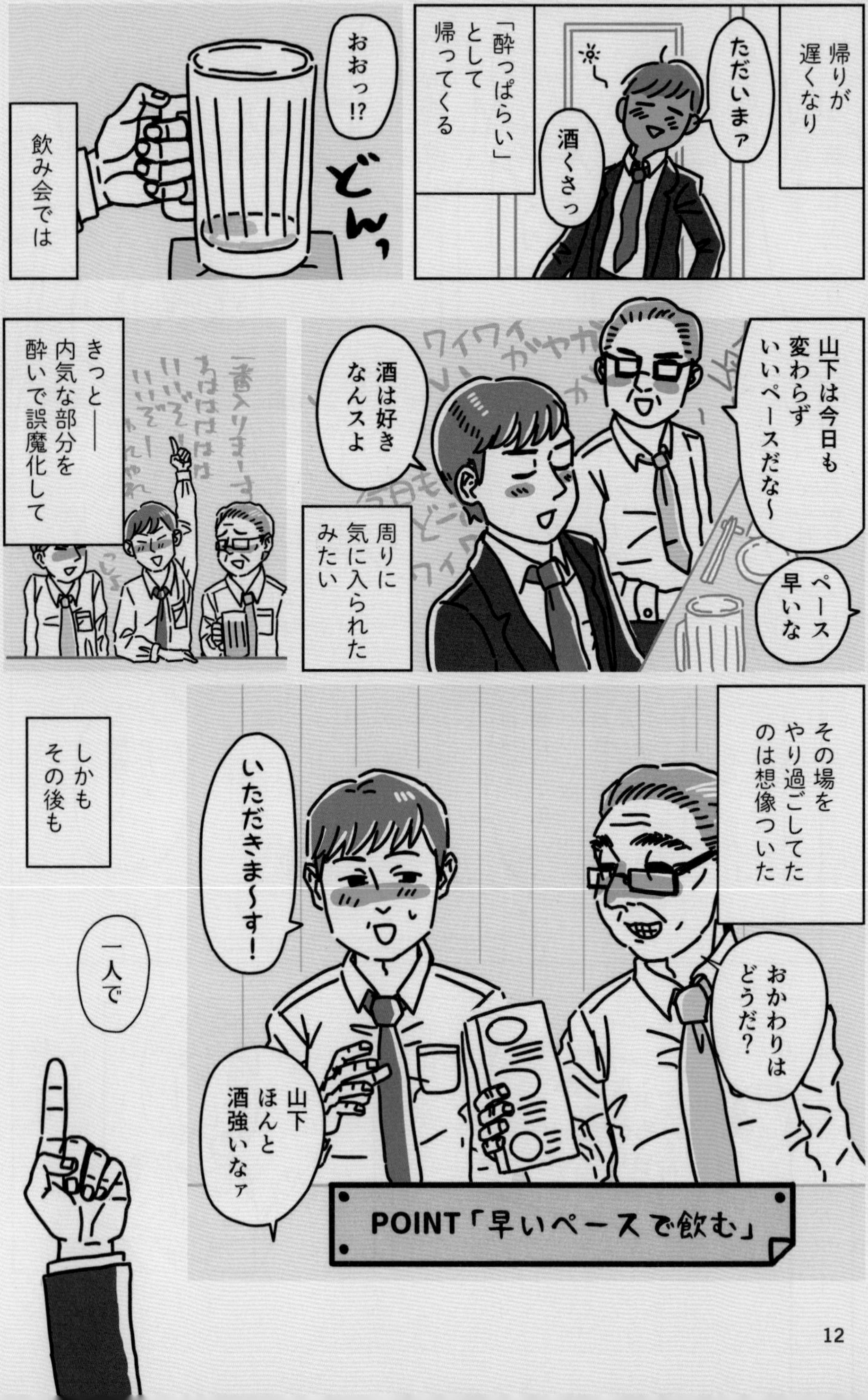
帰りが遅くなり
ただいまァ
酒くさっ
「酔っぱらい」として帰ってくる
おおっ!?
どん,
飲み会では
山下は今日も変わらずいいペースだな~
ペース早いな
酒は好きなんスよ
周りに気に入られたみたい
ワイワイ
ガヤガヤ
きっと——内気な部分を酔いで誤魔化して
一番入りまーす
その場をやり過ごしてたのは想像ついた
おかわりはどうだ?
いただきま~す!
山下ほんと酒強いなァ
POINT「早いペースで飲む」
しかもその後も
一人で

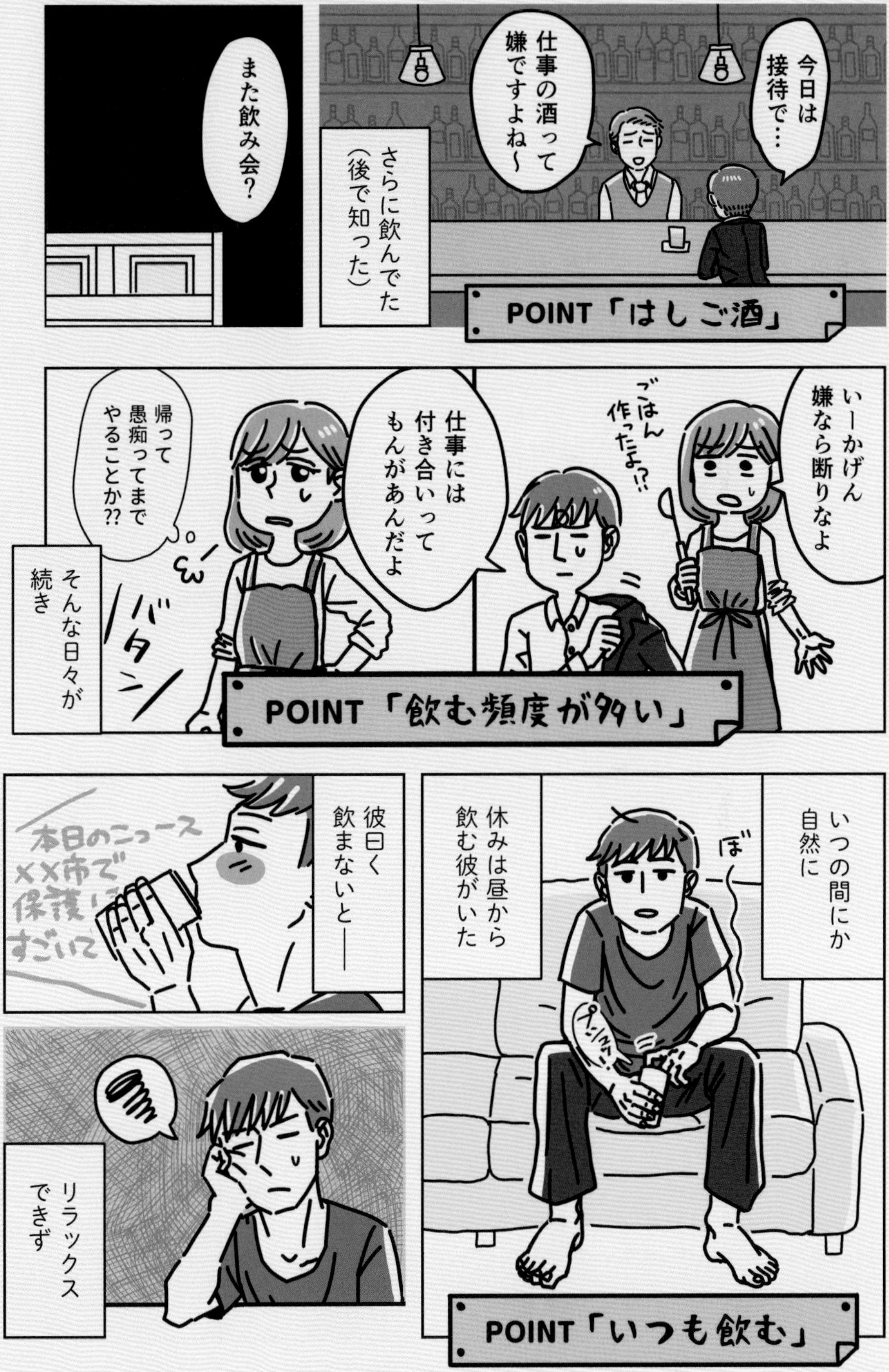
今日は接待で…
仕事の酒って嫌ですよね～
さらに飲んでた（後で知った）
POINT「はしご酒」
また飲み会？
いーかげん嫌なら断りなよ
ごはん作ったよ?!
仕事には付き合いってもんがあんだよ
帰って愚痴ってまでやることか??
バタン
そんな日々が続き
POINT「飲む頻度が多い」
いつの間にか自然に
休みは昼から飲む彼がいた
ぼ
POINT「いつも飲む」
彼曰く飲まないと――
本日のニュース
××市で
保護
すごい
リラックスできず

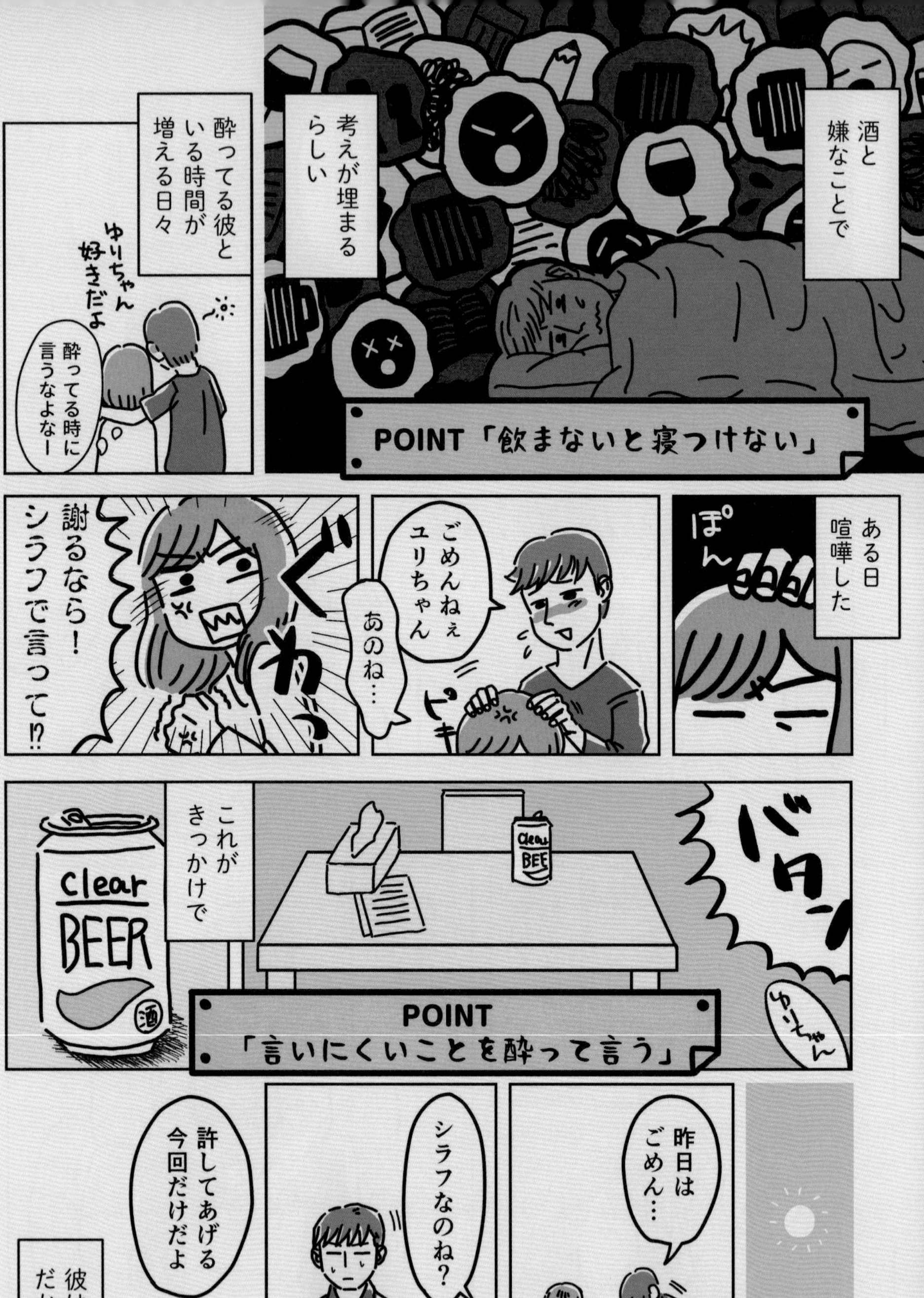

酒と嫌なことで
考えが埋まるらしい
POINT「飲まないと寝つけない」
酔ってる彼といる時間が増える日々
ゆりちゃん好きだよ
酔ってる時に言うなよー
ある日喧嘩した
ぽん
ごめんねぇユリちゃん
あのね…
ピキ
謝るなら!シラフで言って!?
ゆりちゃん
これがきっかけで
Clear BEER
POINT「言いにくいことを酔って言う」
昨日はごめん…
シラフなのね?
許してあげる今回だけだよ
彼は禁酒したから——

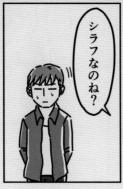

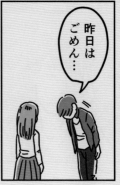

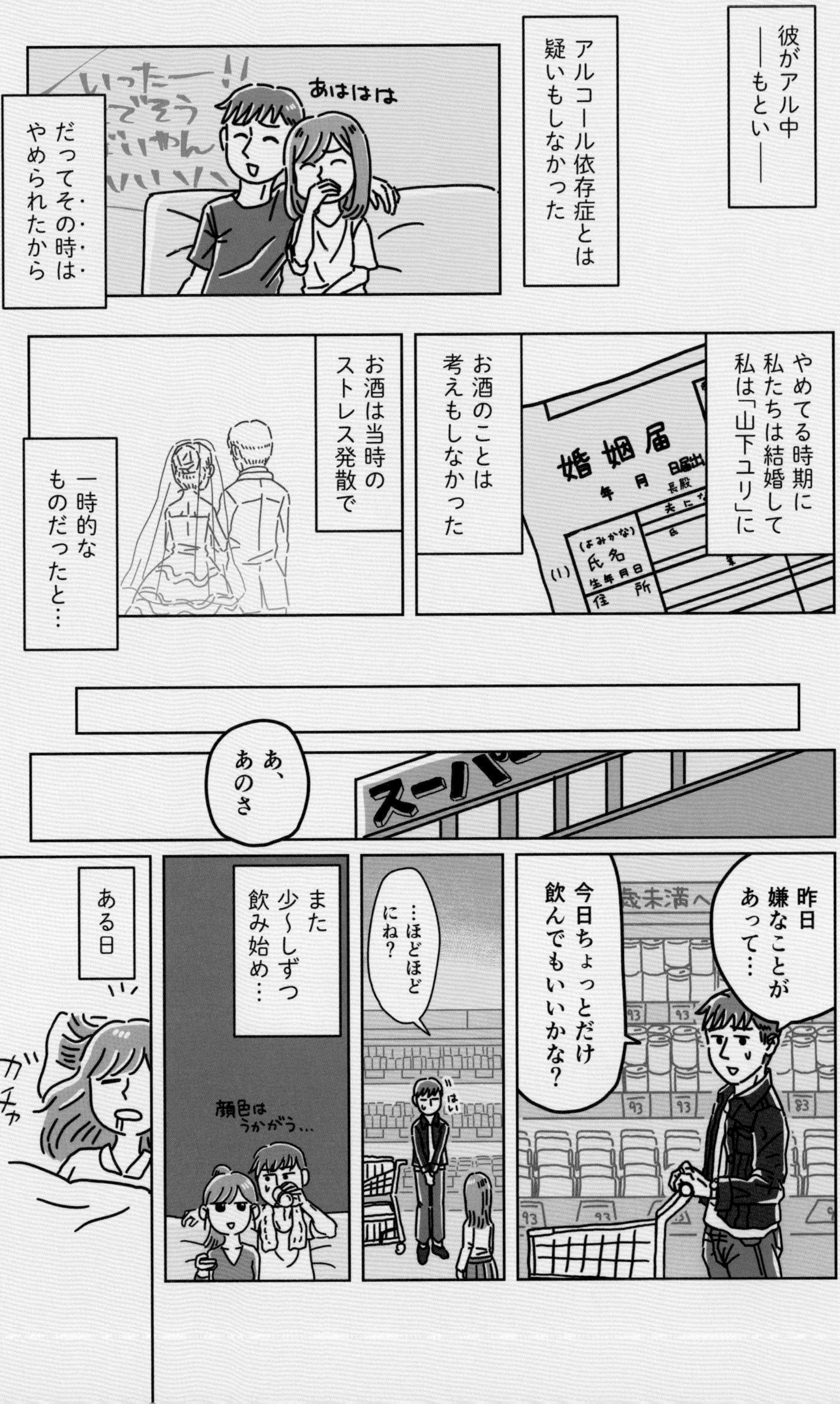

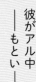

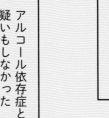

彼がアル中
——もとい——
アルコール依存症とは
疑いもしなかった
あははは
だってその時は
やめられたから
やめてる時期に
私たちは結婚して
私は「山下ユリ」に
婚姻届
氏名
生年月日
住所
お酒のことは
考えもしなかった
お酒は当時の
ストレス発散で
一時的な
ものだったと…
あ、
あのさ
昨日
嫌なことが
あって…
今日ちょっとだけ
飲んでもいいかな？
…ほどほど
にね？
はい
また
少〜しずつ
飲み始め…
顔色は
うかがう…
ある日
ガチャ…

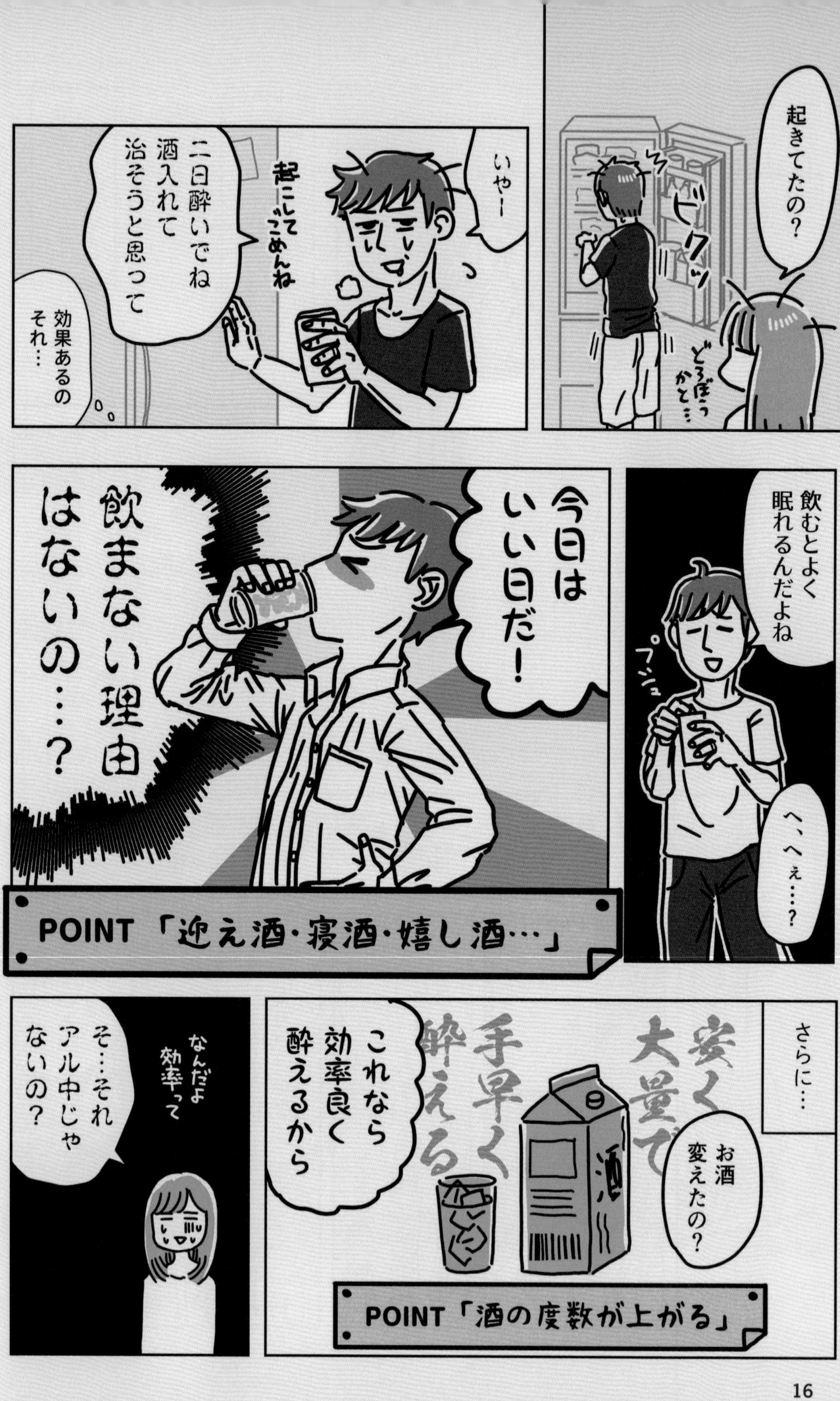
起きてたの？
ビクッ
どろぼうかと…
いやー
起こしてごめんね
二日酔いでね
酒入れて
治そうと思って
効果あるの
それ…
飲むとよく
眠れるんだよね
プシュ
へ、へぇ…？
今日は
いい日だ！
飲まない理由
はないの…？
POINT「迎え酒・寝酒・嬉し酒…」
さらに…
お酒
変えたの？
安く
大量で
手早く
酔える
これなら
効率良く
酔えるから
POINT「酒の度数が上がる」
なんだよ
効率って
そ…それ
アル中じゃ
ないの？

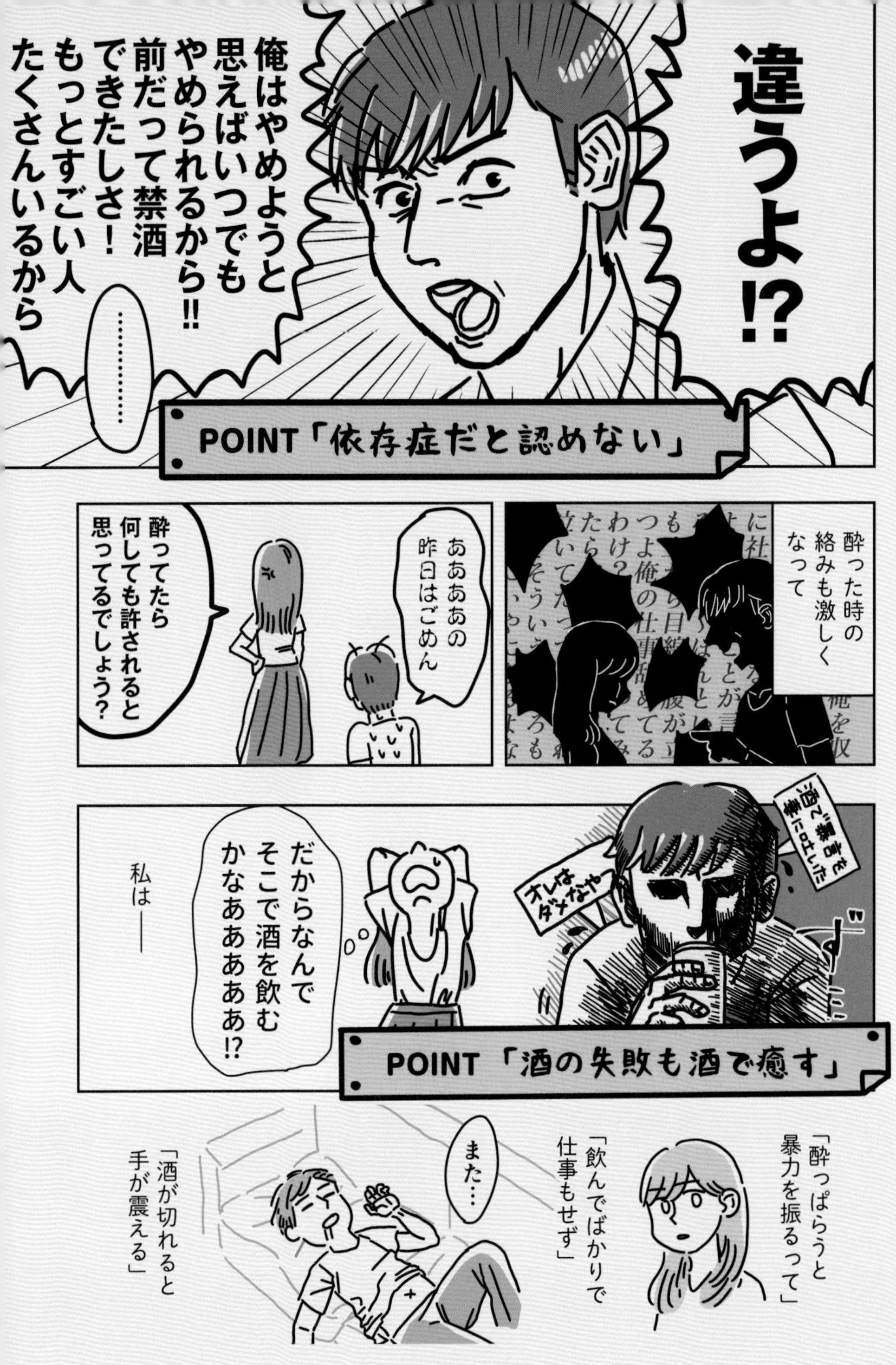
違うよ!?
俺はやめようと思えばいつでもやめられるから!! 前だって禁酒できたしさ! もっとすごい人たくさんいるから
……
POINT「依存症だと認めない」
酔った時の絡みも激しくなって
あああああの昨日はごめん
酔ってたら何しても許されると思ってるでしょう?
酒で暴言を
事に吐いた
オレはダメなや
だからなんでそこで酒を飲むかなあああああ!?
私は――
POINT「酒の失敗も酒で癒す」
「酔っぱらうと暴力を振るって」
「飲んでばかりで仕事もせず」
また…
「酒が切れると手が震える」

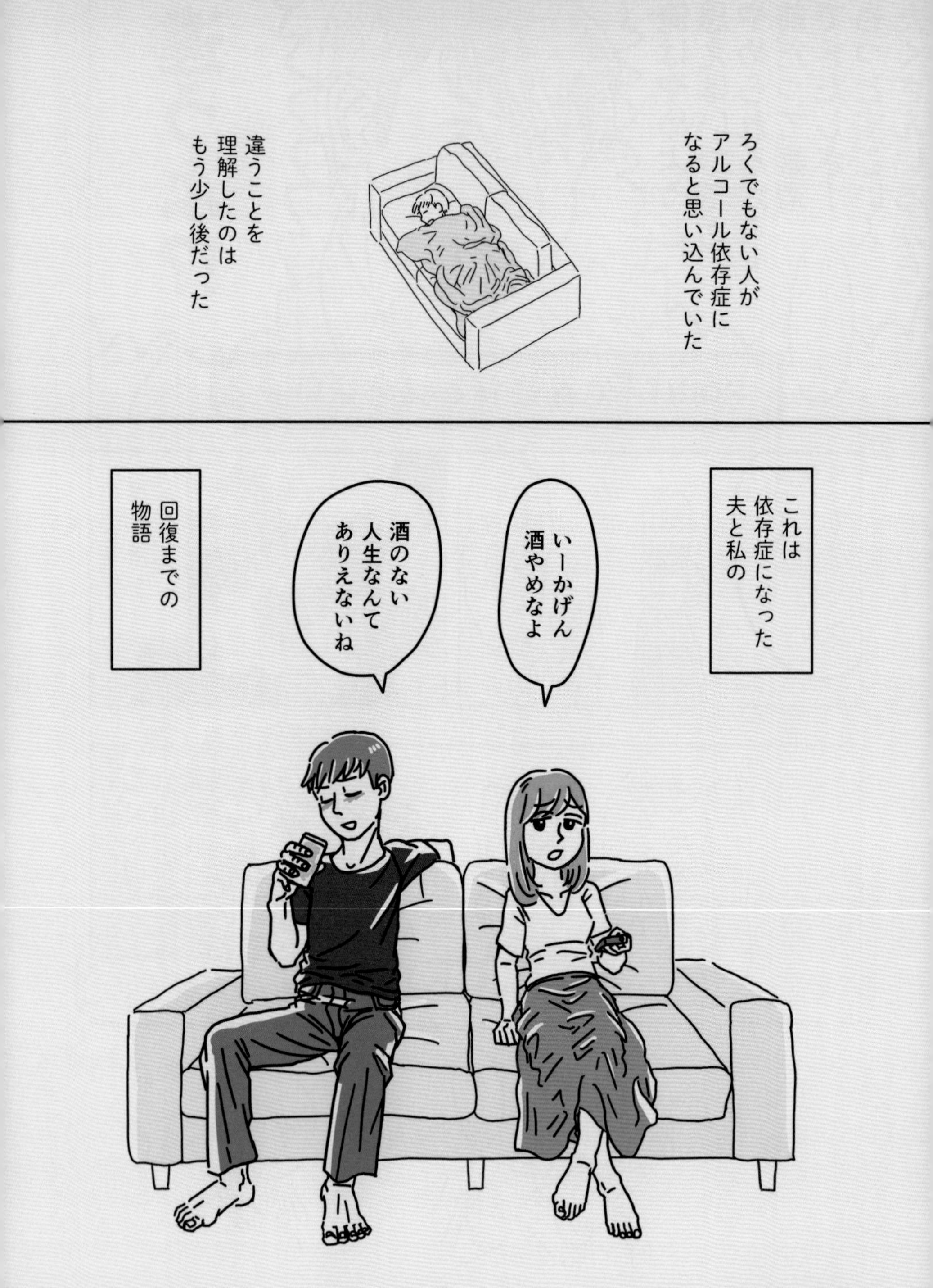
ろくでもない人が
アルコール依存症に
なると思い込んでいた
違うことを
理解したのは
もう少し後だった
これは
依存症になった
夫と私の
いーかげん
酒やめなよ
酒のない
人生なんて
ありえないね
回復までの
物語
第一話　おわり

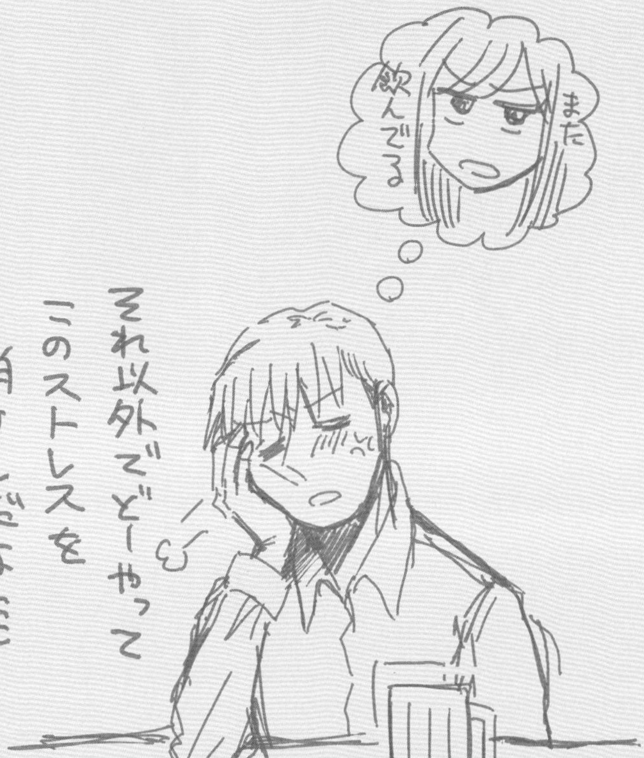
また
飲んでる
それ以外でどーやって
このストレスを
消すんだよ…

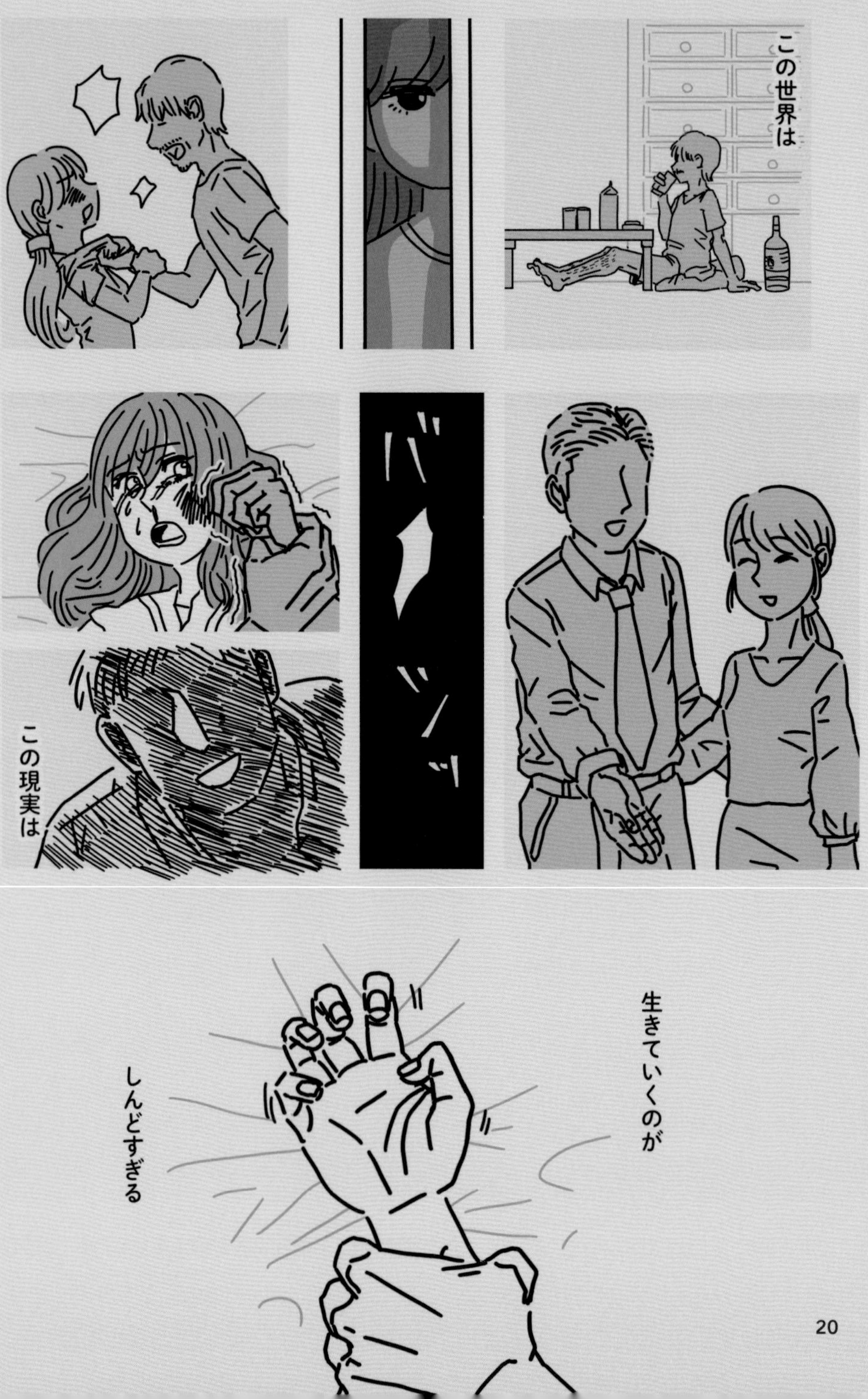
この世界は
この現実は
生きていくのが
しんどすぎる

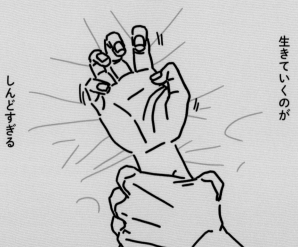

第二話
幼なじみは薬物依存症

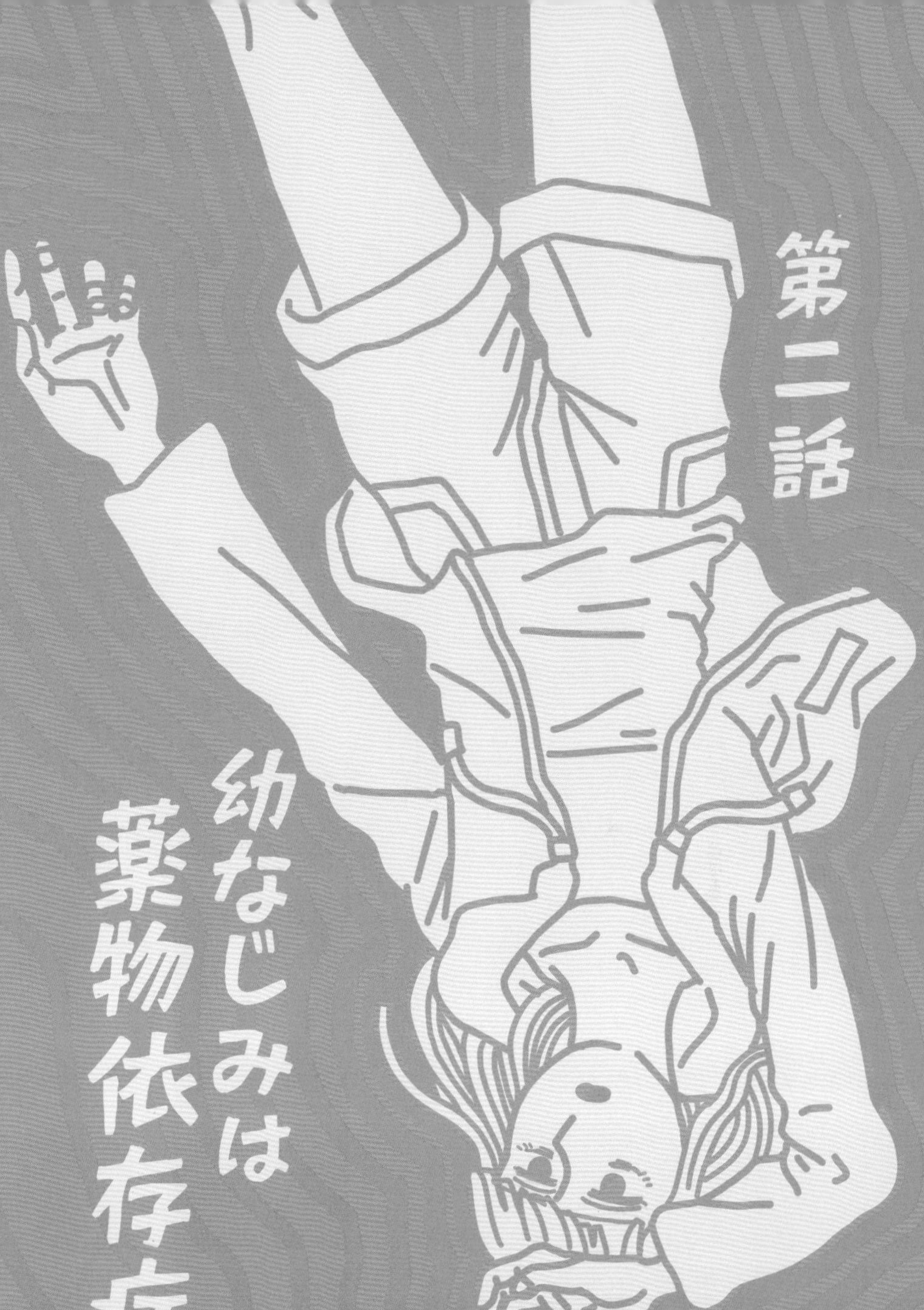

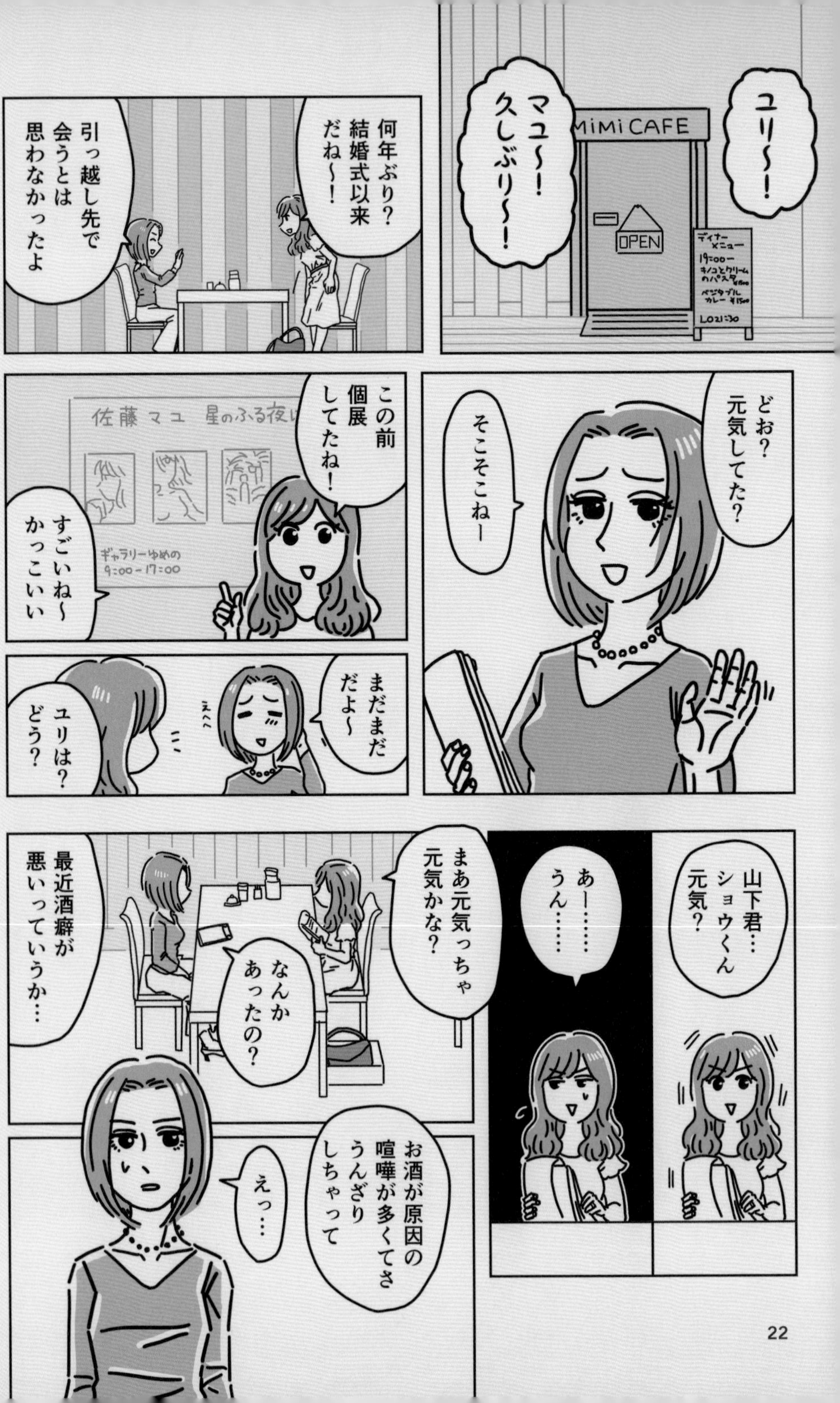
ユリ〜！
マユ〜！久しぶり〜！
MiMi CAFE
OPEN
ディナーメニュー 19:00ー キノコとクリームのパスタ ¥1500 ベジタブルカレー ¥1500 LO21:30
何年ぶり？結婚式以来だね〜！
引っ越し先で会うとは思わなかったよ
どお？元気してた？
そこそこね〜
この前個展してたね！
佐藤マユ 星のふる夜
ギャラリーゆめの 9:00-17:00
すごいね〜かっこいい
まだまだだよ〜
えへへ
ユリは？どう？
山下君…ショウくん元気？
あー……うん……
まあ元気っちゃ元気かな？
なんかあったの？
最近酒癖が悪いっていうか…
お酒が原因の喧嘩が多くてさうんざりしちゃって
えっ…

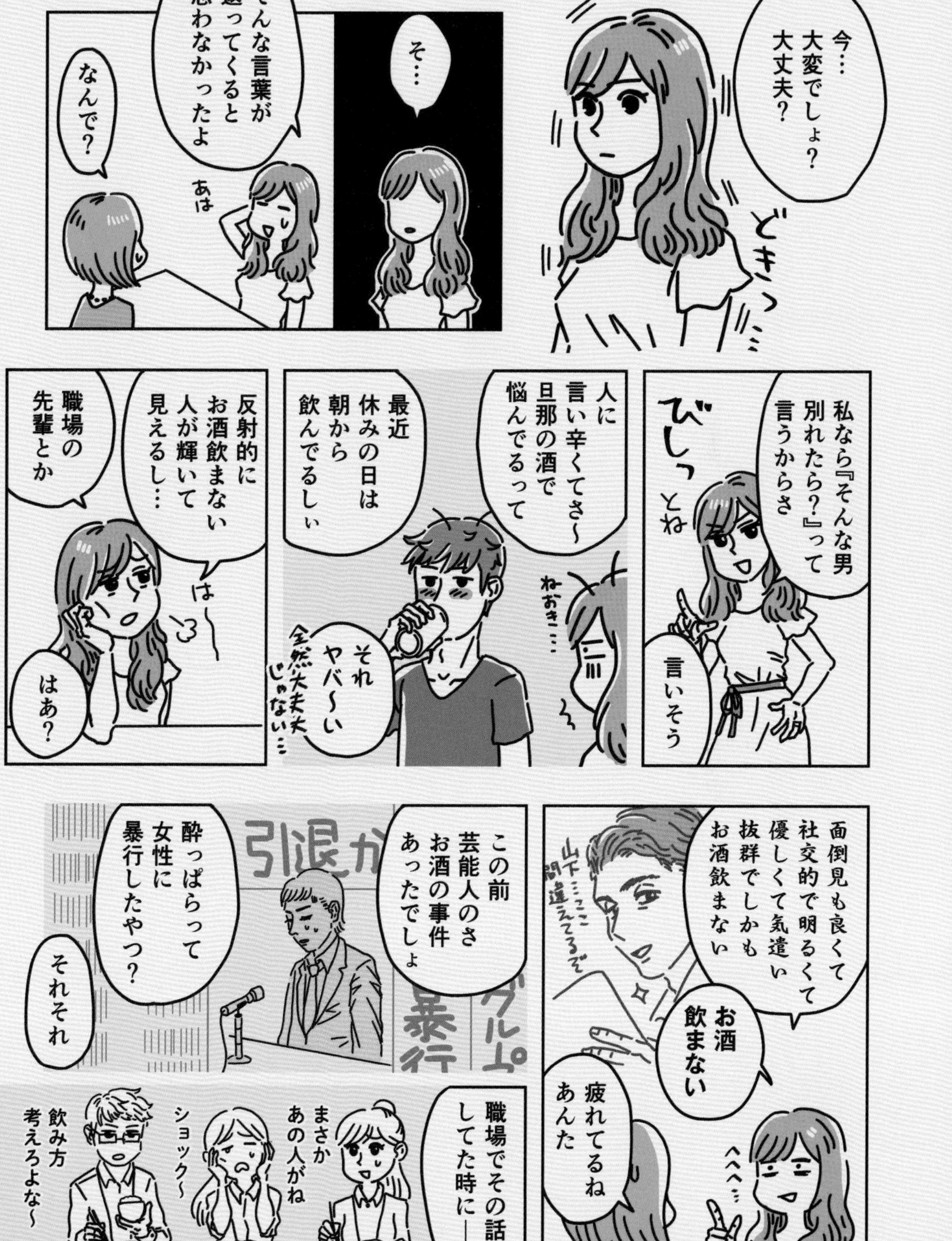
今…大変でしょ？大丈夫？
どきっ…
そ……
そんな言葉が返ってくると思わなかったよ
あは
なんで？
私なら『そんな男別れたら？』って言うからさ
びしっとね
言いそう
人に言い辛くてさ〜旦那の酒で悩んでるって
ねおき…
最近休みの日は朝から飲んでるしぃ
それヤバ〜い
全然大丈夫じゃない…
反射的にお酒飲まない人が輝いて見えるし…
はー
職場の先輩とか
はあ？
面倒見も良くて社交的で明るくて優しくて気遣い抜群でしかもお酒飲まない
山下…ここ間違えてるぞ
お酒飲まない
疲れてるねあんた
へへへ…
この前芸能人のさお酒の事件あったでしょ
引退か
グルー
暴行
酔っぱらって女性に暴行したやつ？
それそれ
職場でその話してた時に――
まさかあの人がね
ショック〜
飲み方考えろよな〜

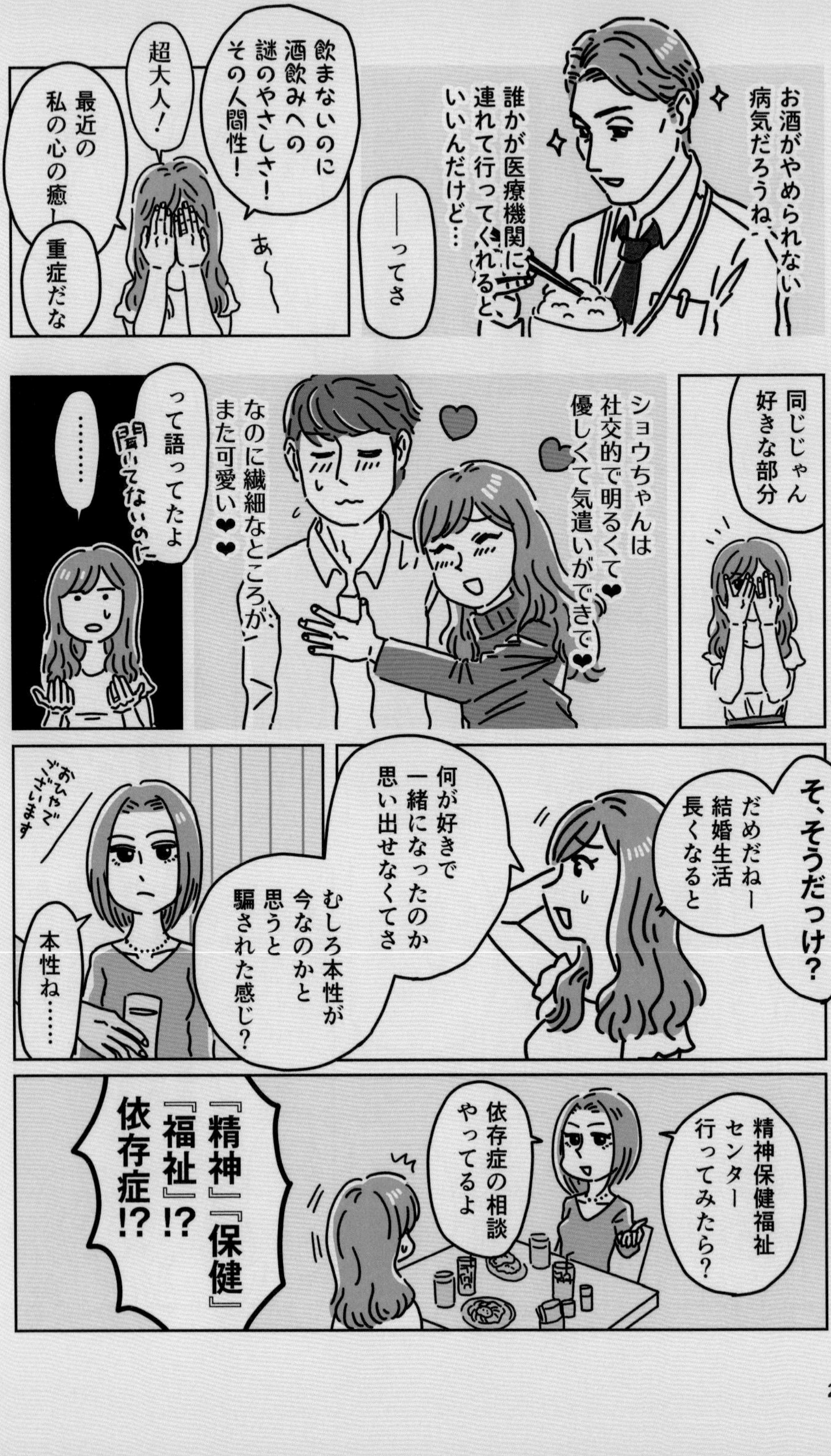
お酒がやめられない病気だろうね、
誰かが医療機関に連れて行ってくれるといいんだけど…
――ってさ
飲まないのに酒飲みへの謎のやさしさ！その人間性！
あ〜
超大人！
最近の私の心の癒し〜
重症だな
同じじゃん好きな部分
ショウちゃんは社交的で明るくて優しくて気遣いができて❤
なのに繊細なところがまた可愛い❤❤
って語ってたよ
聞いてないのに
………
そ、そうだっけ？
だめだねー結婚生活長くなると
何が好きで一緒になったのか思い出せなくてさ
むしろ本性が今なのかと思うと騙された感じ？
おひやでございます
本性ね……
精神保健福祉センター行ってみたら？
依存症の相談やってるよ
『精神』『保健』『福祉』!?
依存症!?

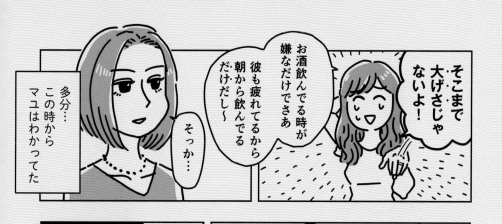

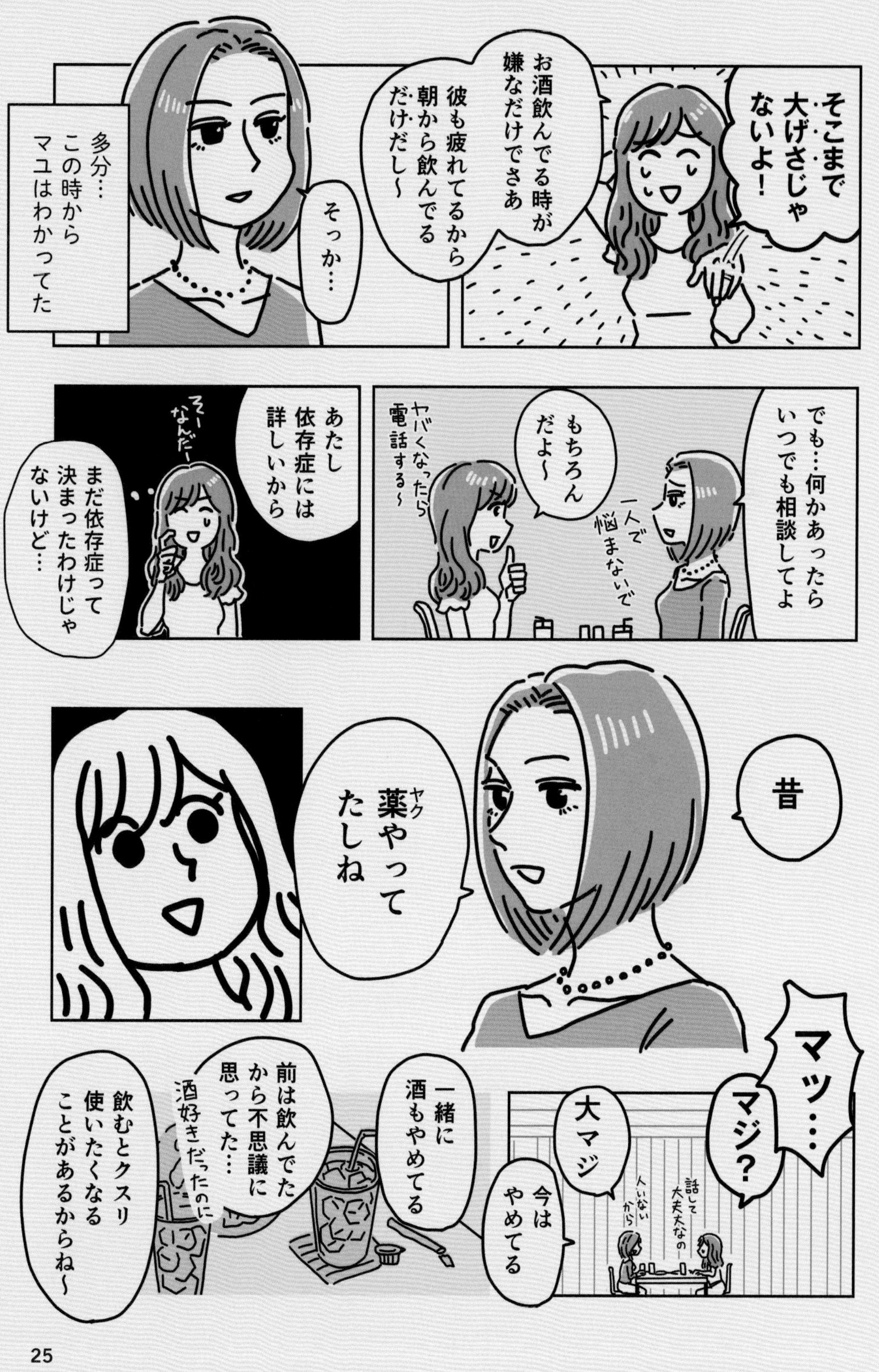
そこまで大げさじゃないよ！
お酒飲んでる時が嫌なだけでさぁ
彼も疲れてるから朝から飲んでるだけだし～
そっか…
多分… この時からマユはわかってた
でも…何かあったらいつでも相談してよ
一人で悩まないで
もちろんだよ～
ヤバくなったら電話する～
そーなんだー
あたし依存症には詳しいから
まだ依存症って決まったわけじゃないけど…
昔
薬《ヤク》やってたしね
マッ…マジ？
大マジ
今はやめてる
話して大丈夫なの―
人いないから
一緒に酒もやめてる
前は飲んでたから不思議に思ってた…
酒好きだったのに
飲むとクスリ使いたくなることがあるからね～

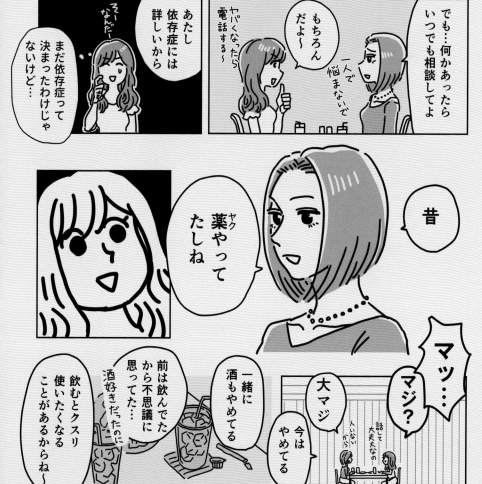

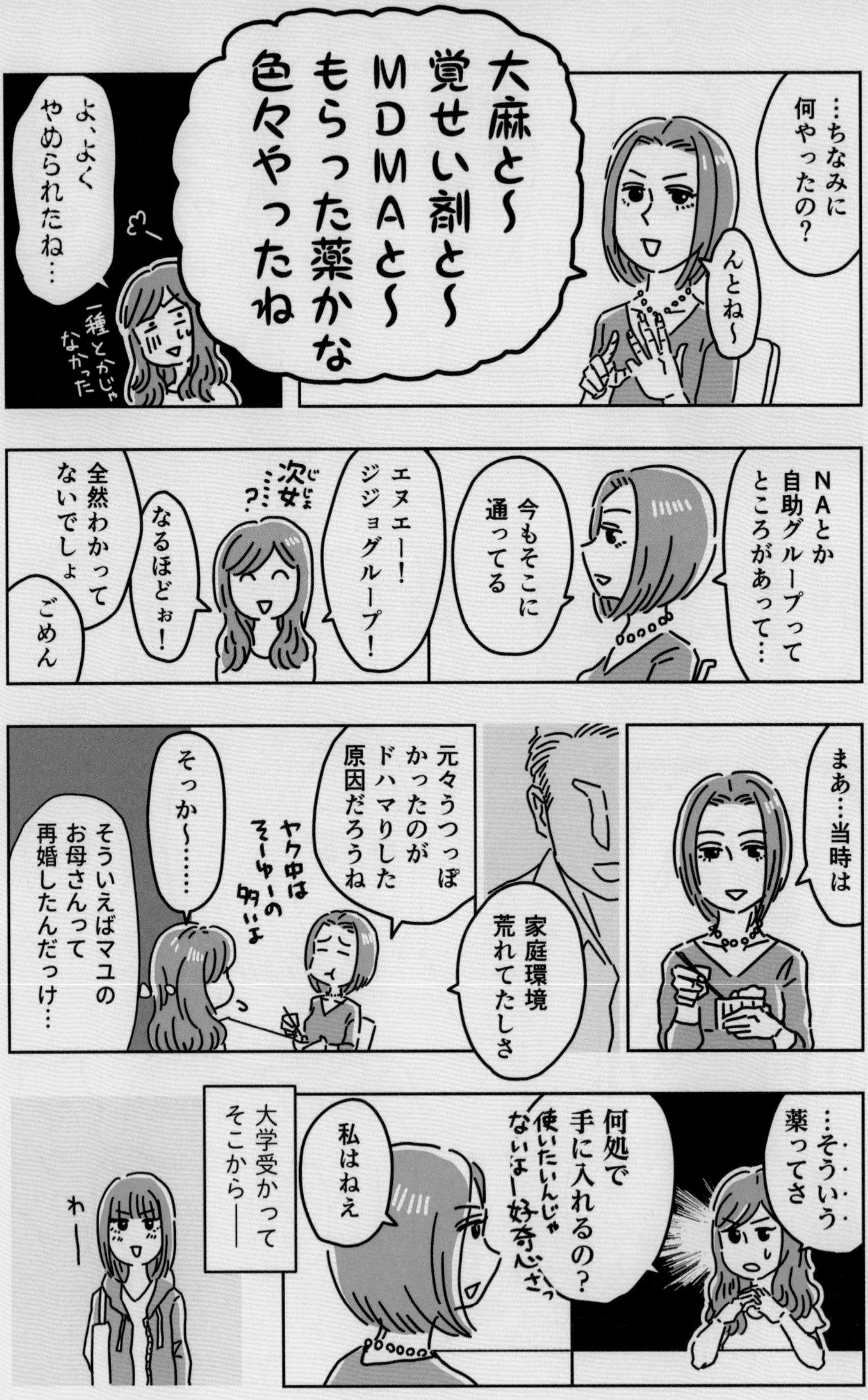
…ちなみに何やったの？
んとね～
大麻と～覚せい剤と～MDMAと～もらった薬かな色々やったね
よ、よくやめられたね…
一種とかじゃなかった
NAとか自助グループってところがあって…
今もそこに通ってる
エヌエー！ジジョグループ！
次女《じじょ》……？
なるほどぉ！
全然わかってないでしょ
ごめん
まあ…当時は
家庭環境荒れてたしさ
元々うつっぽかったのがドハマりした原因だろうね
ヤク中はそーゆーの多いよ
そっか～……
そういえばマユのお母さんって再婚したんだっけ…
…そういう薬ってさ
何処で手に入れるの？
使いたいんじゃないよ 好奇心さっ
私はねえ
大学受かってそこから——
わー

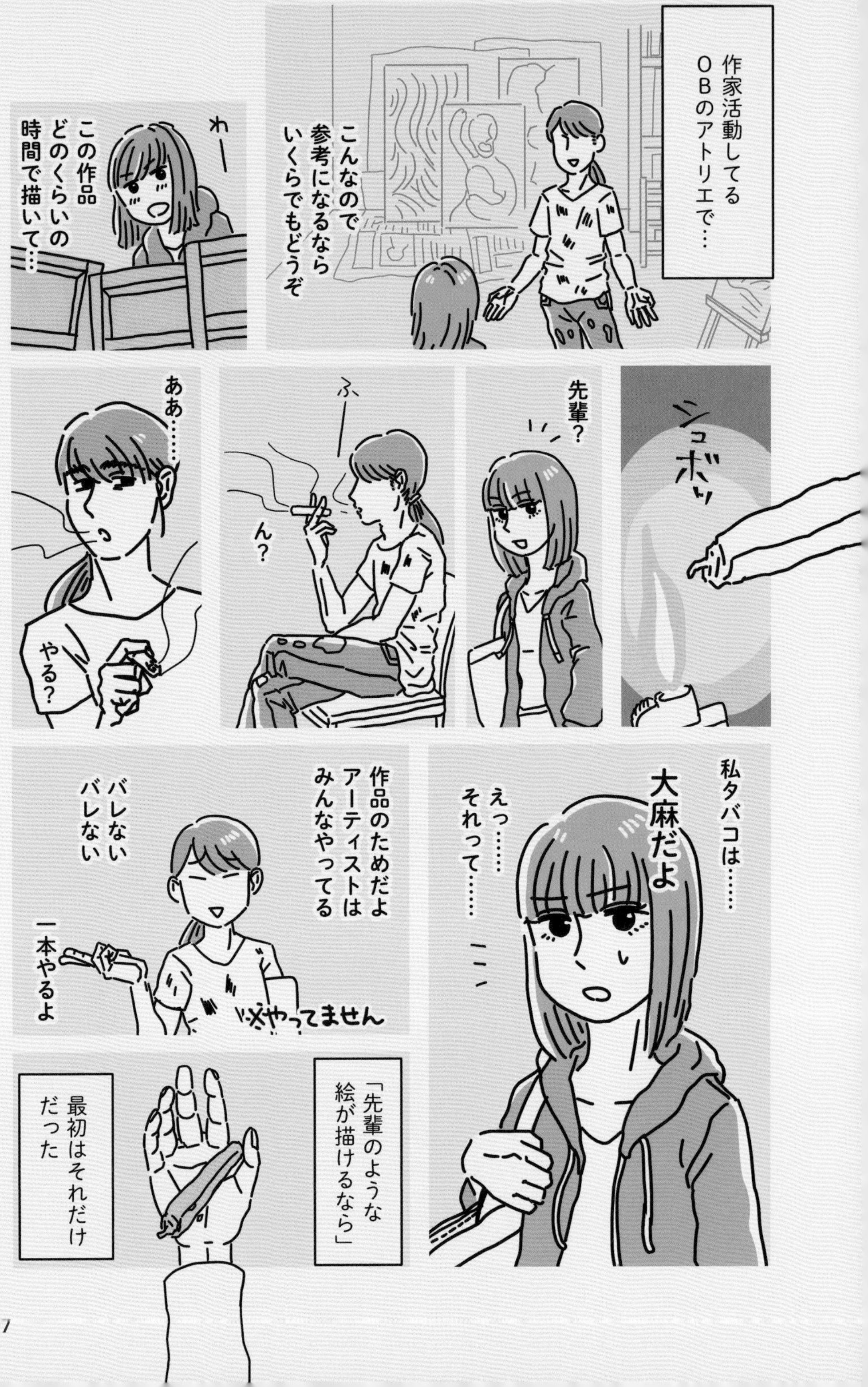
作家活動してる
ＯＢのアトリエで…
こんなので
参考になるなら
いくらでもどうぞ
わー
この作品
どのくらいの
時間で描いて…
シュボッ
先輩？
ふー
ん？
ああ……
やる？
私タバコは……
大麻だよ
えっ……
それって……
作品のためだよ
アーティストは
みんなやってる
バレない
バレない
一本やるよ
※やってません
「先輩のような
絵が描けるなら」
最初はそれだけ
だった

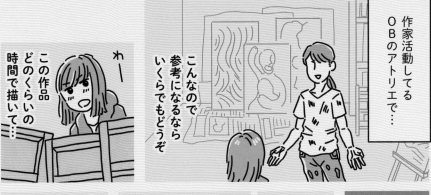

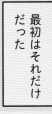

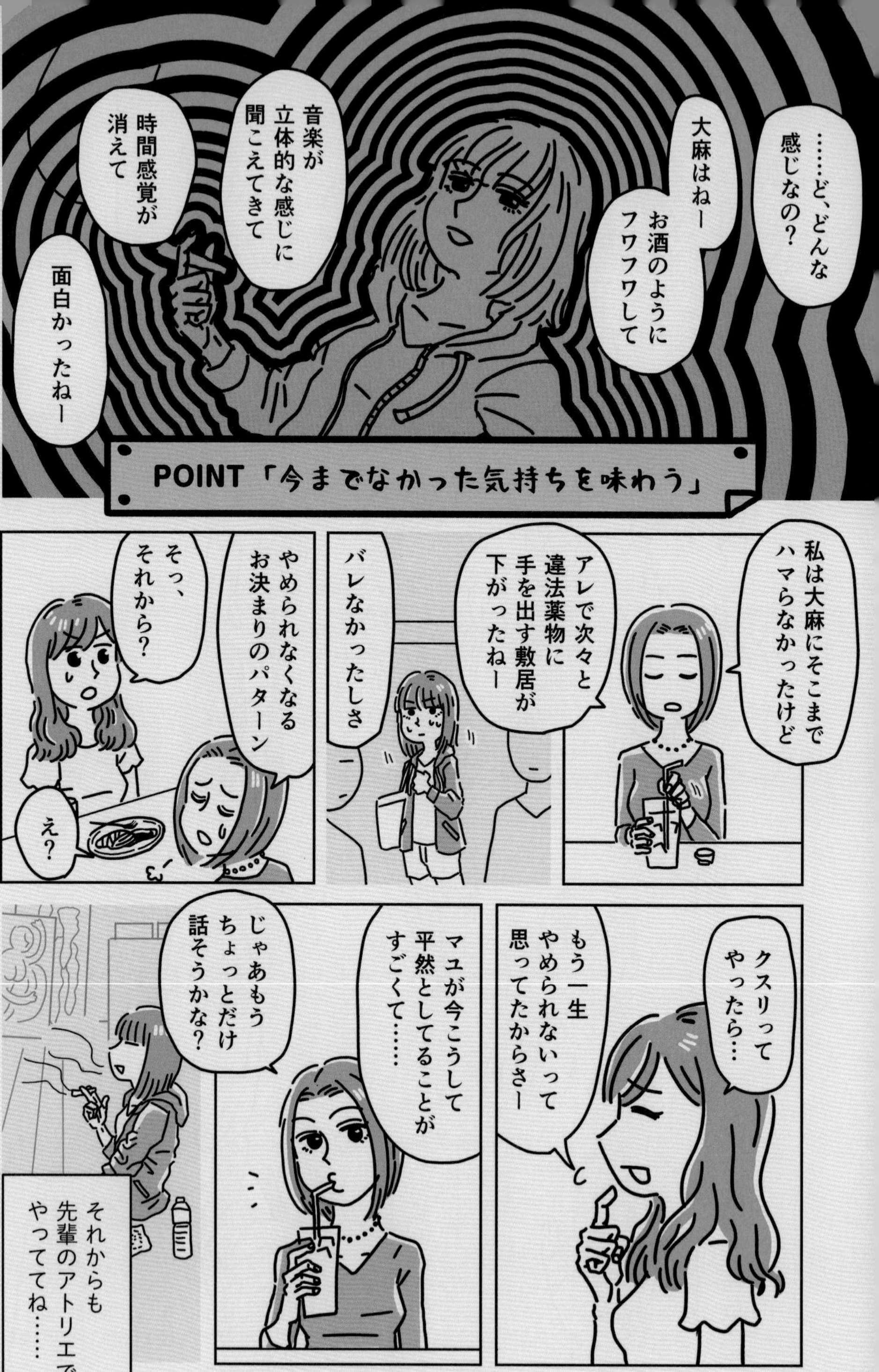
……ど、どんな感じなの？
大麻はねー
お酒のようにフワフワして
音楽が立体的な感じに聞こえてきて
時間感覚が消えて
面白かったねー
POINT「今までなかった気持ちを味わう」
私は大麻にそこまでハマらなかったけど
アレで次々と違法薬物に手を出す敷居が下がったねー
バレなかったしさ
やめられなくなるお決まりのパターン
そっ、それから？
え？
クスリってやったら…
もう一生やめられないって思ってたからさー
マユが今こうして平然としてることがすごくて……
じゃあもうちょっとだけ話そうかな？
それからも先輩のアトリエでやっててね……

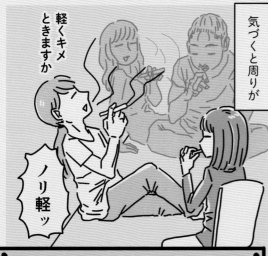

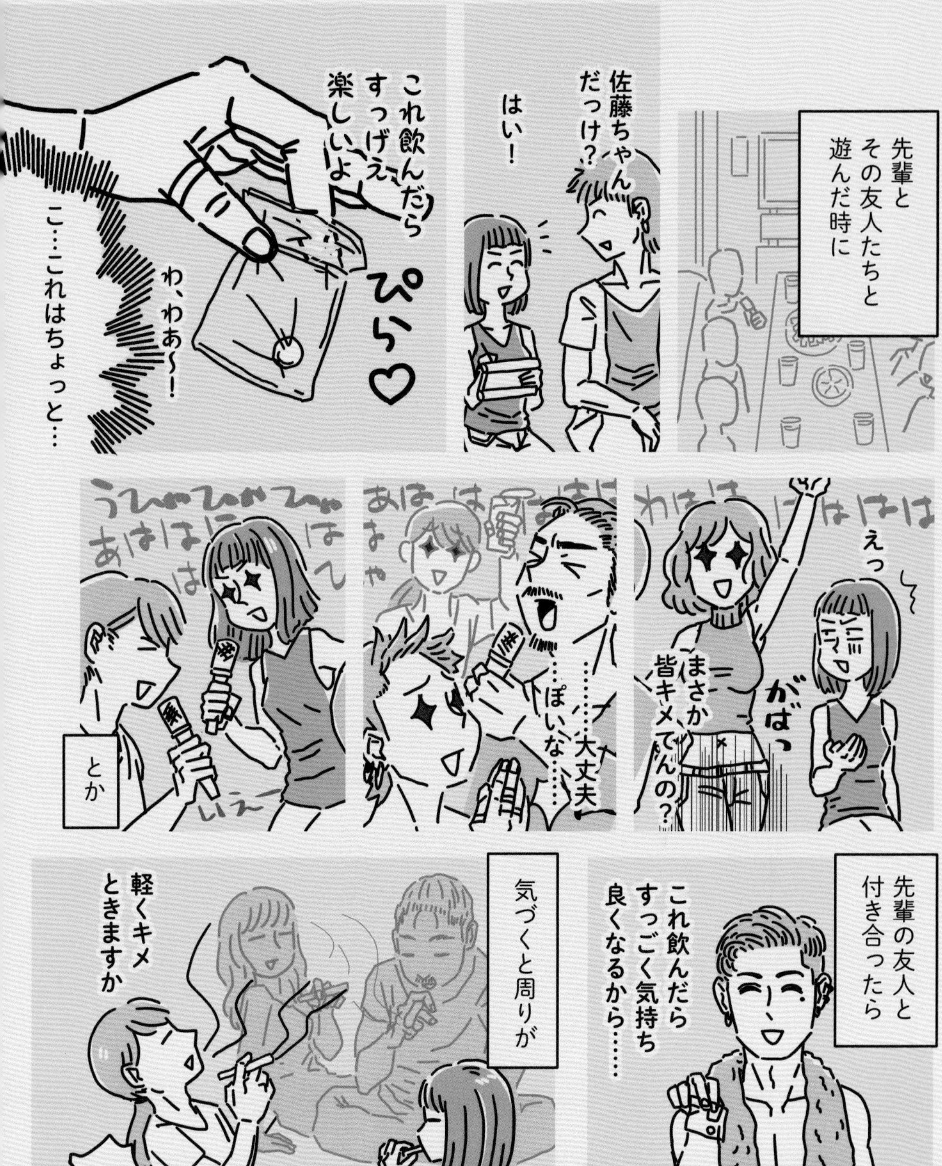
先輩とその友人たちと遊んだ時に
佐藤ちゃんだっけ？
はい！
これ飲んだらすっげえ楽しいよ
ぴら♡
わ、わあ〜！
こ……これはちょっと…
わはは ははは
えっ
まさか皆キメてんの？
がばっ
あはは はは
大丈夫……
……ぽいな……
うひゃひゃひゃ
あははは
とか
先輩の友人と付き合ったら
これ飲んだらすっごく気持ち良くなるから……
とかでね
うわ〜
すご〜い
気づくと周りが
軽くキメときますか
ノリ軽ッ
POINT
「薬を使ってる人としか会わなくなる」

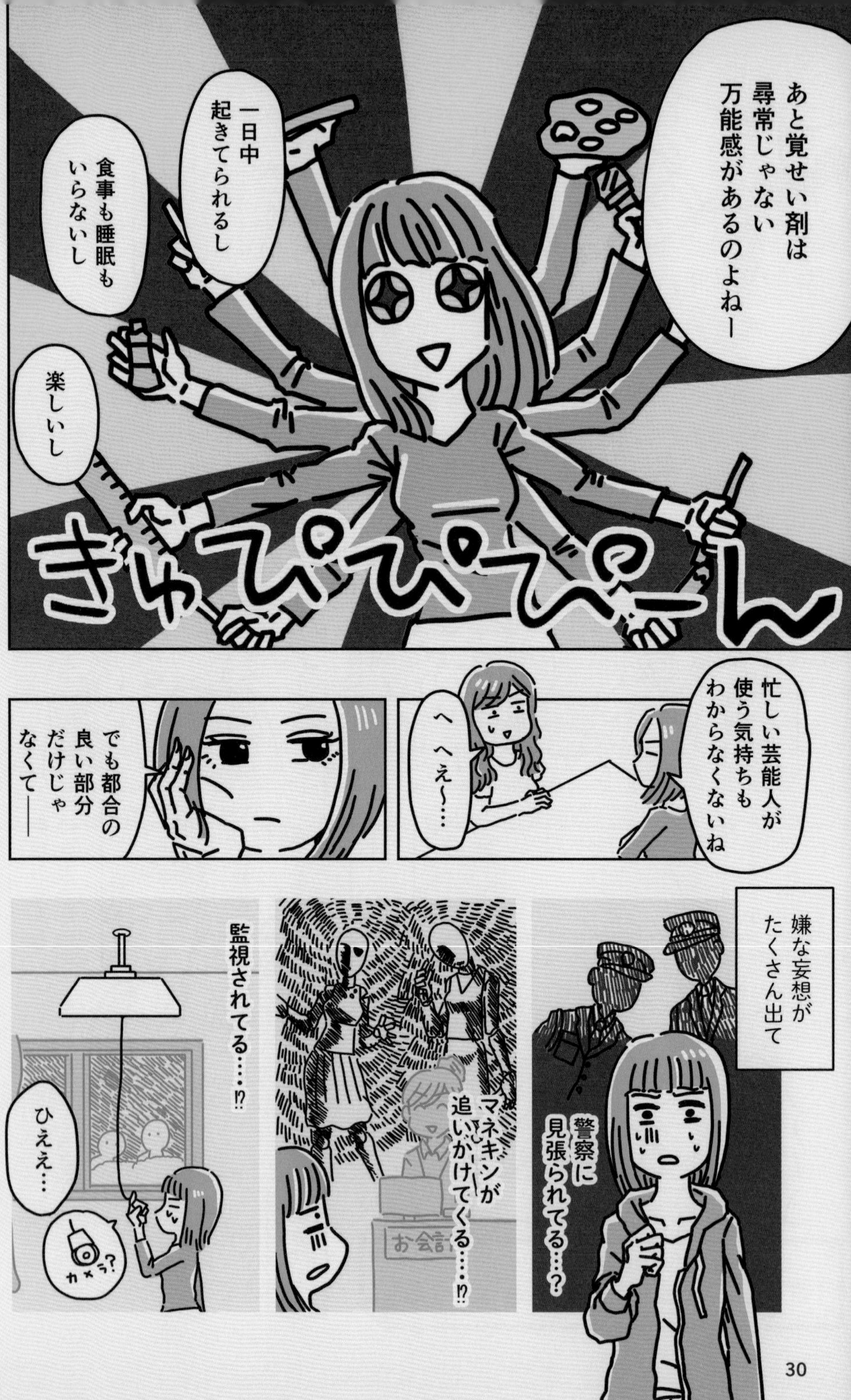
あと覚せい剤は尋常じゃない万能感があるのよねー
一日中起きてられるし
食事も睡眠もいらないし
楽しいし
きゅぴぴーん
忙しい芸能人が使う気持ちもわからなくないね
へへぇ～…
でも都合の良い部分だけじゃなくて――
嫌な妄想がたくさん出て
警察に見張られてる…？
マネキンが追いかけてくる…!?
お会計
監視されてる…!?
ひええ…
カメラ？

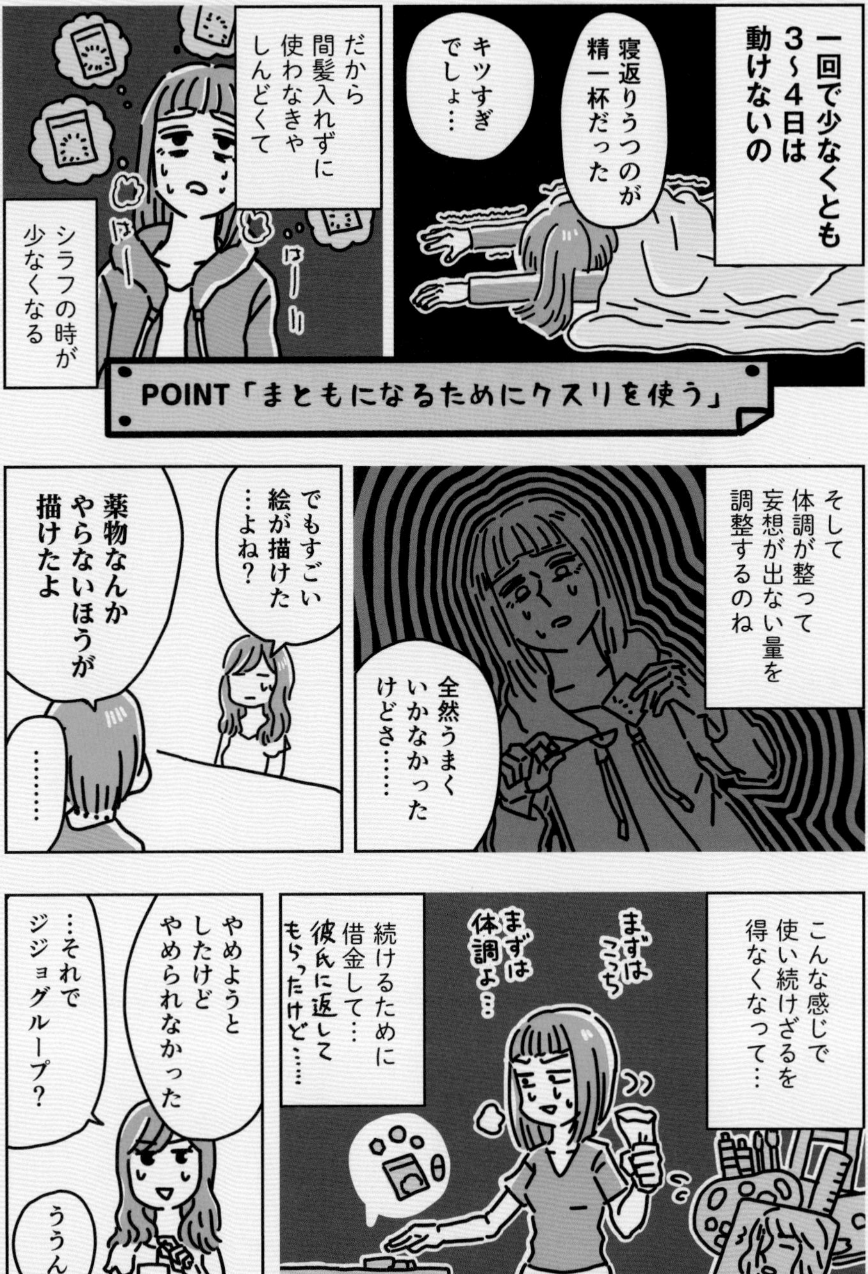
一回で少なくとも3～4日は動けないの
寝返りうつのが精一杯だった
キツすぎでしょ…
だから間髪入れずに使わなきゃしんどくて
はーー
はーーー
シラフの時が少なくなる
POINT「まともになるためにクスリを使う」
そして体調が整って妄想が出ない量を調整するのね
全然うまくいかなかったけどさ……
でもすごい絵が描けた…よね？
薬物なんかやらないほうが描けたよ
………
こんな感じで使い続けざるを得なくなって…
まずはこっち
まずは体調よ…
続けるために借金して…彼氏に返してもらったけど……
やめようとしたけどやめられなかった
…それでジジョグループ？
ううん
POINT「生活の中心がクスリに」

キメすぎて
痙攣《けいれん》発作起こしちゃってさ
救命救急センターに運ばれて……
通報されるか心配してたけど
「君は薬物依存症だ」
「治療を受けなさい」
――ぴしゃりと言われたわ
そこから専門病院に転院して1カ月入院
そこで自助グループ勧められた
何するのそこで？
当事者同士で集まってさ
正直な気持ちや失敗を話すの
わたしは19才からクスリを使ってました
続けてるうちにいつの間にか
絵かこ～
クリーン……クスリを使わない期間が続いて…
それでやめた
ちゅ――
え？ それで？ それでやめられたの？
ヤクだよヤク!!
うん

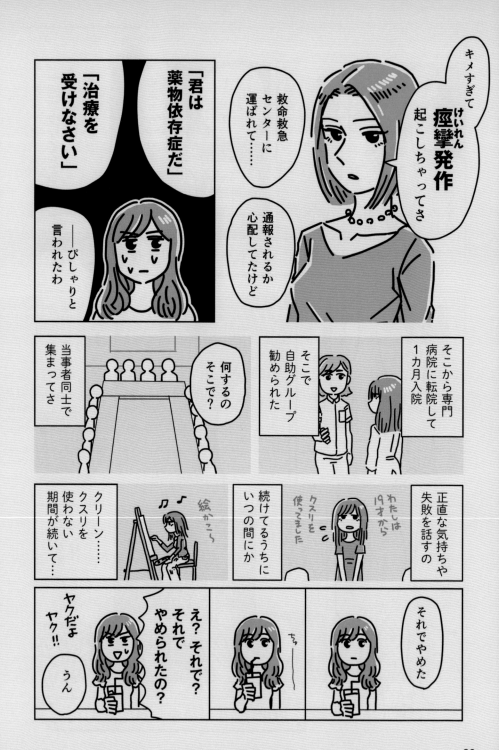

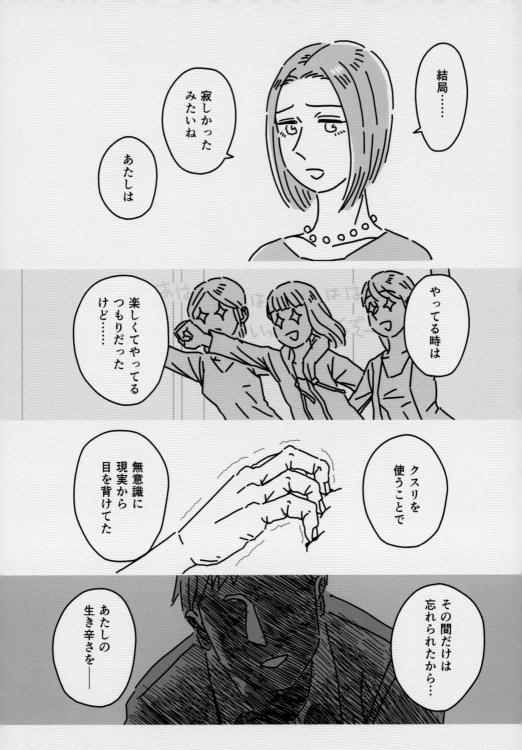

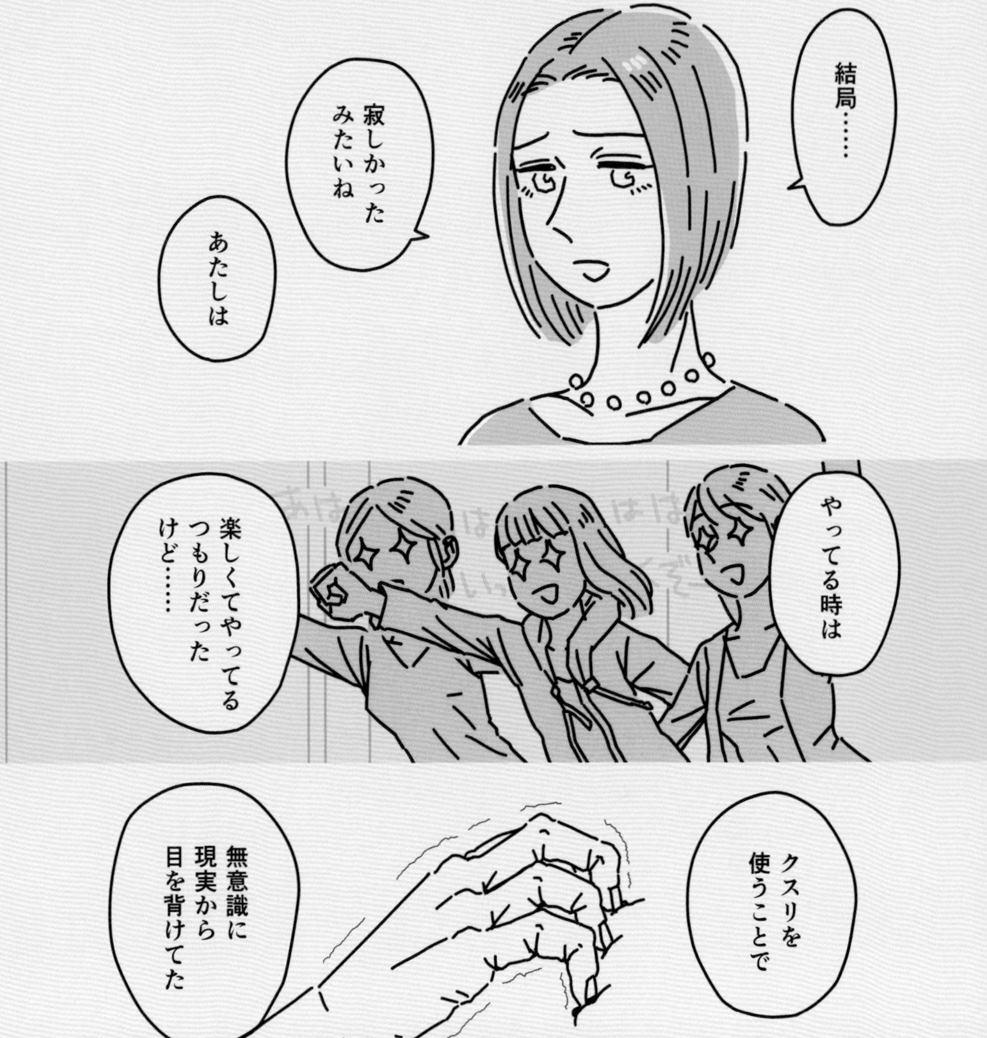

結局……
寂しかったみたいね
あたしは
やってる時は
楽しくてやってるつもりだったけど……
クスリを使うことで
無意識に現実から目を背けてた
その間だけは忘れられたから…
あたしの生き辛さを——

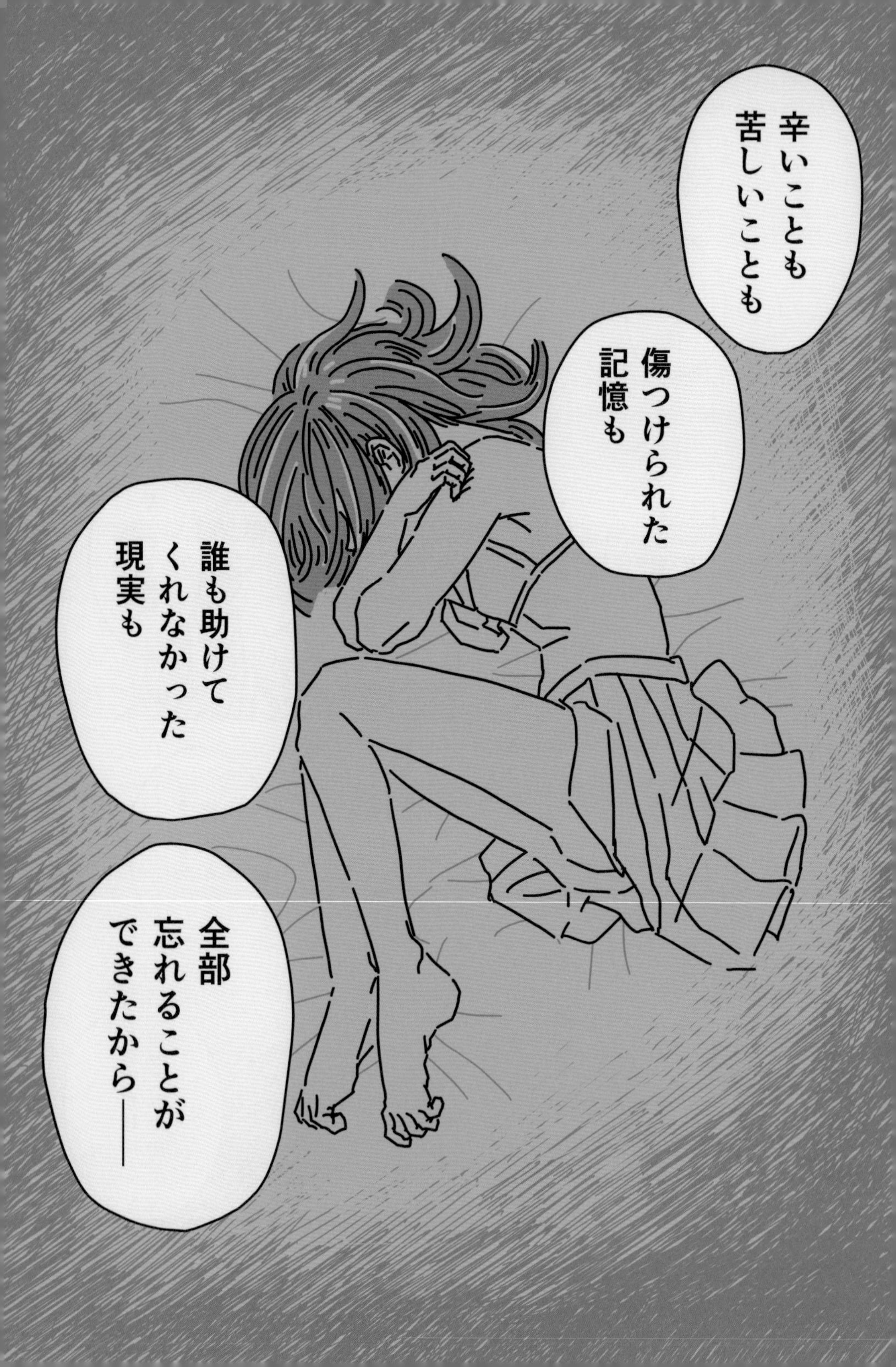
辛いことも苦しいことも
傷つけられた記憶も
誰も助けてくれなかった現実も
全部忘れることができたから――

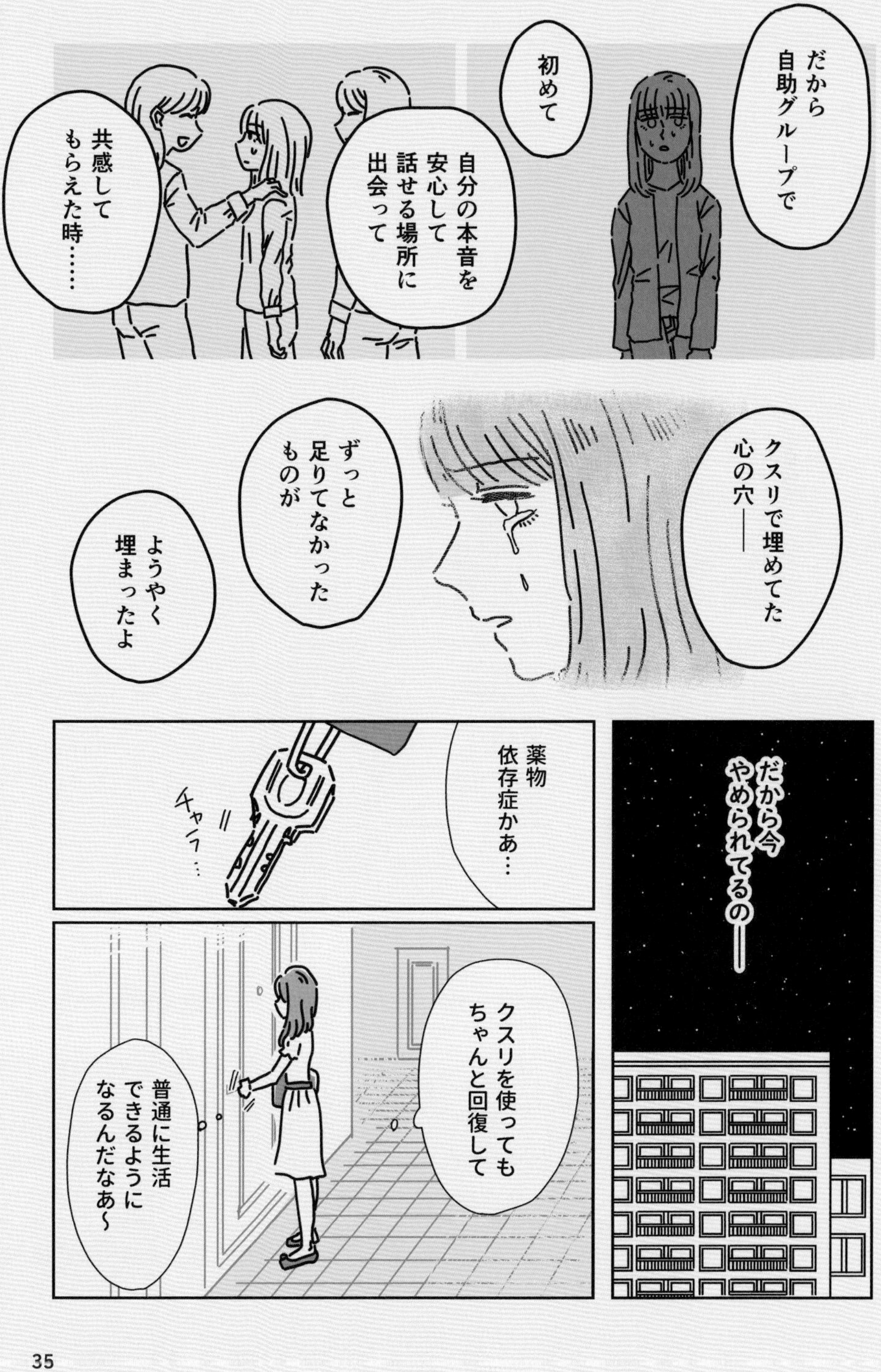

だから自助グループで
初めて
自分の本音を安心して話せる場所に出会って
共感してもらえた時……
クスリで埋めてた心の穴――
ずっと足りてなかったものが
ようやく埋まったよ
だから今やめられてるの――
薬物依存症かあ…
チャラ…
クスリを使ってもちゃんと回復して
普通に生活できるようになるんだなあ～

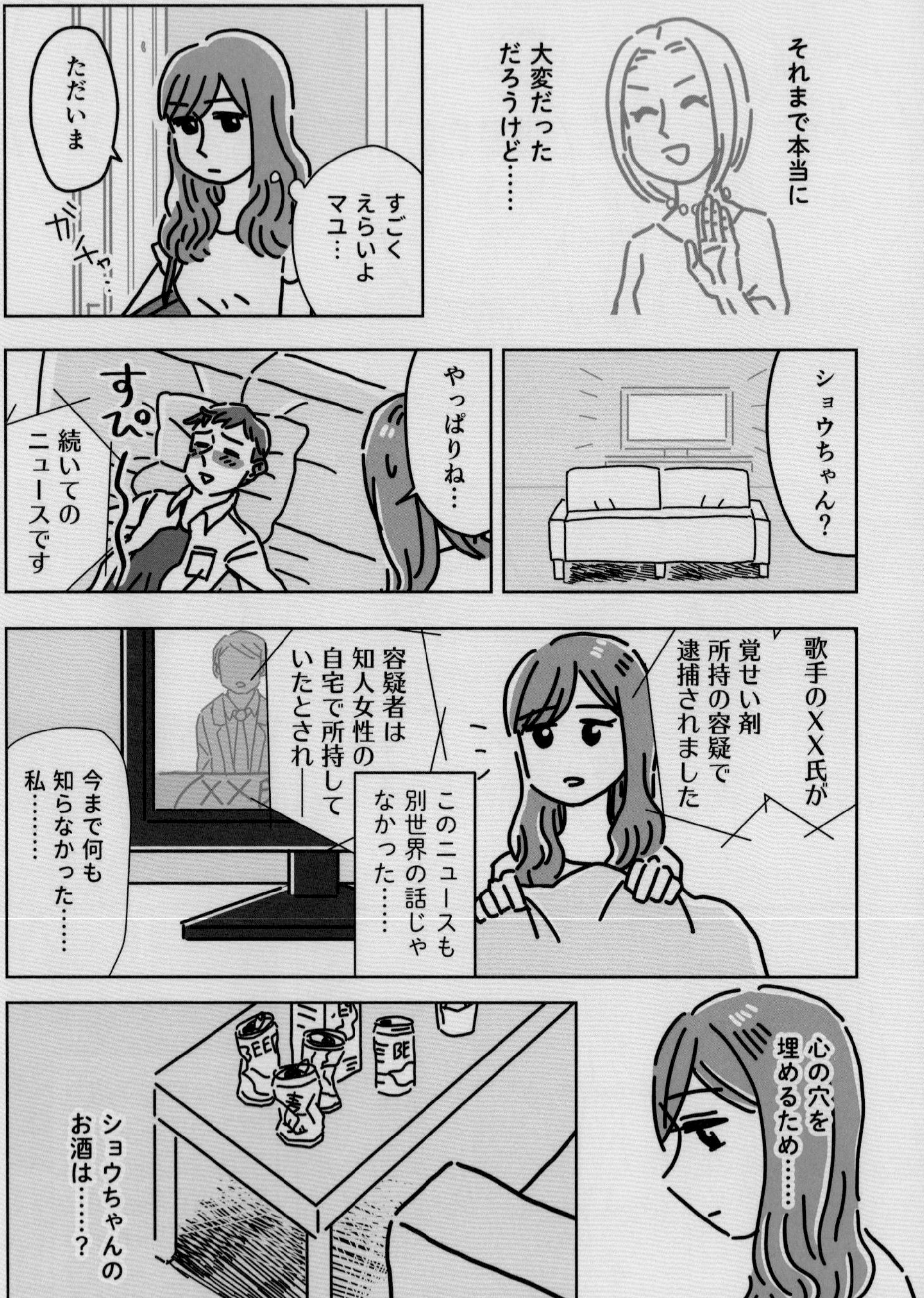
それまで本当に
大変だったろうけど……
すごくえらいよマユ…
ガチャ…
ただいま
ショウちゃん?
やっぱりね…
すぴ
続いてのニュースです
歌手の××氏が覚せい剤所持の容疑で逮捕されました
容疑者は知人女性の自宅で所持していたとされ――
このニュースも別世界の話じゃなかった……
今まで何も知らなかった私………
心の穴を埋めるため……
ショウちゃんのお酒は……?

第二話　おわり

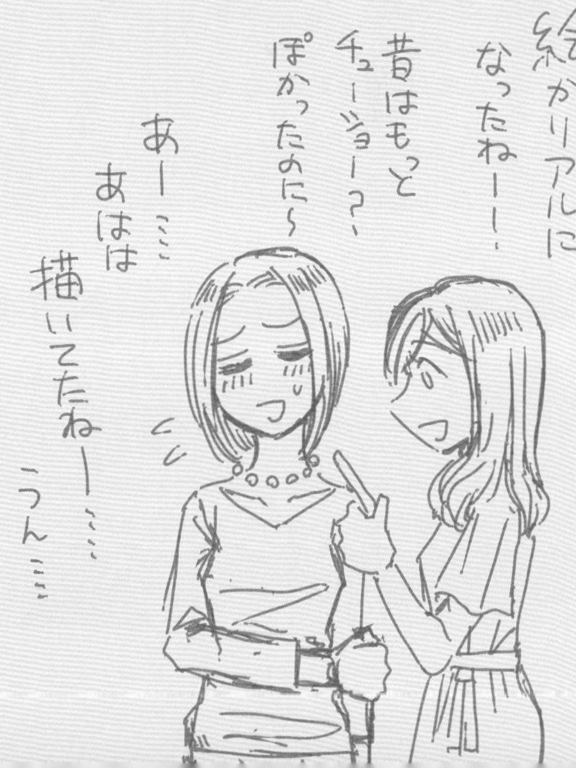
絵がリアルになったねー！
昔はもっとチュージョー？ぽかったのに～
あー…あはは
描いてたねー…
うん…

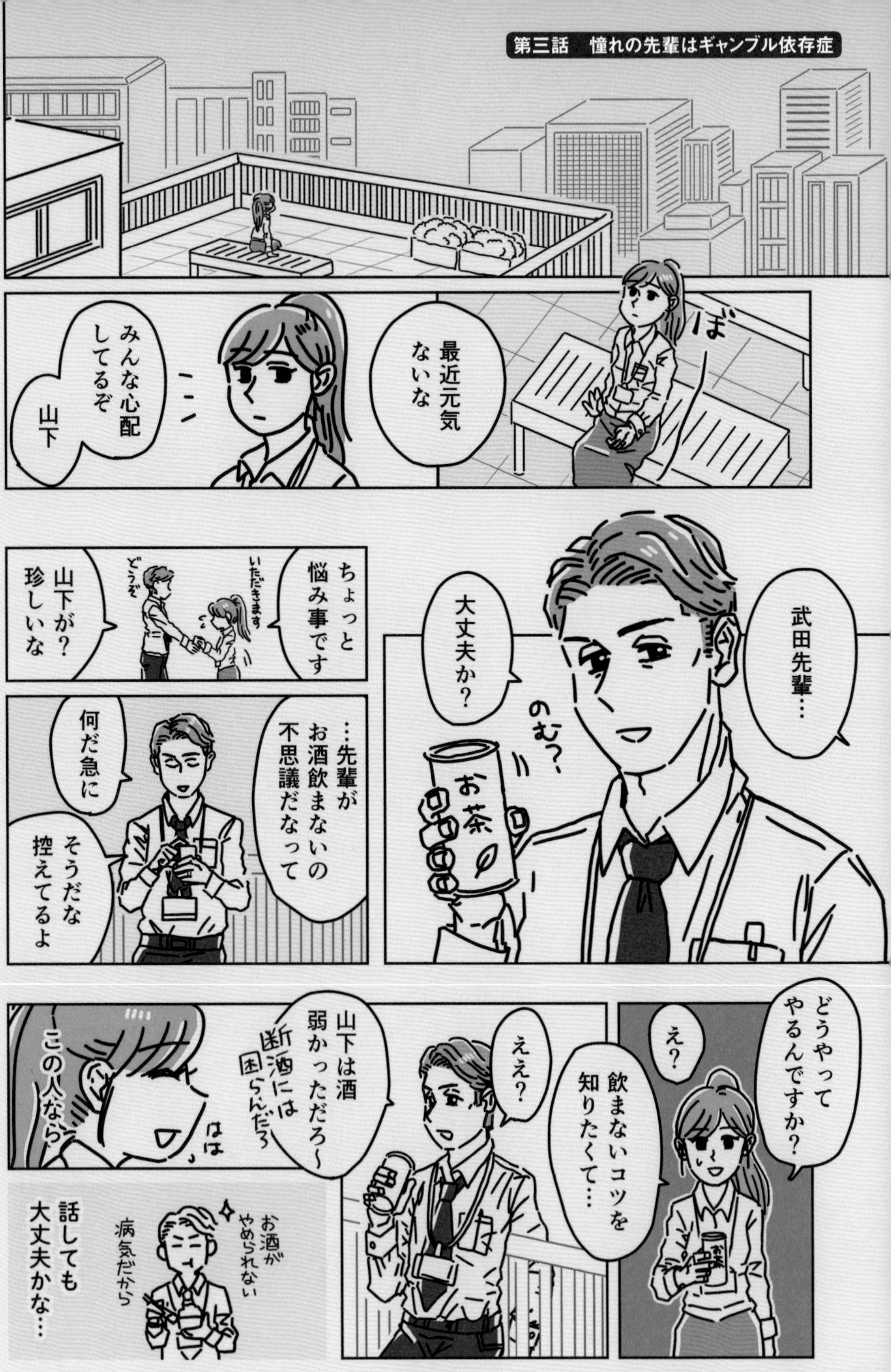
ぼ
最近元気ないな
みんな心配してるぞ
山下
武田先輩…
大丈夫か？
のむ？
お茶
ちょっと悩み事です
いただきます
どうぞ
山下が？珍しいな
…先輩がお酒飲まないの不思議だなって
何だ急に
そうだな控えてるよ
どうやってやるんですか？
え？
飲まないコツを知りたくて…
ええ？
山下は酒弱かっただろ〜
断酒には困らんだろ
はは
この人なら
話しても大丈夫かな…
お酒がやめられない病気だから

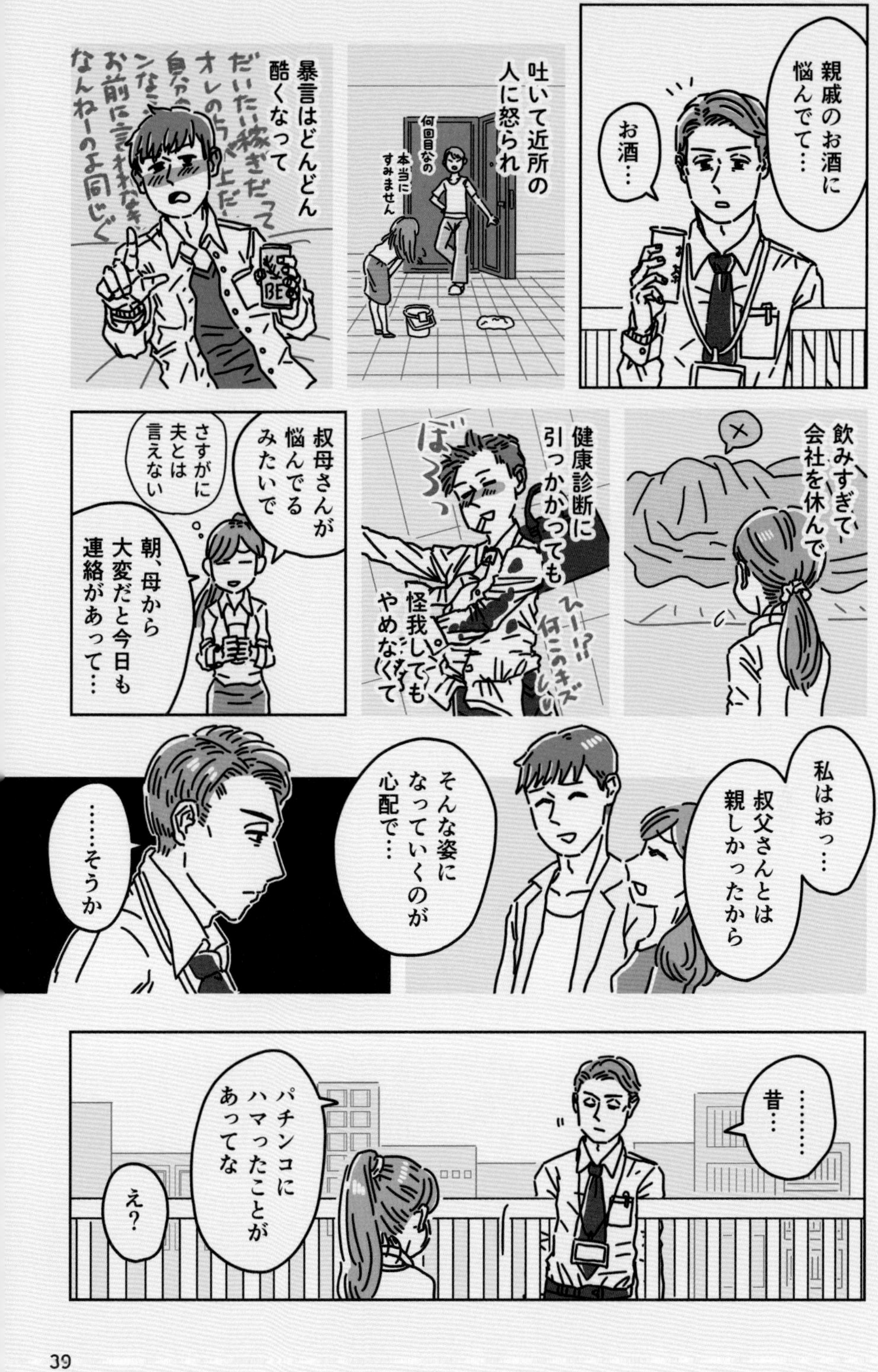

親戚のお酒に悩んでて…
お酒…
吐いて近所の人に怒られ
何回目なの
本当にすみません
暴言はどんどん酷くなって
だいたい稼ぎだって
オレの
上だ!
お前に言われなきゃ
なんねーのよ同じく
飲みすぎて、会社を休んで
×
健康診断に引っかかっても
怪我してもやめなくて
ぼろっ
ひー!? 何このキズ
叔母さんが悩んでるみたいで
さすがに夫とは言えない
朝、母から大変だと今日も連絡があって…
私はおっ…叔父さんとは親しかったから
そんな姿になっていくのが心配で…
……そうか
………昔…
パチンコにハマったことがあってな
え?

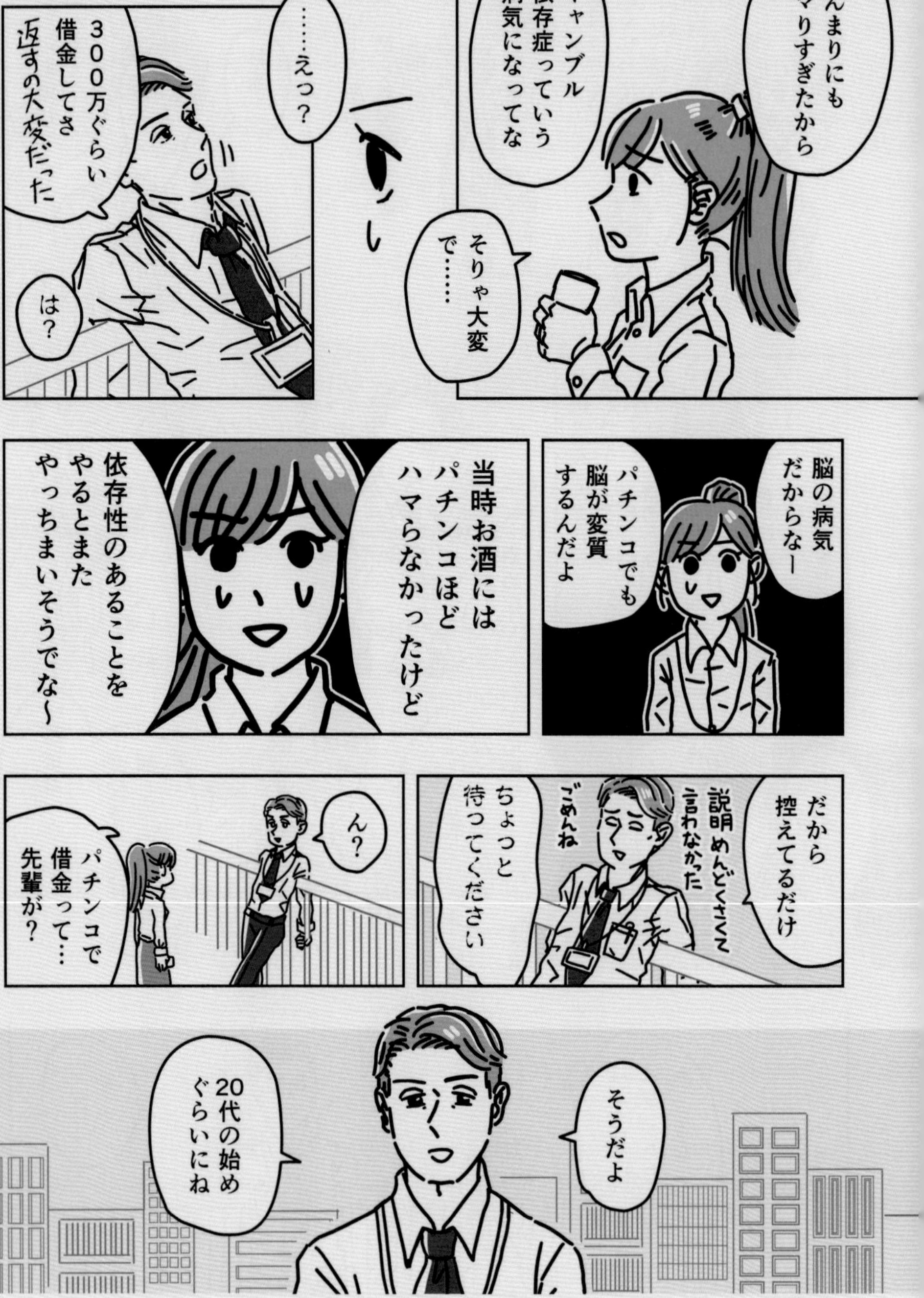
あんまりにもハマりすぎたから
ギャンブル依存症っていう病気になってな
そりゃ大変で……
……えっ？
300万ぐらい借金してさ返すの大変だった
は？
脳の病気だからなー
パチンコでも脳が変質するんだよ
当時お酒にはパチンコほどハマらなかったけど
依存性のあることをやるとまたやっちまいそうでな〜
だから控えてるだけ
説明めんどくさくて言わなかった
ごめんね
ちょっと待ってください
ん？
パチンコで借金って…先輩が？
そうだよ
20代の始めぐらいにね

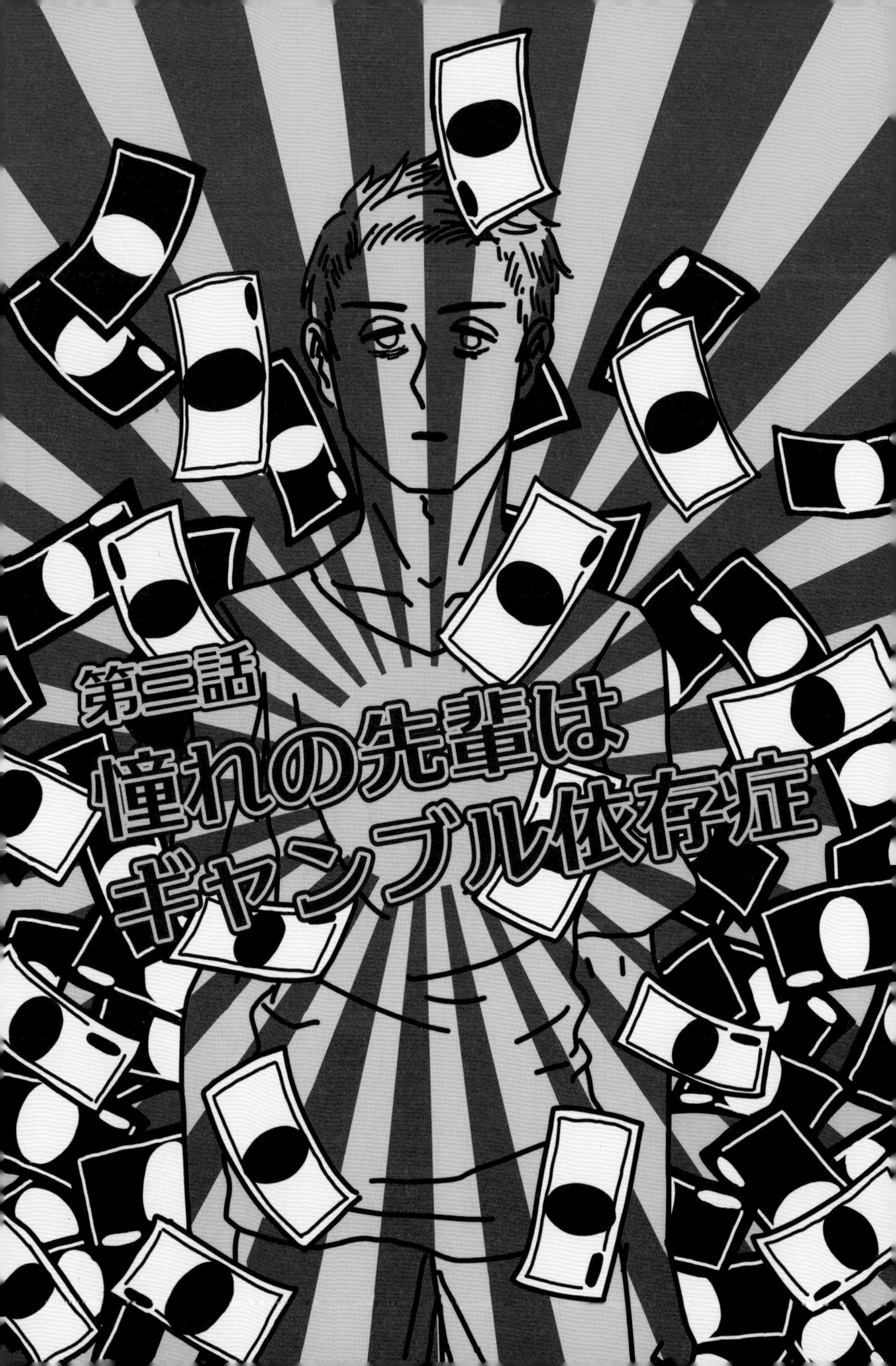
第三話
憧れの先輩は
ギャンブル依存症

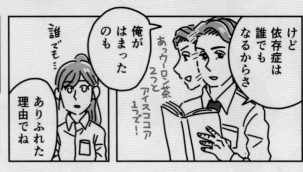

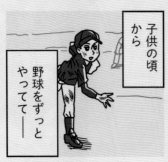

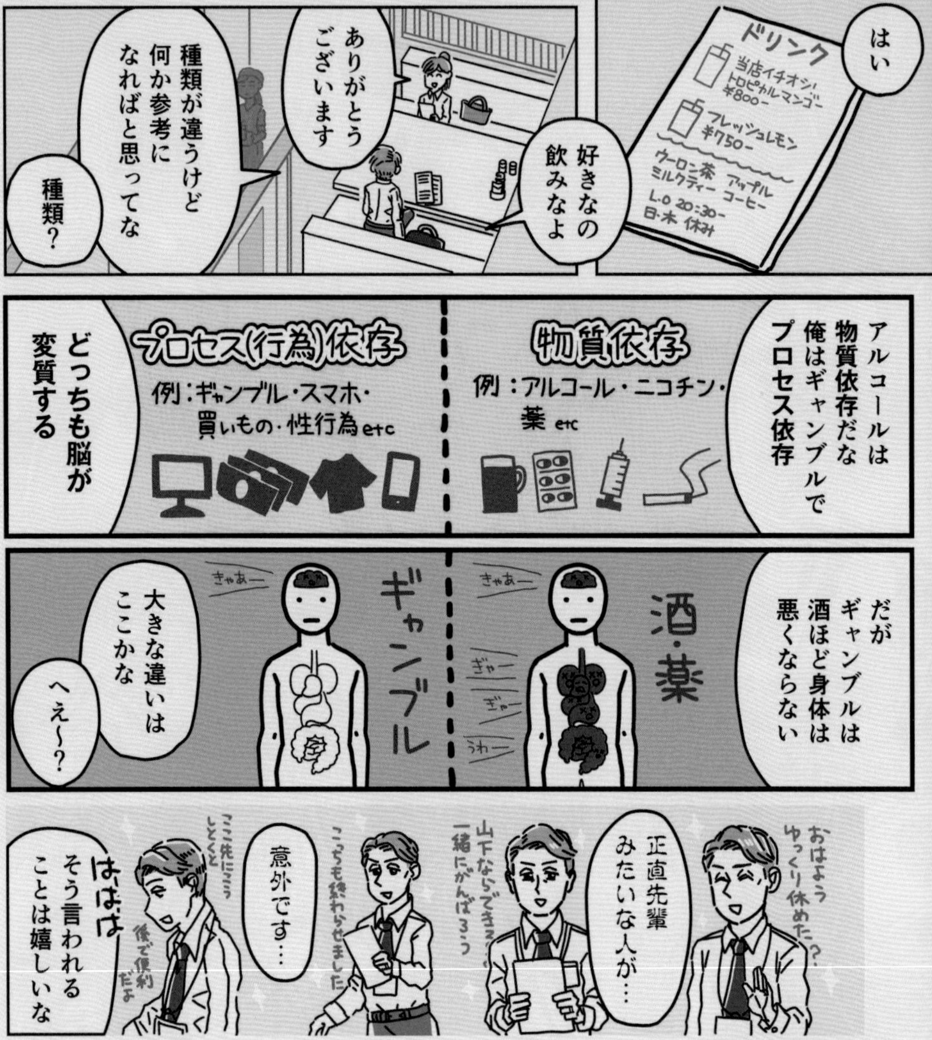
はい
ドリンク
当店イチオシ！トロピカルマンゴー ¥800－
フレッシュレモン ¥750－
ウーロン茶 アップル ミルクティー コーヒー
L.O 20:30－
日・木 休み
好きなの飲みなよ
ありがとうございます
種類が違うけど何か参考になればと思ってな
種類？
アルコールは物質依存だな 俺はギャンブルでプロセス依存
物質依存
例：アルコール・ニコチン・薬 etc
プロセス(行為)依存
例：ギャンブル・スマホ・買いもの・性行為 etc
どっちも脳が変質する
だがギャンブルは酒ほど身体は悪くならない
酒・薬
きゃあー
ぎゃー
ぎゃー
うわー
ギャンブル
きゃあー
大きな違いはここかな
へえ～？
おはよう ゆっくり休めた？
正直先輩みたいな人が…
山下ならできる 一緒にがんばろう
意外です…
こっちも終わらせました
後で便利だよ
ははは
そう言われることは嬉しいな
けど依存症は誰でもなるからさ
俺がはまったのも
あっウーロン茶2つとアイスココア1つで！
誰でも…
ありふれた理由でね
子供の頃から
野球をずっとやってて──

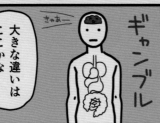

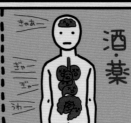

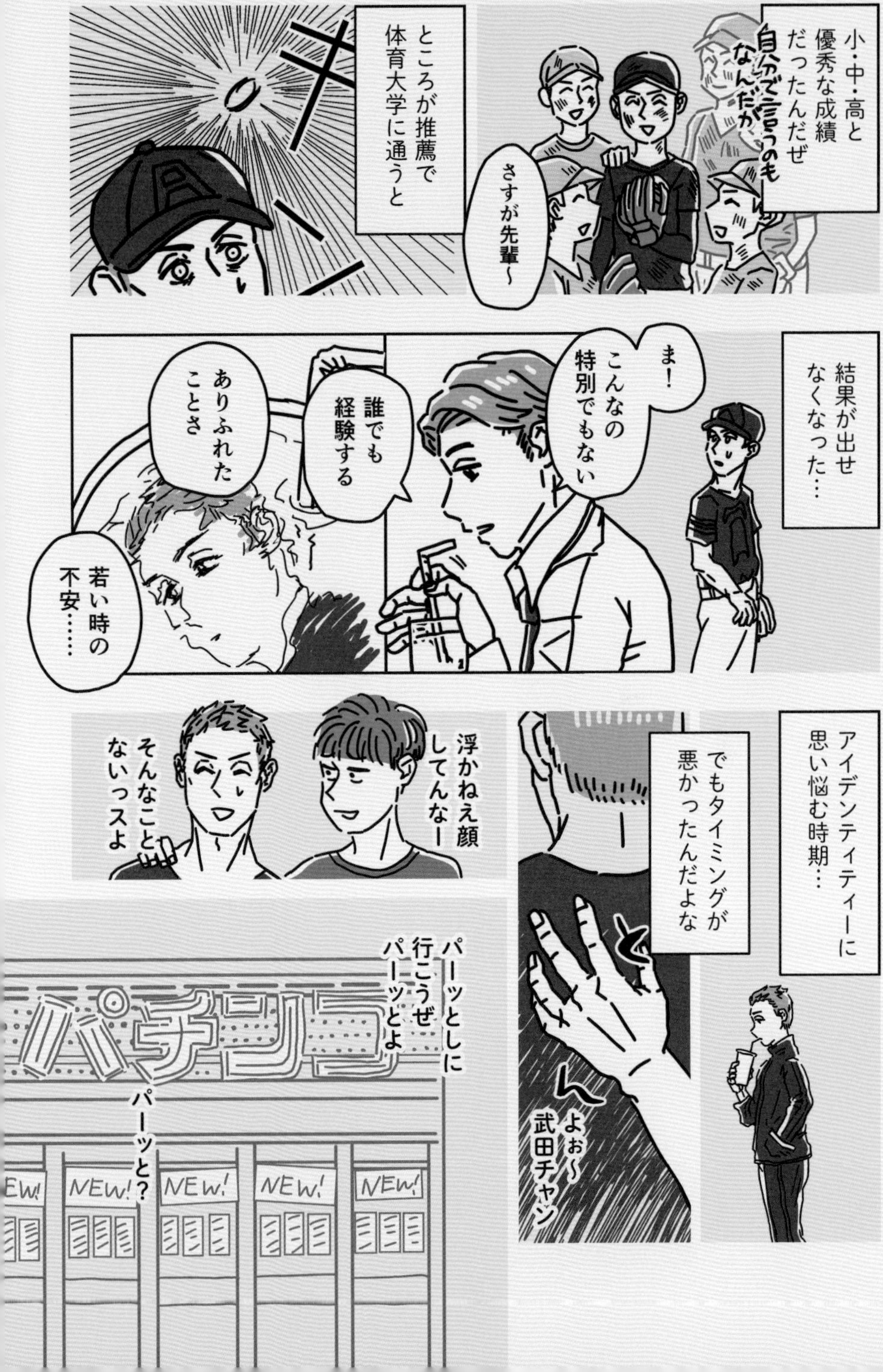

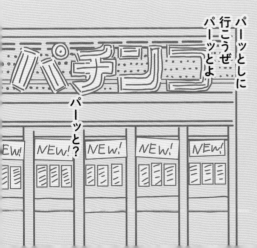

小・中・高と
優秀な成績
だったんだぜ
自分で言うのも
なんだが
さすが先輩〜
ところが推薦で
体育大学に通うと
結果が出せ
なくなった…
ま！
こんなの
特別でもない
誰でも
経験する
ありふれた
ことさ
若い時の
不安……
アイデンティティーに
思い悩む時期…
でもタイミングが
悪かったんだよな
よぉ〜
武田チャン
浮かねえ顔
してんなー
そんなこと
ないっスよ
パーッとしに
行こうぜ
パーッとよ
パーッと？
パチンコ
NEW!
NEW!
NEW!
NEW!
NEW!

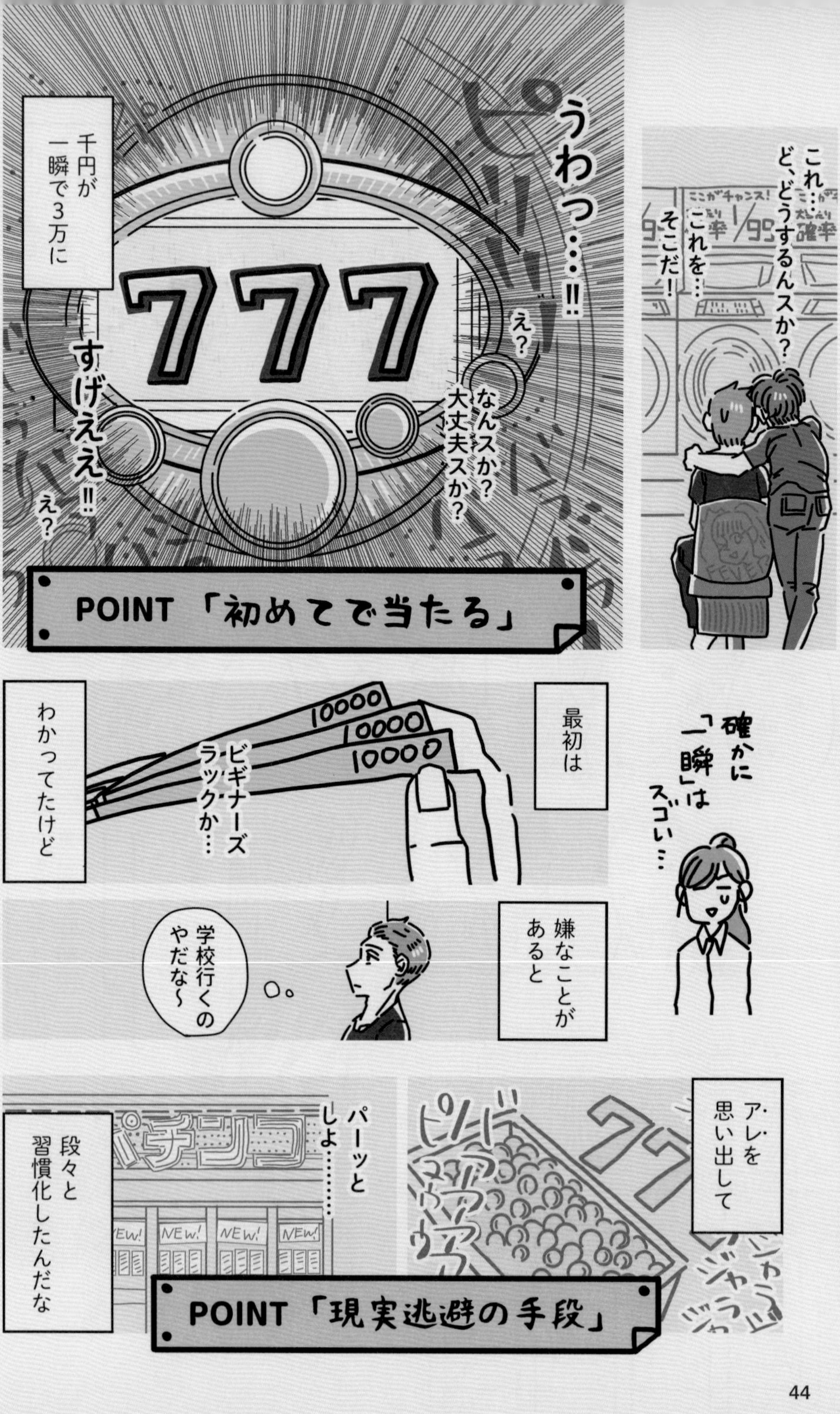

これ…
ど、どうするんスか？
これを…
そこだ！
ここがチャンス！
うわっ…!!
え？
なんスか？
大丈夫スか？
すげええ!!
え？
千円が一瞬で3万に
777
POINT「初めてで当たる」
確かに「一瞬」はスゴい…
最初は
10000
ビギナーズラックか…
わかってたけど
嫌なことがあると
学校行くのやだな〜
アレを思い出して
パーッとしよ……
パチンコ
NEW!
段々と習慣化したんだな
POINT「現実逃避の手段」

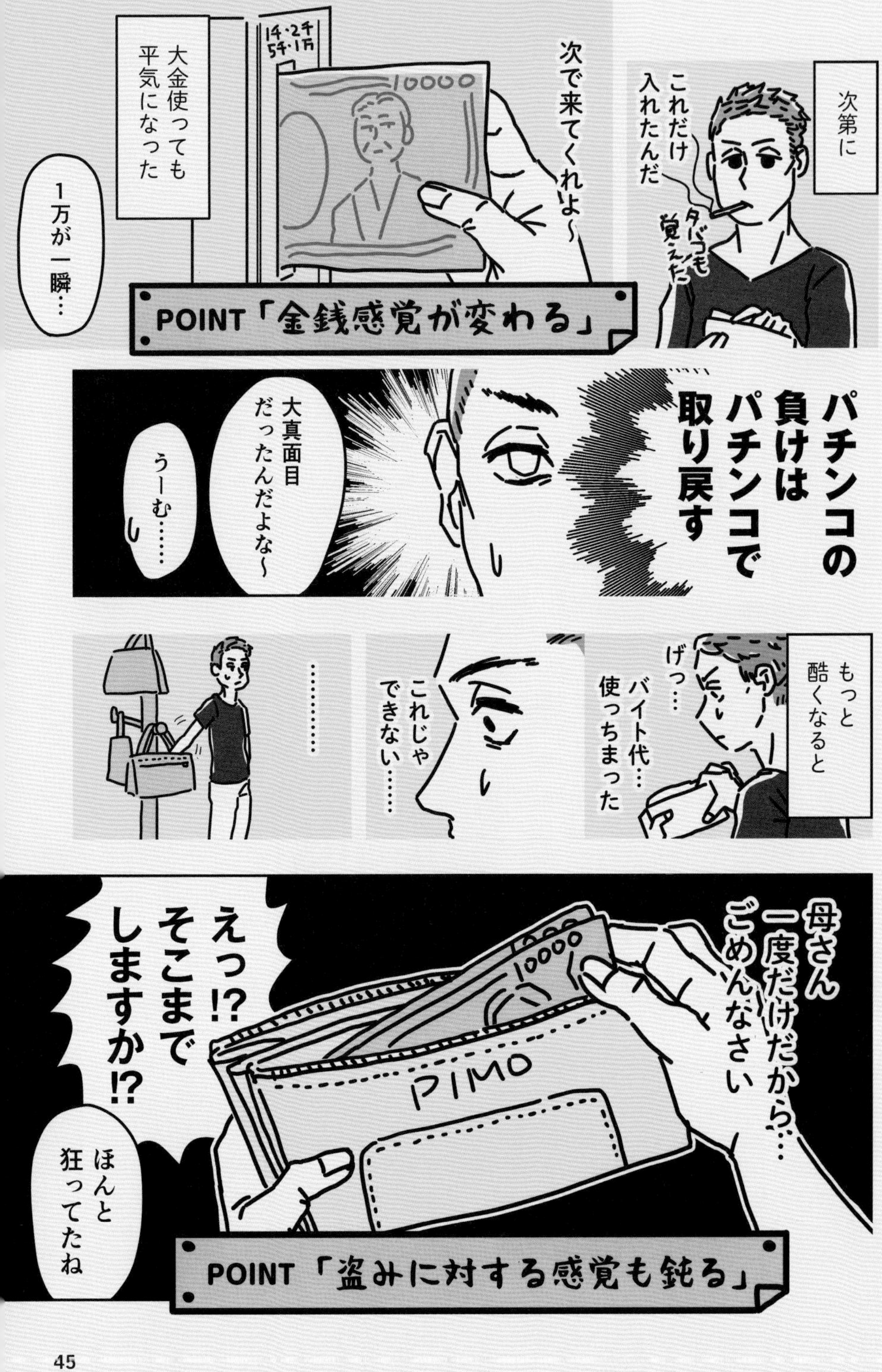
次第に
これだけ入れたんだ
タバコも覚えた
次で来てくれよ～
14・2千
5千・1万
10000
大金使っても平気になった
1万が一瞬…
POINT「金銭感覚が変わる」
パチンコの負けはパチンコで取り戻す
大真面目だったんだよな～
うーむ……
もっと酷くなると
げっ…
バイト代…使っちまった
これじゃできない……
……
母さん一度だけだから…ごめんなさい
10000
PIMO
えっ!? そこまでしますか!?
ほんと狂ってたね
POINT「盗みに対する感覚も鈍る」

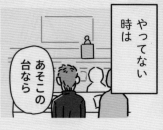

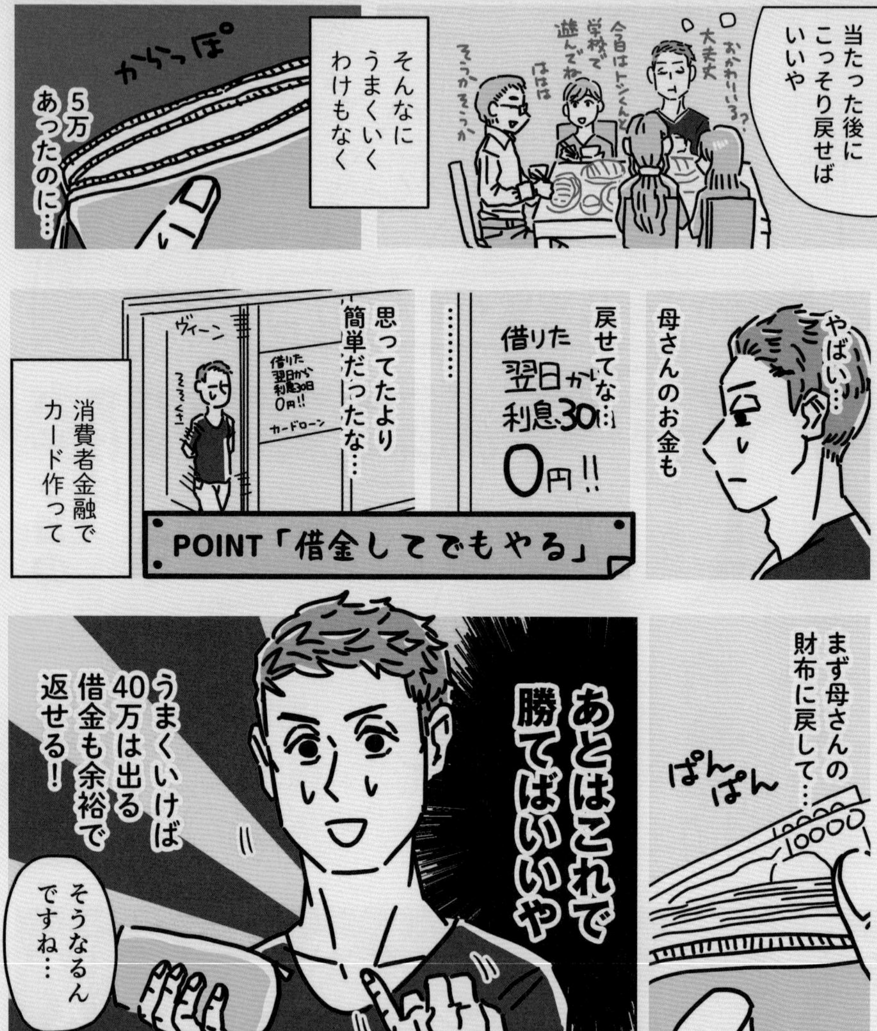
当たった後にこっそり戻せばいいや
おかわりいる?
大丈夫
今日はトシくんと学校で遊んでね
ははは
そうかそうか
そんなにうまくいくわけもなく
からっぽ
5万あったのに…
やばい…
母さんのお金も
戻せてない
借りた翌日から利息30日0円!!
………
思ってたより簡単だったな…
ヴィーン
そろそろ…
借りた翌日から利息30日0円!!
カードローン
消費者金融でカード作って
POINT「借金してでもやる」
まず母さんの財布に戻して…
ぱんぱん
10000
あとはこれで勝てばいいや
うまくいけば40万は出る借金も余裕で返せる!
そうなるんですね…
POINT「現金は全部パチンコへ」
やってない時は
あそこの台なら
確率的に
10万当たったとして
明日こそは
頭の中がパチンコで埋まった

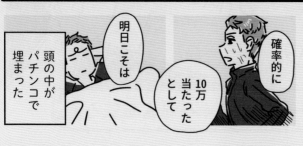

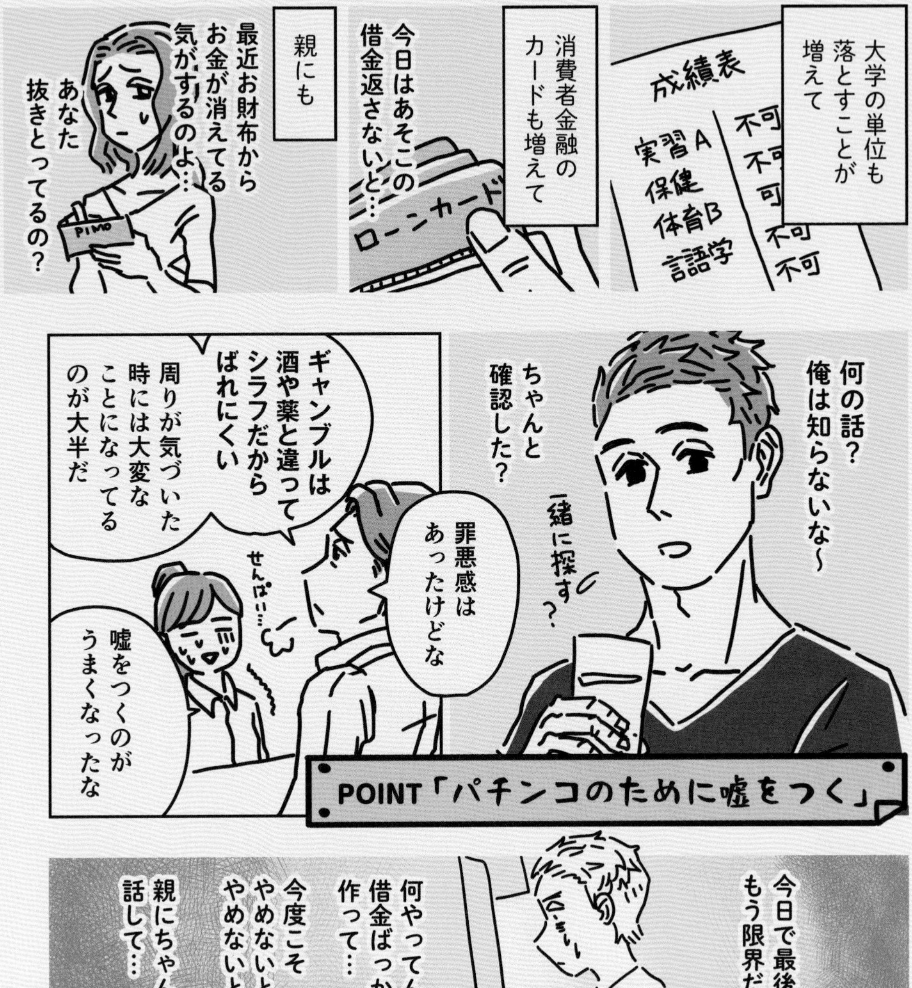

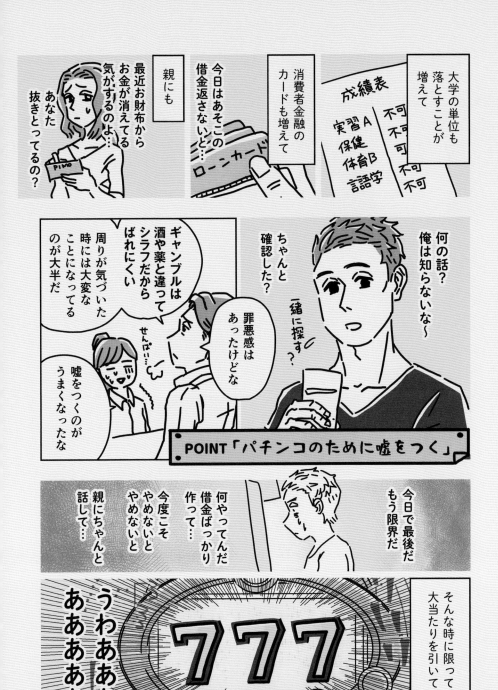

大学の単位も落とすことが増えて
成績表
実習A
保健
体育B
語学
不可
不可
不可
不可
消費者金融のカードも増えて
今日はあそこの借金返さないと…
ローンカード
親にも
最近お財布からお金が消えてる気がするのよ…
あなた抜きとってるの？
何の話？俺は知らないな〜
ちゃんと確認した？
一緒に探す？
罪悪感はあったけどな
ギャンブルは酒や薬と違ってシラフだからばれにくい
周りが気づいた時には大変なことになってるのが大半だ
せんぱい…
嘘をつくのがうまくなったな
POINT「パチンコのために嘘をつく」
今日で最後だもう限界だ
何やってんだ借金ばっかり作って…
今度こそやめないとやめないと
親にちゃんと話して…
そんな時に限って大当たりを引いて
777
うわああああああああ

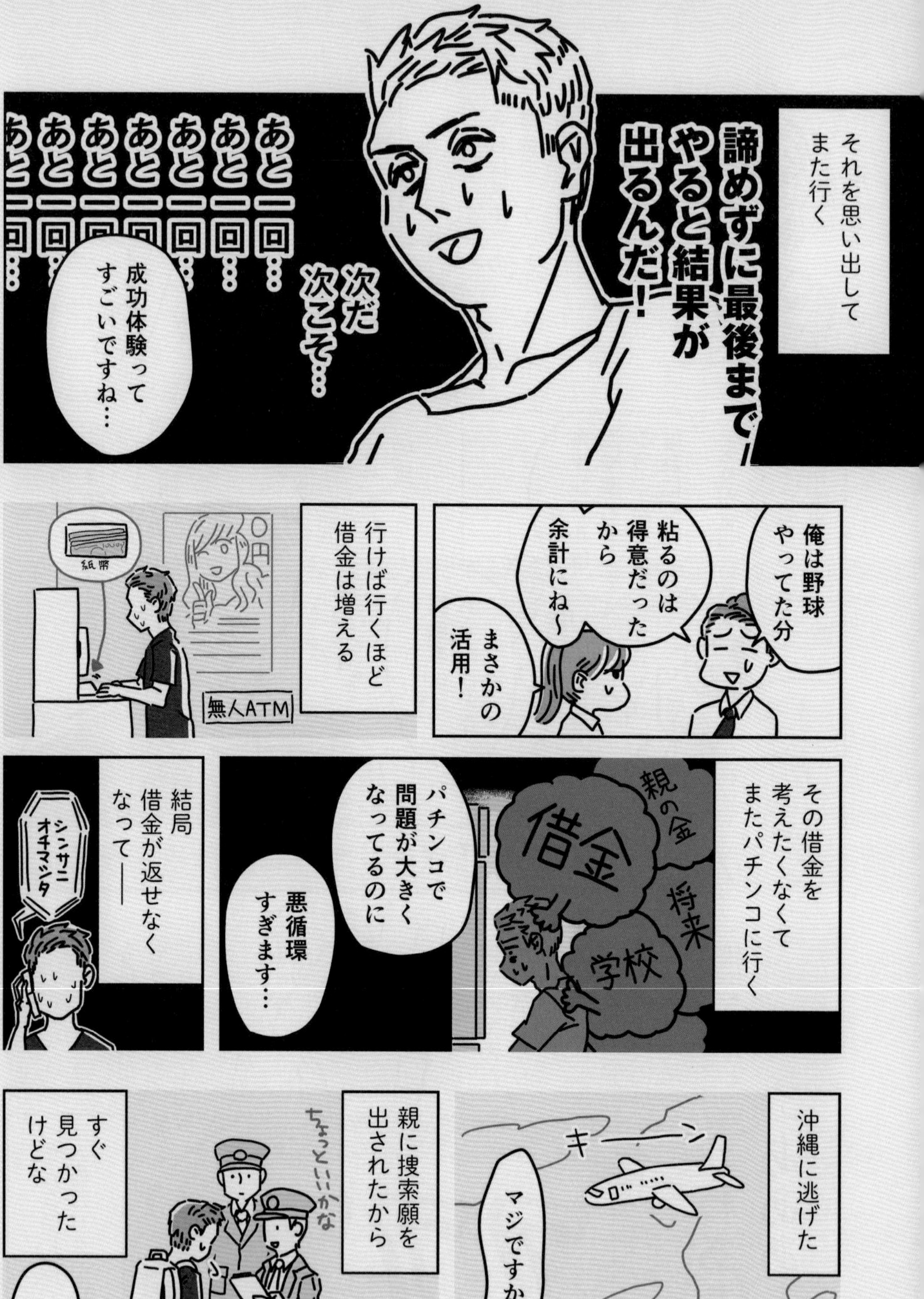

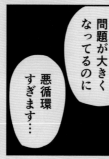

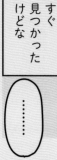

それを思い出して
また行く
諦めずに最後まで
やると結果が
出るんだ！
次だ
次こそ…
あと一回…
あと一回…
あと一回…
あと一回…
あと一回…
あと一回…
あと一回…
成功体験って
すごいですね…
俺は野球
やってた分
粘るのは
得意だった
から
余計にね～
まさかの
活用！
行けば行くほど
借金は増える
紙幣
無人ATM
その借金を
考えたくなくて
またパチンコに行く
親の金
借金
将来
学校
パチンコで
問題が大きく
なってるのに
悪循環
すぎます…
結局
借金が返せなく
なって——
シンサニ
オチマシタ
沖縄に逃げた
キーーン
マジですか…
親に捜索願を
出されたから
ちょっといいかな
すぐ
見つかった
けどな
………

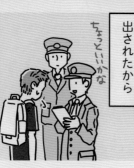

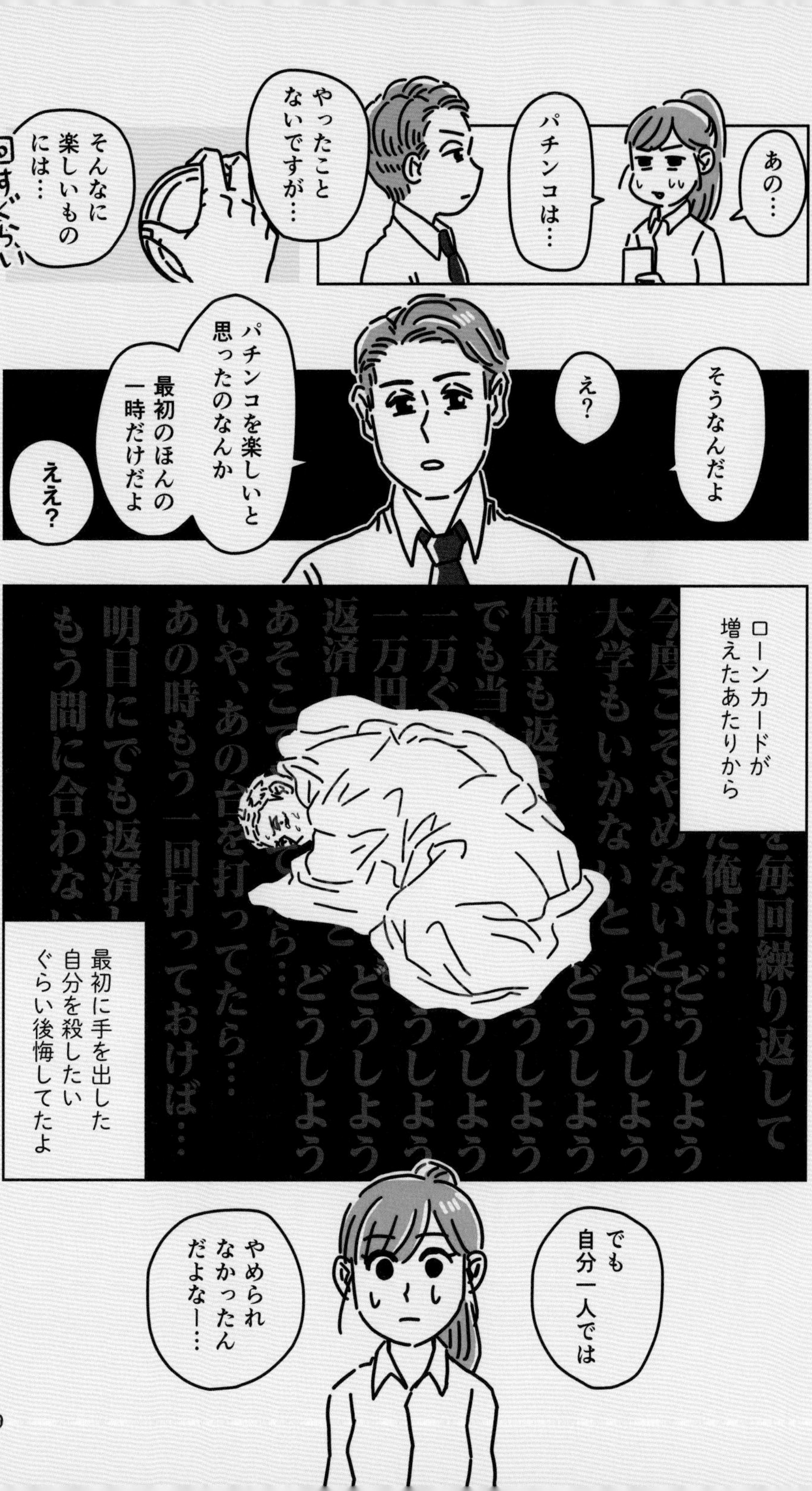

あの…
パチンコは…
やったことないですが…
そんなに楽しいものには…
回すぐらいじゃ
そうなんだよ
え？
パチンコを楽しいと思ったのなんか
最初のほんの一時だけだよ
ええ？
ローンカードが増えたあたりから
を毎回繰り返して
た俺は… どうしよう
今度こそやめないと… どうしよう
大学もいかないと どうしよう
借金も返さ どうしよう
でも当 うしよう
一万ぐ うしよう
一万円 どうしよう
返済し どうしよう
あそこで ら…
いや、あの台を打ってたら…
あの時もう一回打っておけば…
明日にでも返済
もう間に合わな
最初に手を出した自分を殺したいぐらい後悔してたよ
でも自分一人では
やめられなかったんだよな一…

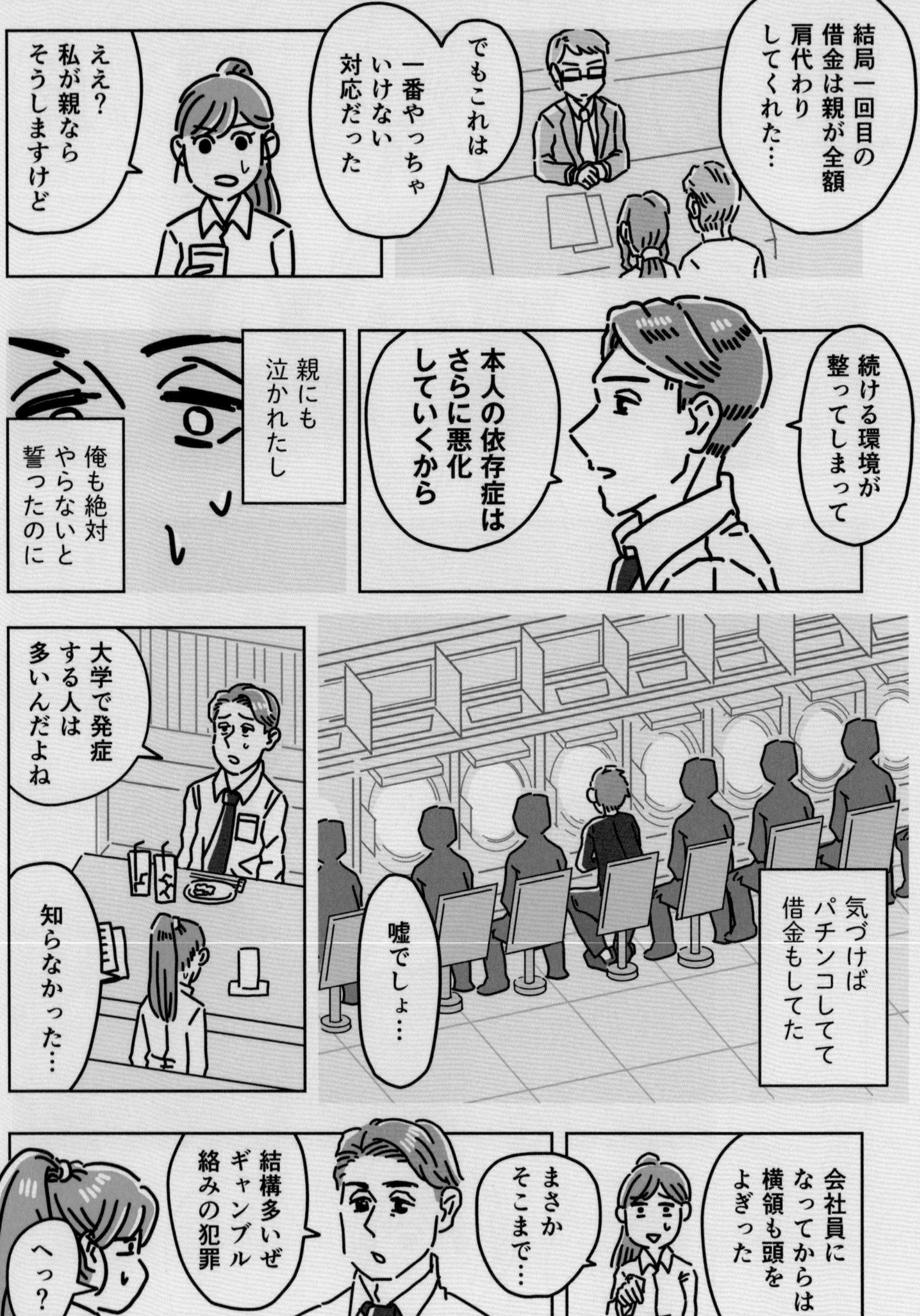
結局一回目の借金は親が全額肩代わりしてくれた…
でもこれは一番やっちゃいけない対応だった
ええ？私が親ならそうしますけど
続ける環境が整ってしまって
本人の依存症はさらに悪化していくから
親にも泣かれたし
俺も絶対やらないと誓ったのに
気づけばパチンコしてて借金もしてた
嘘でしょ…
大学で発症する人は多いんだよね
知らなかった…
会社員になってからは横領も頭をよぎった
まさかそこまで…
結構多いぜギャンブル絡みの犯罪
へっ？

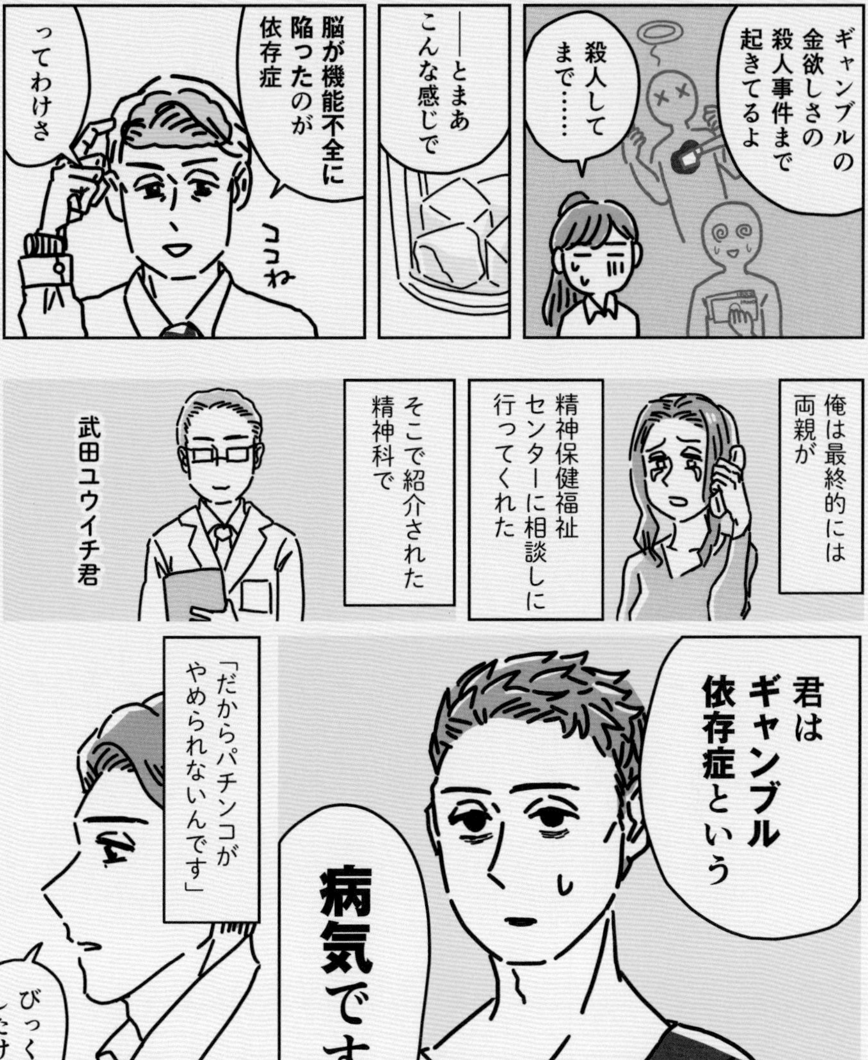
ギャンブルの金欲しさの殺人事件まで起きてるよ
殺人してまで……
——とまぁこんな感じで
脳が機能不全に陥ったのが依存症
ココね
ってわけさ
俺は最終的には両親が
精神保健福祉センターに相談しに行ってくれた
そこで紹介された精神科で
武田ユウイチ君
君はギャンブル依存症という
病気です
「だからパチンコがやめられないんです」
びっくりしたけど
妙に納得したというか…
気持ちが楽になったね
パチンコ…
ギャンブルをやめられないのが脳の病気だなんて
思いもしませんでした…
オレもだよホント…

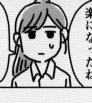

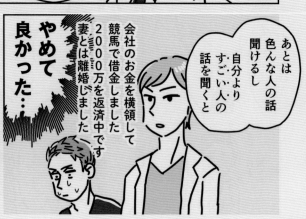

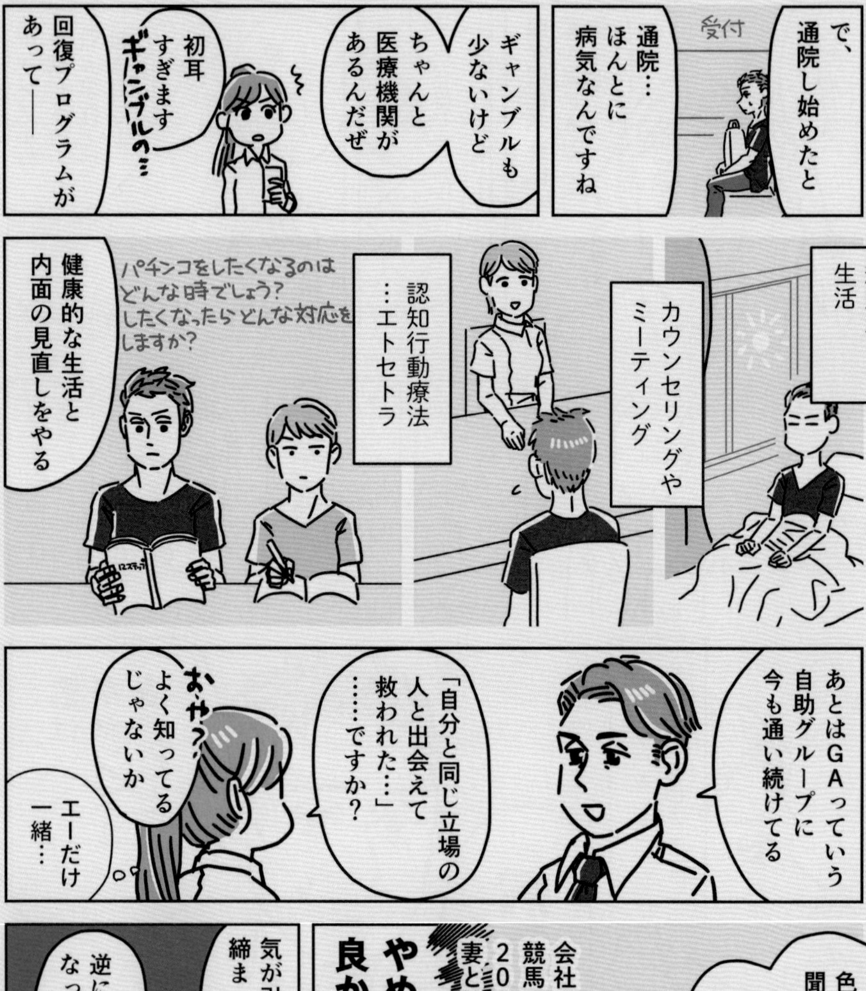
受付
で、通院し始めたと
通院…ほんとに病気なんですね
ギャンブルも少ないけどちゃんと医療機関があるんだぜ
初耳すぎます
ギャンブルの…
回復プログラムがあって――
規則正しい生活
カウンセリングやミーティング
認知行動療法…エトセトラ
パチンコをしたくなるのはどんな時でしょう？したくなったらどんな対応をしますか？
健康的な生活と内面の見直しをやる
あとはGAっていう自助グループに今も通い続けてる
「自分と同じ立場の人と出会えて救われた…」……ですか？
おや？よく知ってるじゃないか
エーだけ一緒…
あとは色んな人の話聞けるし
自分よりすごい人の話を聞くと
会社のお金を横領して競馬で借金しました
2000万を返済中です
妻とは離婚しました
やめて良かった…
気が引き締まったり…
逆に目標になったりしてね
確かにそれはやめてよかった…になりますね
それから

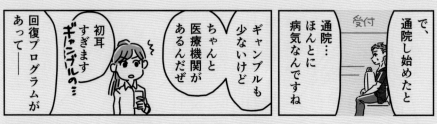

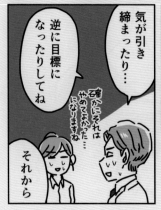

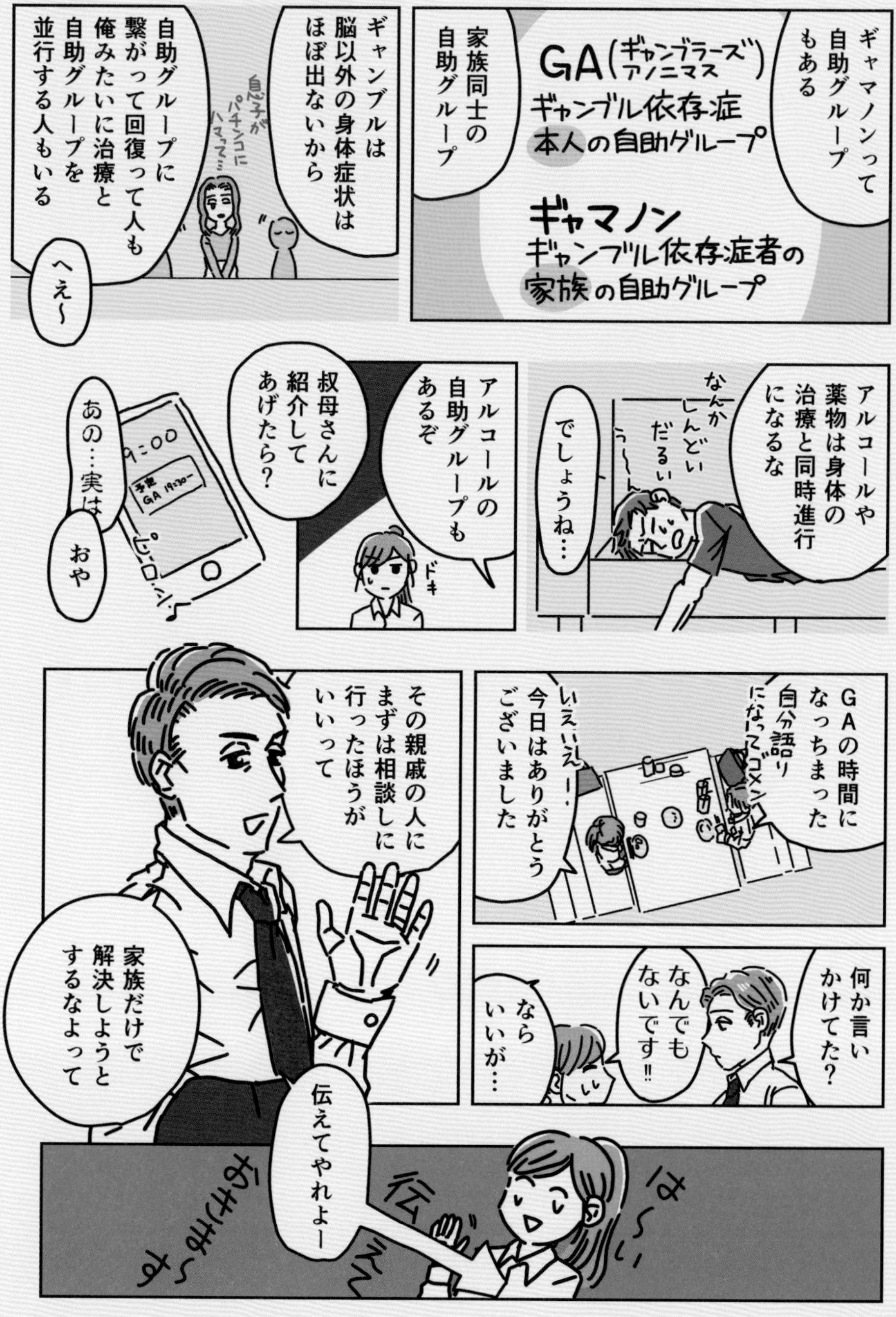
ギャマノンって自助グループもある
GA（ギャンブラーズアノニマス）ギャンブル依存症本人の自助グループ
ギャマノン ギャンブル依存症者の家族の自助グループ
家族同士の自助グループ
ギャンブルは脳以外の身体症状はほぼ出ないから
息子がパチンコにハマってて…
自助グループに繋がって回復って人も俺みたいに治療と自助グループを並行する人もいる
へえ〜
アルコールや薬物は身体の治療と同時進行になるな
なんかしんどいだるい
う〜ん
でしょうね…
アルコールの自助グループもあるぞ
ドキ
叔母さんに紹介してあげたら？
あの…実は
おや
GAの時間になっちまった
自分語りになってゴメン
いえいえ！今日はありがとうございました

何か言いかけてた？
なんでもないです!!
ならいいが…

その親戚の人にまずは相談しに行ったほうがいいって
家族だけで解決しようとするなよって

伝えてやれよー
はーい
伝えておきまーす

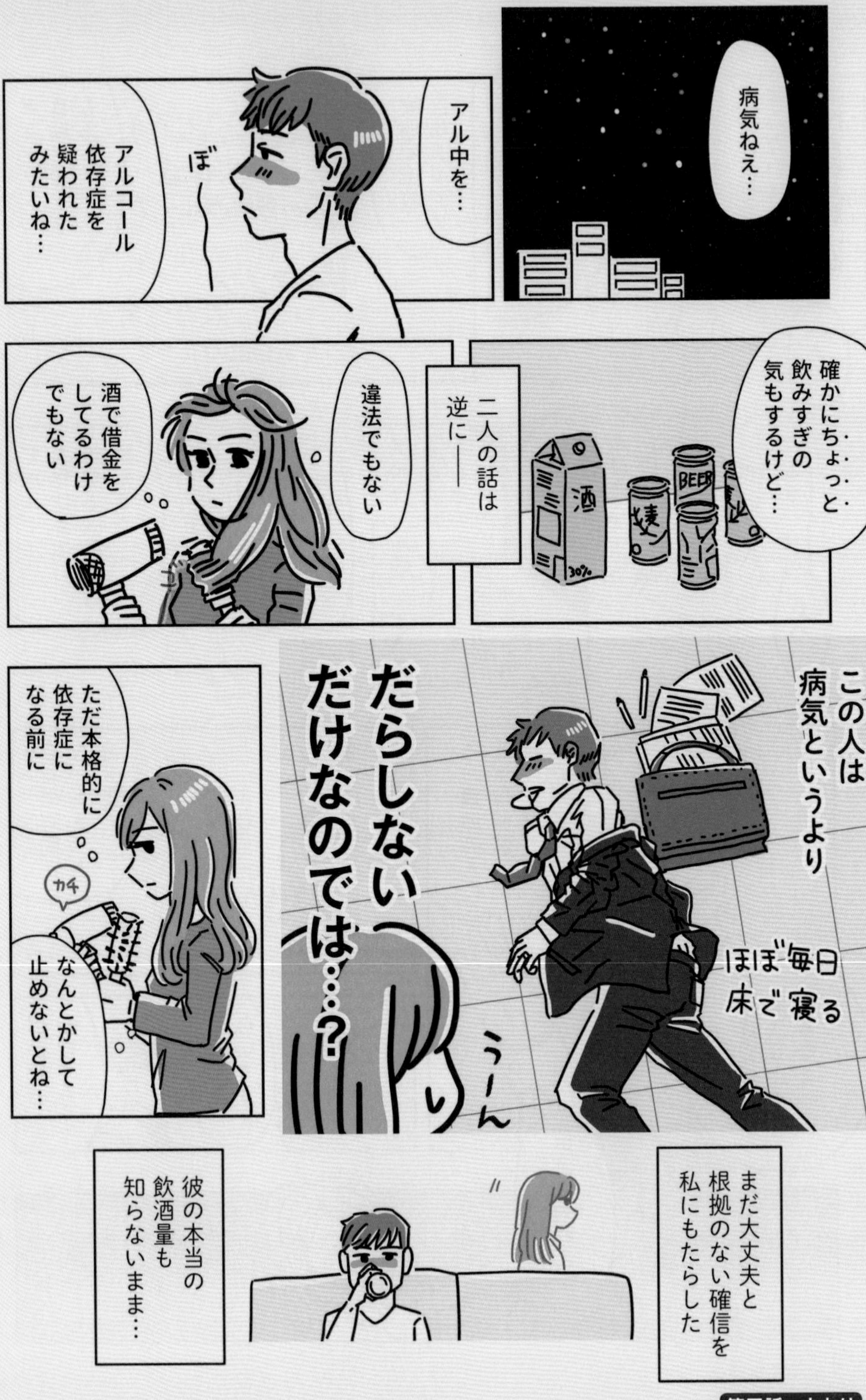
病気ねえ…
アル中を…
ぼー
アルコール依存症を疑われたみたいね…
確かにちょっと飲みすぎの気もするけど…
二人の話は逆に――
違法でもない
酒で借金をしてるわけでもない
この人は病気というより
ほぼ毎日床で寝る
だらしないだけなのでは…?
うーん
ただ本格的に依存症になる前に
カチ
なんとかして止めないとね…
まだ大丈夫と根拠のない確信を私にもたらした
彼の本当の飲酒量も知らないまま…

第三話　おわり

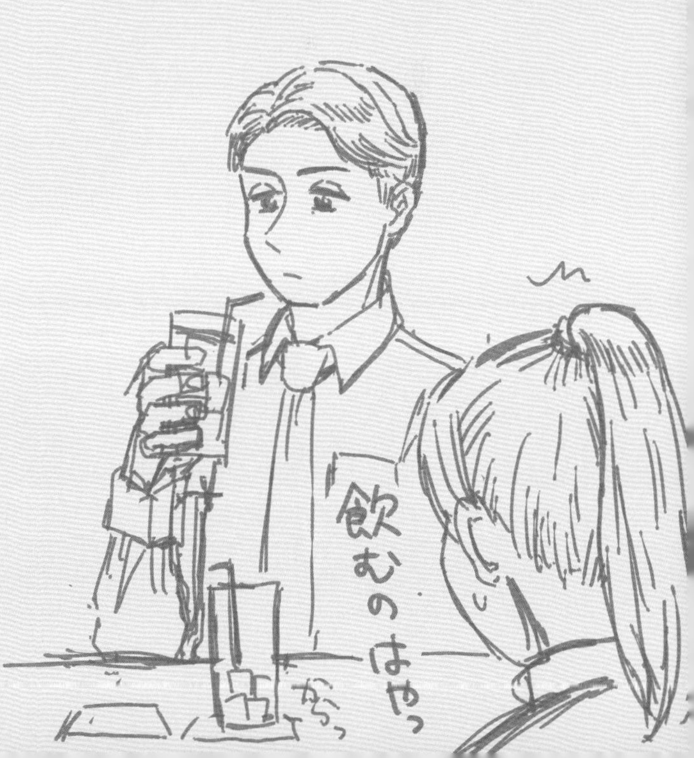
飲むのはやっ
からっ

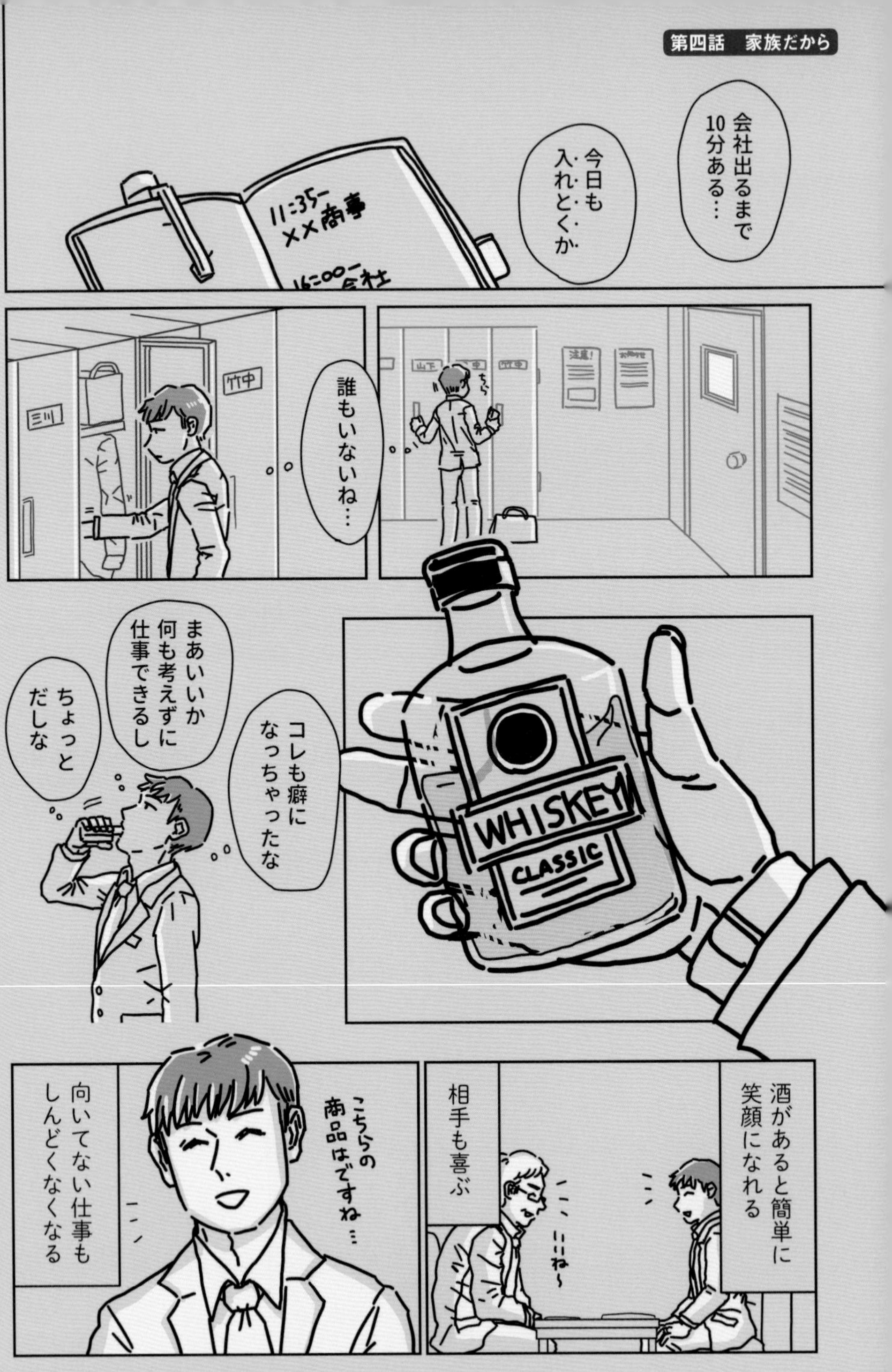
会社出るまで
10分ある…
今日も
入れとくか
11:35ー
××商事
16:00ー会社
誰もいないね…
山下
竹中
三川
ちら
コレも癖に
なっちゃったな
まあいいか
何も考えずに
仕事できるし
ちょっと
だしな
WHISKEY
CLASSIC
酒があると簡単に
笑顔になれる
相手も喜ぶ
いいね～
こちらの
商品はですね…
向いてない仕事も
しんどくなくなる

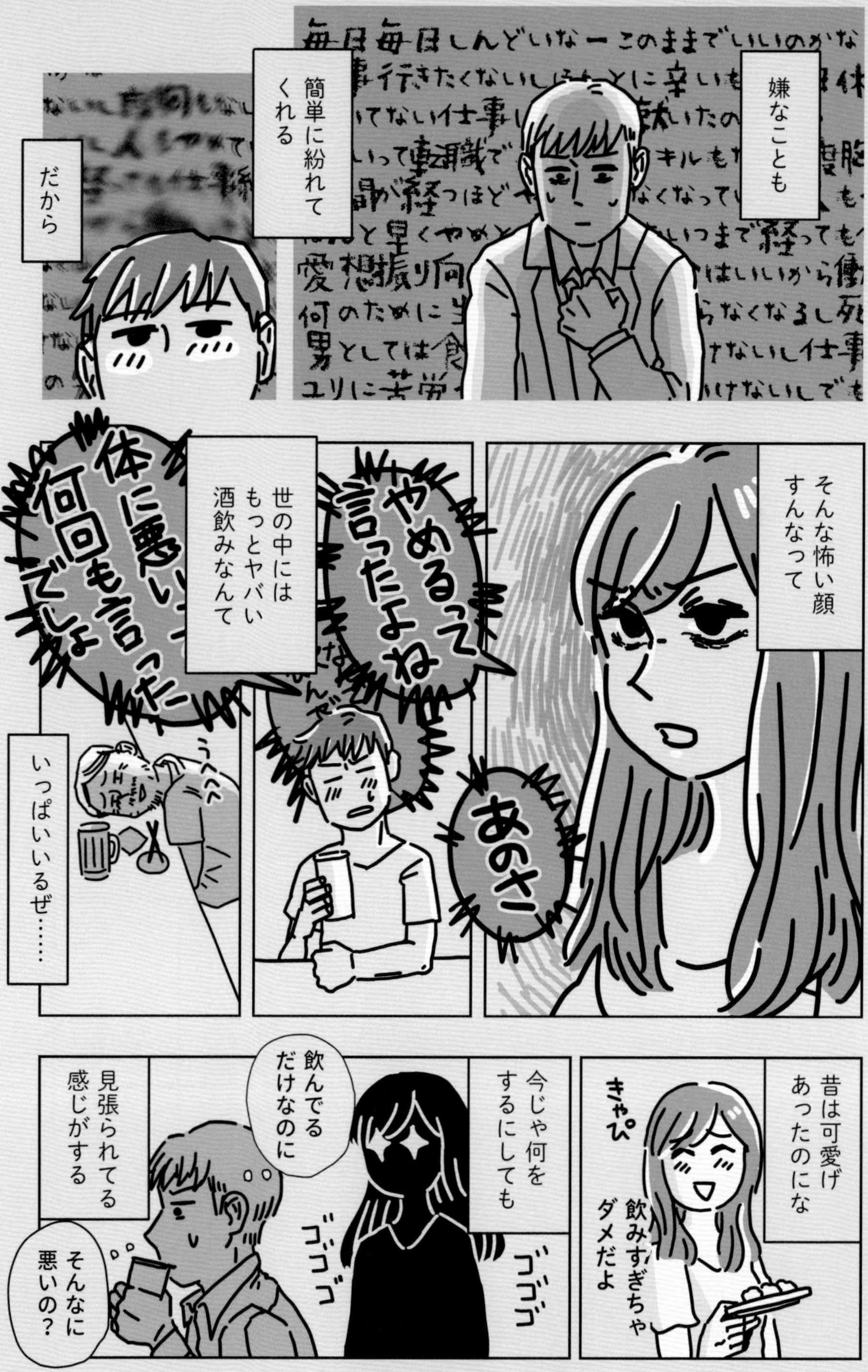
嫌なことも
簡単に紛れてくれる
だから
そんな怖い顔すんなって
あのさ
やめるって言ったよね
世の中にはもっとヤバい酒飲みなんて
体に悪いって何回も言ったでしょ
うへへ
いっぱいいるぜ……
昔は可愛げあったのにな
きゃぴ
飲みすぎちゃダメだよ
今じゃ何をするにしても
飲んでるだけなのに
ゴゴゴ
ゴゴゴ
見張られてる感じがする
そんなに悪いの？

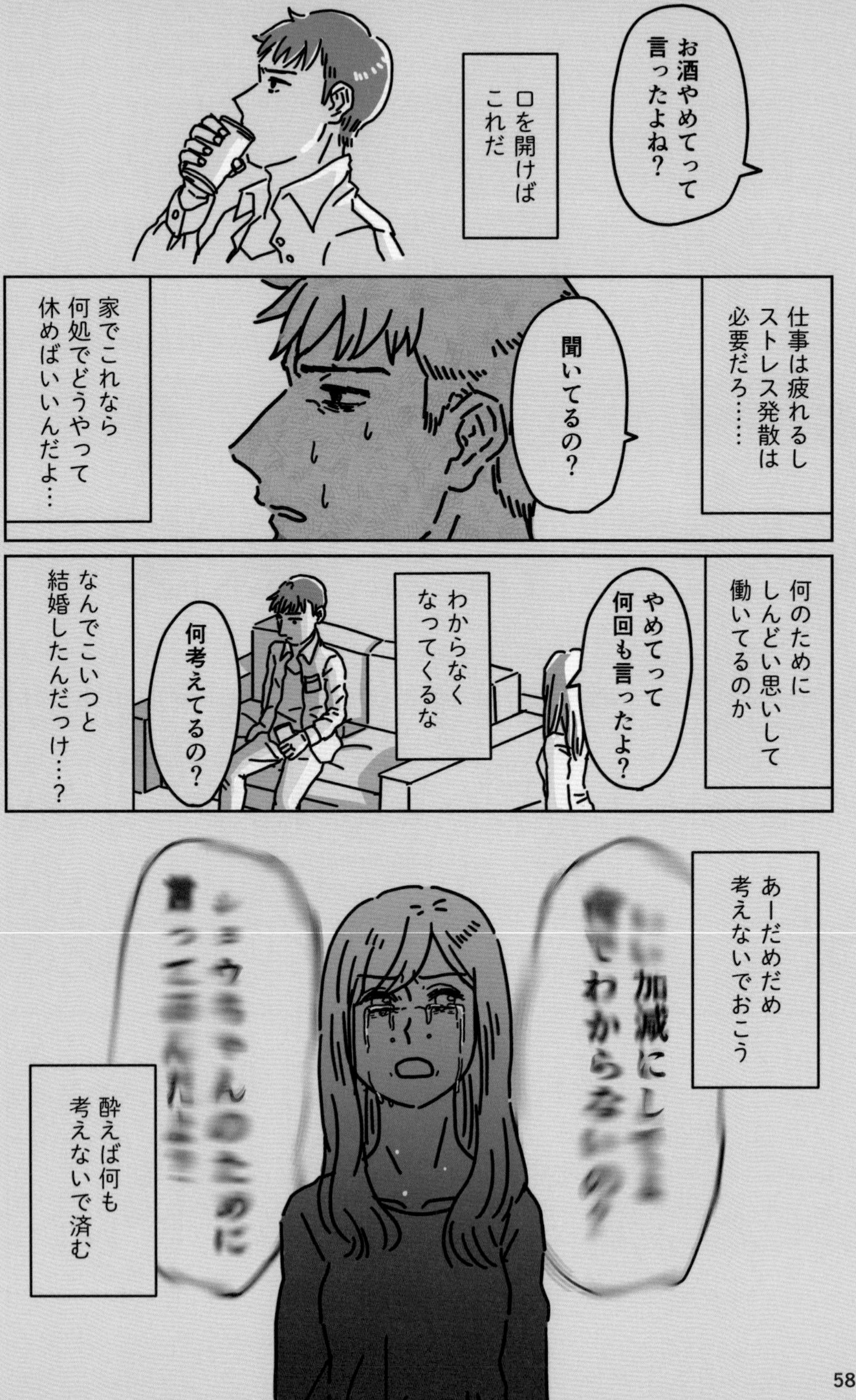
お酒やめてって言ったよね？
口を開けばこれだ
仕事は疲れるしストレス発散は必要だろ……
聞いてるの？
家でこれなら何処でどうやって休めばいいんだよ…
何のためにしんどい思いして働いてるのか
やめてって何回も言ったよ？
わからなくなってくるな
何考えてるの？
なんで結婚したんだっけ…？
あーだめだめ考えないでおこう
酔えば何も考えないで済む

だらしない夫
じゃなくて
依存症でした
第四話
家族だから
三森

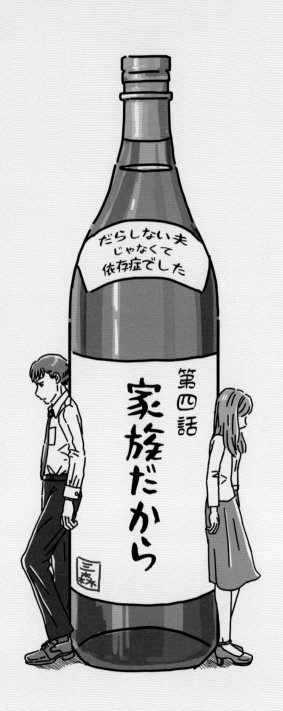

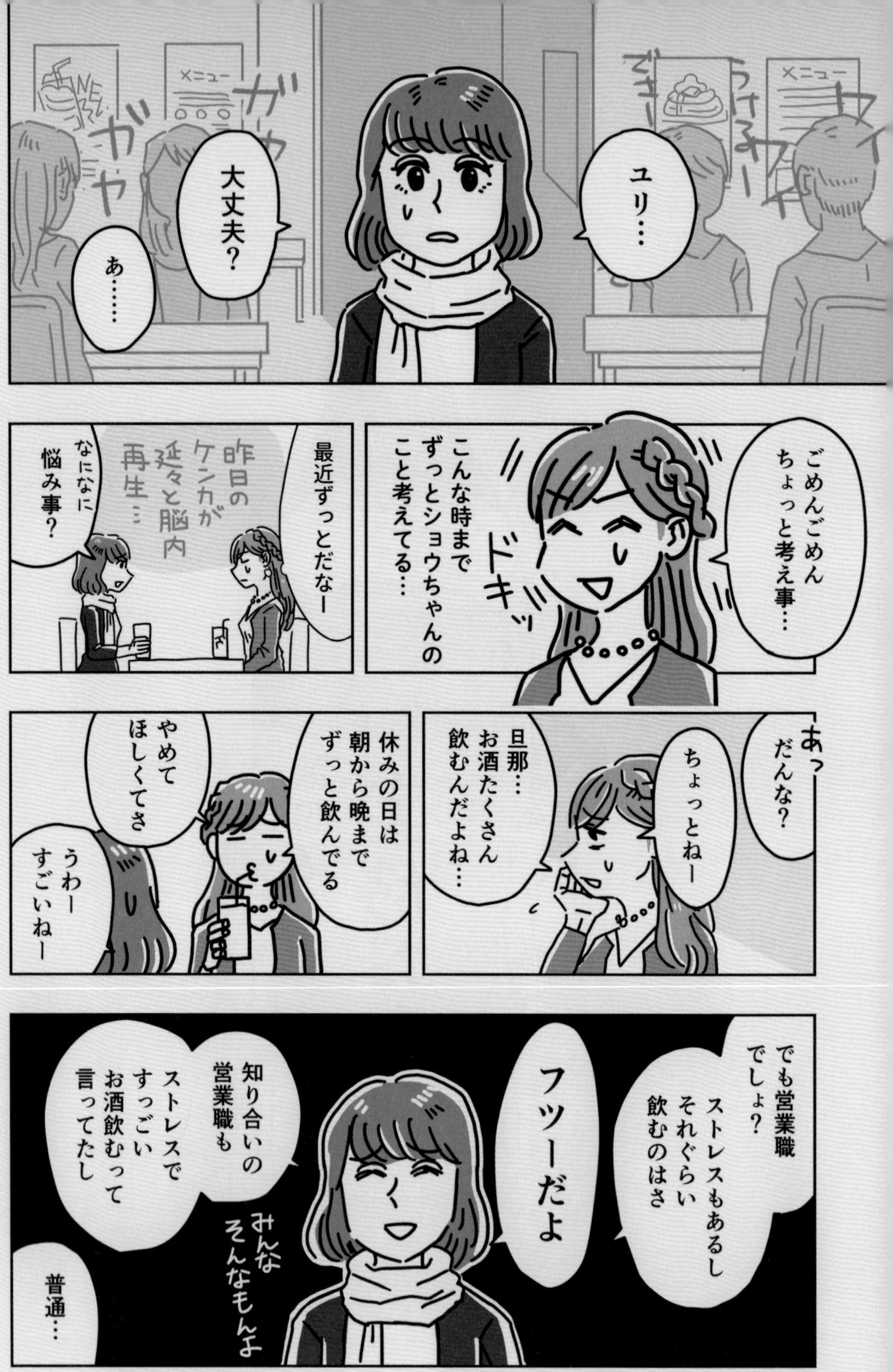
ユリ…
大丈夫？
あ……
ガヤガヤ
ごめんごめん ちょっと考え事…
ドキッ
こんな時までずっとショウちゃんのこと考えてる…
最近ずっとだなー
昨日のケンカが延々と脳内再生…
なになに悩み事？
あっ だんな？
ちょっとねー
旦那…お酒たくさん飲むんだよね…
休みの日は朝から晩までずっと飲んでる
やめてほしくてさ
うわー すごいねー
でも営業職でしょ？ ストレスもあるし それぐらい飲むのはさ
フツーだよ
知り合いの営業職も ストレスで すっごい お酒飲むって 言ってたし
みんなそんなもんよ
普通…

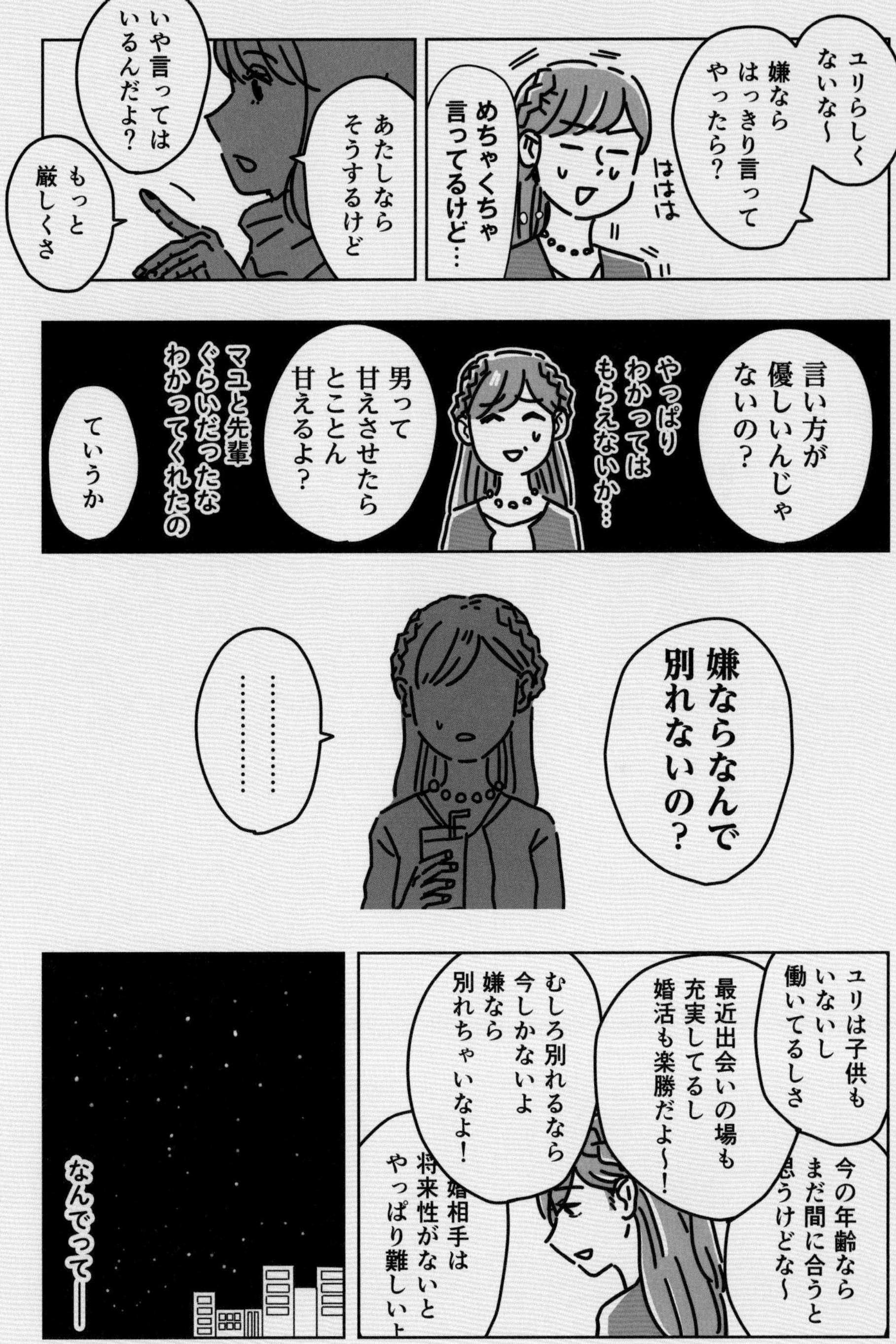
ユリらしくないな〜
嫌ならはっきり言ってやったら？
ははは
めちゃくちゃ言ってるけど…
あたしならそうするけど
いや言ってはいるんだよ？
もっと厳しくさ
言い方が優しいんじゃないの？
やっぱりわかってはもらえないか…
男って甘えさせたらとことん甘えるよ？
マユと先輩ぐらいだったなわかってくれたの
ていうか
嫌ならなんで別れないの？
……………
ユリは子供もいないし働いてるしさ
今の年齢ならまだ間に合うと思うけどな〜
最近出会いの場も充実してるし婚活も楽勝だよ〜！
むしろ別れるなら今しかないよ嫌なら別れちゃいなよ！
婚相手は将来性がないとやっぱり難しい
なんでって――

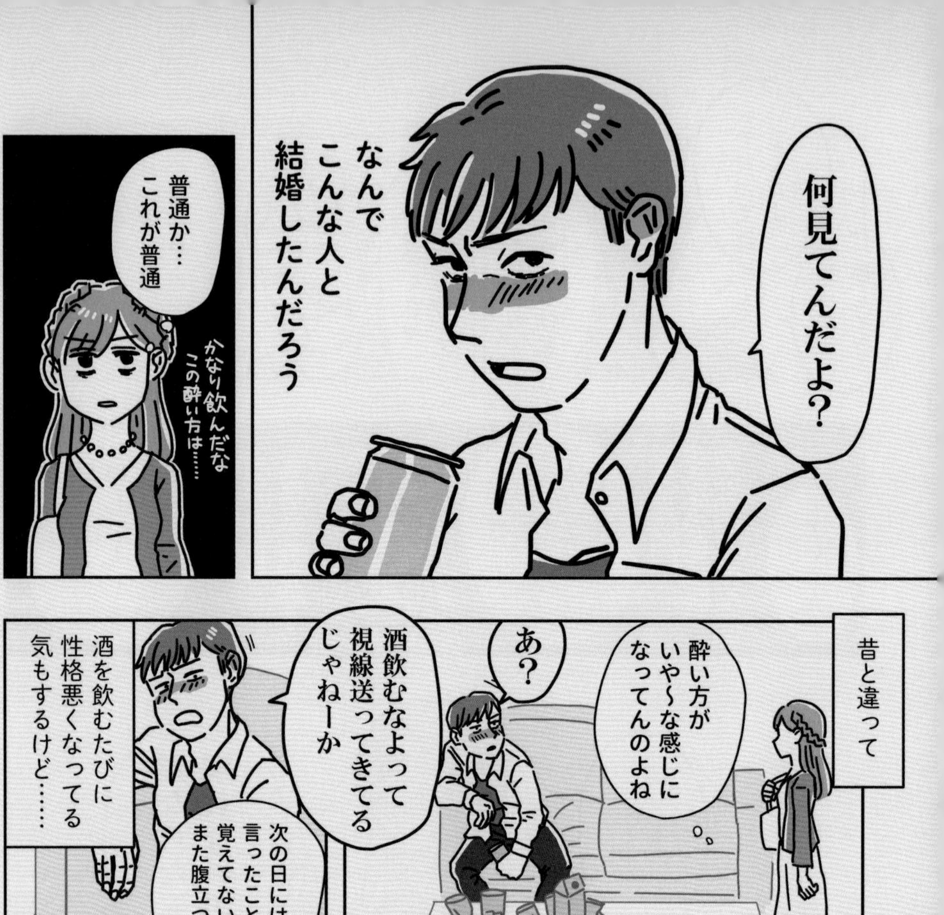

何見てんだよ?
なんでこんな人と結婚したんだろう
普通か…これが普通
かなり飲んだなこの酔い方は……
昔と違って
酔い方がいや〜な感じになってんのよね
あ?
酒飲むなよって視線送ってきてるじゃねーか
酒を飲むたびに性格悪くなってる気もするけど……
次の日には言ったこと覚えてないのがまた腹立つ…
そんなに酒飲むのダメなの?ねえ?
ダメ人間とでも思ってんだろ⁉
俺のこと見下しや
被害妄想だよ…
思ってるけど
やっぱ暴言が一番きついな…
でもこれは普通なんだよね
これも──
2:00
不明
拒否
応答
ブブブブ
2:00
××居酒屋です〜山下ショウさんの奥様でお間違いないですか?
はあ…そうですが…?

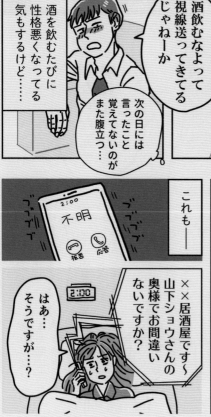

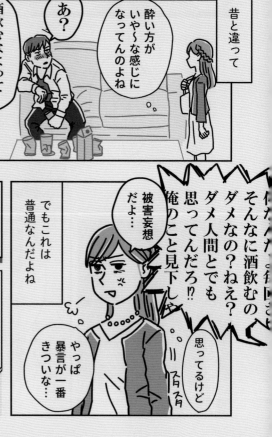

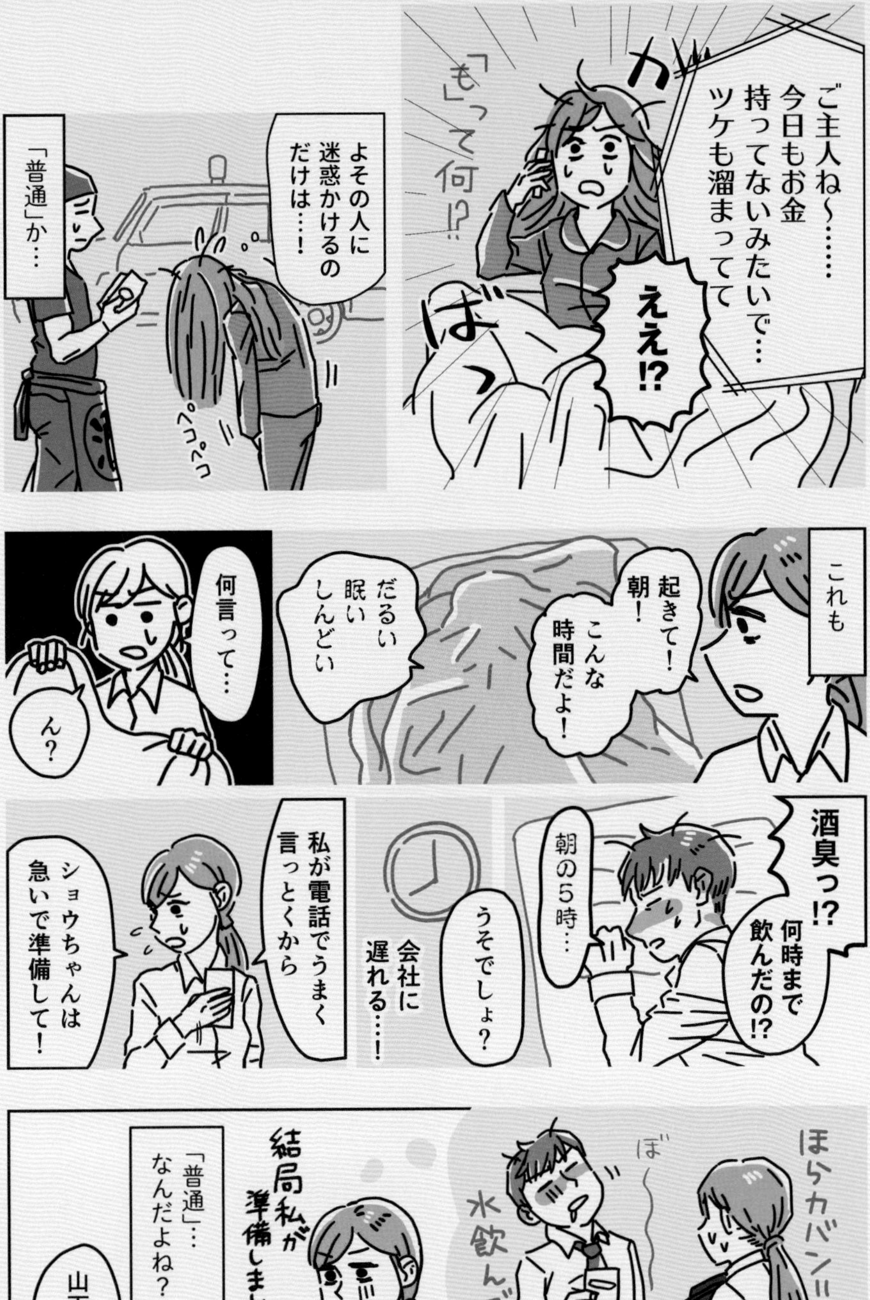
カッ
ご主人ね～……
今日もお金
持ってないみたいで…
ツケも溜まってて
ええ!?
ばっ
「も」って何!?
よその人に
迷惑かけるの
だけは…!
ペコペコ
「普通」か…
これも
起きて!
朝!
こんな
時間だよ!
だるい
眠い
しんどい
何言って…
ん?
酒臭っ!?
何時まで
飲んだの!?
朝の5時…
うそでしょ?
会社に
遅れる…!
私が電話でうまく
言っとくから
ショウちゃんは
急いで準備して!
ほらカバン!!
水飲んで!!!
ぼ～
結局私が
準備しましたし
「普通」…
なんだよね?
山下さん…

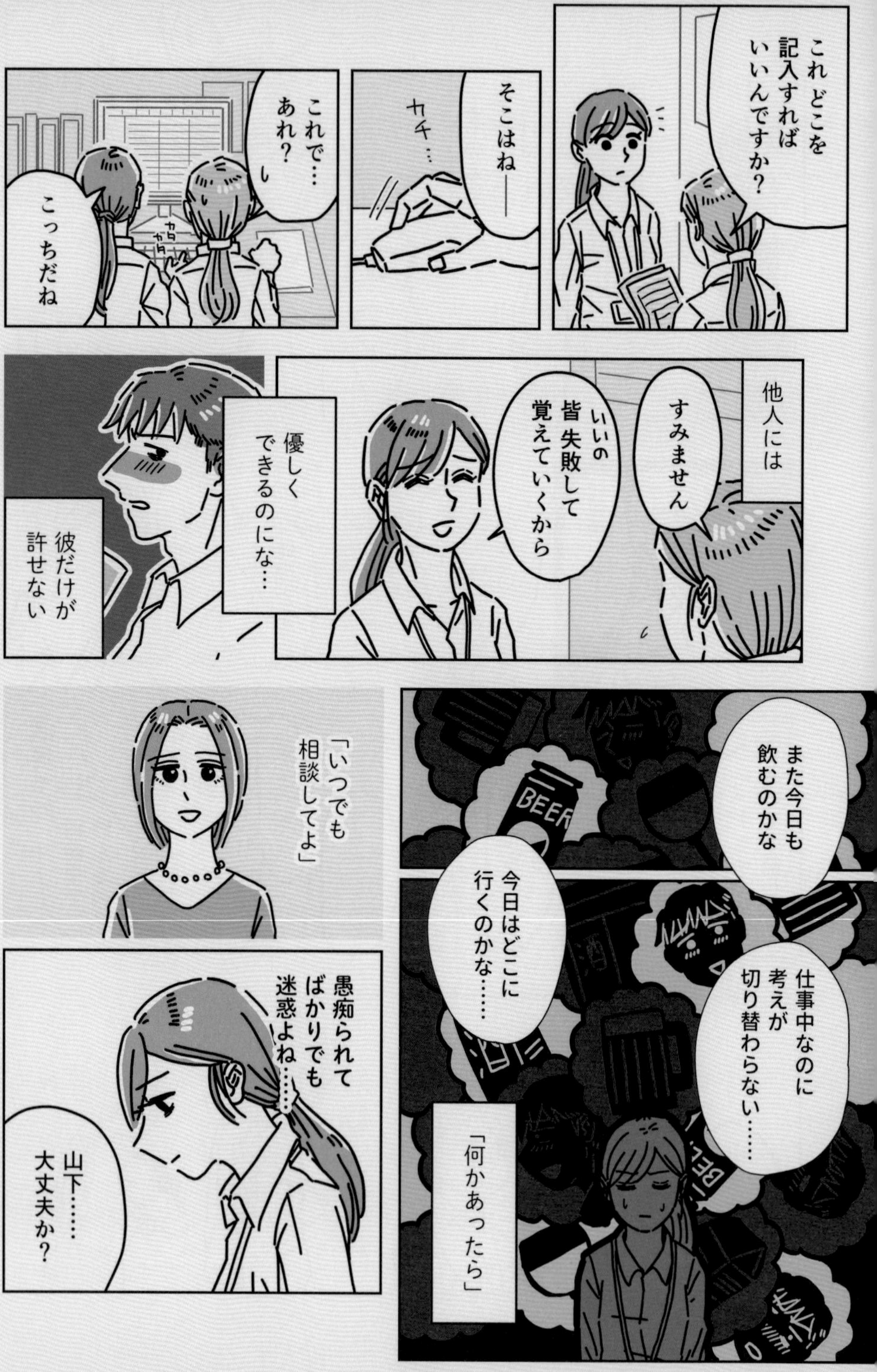
これどこを記入すればいいんですか？
そこはね――
カチ…
これで…あれ？
こっちだね
他人には
すみません
いいの皆失敗して覚えていくから
優しくできるのにな…
彼だけが許せない
また今日も飲むのかな
「いつでも相談してよ」
今日はどこに行くのかな……
仕事中なのに考えが切り替わらない……
「何かあったら」
愚痴られてばかりでも迷惑よね……
山下……大丈夫か？

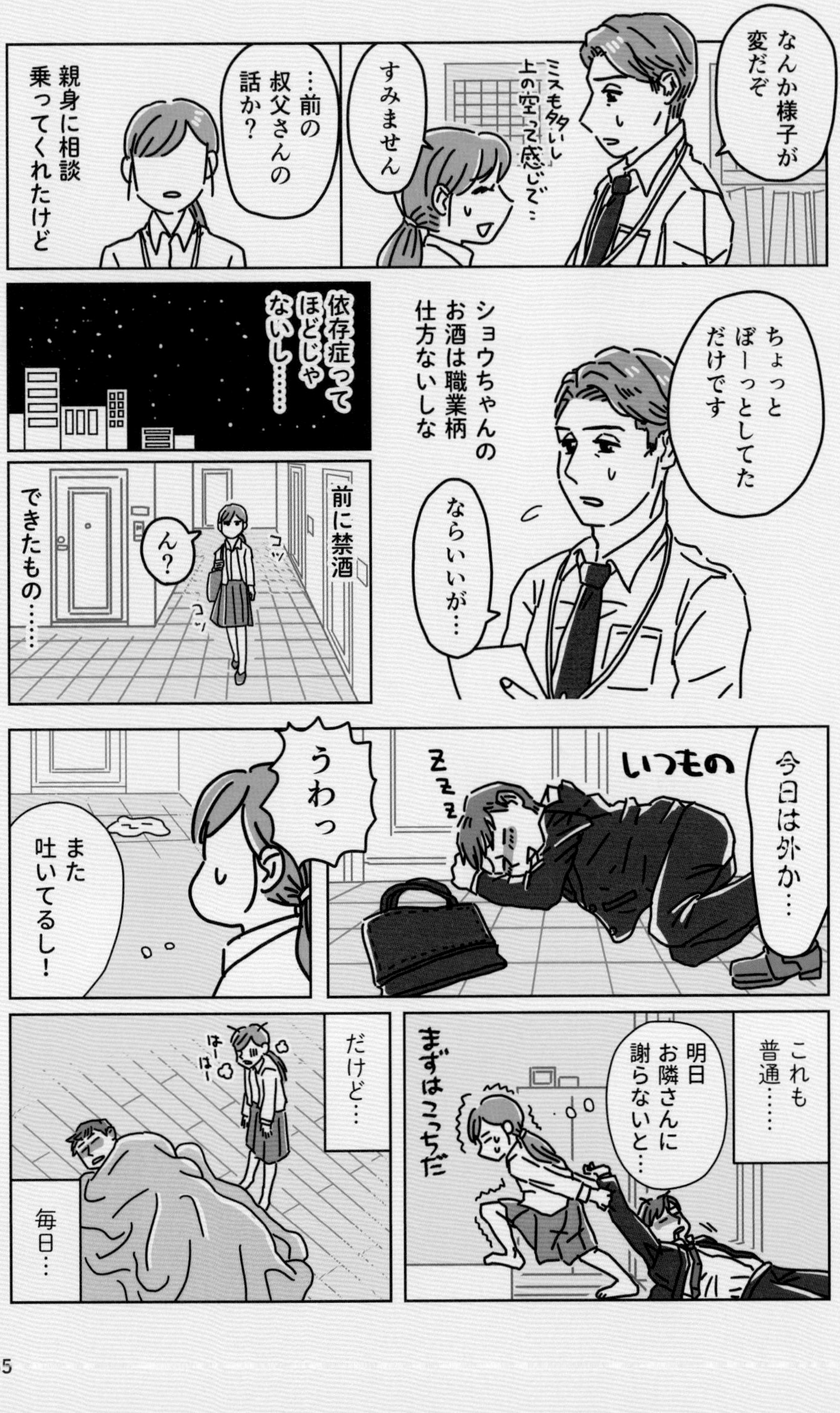
なんか様子が変だぞ
ミスも多いし上の空って感じで…
すみません
…前の叔父さんの話か？
親身に相談乗ってくれたけど
ちょっとぼーっとしてただけです
ならいいが…
ショウちゃんのお酒は職業柄仕方ないしな
依存症ってほどじゃないし……
前に禁酒できたもの……
コツ
ん？
コツ
今日は外か…
いつもの
zzz
うわっ
また吐いてるし！
これも普通……
明日お隣さんに謝らないと…
まずはこっちだ
だけど…
毎日…
はーはー

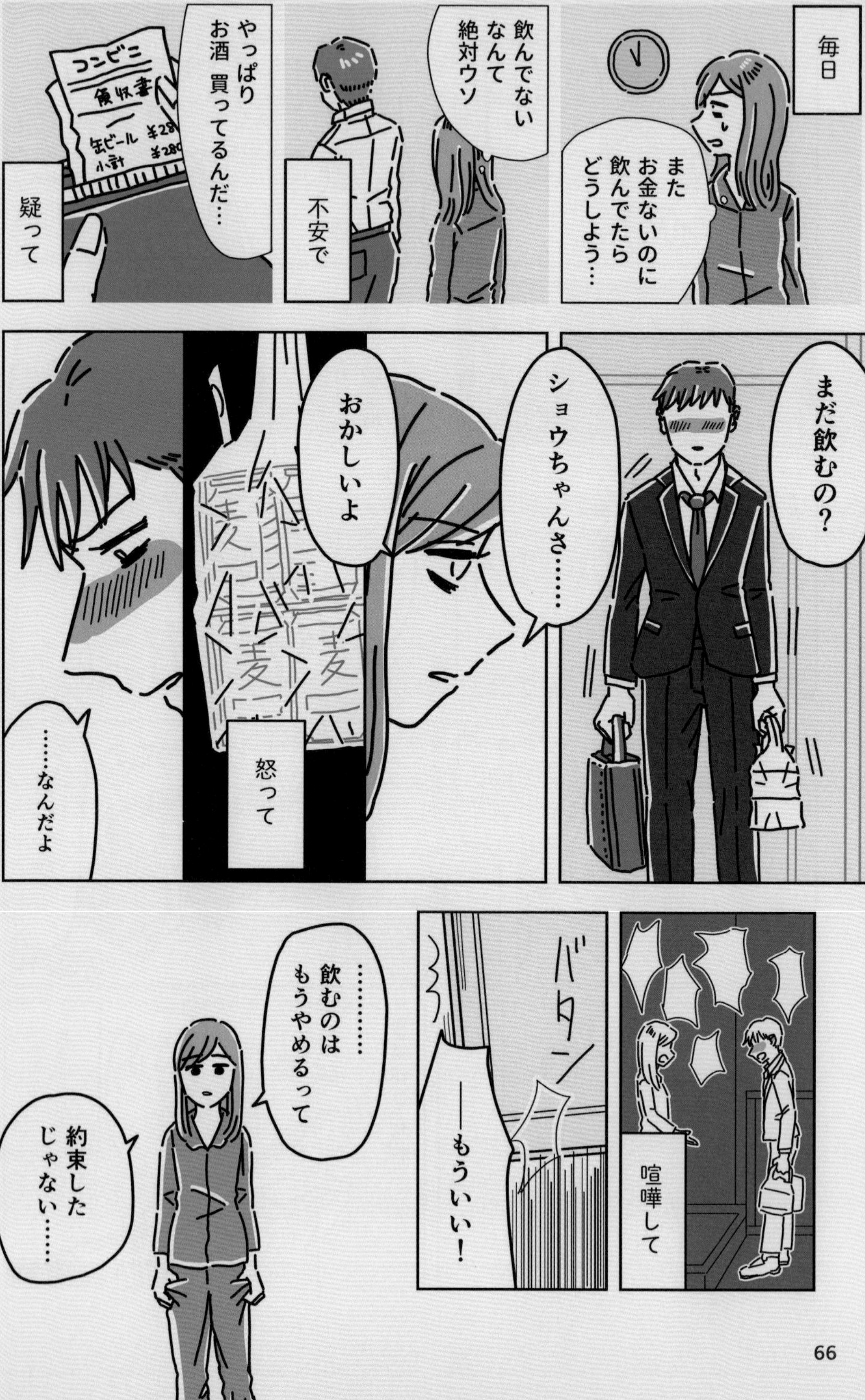
毎日
また
お金ないのに
飲んでたら
どうしよう…
飲んでない
なんて
絶対ウソ
不安で
コンビニ
領収書
やっぱり
お酒 買ってるんだ…
疑って
まだ飲むの?
ショウちゃんさ……
おかしいよ
怒って
……なんだよ
喧嘩して
バタン
──もういい!
………………
飲むのは
もうやめるって
約束した
じゃない……

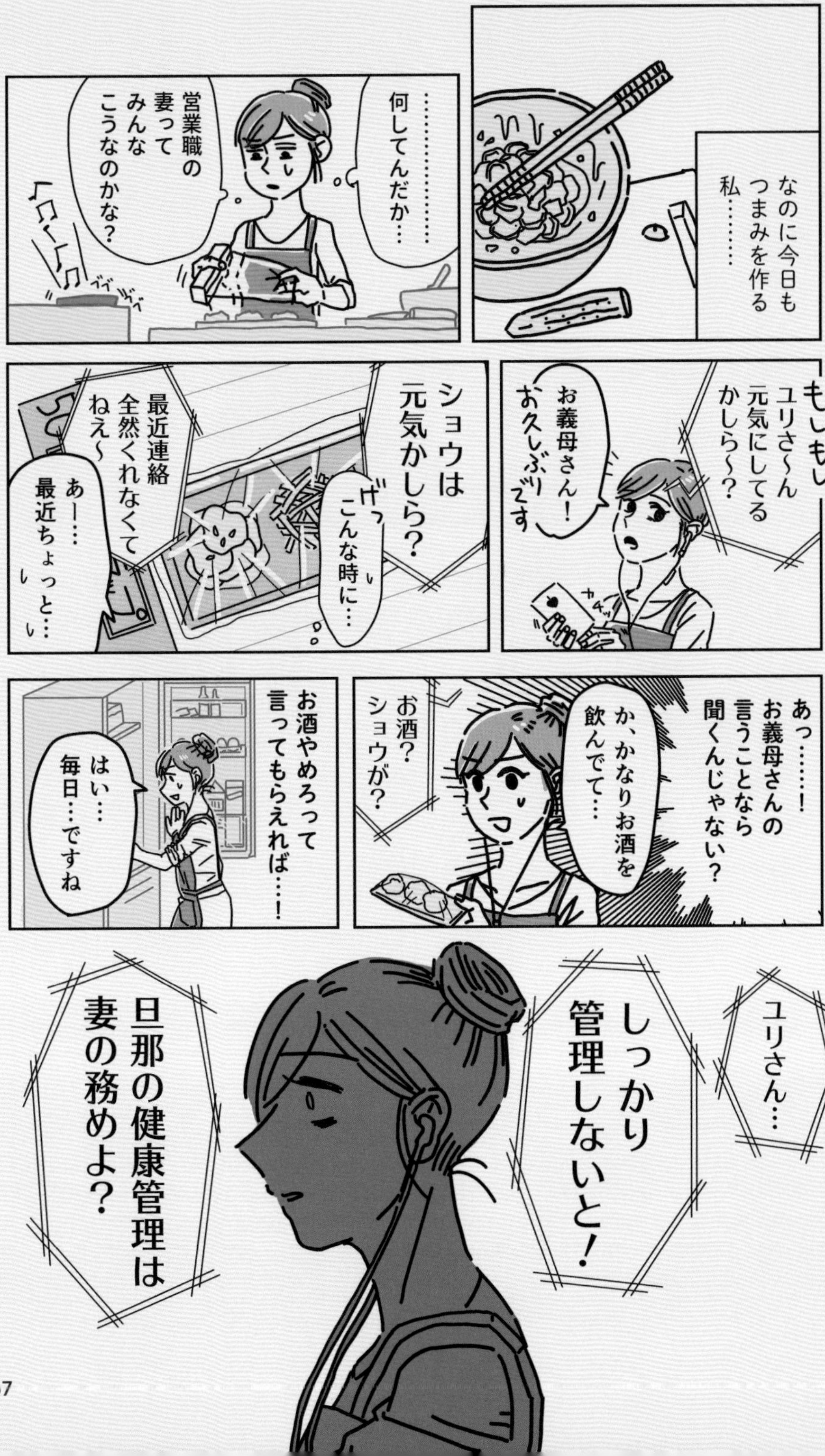
なのに今日も
つまみを作る
私………
何してんだか………
営業職の
妻って
みんな
こうなのかな?
もしもし
ユリさ〜ん
元気にしてる
かしら〜?
お義母さん!
お久しぶりです
ショウは
元気かしら?
げっ
こんな時に…
最近連絡
全然くれなくて
ねえ〜
あー…
最近ちょっと…
あっ……!
お義母さんの
言うことなら
聞くんじゃない?
か、かなりお酒を
飲んでて…
お酒?
ショウが?
お酒やめろって
言ってもらえれば…!
はい…
毎日…ですね
ユリさん…
しっかり
管理しないと!
旦那の健康管理は
妻の務めよ?

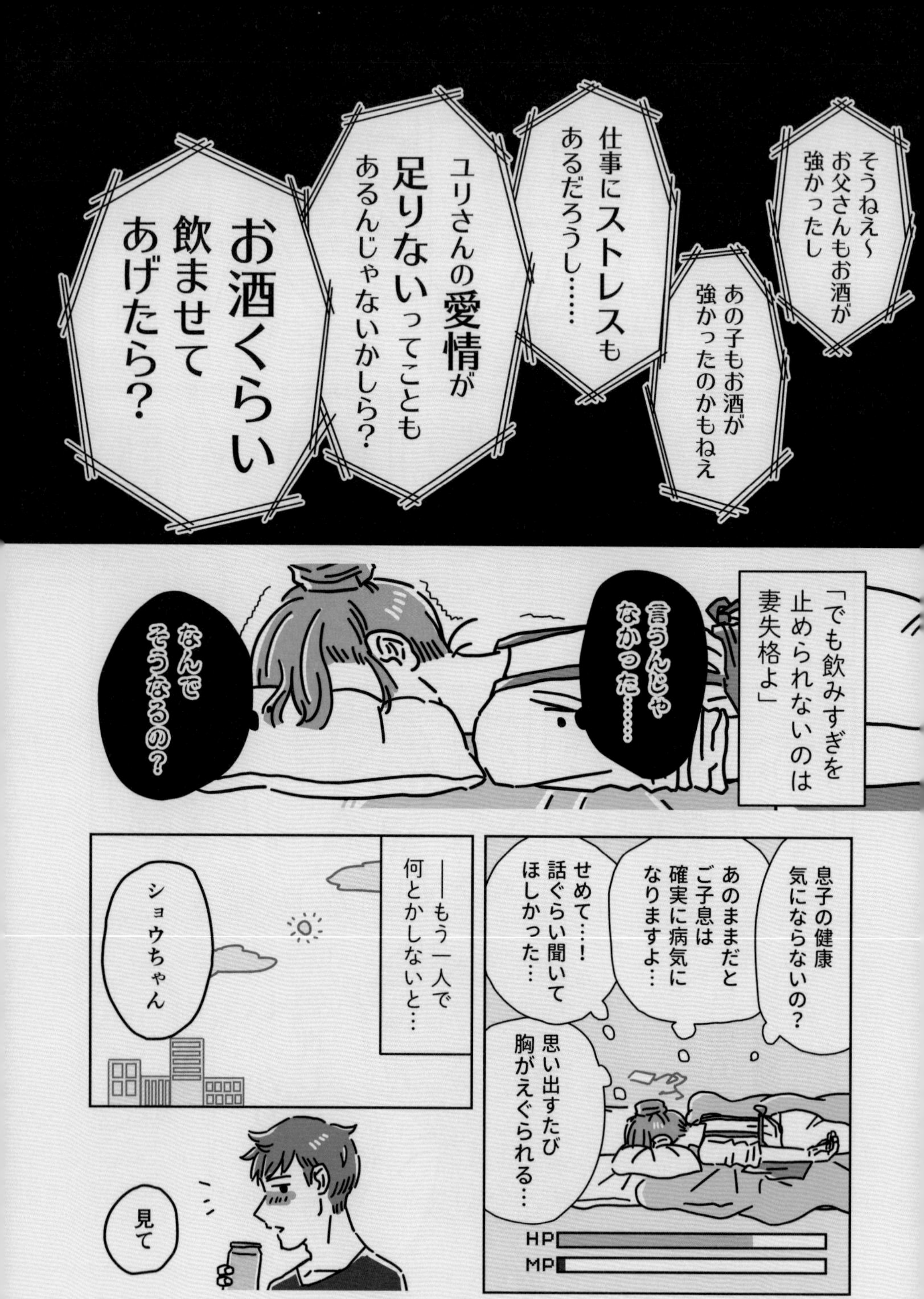

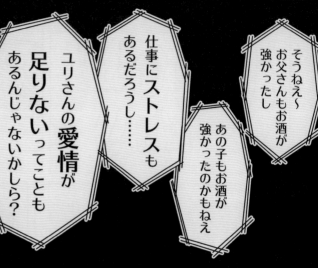

そうねえ～お父さんもお酒が強かったし
あの子もお酒が強かったのかもねえ
仕事にストレスもあるだろうし……
ユリさんの愛情が足りないってこともあるんじゃないかしら？
お酒くらい飲ませてあげたら？
「でも飲みすぎを止められないのは妻失格よ」
言うんじゃなかった……
なんでそうなるの？
息子の健康気にならないの？
あのままだとご子息は確実に病気になりますよ…
せめて…！話ぐらい聞いてほしかった…
思い出すたび胸がえぐられる…
HP
MP
――もう一人で何とかしないと…
ショウちゃん
見て

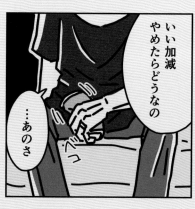

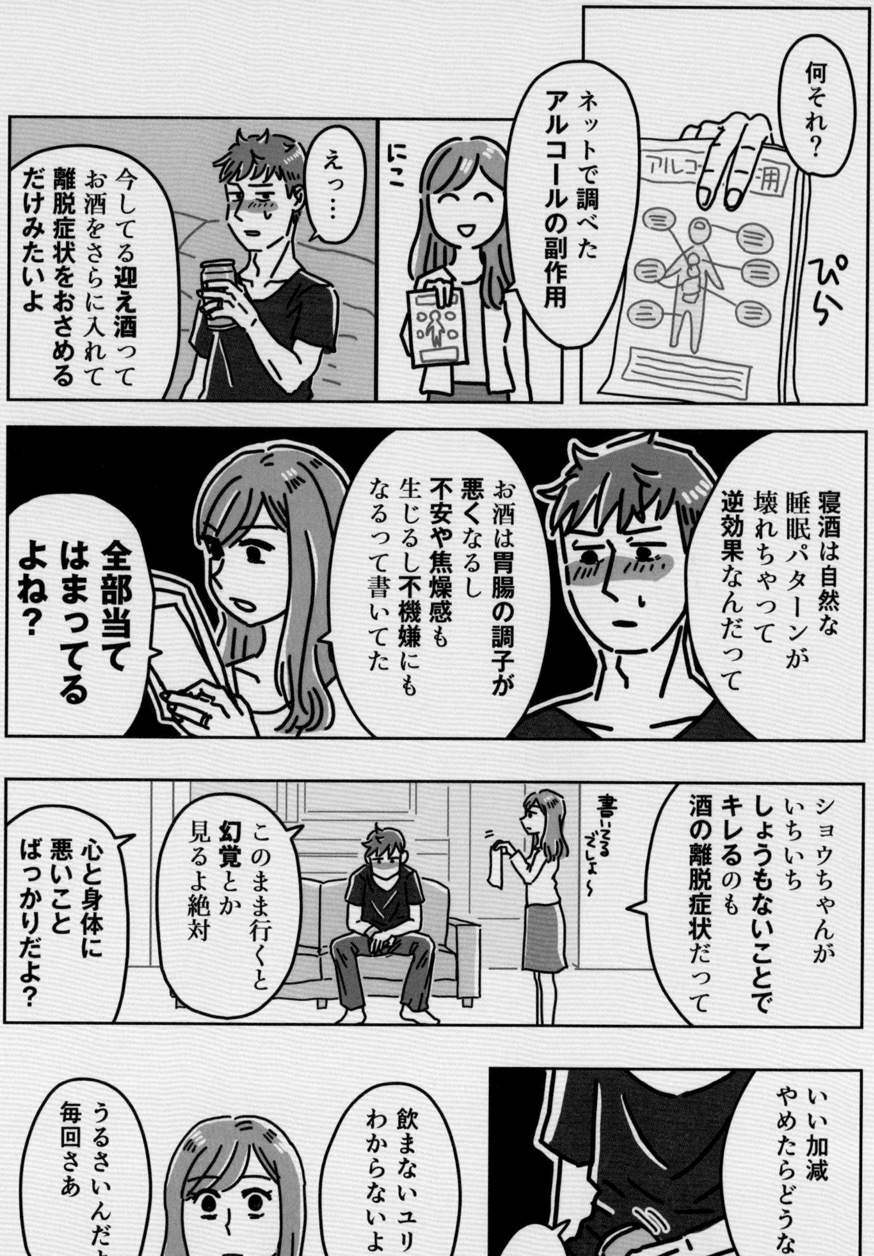
何それ？
ぴら
ネットで調べた
アルコールの副作用
にこ
えっ…
今してる迎え酒って
お酒をさらに入れて
離脱症状をおさめる
だけみたいよ
寝酒は自然な
睡眠パターンが
壊れちゃって
逆効果なんだって
お酒は胃腸の調子が
悪くなるし
不安や焦燥感も
生じるし不機嫌にも
なるって書いてた
全部当て
はまってる
よね？
ショウちゃんが
いちいち
しょうもないことで
キレるのも
酒の離脱症状だって
書いてるでしょ～
このまま行くと
幻覚とか
見るよ絶対
心と身体に
悪いこと
ばっかりだよ？
いい加減
やめたらどうなの
…あのさ
ベコ
飲まないユリには
わからないよ
うるさいんだよ
毎回さぁ

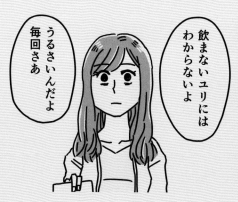

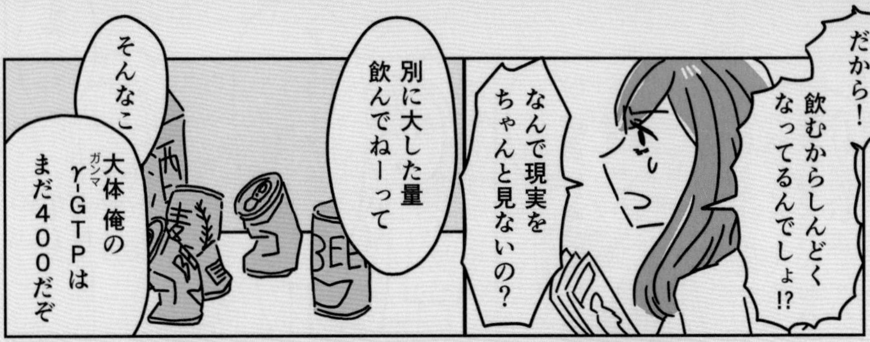
だから！
飲むからしんどくなってるんでしょ!?
なんで現実をちゃんと見ないの？
別に大した量飲んでねーって
そんなこ
大体俺のγ《ガンマ》-GTPはまだ400だぞ

※γ-GTP…肝臓の解毒作用に関係している酵素。成人男性の基準値は50以下です

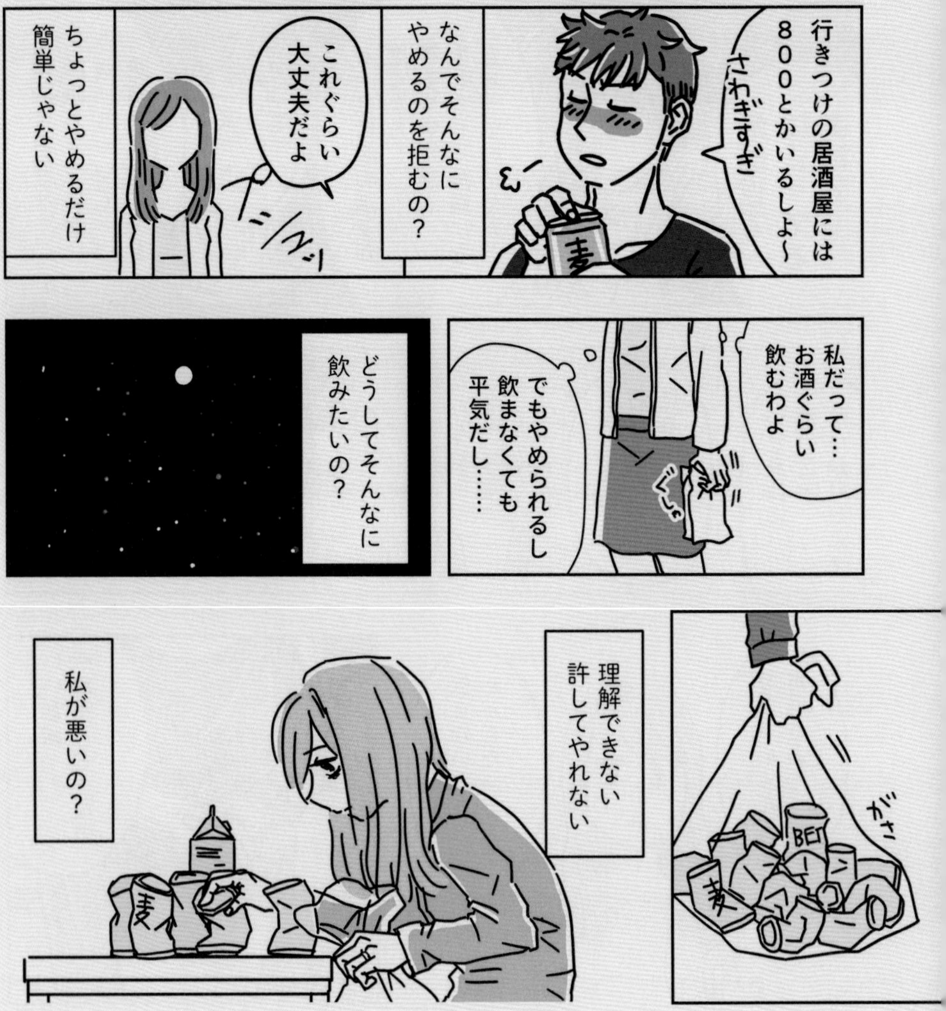
行きつけの居酒屋には800とかいるしよ〜
さわぎすぎ
なんでそんなにやめるのを拒むの？
これぐらい大丈夫だよ
ちょっとやめるだけ簡単じゃない
私だって…お酒ぐらい飲むわよ
でもやめられるし飲まなくても平気だし……
ぐしゃ
どうしてそんなに飲みたいの？
がさ
理解できない許してやれない
私が悪いの？

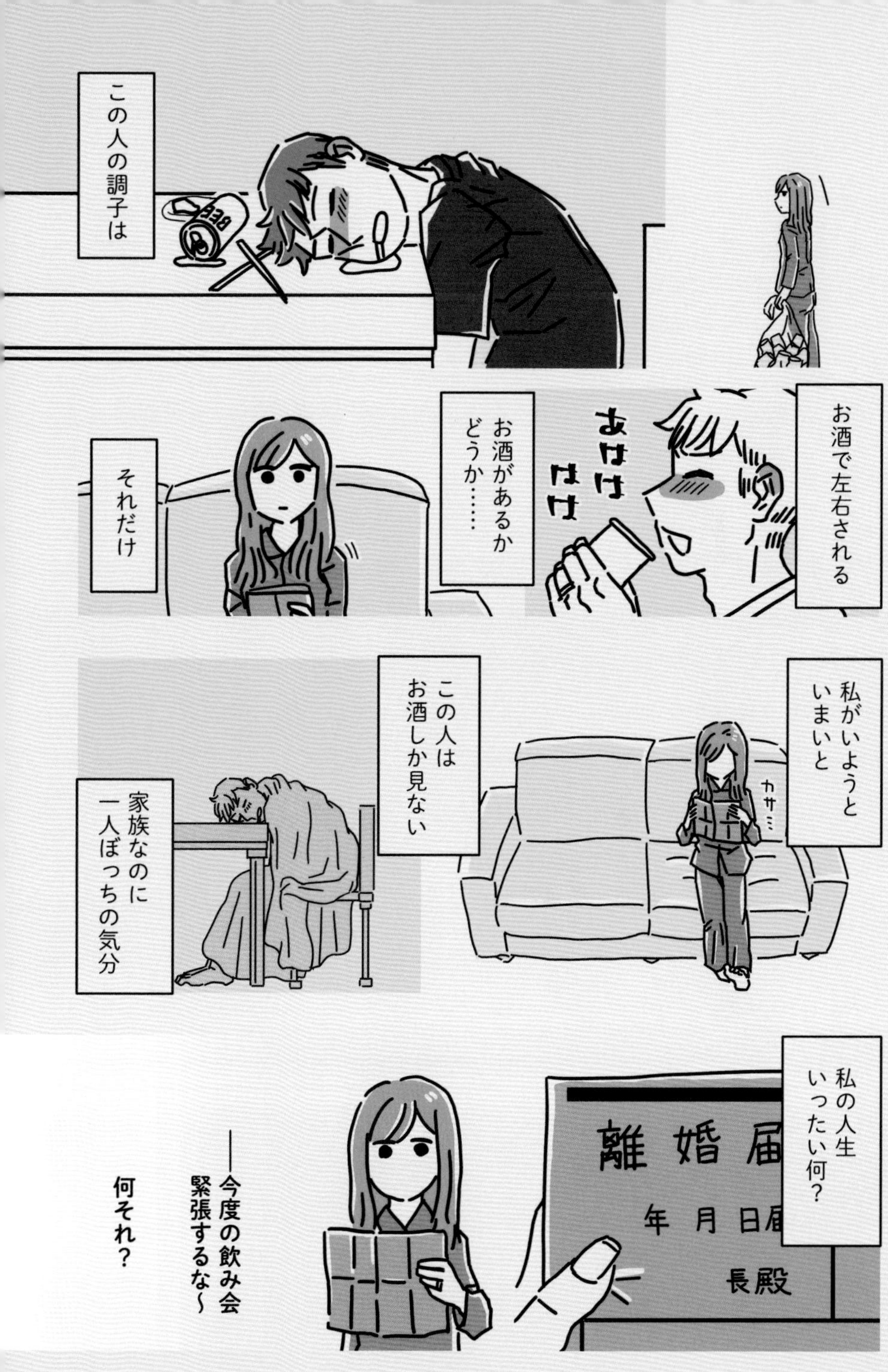
この人の調子は
お酒で左右される
あはははは
お酒があるかどうか……
それだけ
私がいようといまいと
この人はお酒しか見ない
家族なのに一人ぼっちの気分
私の人生いったい何？
離婚届
年　月　日届
長殿
——今度の飲み会緊張するな～
何それ？

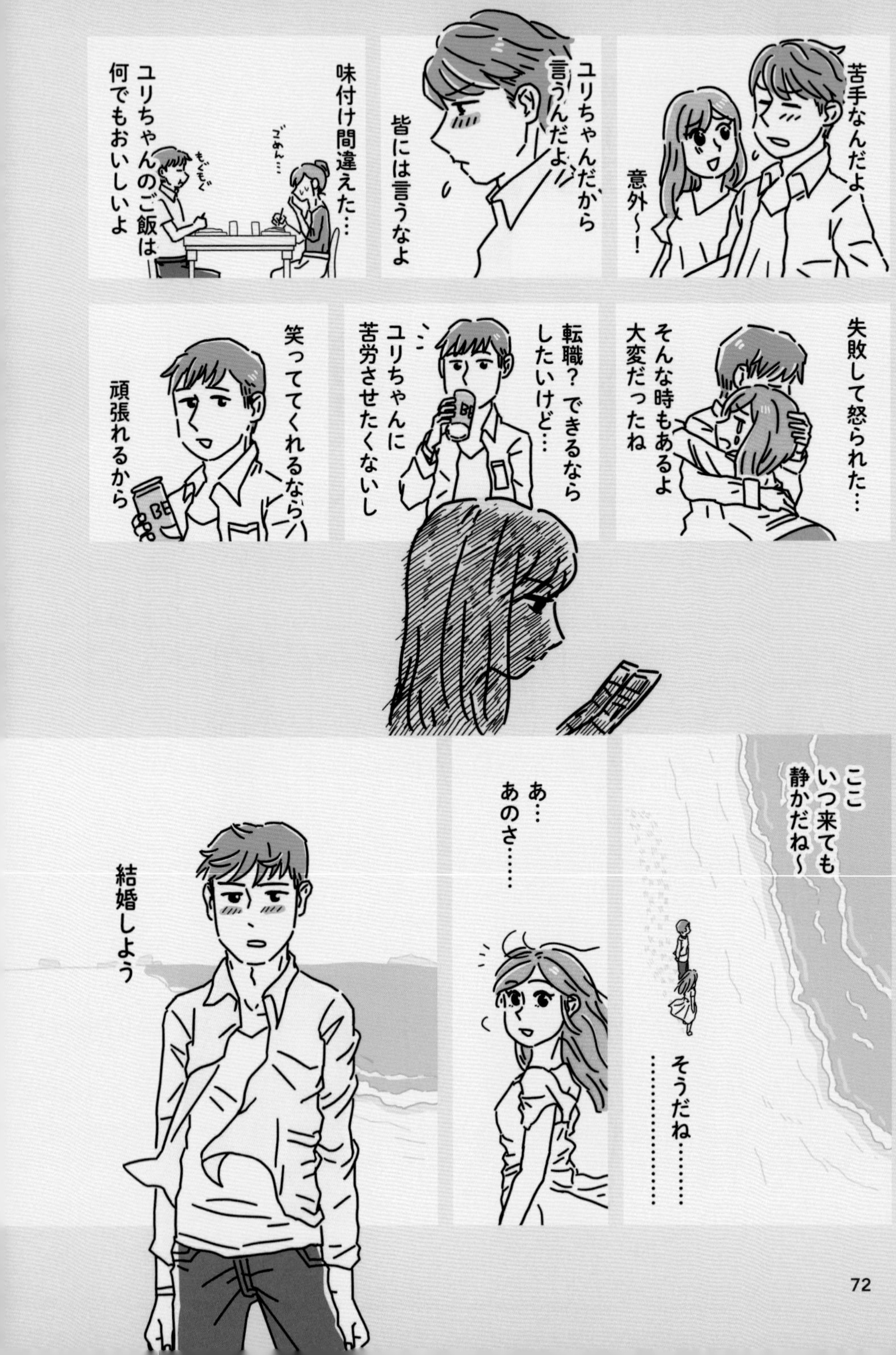
苦手なんだよ
意外～！
ユリちゃんだから言うんだよ
皆には言うなよ
味付け間違えた…
ごめん…
もぐもぐ
ユリちゃんのご飯は何でもおいしいよ
失敗して怒られた…
そんな時もあるよ
大変だったね
転職？ できるならしたいけど…
ユリちゃんに苦労させたくないし
笑っててくれるなら
頑張れるから
ここいつ来ても静かだね～
そうだね……
あ…
あのさ……
結婚しよう

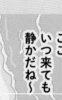

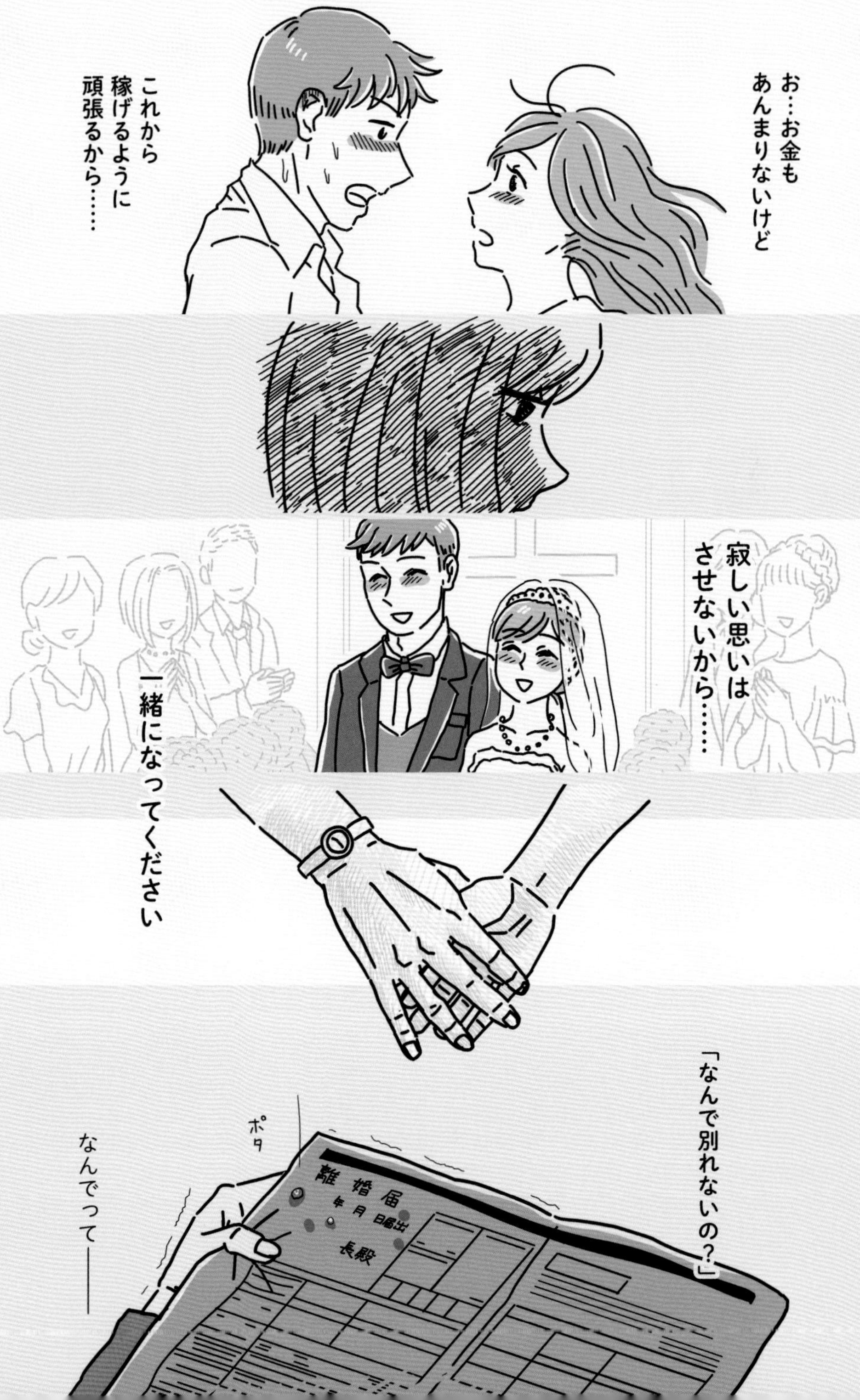

お…お金も あんまりないけど
これから 稼げるように 頑張るから……
寂しい思いは させないから……
一緒になってください
「なんで別れないの？」
ポタ
離婚届
年 月 日届出
長殿
なんでって——

「お酒さえ
飲まなければ
いい人だから」

ずっと理解
できなかった
あのフレーズを

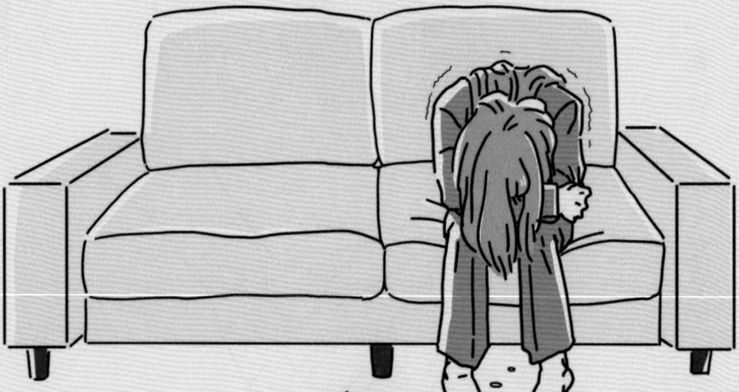

心の底から
実感した

第四話　おわり

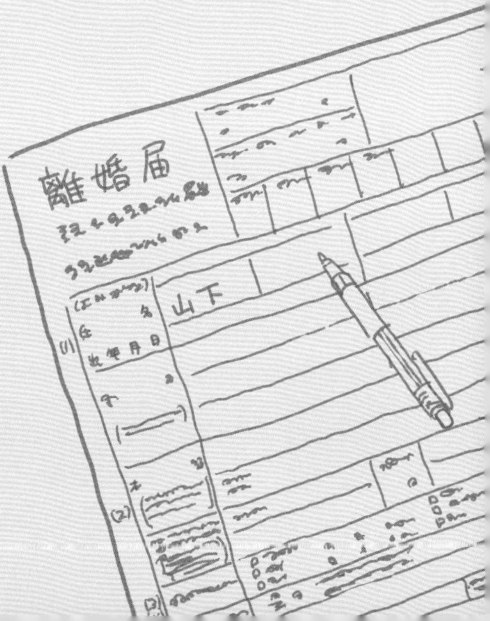
離婚届
山下

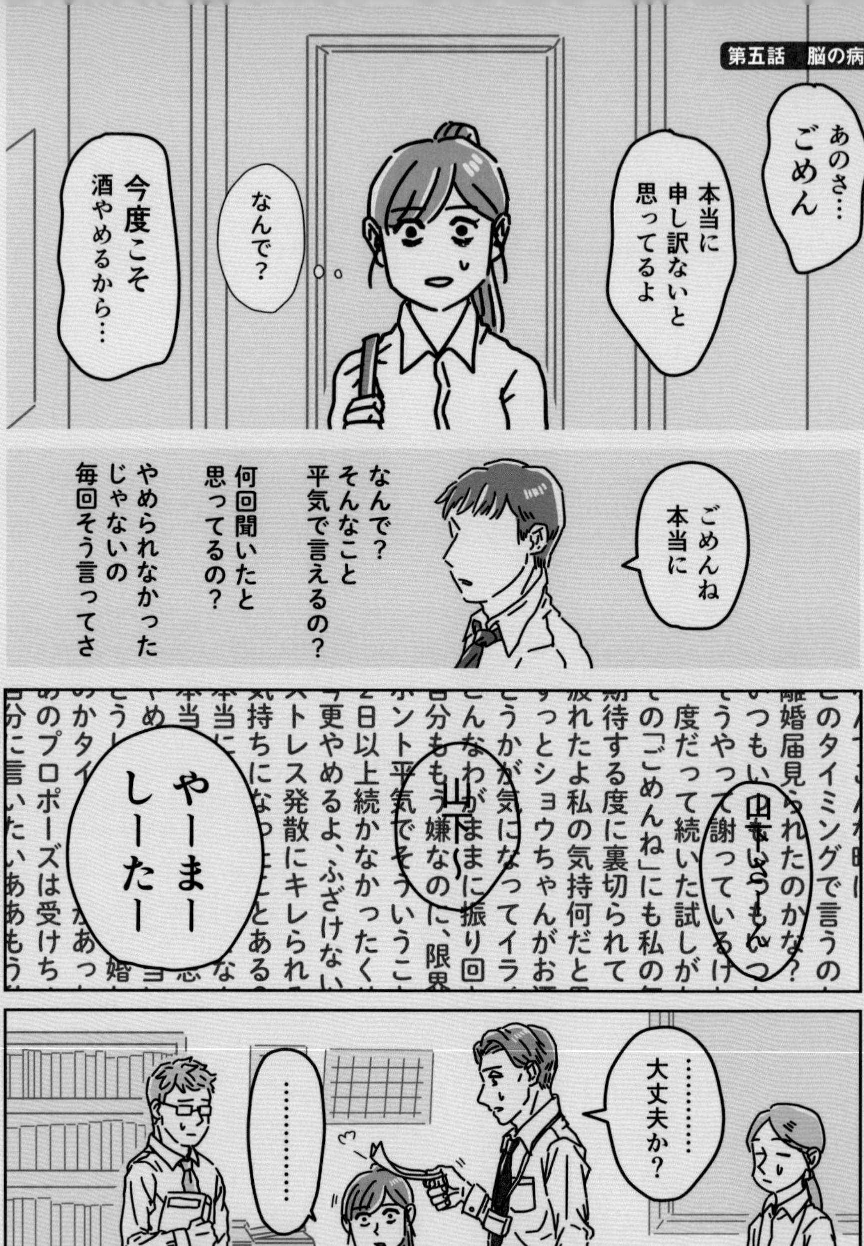
あのさ…
ごめん
本当に申し訳ないと思ってるよ
なんで?
今度こそ酒やめるから…
ごめんね本当に
なんで?
そんなこと平気で言えるの?
何回聞いたと思ってるの?
やめられなかったじゃないの
毎回そう言ってさ
山下さ〜ん
山下〜
やーまーしーたー
……大丈夫か?
………
えーっと…

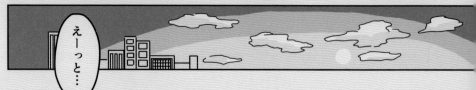

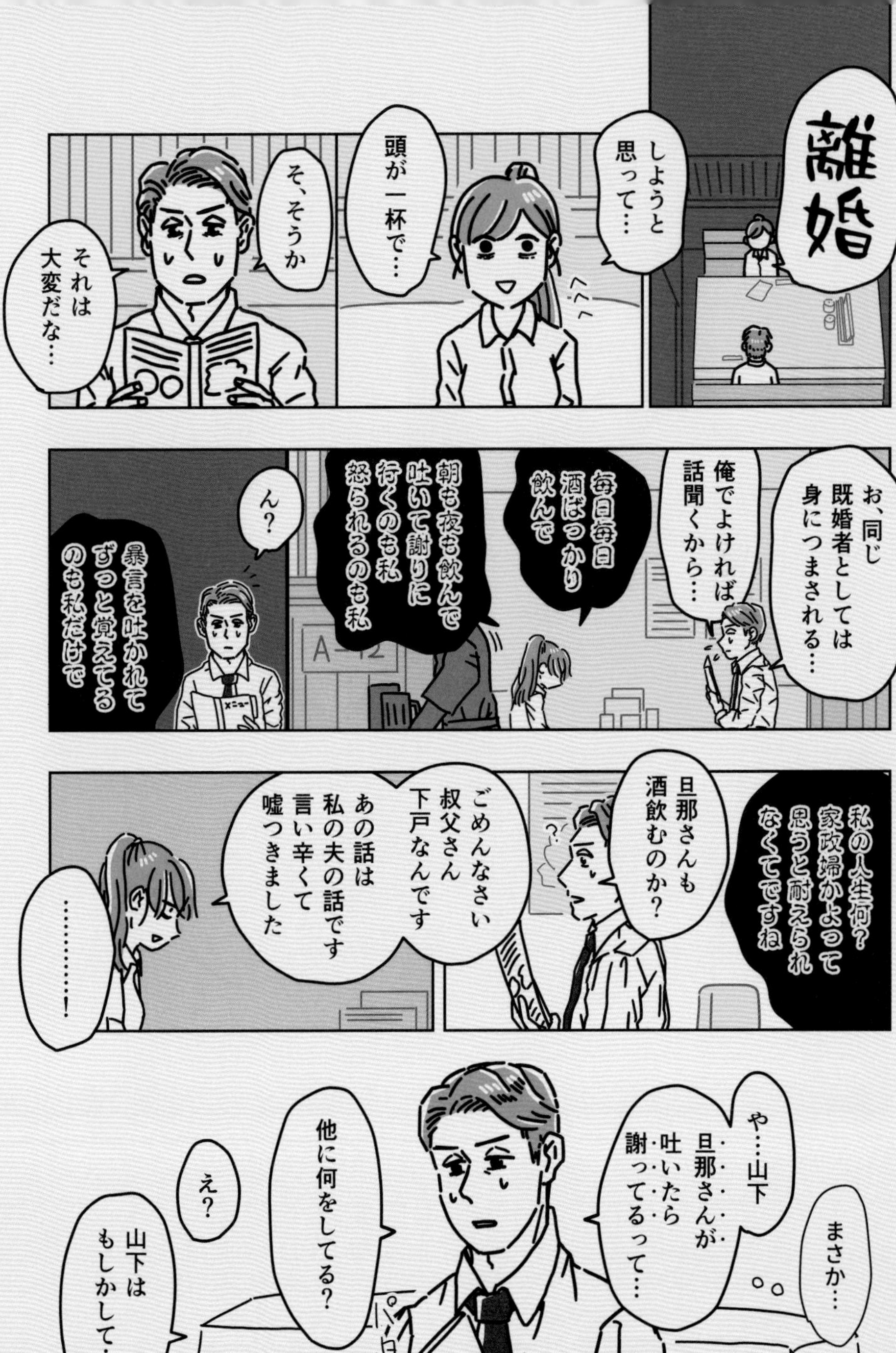

離婚
しようと思って…
へへ
頭が一杯で…
そ、そうか
それは大変だな…
お、同じ既婚者としては身につまされる…
俺でよければ話聞くから…
毎日毎日酒ばっかり飲んで
朝も夜も飲んで吐いて謝りに行くのも私 怒られるのも私
ん？
暴言を吐かれてずっと覚えてるのも私だけで
私の人生何？家政婦かよって思うと耐えられなくてですね
旦那さんも酒飲むのか？
ごめんなさい叔父さん下戸なんです
あの話は私の夫の話です言い辛くて嘘つきました
………!
まさか…
や…山下 旦那さんが吐いたら謝ってるって…
他に何をしてる？
え？
山下はもしかして……

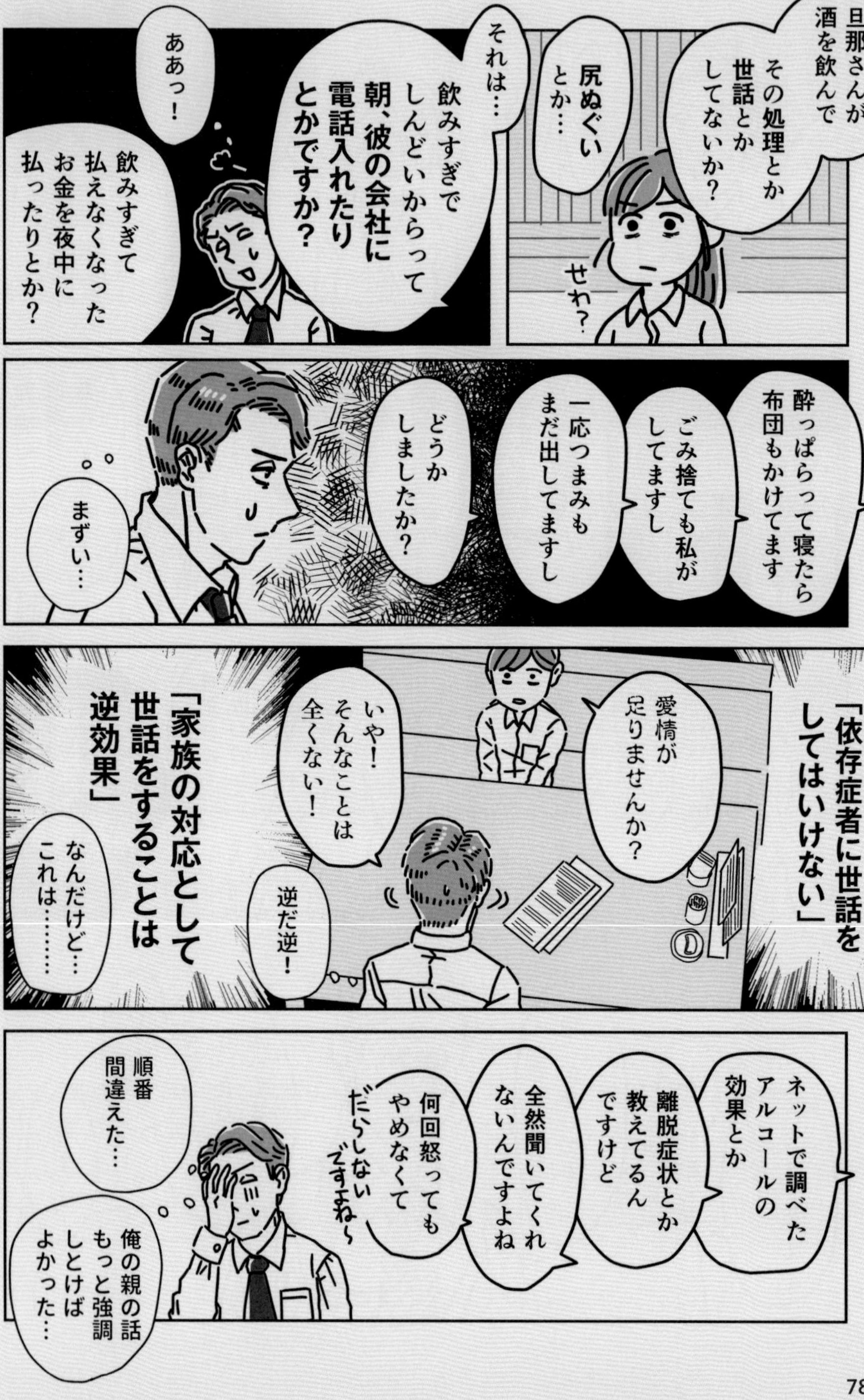
旦那さんが酒を飲んで
その処理とか世話とかしてないか？
尻ぬぐいとか…
せわ？
それは…
飲みすぎでしんどいからって朝、彼の会社に電話入れたりとかですか？
ああっ！
飲みすぎて払えなくなったお金を夜中に払ったりとか？
酔っぱらって寝たら布団もかけてます
ごみ捨ても私がしてますし
一応つまみもまだ出してますし
どうかしましたか？
まずい…
「依存症者に世話をしてはいけない」
愛情が足りませんか？
いや！そんなことは全くない！
逆だ逆！
「家族の対応として世話をすることは逆効果」
なんだけど…これは………
ネットで調べたアルコールの効果とか
離脱症状とか教えてるんですけど
全然聞いてくれないんですよね
何回怒ってもやめなくて
だらしないですよね～
順番間違えた…
俺の親の話もっと強調しとけばよかった…

第五話 脳の病気

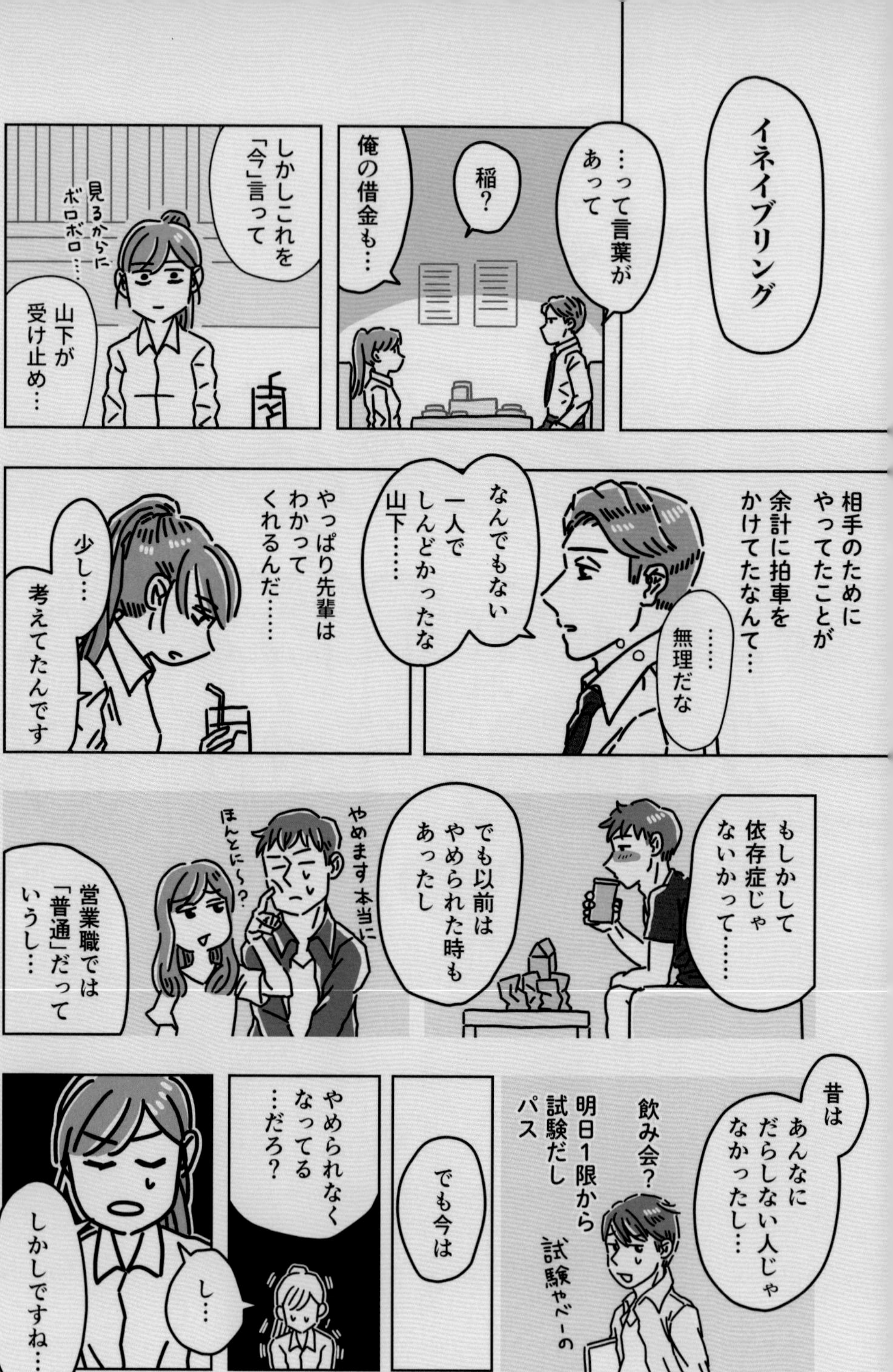
イネイブリング
…って言葉があって
稲？
俺の借金も…
しかしこれを「今」言って
見るからにボロボロ……
山下が受け止め…
相手のためにやってたことが余計に拍車をかけてたなんて…
……無理だな
なんでもない
一人でしんどかったな山下……
やっぱり先輩はわかってくれるんだ……
少し…考えてたんです
もしかして依存症じゃないかって……
でも以前はやめられた時もあったし
やめます本当に
ほんとに〜？
営業職では「普通」だっていうし…
昔はあんなにだらしない人じゃなかったし…
飲み会？明日1限から試験だしパス
試験やべーの
でも今は
やめられなくなってる…だろ？
し…
しかしですね…

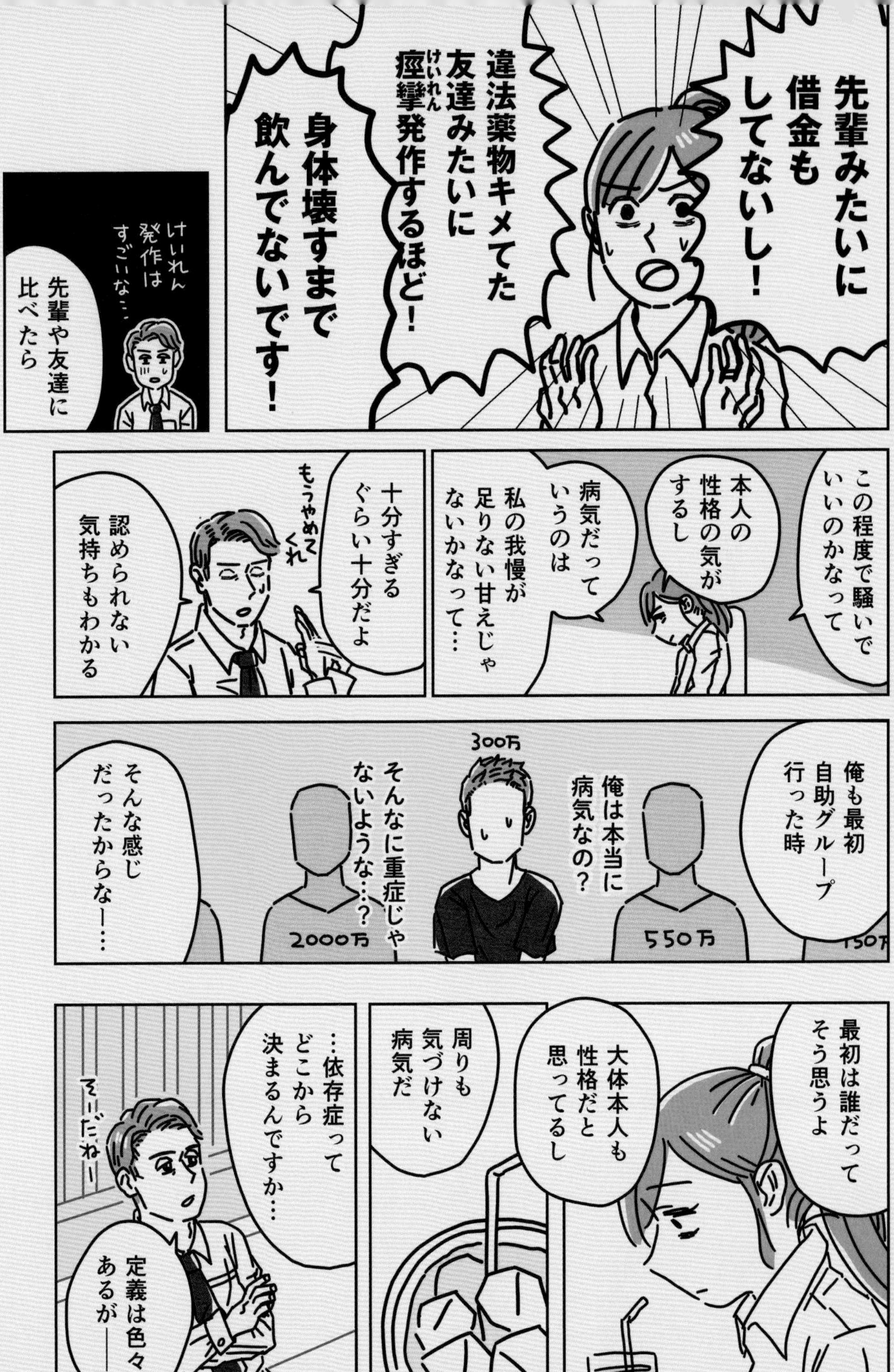

先輩みたいに借金もしてないし！
違法薬物キメてた友達みたいに痙攣《けいれん》発作するほど！
身体壊すまで飲んでないです！
けいれん発作はすごいな…
先輩や友達に比べたら
この程度で騒いでいいのかなって
本人の性格の気がするし
病気だっていうのは私の我慢が足りない甘えじゃないかなって…
十分すぎるぐらい十分だよ
もうやめてくれ
認められない気持ちもわかる
俺も最初自助グループ行った時
150万
俺は本当に病気なの？
550万
300万
そんなに重症じゃないような…？
2000万
そんな感じだったからなー…
最初は誰だってそう思うよ
大体本人も性格だと思ってるし
周りも気づけない病気だ
…依存症ってどこから決まるんですか…
そーだねー
定義は色々あるが——

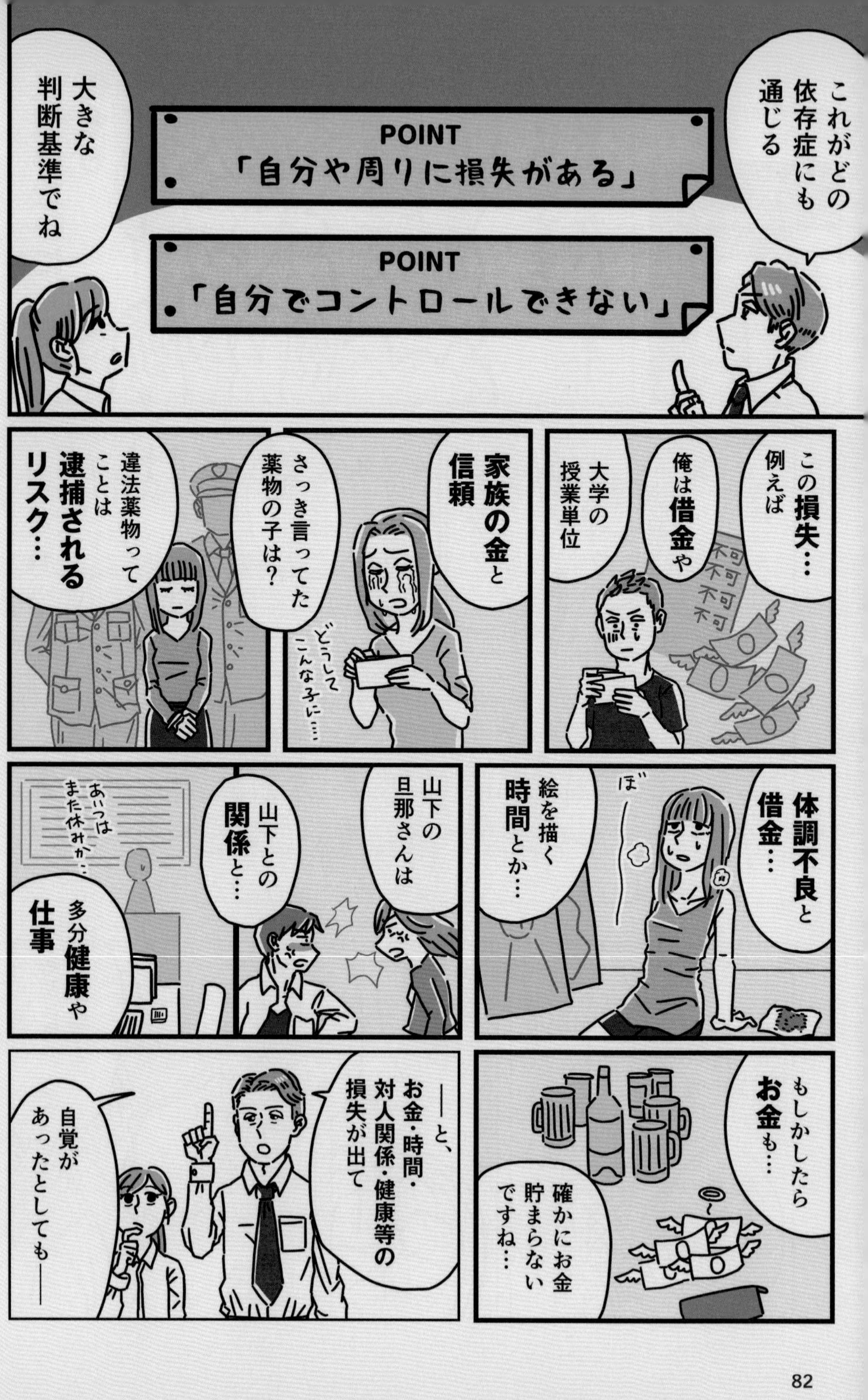
これがどの依存症にも通じる
POINT
「自分や周りに損失がある」
POINT
「自分でコントロールできない」
大きな判断基準でね
この損失…例えば
俺は借金や
大学の授業単位
不可
不可
不可
不可
家族の金と信頼
さっき言ってた薬物の子は？
どうしてこんな子に…
違法薬物ってことは逮捕されるリスク…
体調不良と借金…
ぼー
絵を描く時間とか…
山下の旦那さんは
山下との関係と…
あいつはまた休みか…
多分健康や仕事
もしかしたらお金も…
確かにお金貯まらないですね…
——と、お金・時間・対人関係・健康等の損失が出て
自覚があったとしても——

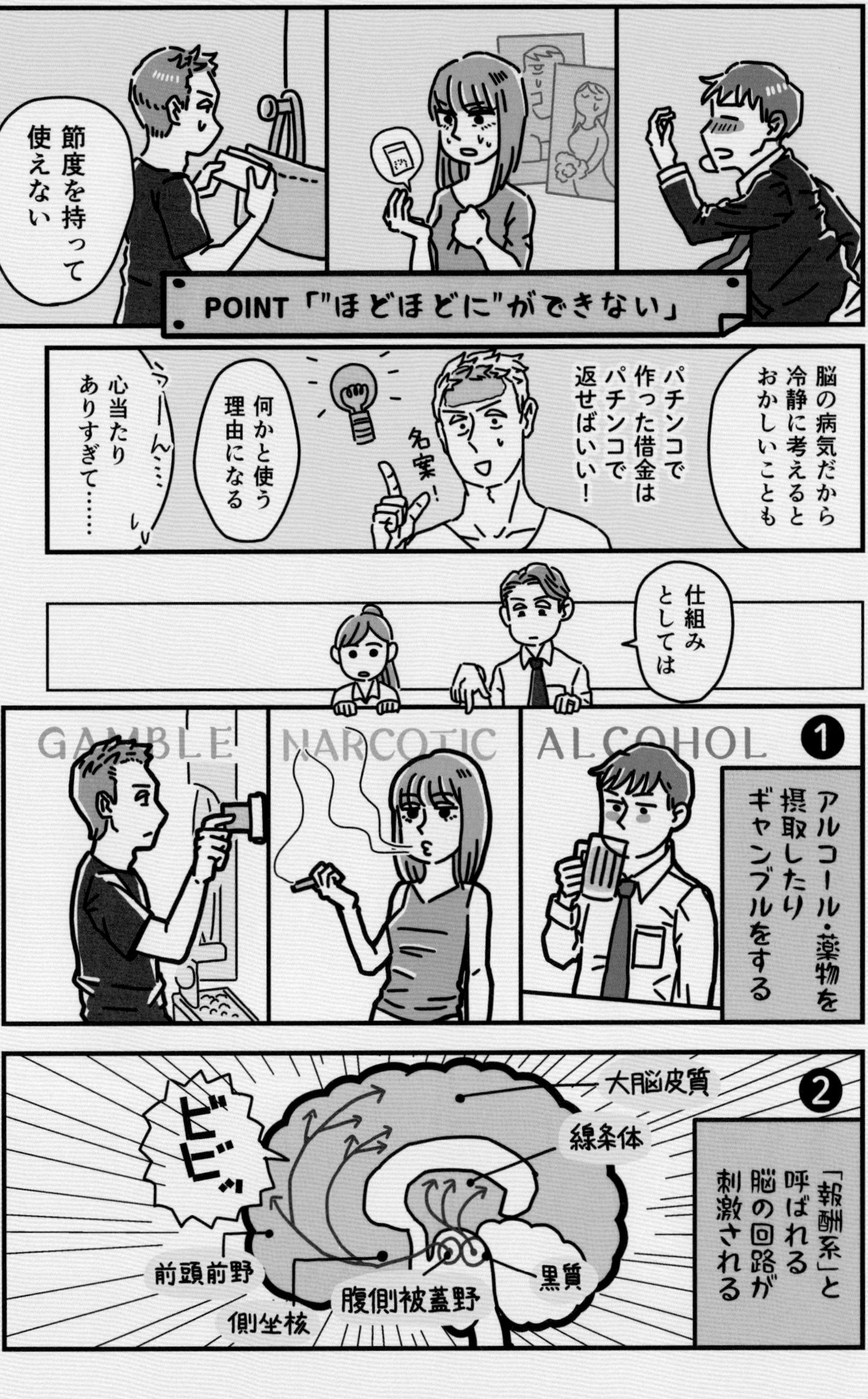
節度を持って使えない
POINT「"ほどほどに"ができない」
脳の病気だから冷静に考えるとおかしいことも
パチンコで作った借金はパチンコで返せばいい！
名案！
何かと使う理由になる
う〜ん……
心当たりありすぎて……
仕組みとしては
①
アルコール・薬物を摂取したりギャンブルをする
GAMBLE
NARCOTIC
ALCOHOL
②
「報酬系」と呼ばれる脳の回路が刺激される
ビビッ
大脳皮質
線条体
黒質
腹側被蓋野
前頭前野
側坐核

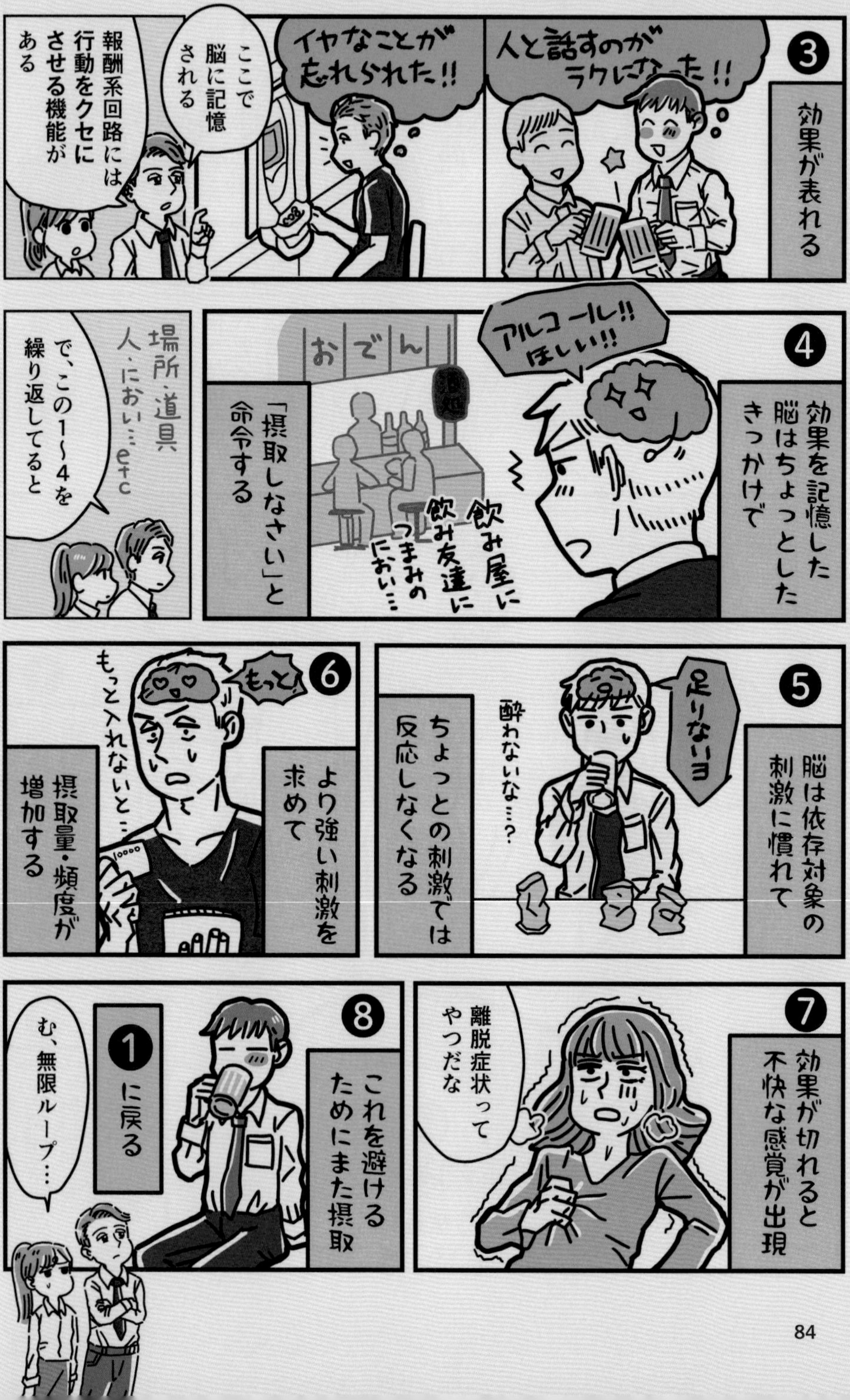
③
効果が表れる
人と話すのがラクになった!!
イヤなことが忘れられた!!
ここで脳に記憶される
報酬系回路には行動をクセにさせる機能がある
④
効果を記憶した脳はちょっとしたきっかけで
アルコール!! ほしい!!
飲み屋に飲み友達につまみのにおい…
おでん
「摂取しなさい」と命令する
場所・道具
人・におい…etc
で、この1～4を繰り返してると
⑤
脳は依存対象の刺激に慣れて
足りないヨ
酔わないな…?
ちょっとの刺激では反応しなくなる
⑥
より強い刺激を求めて
もっと!
もっと入れないと…
摂取量・頻度が増加する
⑦
効果が切れると不快な感覚が出現
離脱症状ってやつだな
⑧
これを避けるためにまた摂取
①に戻る
む、無限ループ…

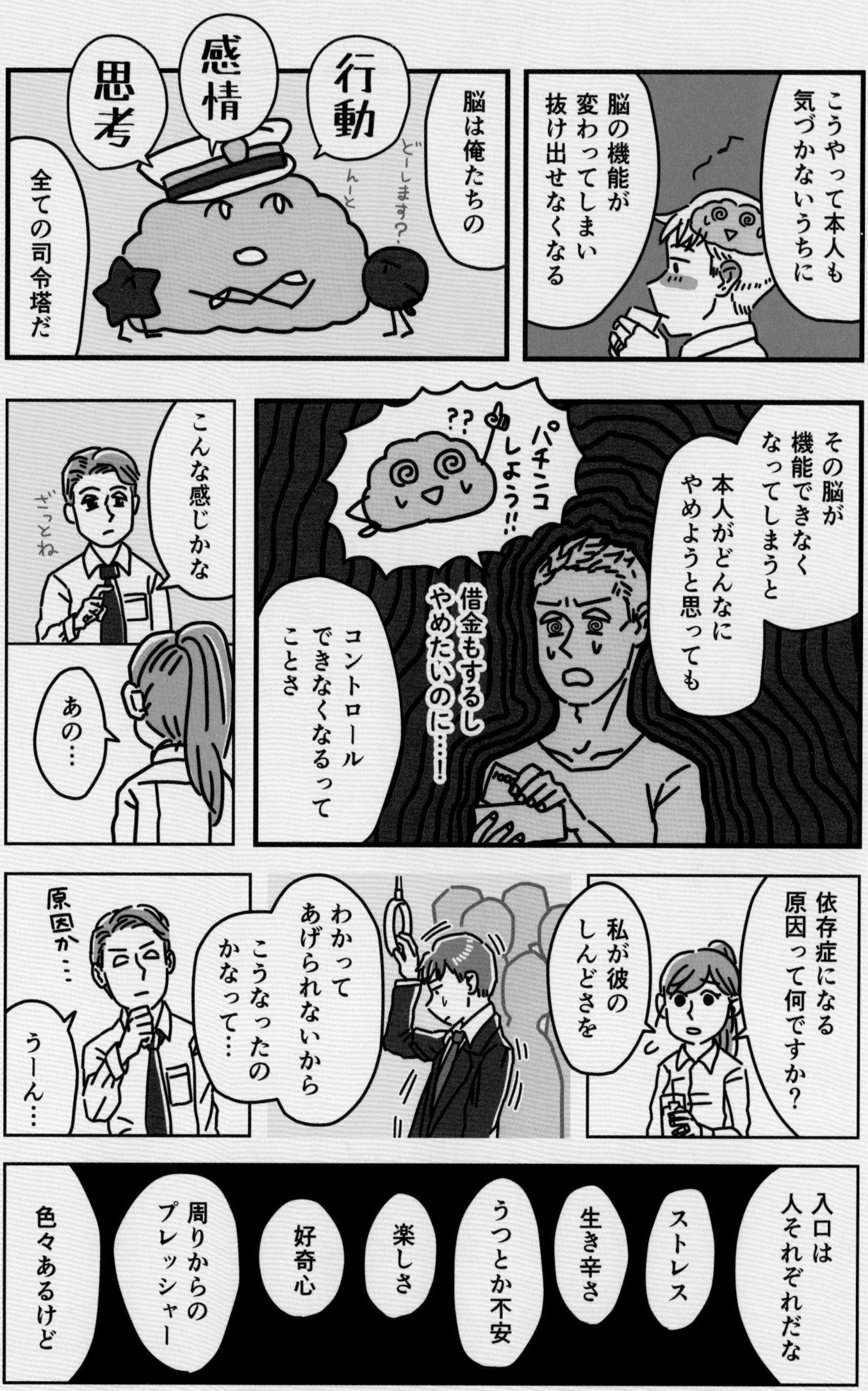

こうやって本人も気づかないうちに
脳の機能が変わってしまい抜け出せなくなる
脳は俺たちの
行動
感情
思考
全ての司令塔だ
どーします?
んーと
その脳が機能できなくなってしまうと
本人がどんなにやめようと思っても
パチンコしよう!!
??
借金もするしやめたいのに…!
コントロールできなくなるってことさ
こんな感じかな
ざっとね
あの…
依存症になる原因って何ですか?
私が彼のしんどさを
わかってあげられないからこうなったのかなって…
原因か…
うーん…
入口は人それぞれだな
ストレス
生き辛さ
うつとか不安
楽しさ
好奇心
周りからのプレッシャー
色々あるけど

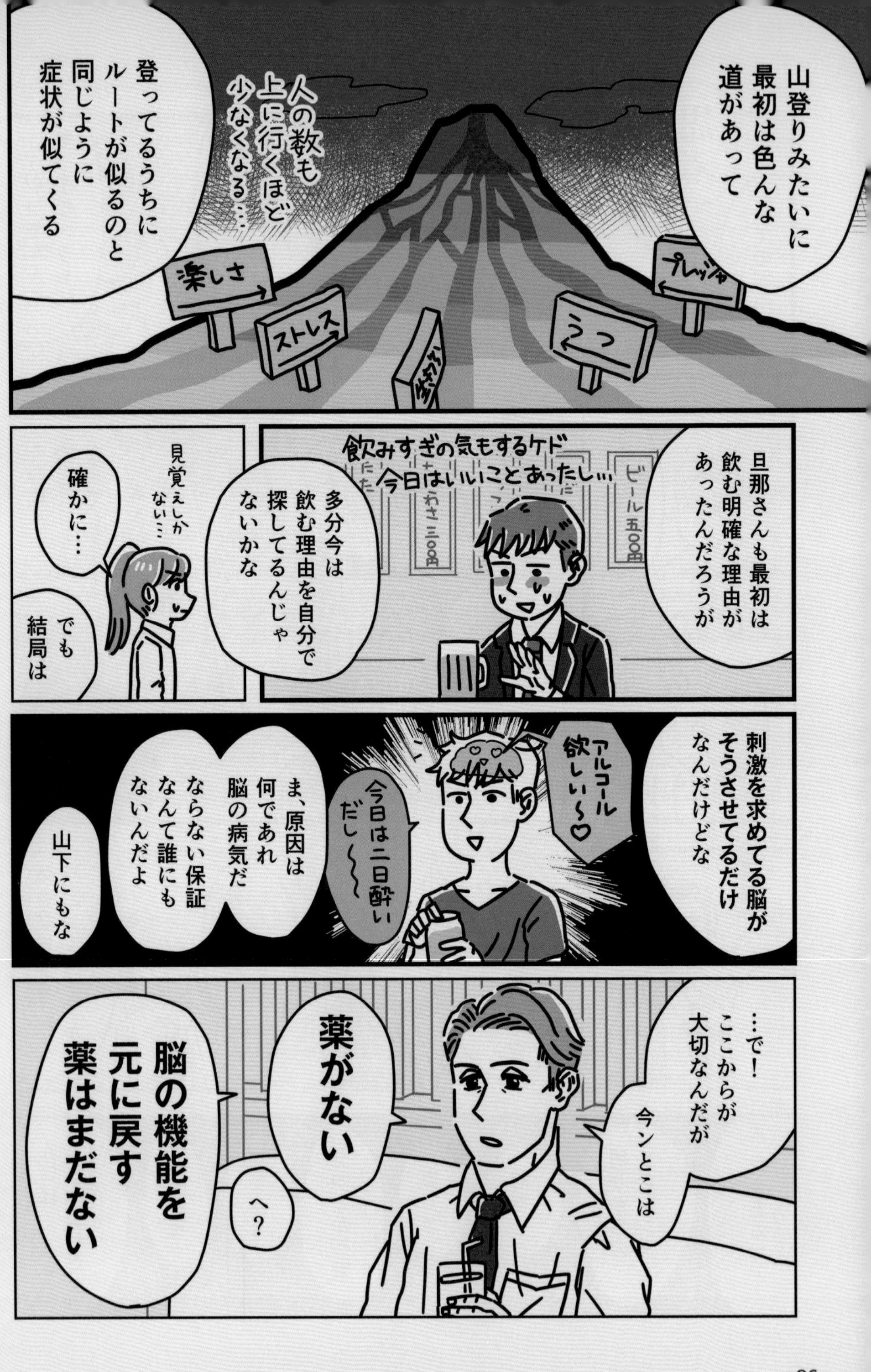
山登りみたいに最初は色んな道があって
人の数も上に行くほど少なくなる…
登ってるうちにルートが似るのと同じように症状が似てくる
プレッシャ
うつ
ストレス
楽しさ
旦那さんも最初は飲む明確な理由があったんだろうが
飲みすぎの気もするケド今日はいいことあったし…
多分今は飲む理由を自分で探してるんじゃないかな
見覚えしかない…
確かに…
でも結局は
刺激を求めてる脳がそうさせてるだけなんだけどな
アルコール欲しい〜♡
今日は二日酔いだし〜
ま、原因は何であれ脳の病気だ
ならない保証なんて誰にもないんだよ
山下にもな
…で！ここからが大切なんだが
今ンとこは
薬がない
へ？
脳の機能を元に戻す薬はまだない

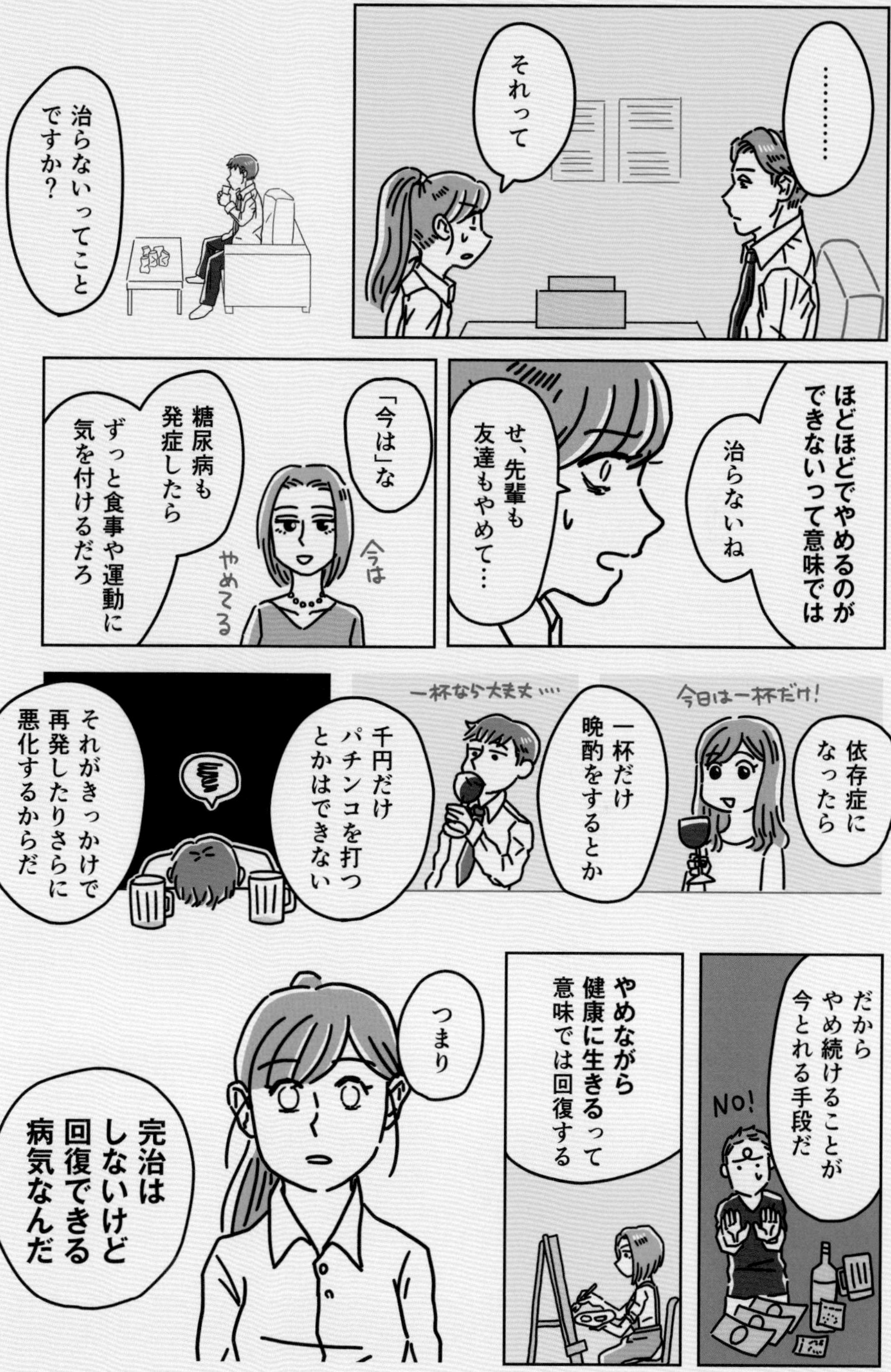
…………
それって
治らないってことですか？
ほどほどでやめるのができないって意味では
治らないね
せ、先輩も友達もやめて…
「今は」な
今はやめてる
糖尿病も発症したらずっと食事や運動に気を付けるだろ
今日は一杯だけ！
依存症になったら
一杯なら大丈夫…
一杯だけ晩酌をするとか
千円だけパチンコを打つとかはできない
それがきっかけで再発したりさらに悪化するからだ
NO!
だからやめ続けることが今とれる手段だ
やめながら健康に生きるって意味では回復する
つまり
完治はしないけど回復できる病気なんだ

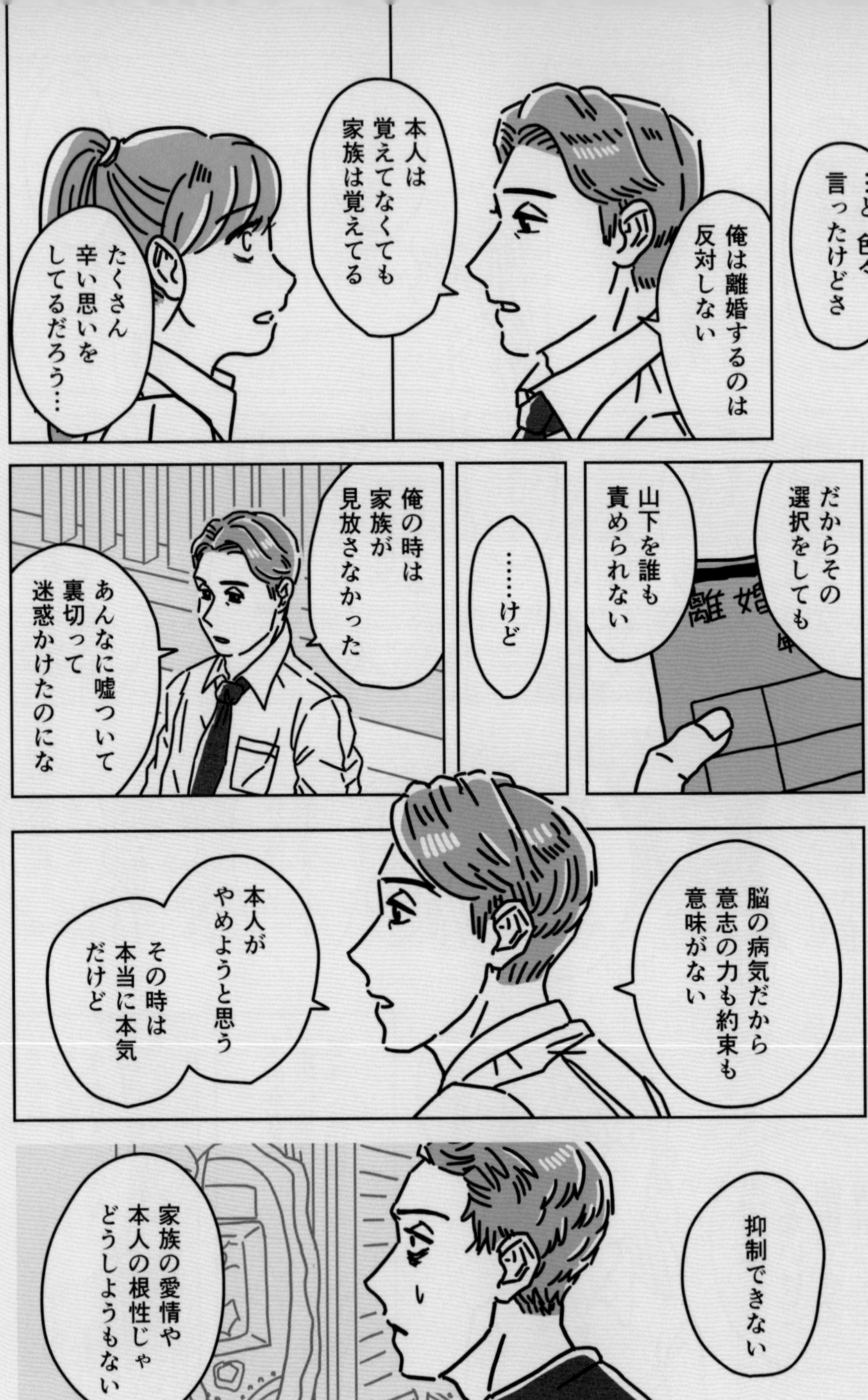
…と、色々言ったけどさ
俺は離婚するのは反対しない
本人は覚えてなくても家族は覚えてる
たくさん辛い思いをしてるだろう…
だからその選択をしても
山下を誰も責められない
離婚
……けど
俺の時は家族が見放さなかった
あんなに嘘ついて裏切って迷惑かけたのにな
脳の病気だから意志の力も約束も意味がない
本人がやめようと思う
その時は本当に本気だけど
抑制できない
家族の愛情や本人の根性じゃどうしようもない

嫌になるぜ
裏切られるのも
裏切ってしまうのも
多分
経験あるだろ？
俺が見放され
なかったのは
何をやっても
やめられ
なかったのが
俺の性格でも
なければ
親の育て方
でもなく
脳の病気で
その症状として
やめられないだけで
そして
回復できる
病気だと
理解して
くれて
助けてくれる
人たちに
繋いでくれた
からだ

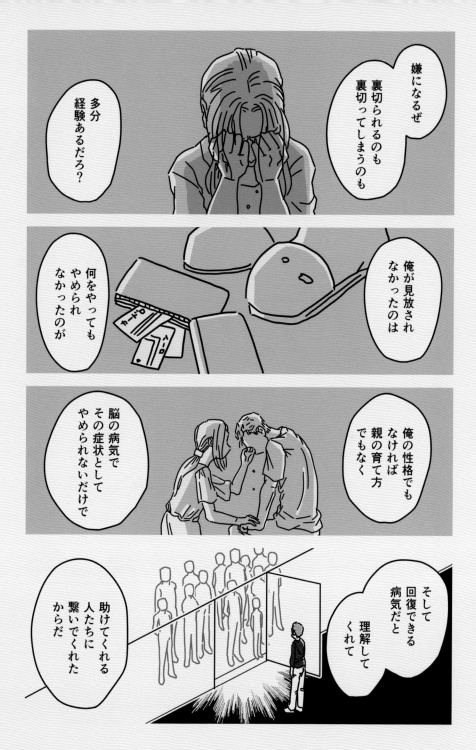

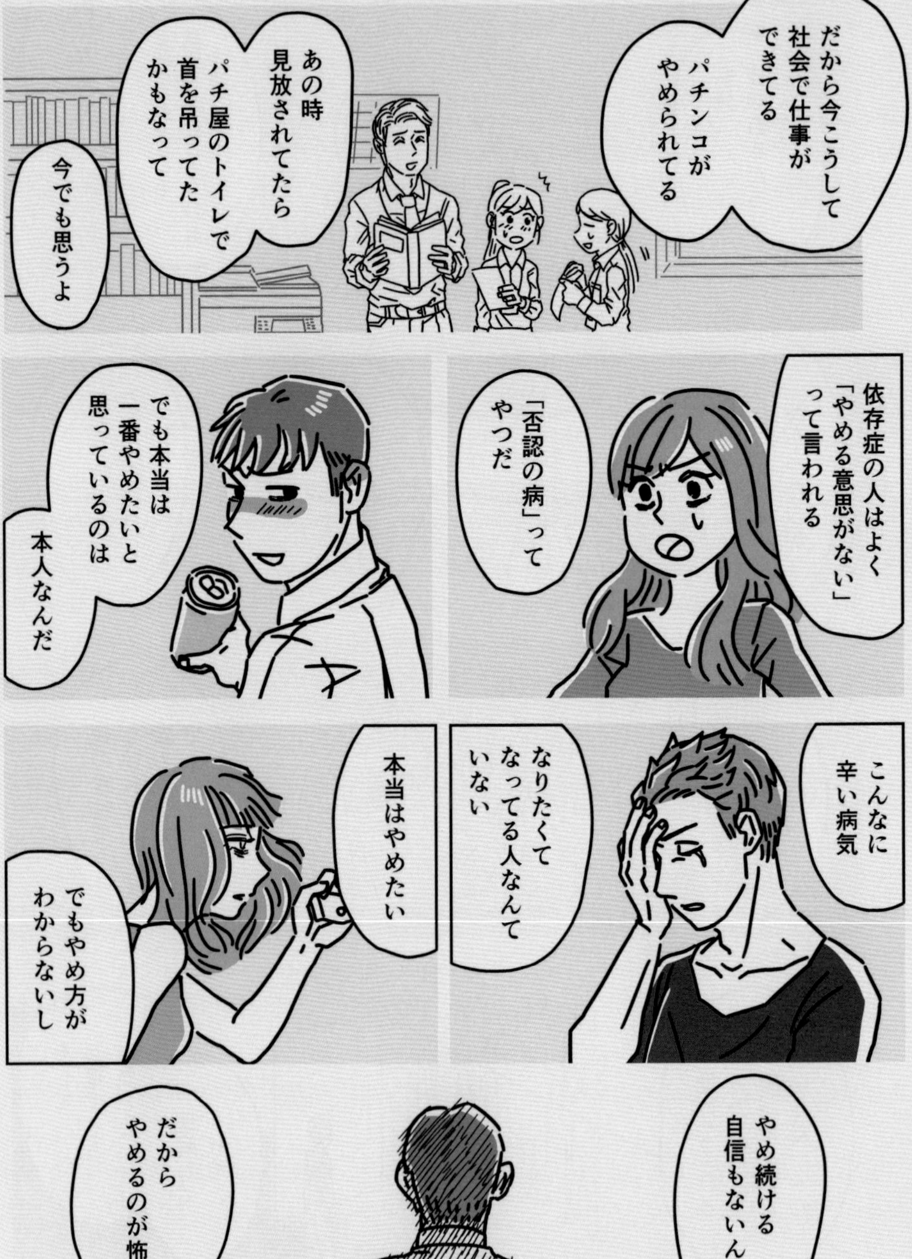

だから今こうして社会で仕事ができてる
パチンコがやめられてる
あの時見放されてたらパチ屋のトイレで首を吊ってたかもなって
今でも思うよ
依存症の人はよく「やめる意思がない」って言われる
「否認の病」ってやつだ
でも本当は一番やめたいと思っているのは
本人なんだ
こんなに辛い病気
なりたくてなってる人なんていない
本当はやめたい
でもやめ方がわからないし
やめ続ける自信もないんだ
だからやめるのが怖い

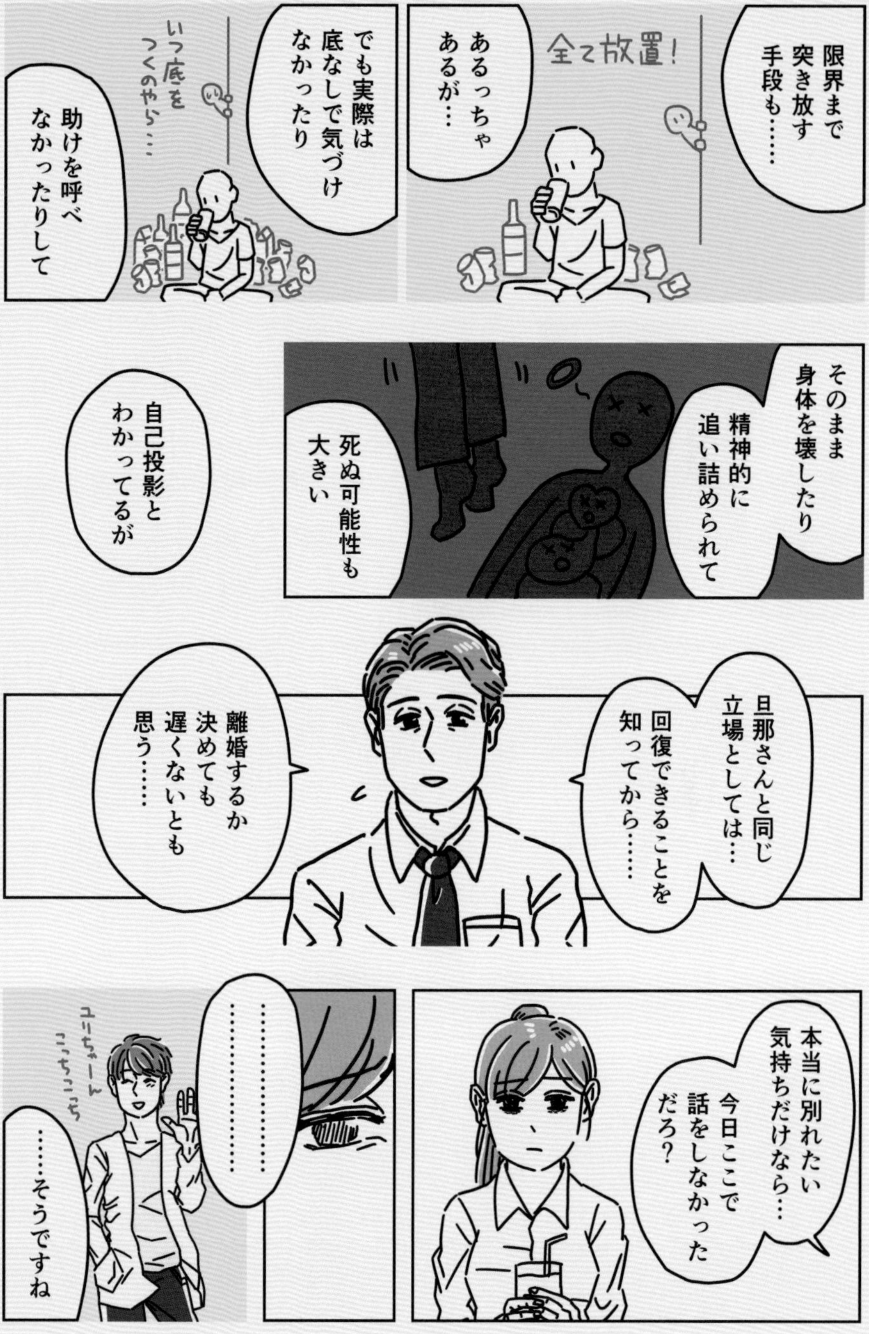
限界まで突き放す手段も……
全て放置!
あるっちゃあるが…
でも実際は底なしで気づけなかったり
いつ底をつくのやら…
助けを呼べなかったりして
そのまま身体を壊したり
精神的に追い詰められて
死ぬ可能性も大きい
自己投影とわかってるが
旦那さんと同じ立場としては…
回復できることを知ってから……
離婚するか決めても遅くないとも思う……
本当に別れたい気持ちだけなら…
今日ここで話をしなかっただろ?
…………
ユリちゃーん こっちこっち
……そうですね

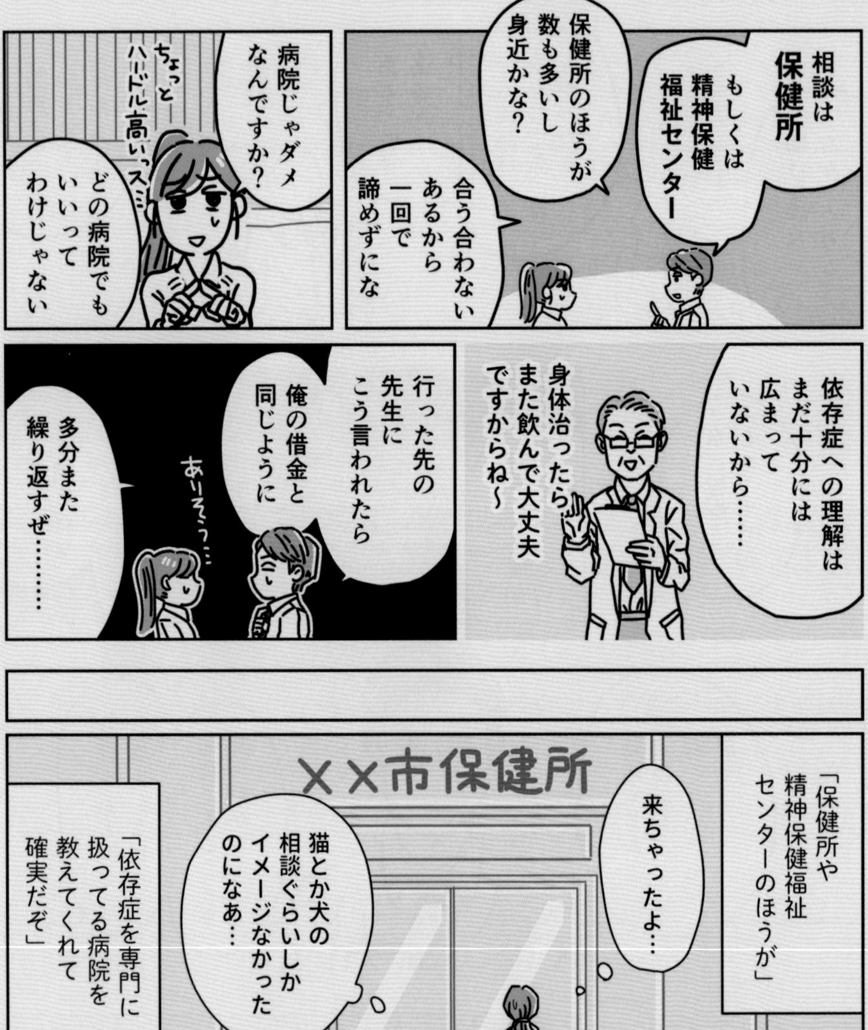

相談は保健所もしくは精神保健福祉センター
保健所のほうが数も多いし身近かな？
合う合わないあるから一回で諦めずにな
病院じゃダメなんですか？
ちょっとハードル高いっス
どの病院でもいいってわけじゃない
依存症への理解はまだ十分には広まっていないから……
身体治ったらまた飲んで大丈夫ですからね～
行った先の先生にこう言われたら俺の借金と同じように
ありそう…
多分また繰り返すぜ………
「保健所や精神保健福祉センターのほうが」
××市保健所
来ちゃったよ…
猫とか犬の相談ぐらいしかイメージなかったのになあ…
「依存症を専門に扱ってる病院を教えてくれて確実だぞ」
受付
予約していた山下ですが…
2階にどうぞ
「最初この程度で騒いでいいのかって言ってたな」

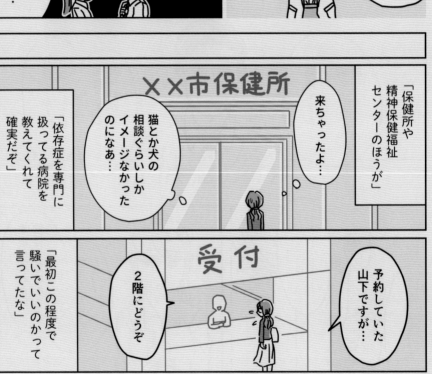

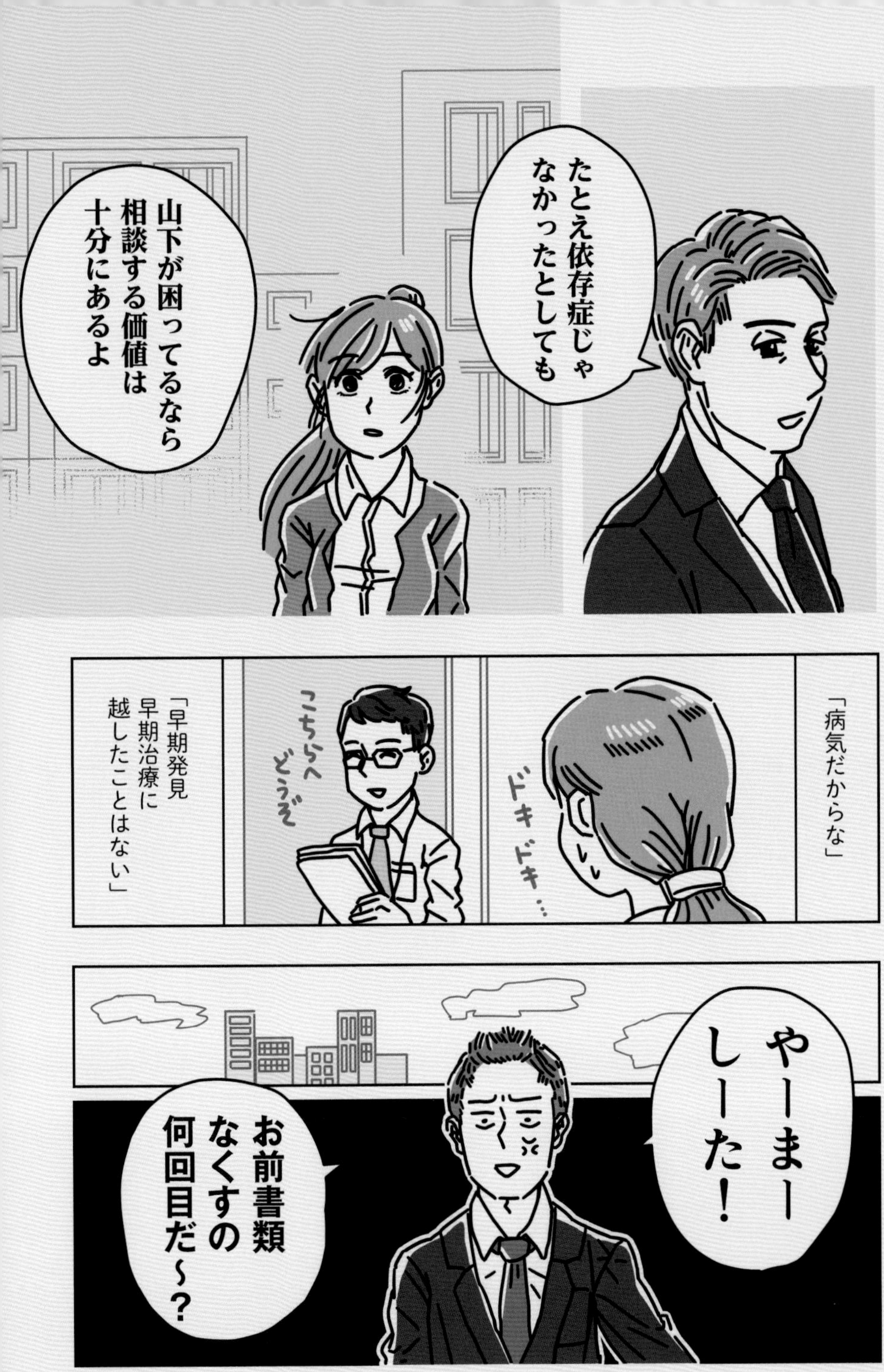
たとえ依存症じゃなかったとしても
山下が困ってるなら相談する価値は十分にあるよ
「病気だからな」
ドキドキ…
こちらへどうぞ
「早期発見早期治療に越したことはない」
やまーしーた!
お前書類なくすの何回目だ~?

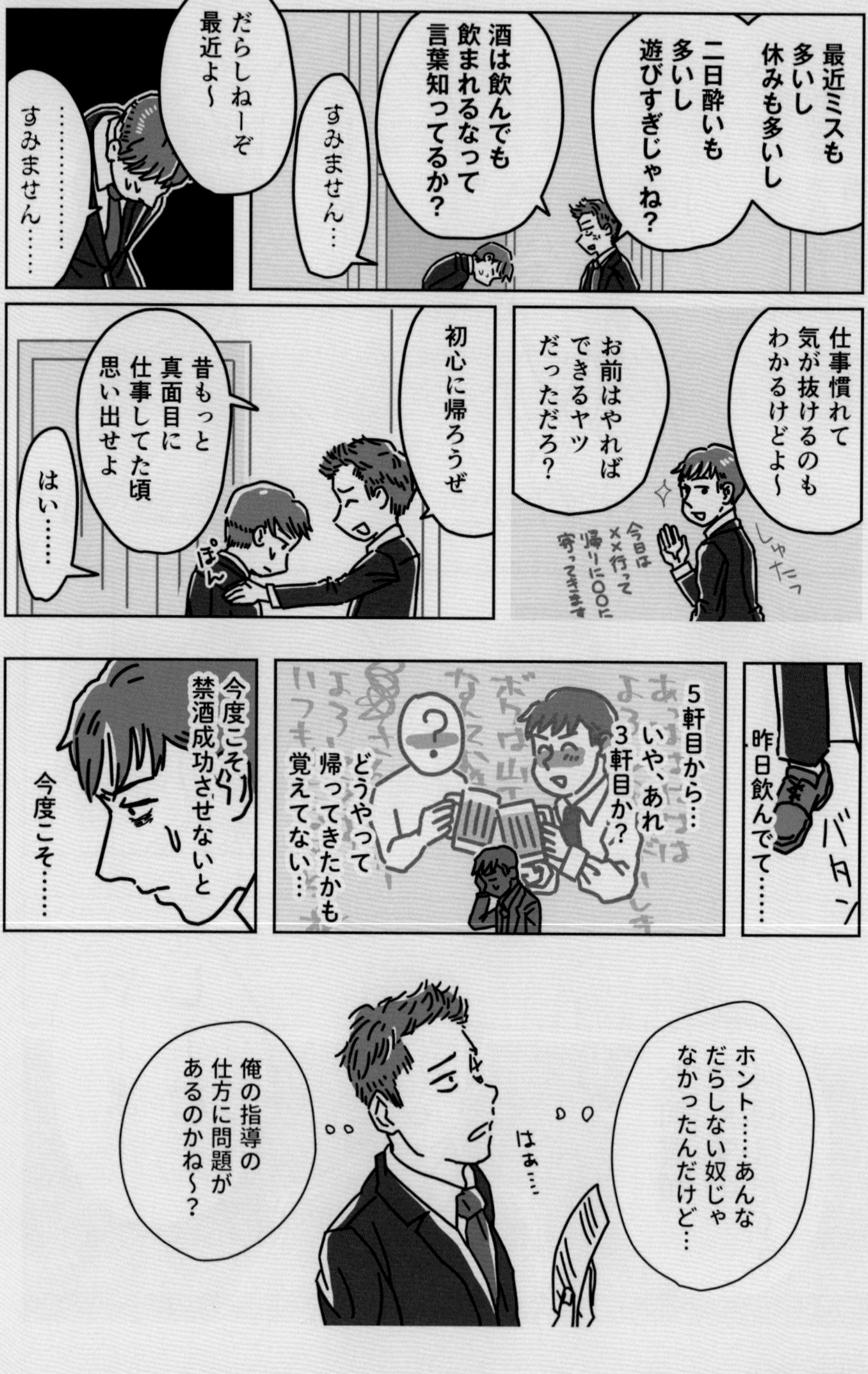
最近ミスも多いし休みも多いし
二日酔いも多いし遊びすぎじゃね？
酒は飲んでも飲まれるなって言葉知ってるか？
すみません…
だらしねーぞ最近よ〜
……………すみません……
仕事慣れて気が抜けるのもわかるけどよ〜
しゃたっ
今日は××行って帰りに○○に寄ってきます
お前はやればできるヤツだっただろ？
初心に帰ろうぜ
ぽん
昔もっと真面目に仕事してた頃思い出せよ
はい……
昨日飲んでて……
バタン
5軒目から…
いや、あれ3軒目か？
どうやって帰ってきたかも覚えてない…
今度こそ禁酒成功させないと
今度こそ……
ホント……あんなだらしない奴じゃなかったんだけど…
はぁ…
俺の指導の仕方に問題があるのかね〜？

第五話　おわり

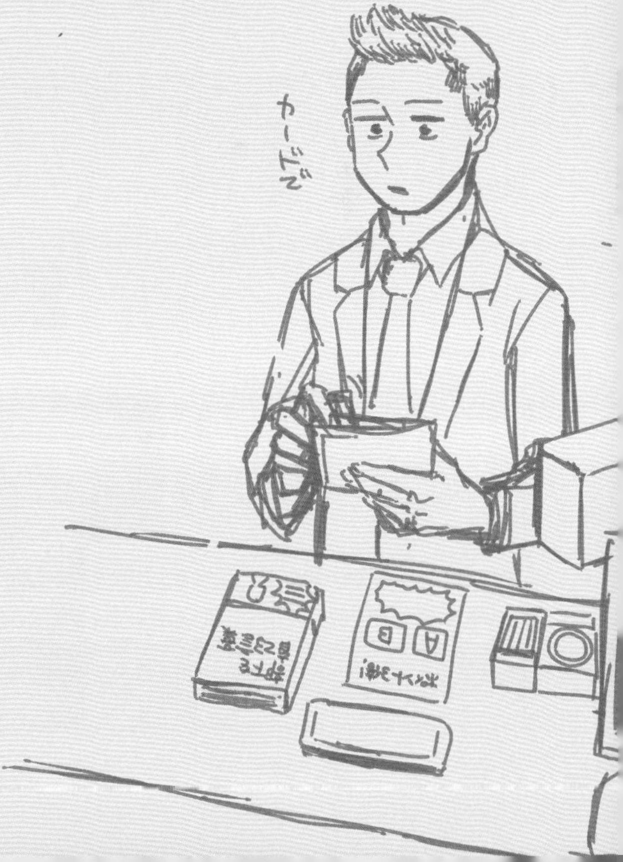
カードで

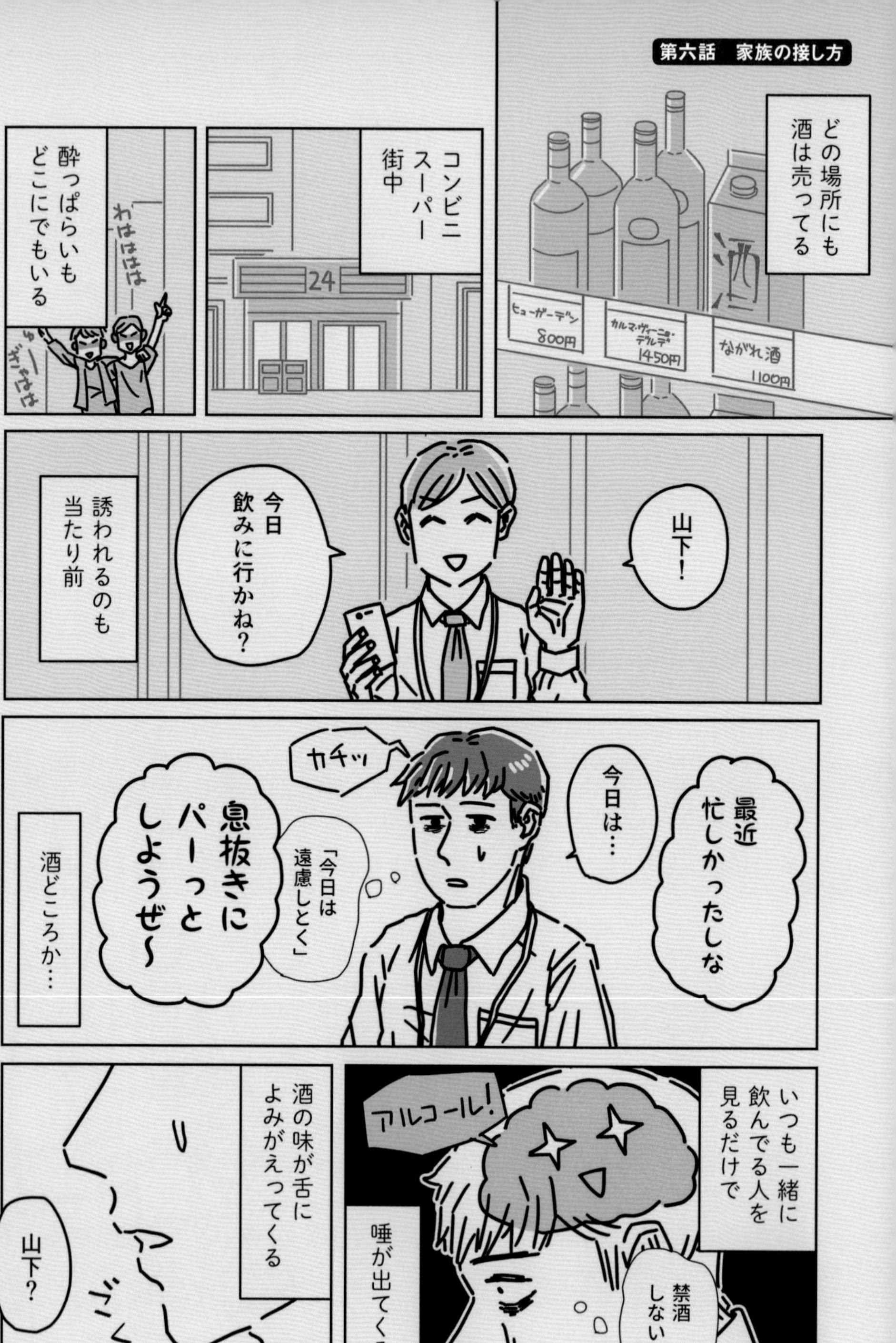
どの場所にも酒は売ってる
ヒューガーデン
800円
ながれ酒
1100円
酒
コンビニ
スーパー
街中
24
酔っぱらいもどこにでもいる
わははは―
ぎゃはは
山下！
今日飲みに行かね？
誘われるのも当たり前
最近忙しかったしな
今日は…
カチッ
「今日は遠慮しとく」
息抜きにパーっとしようぜ～
酒どころか…
いつも一緒に飲んでる人を見るだけで
アルコール！
禁酒しないと…
唾が出てくる
酒の味が舌によみがえってくる
ゴクリ…
山下？

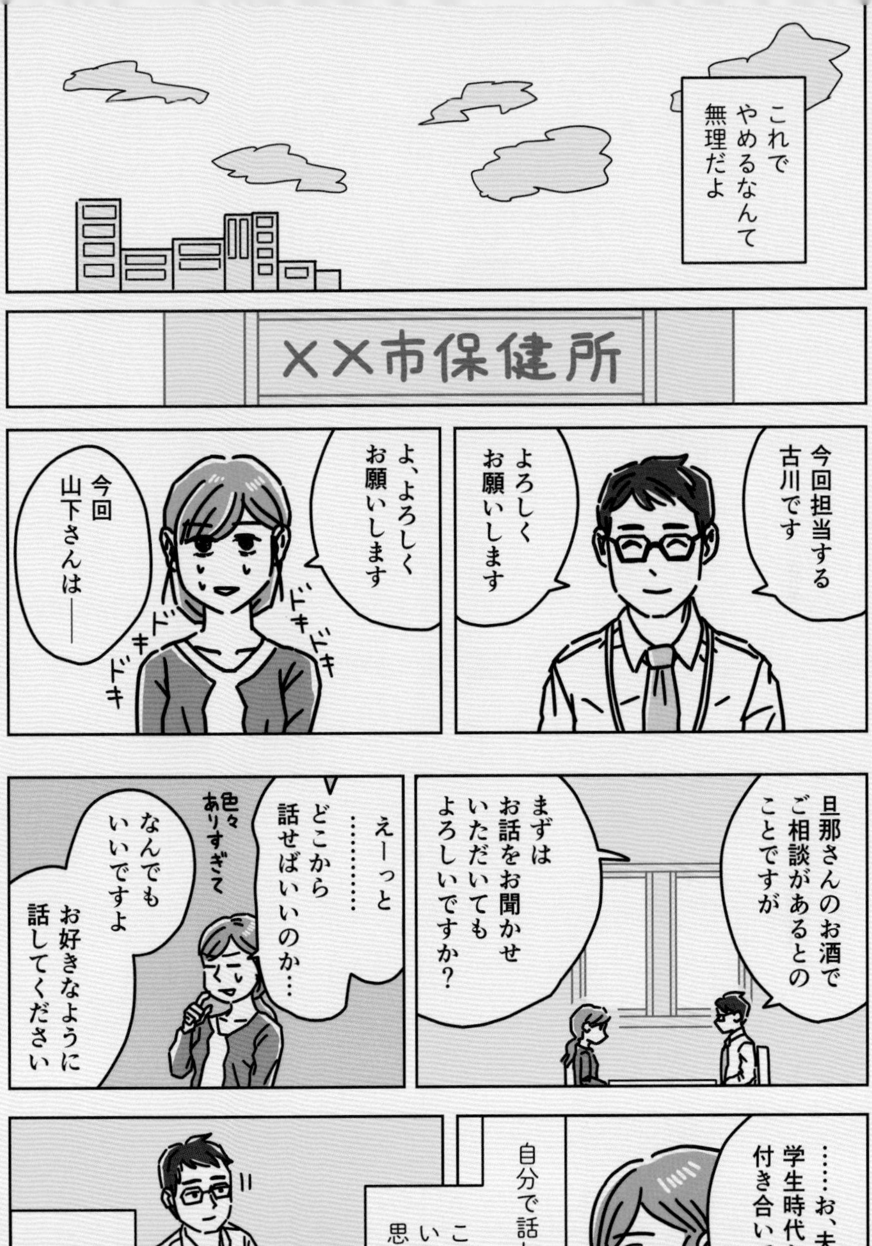
これで やめるなんて 無理だよ
××市保健所
今回担当する 古川です
よろしく お願いします
よ、よろしく お願いします
ドキドキ ドキドキ
今回 山下さんは――
旦那さんのお酒で ご相談があるとの ことですが
まずは お話をお聞かせ いただいても よろしいですか？
えーっと………
どこから 話せばいいのか…
色々 ありすぎて
なんでも いいですよ
お好きなように 話してください
……お、夫とは 学生時代からの 付き合いで……
自分で話しながら
こんな情報 いらないでしょと 思ったけれど
保健師さんは ずっと話を 聞いてくれた

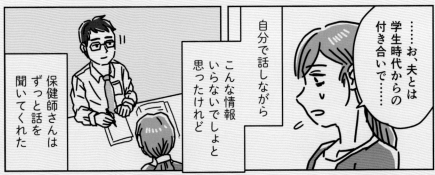

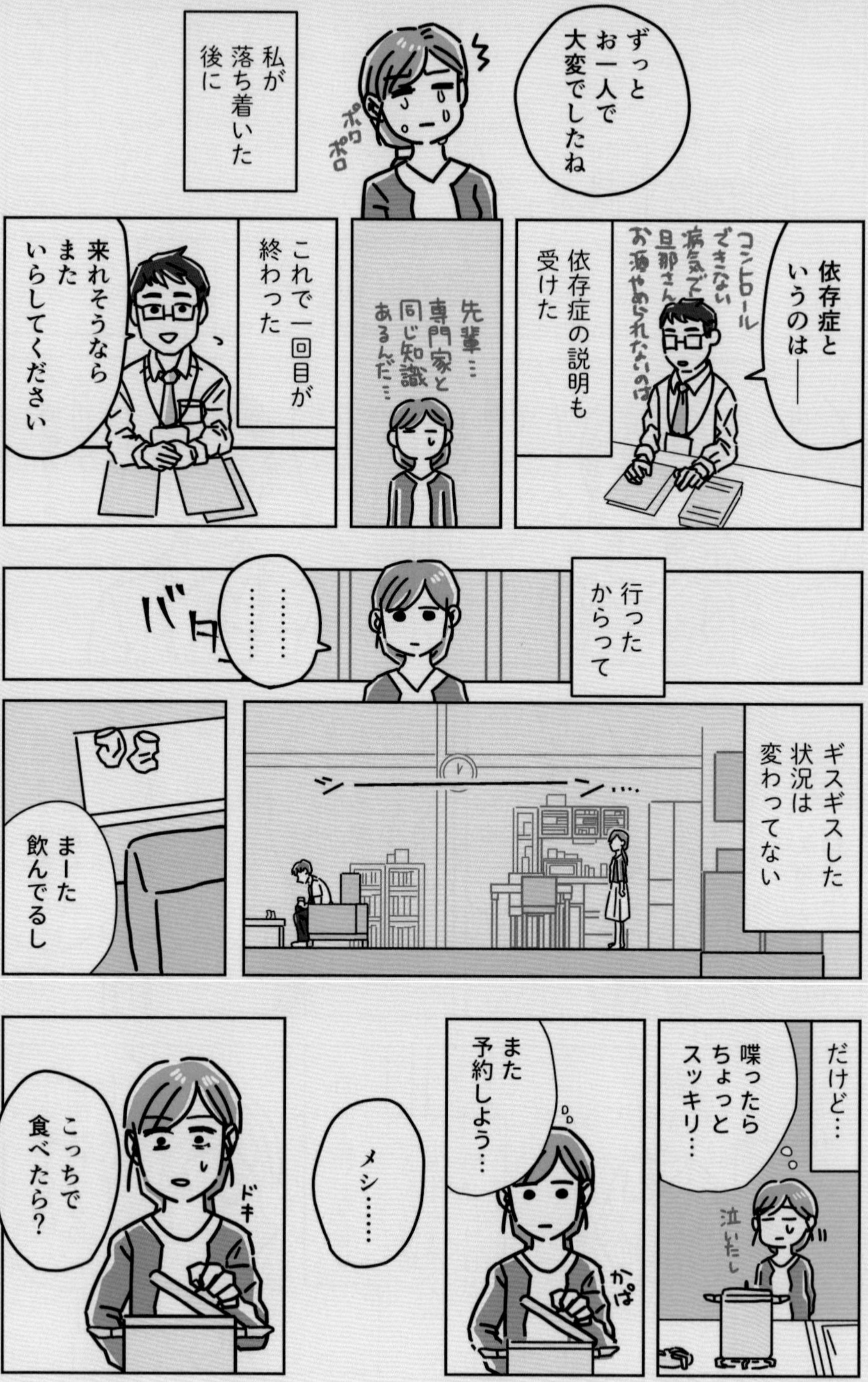
ずっとお一人で大変でしたね
ポロポロ
私が落ち着いた後に
依存症というのは――
コントロールできない病気で旦那さんお酒やめられないのは
依存症の説明も受けた
先輩…専門家と同じ知識あるんだ…
これで一回目が終わった
来れそうならまたいらしてください
行ったからって
……
バタ
ギスギスした状況は変わってない
シーーーン…
まーた飲んでるし
だけど…
喋ったらちょっとスッキリ…
泣いたし
また予約しよう…
かぱ
メシ……
こっちで食べたら?
ドキ

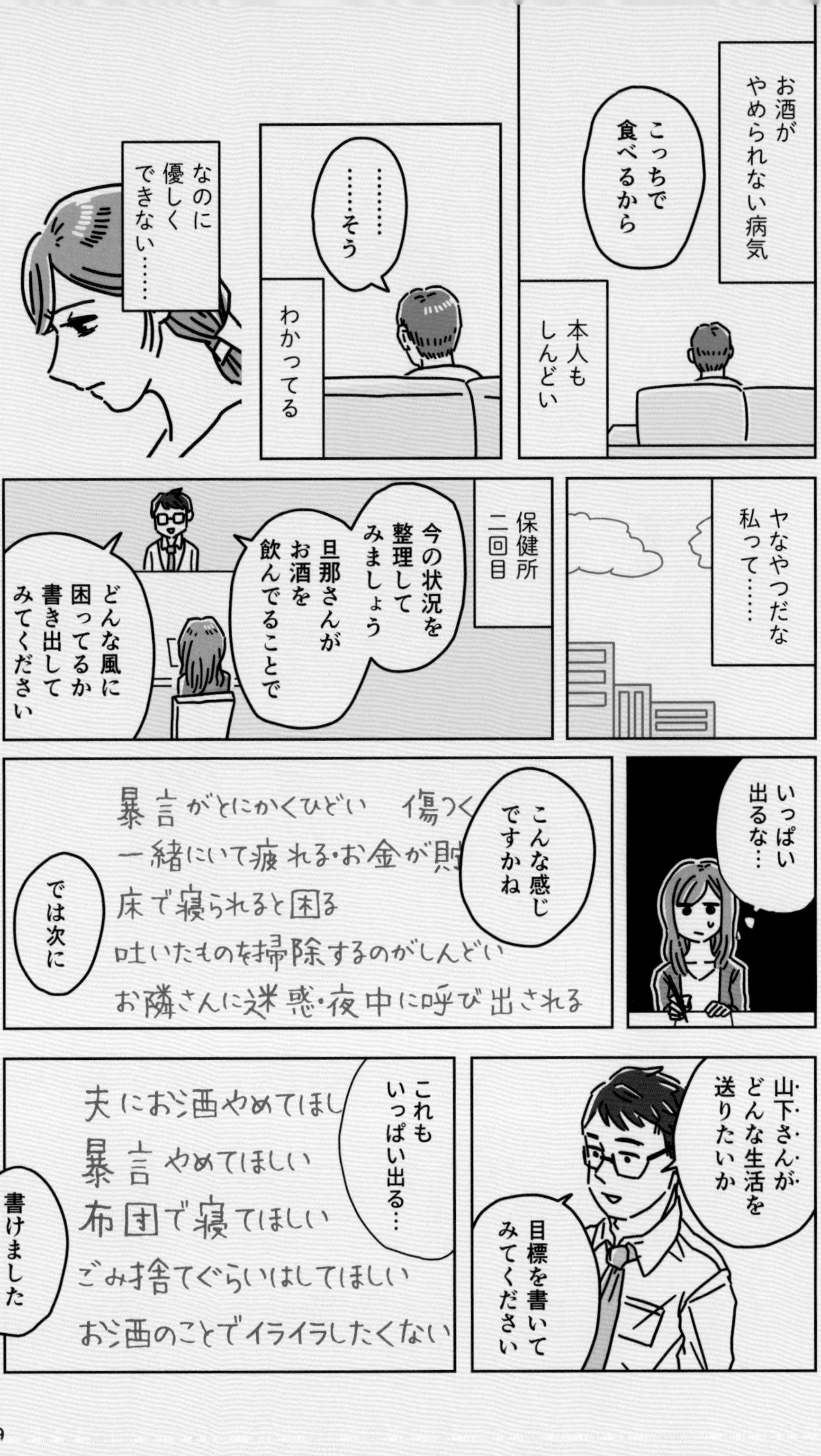

お酒がやめられない病気
こっちで食べるから
本人もしんどい
………そう
わかってる
なのに優しくできない……
ヤなやつだな私って……
保健所二回目
今の状況を整理してみましょう
旦那さんがお酒を飲んでることで
どんな風に困ってるか書き出してみてください
いっぱい出るな…
こんな感じですかね
暴言がとにかくひどい　傷つく
一緒にいて疲れる・お金が貯
床で寝られると困る
吐いたものを掃除するのがしんどい
お隣さんに迷惑・夜中に呼び出される
では次に
山下さんがどんな生活を送りたいか
目標を書いてみてください
これもいっぱい出る…
夫にお酒やめてほし
暴言やめてほしい
布団で寝てほしい
ごみ捨てぐらいはしてほしい
お酒のことでイライラしたくない
書けました

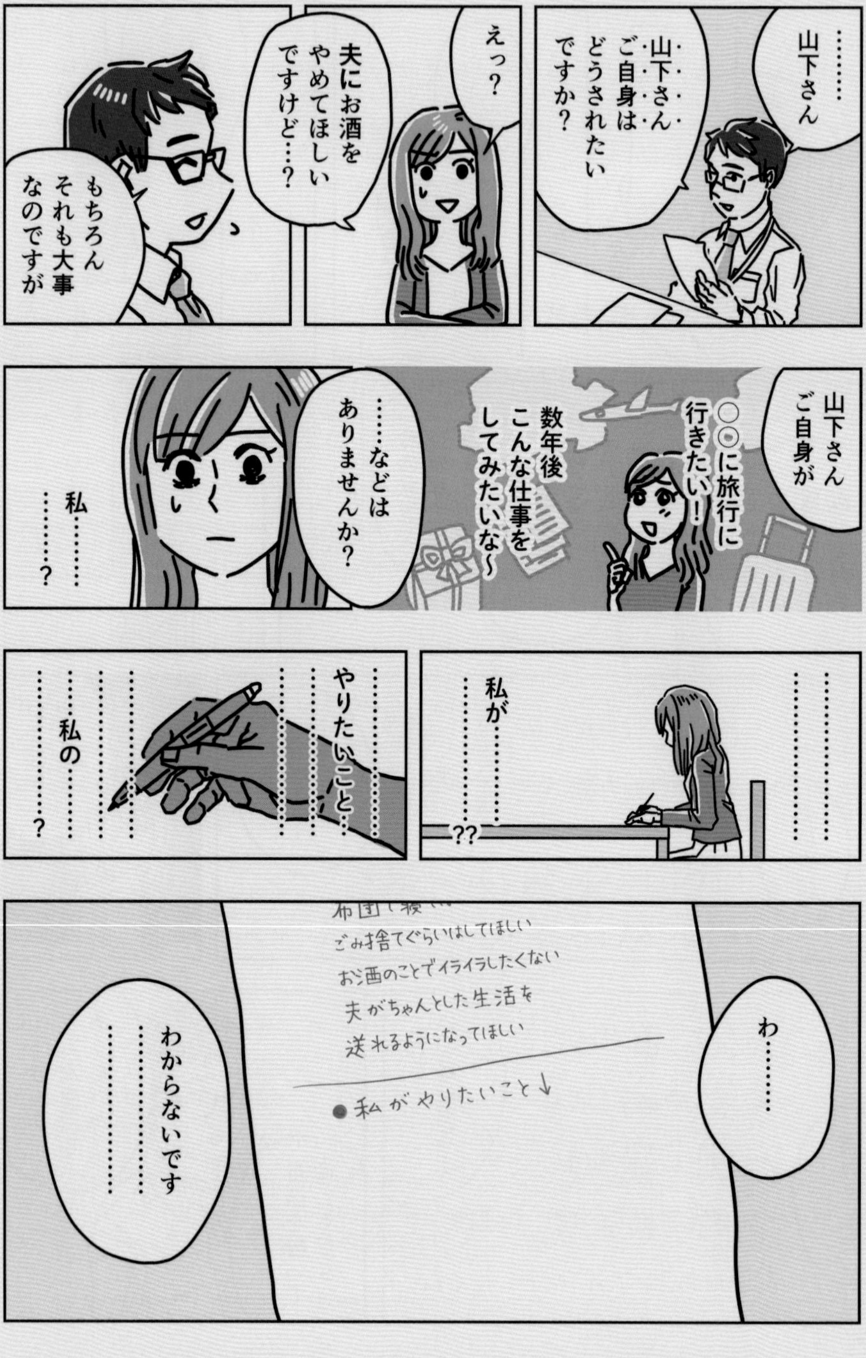
……山下さん
……山下さんご自身はどうされたいですか？
えっ？
夫にお酒をやめてほしいですけど…？
もちろんそれも大事なのですが
山下さんご自身が
◎◎に旅行に行きたい！
数年後こんな仕事をしてみたいな～
……などはありませんか？
私……………？
………………
私が…………
??
…………やりたいこと……
……………私の………？
ごみ捨てぐらいはしてほしい
お酒のことでイライラしたくない
夫がちゃんとした生活を送れるようになってほしい
●私がやりたいこと↓
わ………
わからないです…………

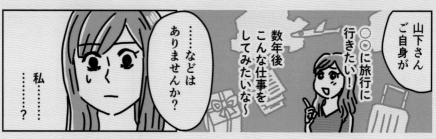

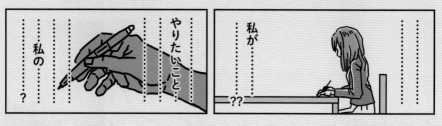

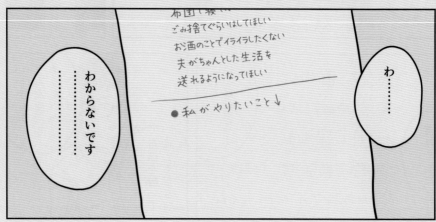

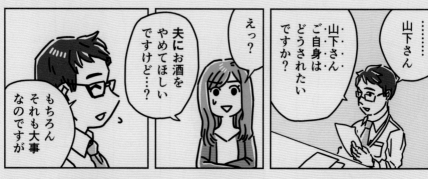

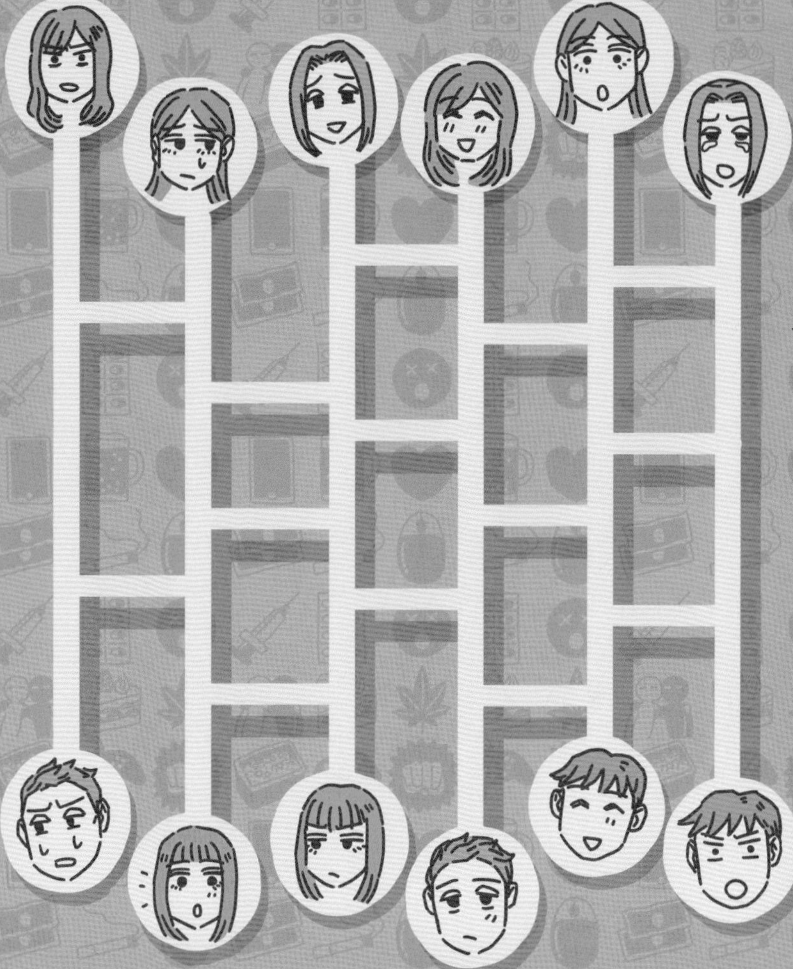

第六話

家族の接し方

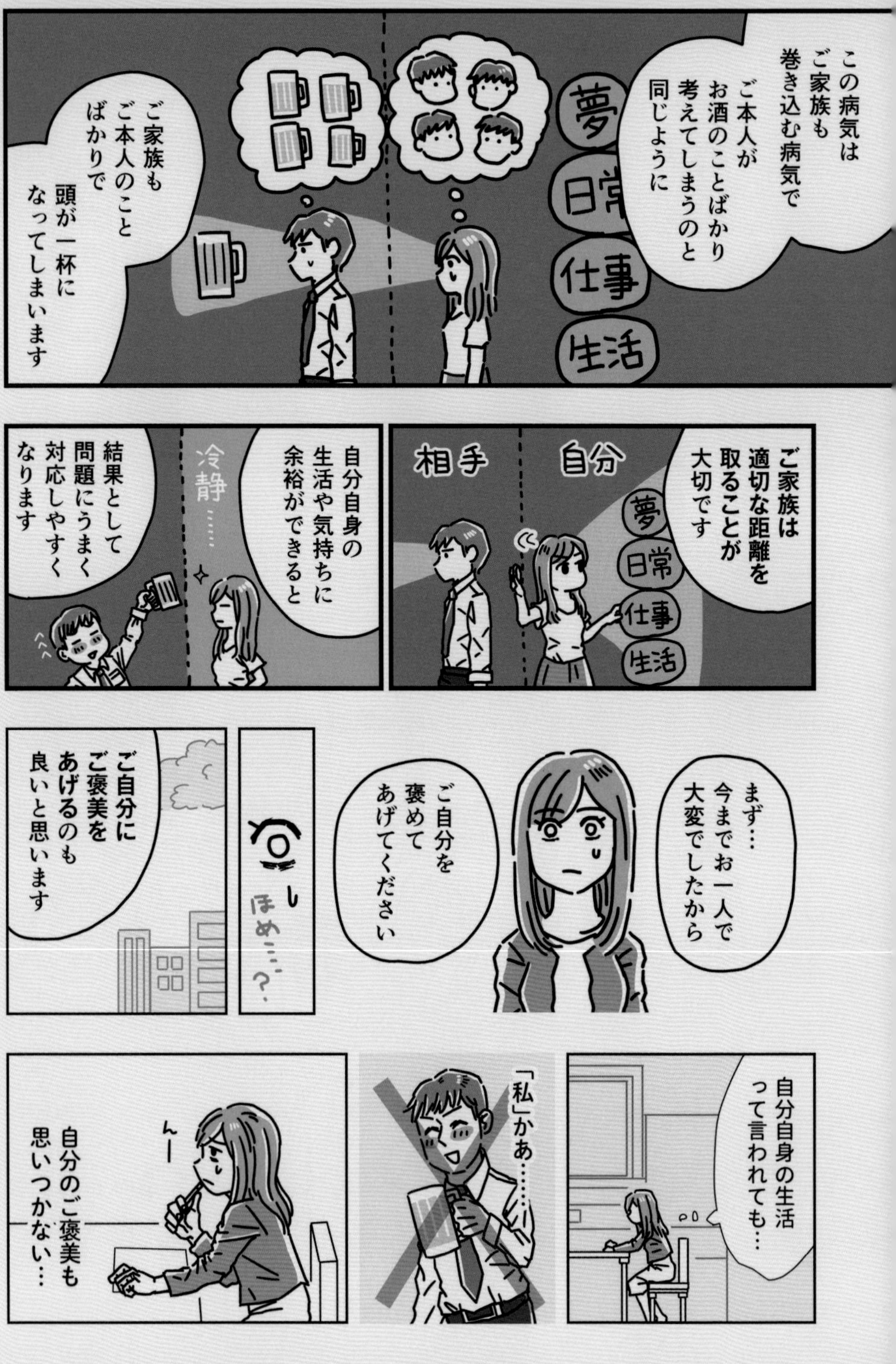
この病気は
ご家族も
巻き込む病気で
ご本人が
お酒のことばかり
考えてしまうのと
同じように
夢
日常
仕事
生活
ご家族も
ご本人のこと
ばかりで
頭が一杯に
なってしまいます
ご家族は
適切な距離を
取ることが
大切です
自分
相手
夢
日常
仕事
生活
自分自身の
生活や気持ちに
余裕ができると
冷静……
結果として
問題にうまく
対応しやすく
なります
まず…
今までお一人で
大変でしたから
ご自分を
褒めて
あげてください
ほめ…？
ご自分に
ご褒美を
あげるのも
良いと思います
自分自身の生活
って言われても…
「私」かぁ……
んー
自分のご褒美も
思いつかない…

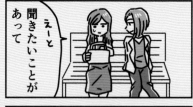

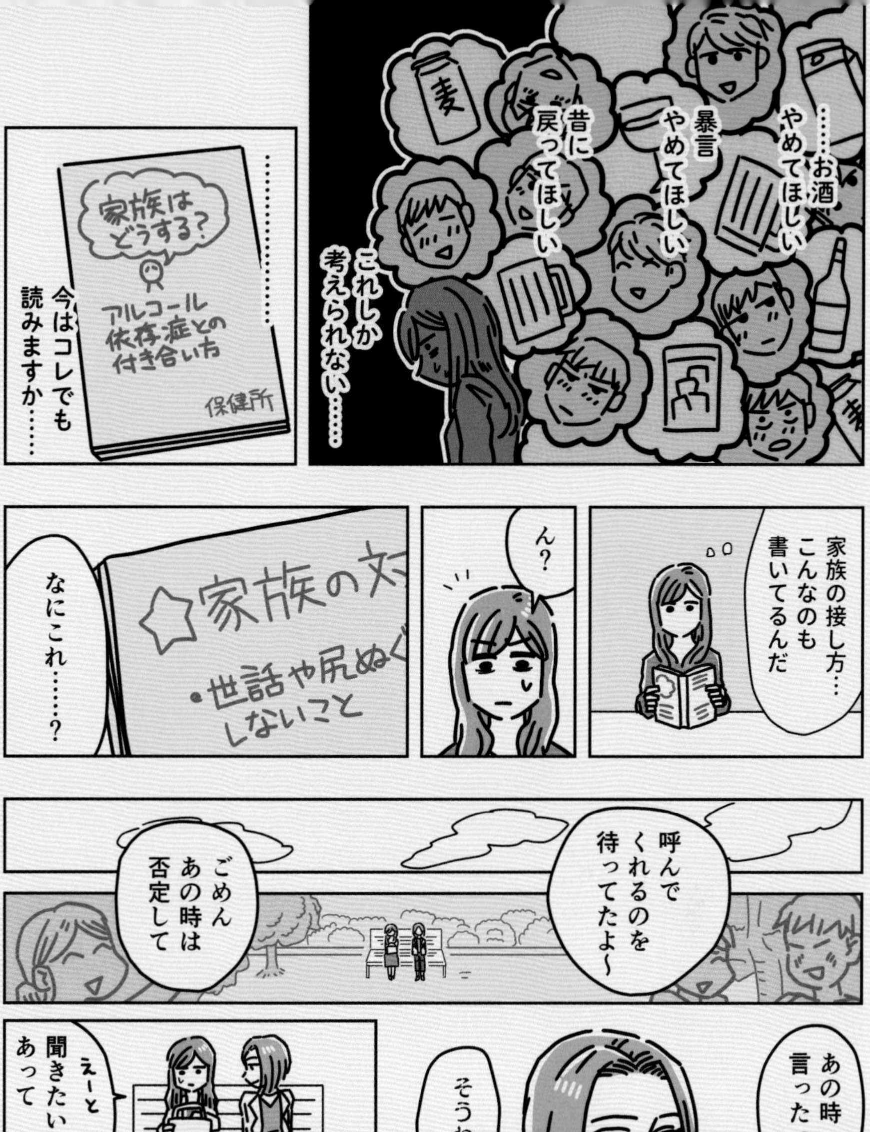
……お酒やめてほしい
暴言やめてほしい
昔に戻ってほしい
これしか考えられない……
…………………
家族はどうする？
アルコール依存症との付き合い方
保健所
今はコレでも読みますか……
家族の接し方…こんなのも書いてるんだ
ん？
家族の対
・世話や尻ぬぐしないこと
なにこれ……？
呼んでくれるのを待ってたよ～
ごめんあの時は否定して
あの時言ったってわからなかったでしょ～
そうね～……
えーと聞きたいことがあって
ぱらら
保健所でもらった冊子にさ……

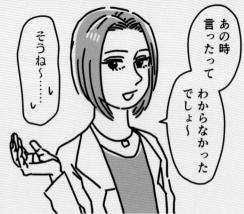

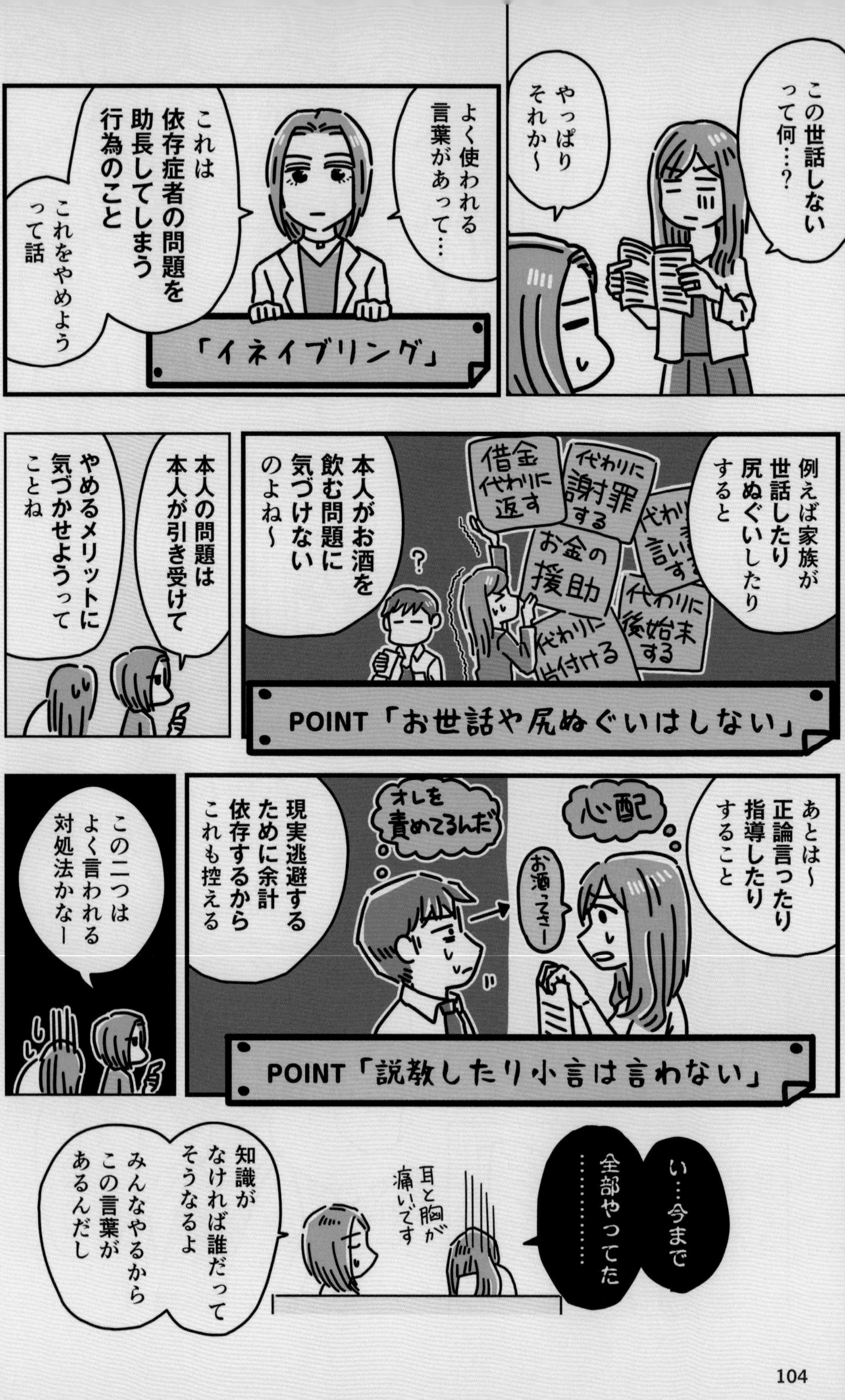
この世話しないって何…？
やっぱりそれか〜
よく使われる言葉があって…
「イネイブリング」
これは依存症者の問題を助長してしまう行為のこと
これをやめようって話
例えば家族が世話したり尻ぬぐいしたりすると
借金代わりに返す
代わりに謝罪する
お金の援助
代わりに後始末する
代わりに片付ける
本人がお酒を飲む問題に気づけないのよね〜
POINT「お世話や尻ぬぐいはしない」
本人の問題は本人が引き受けて
やめるメリットに気づかせようってことね
あとは〜正論言ったり指導したりすること
心配
お酒ってさー
オレを責めてるんだ
現実逃避するために余計依存するからこれも控える
POINT「説教したり小言は言わない」
この二つはよく言われる対処法かなー
い…今まで全部やってた………
耳と胸が痛いです
知識がなければ誰だってそうなるよ
みんなやるからこの言葉があるんだし

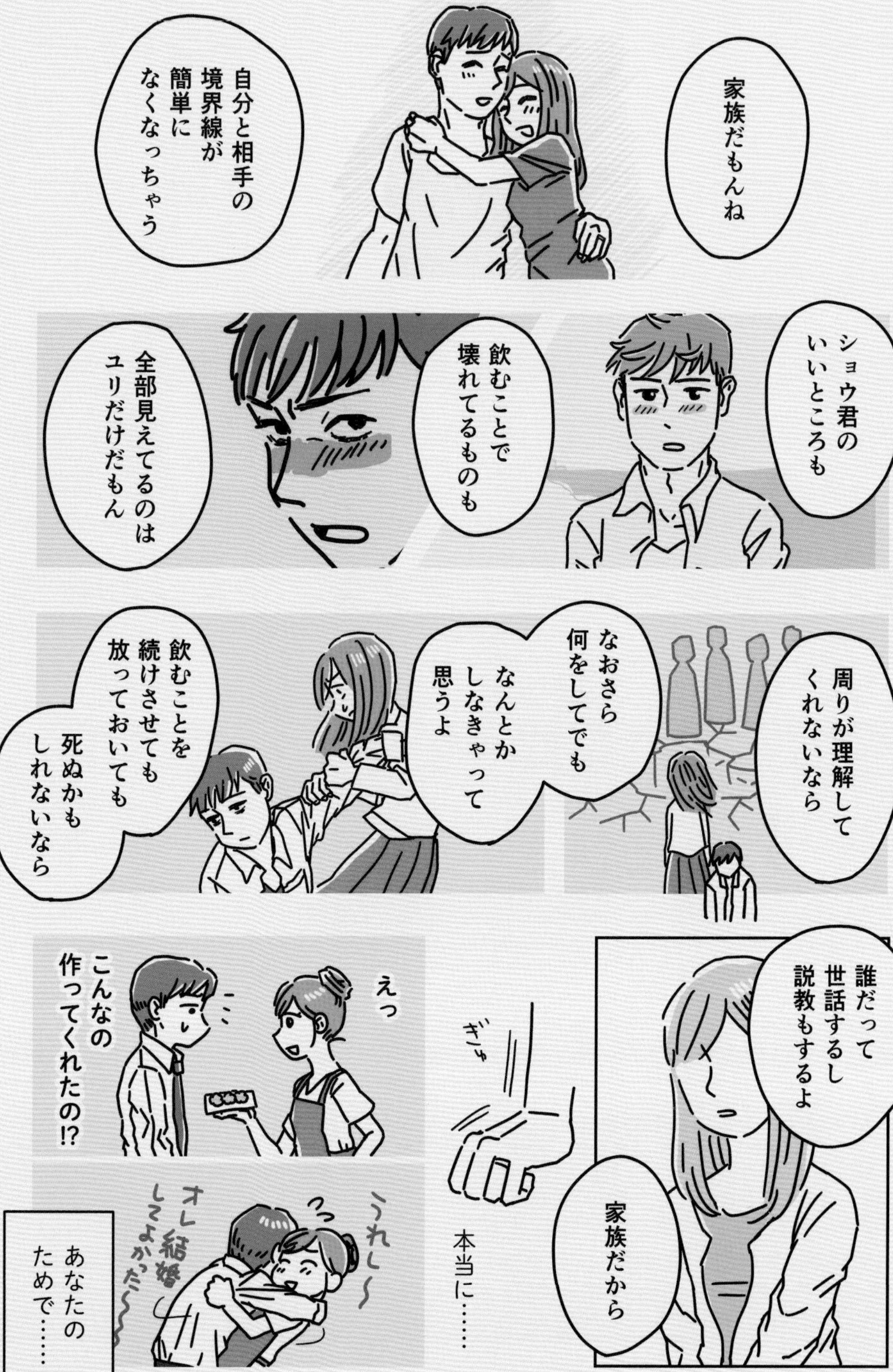
家族だもんね
自分と相手の境界線が簡単になくなっちゃう
ショウ君のいいところも
飲むことで壊れてるものも
全部見えてるのはユリだけだもん
周りが理解してくれないなら
なおさら何をしてでもなんとかしなきゃって思うよ
飲むことを続けさせても放っておいても死ぬかもしれないなら
誰だって世話するし説教もするよ
家族だから
ぎゅ
本当に……
えっ
こんなの作ってくれたの!?
うれし〜
オレ結婚してよかった〜〜
あなたのためで……

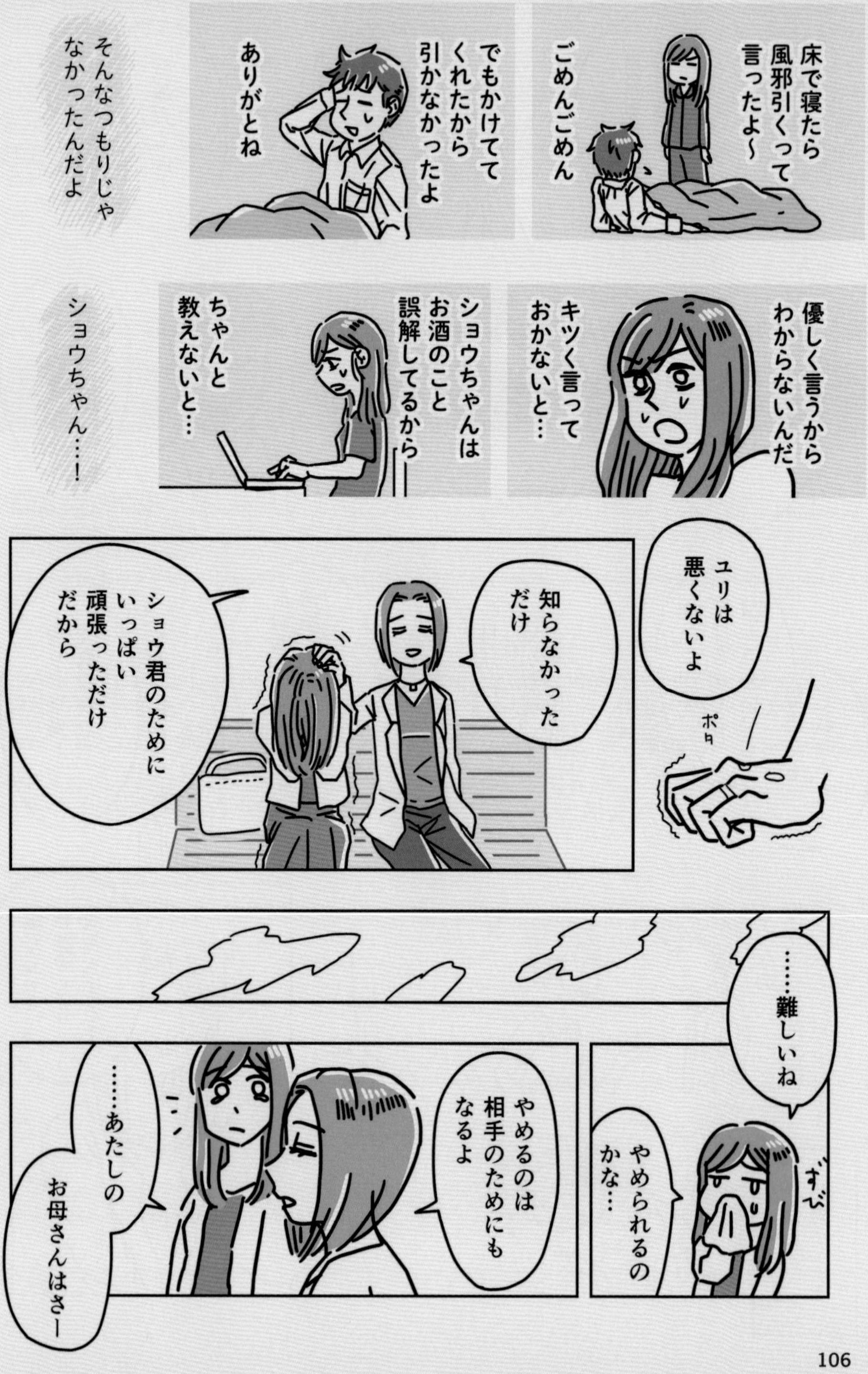
床で寝たら風邪引くって言ったよ〜
ごめんごめん
でもかけててくれたから引かなかったよ
ありがとね
そんなつもりじゃなかったんだよ
優しく言うからわからないんだ
キツく言っておかないと…
ショウちゃんはお酒のこと誤解してるから—
ちゃんと教えないと…
ショウちゃん…!
ユリは悪くないよ
ポタ
知らなかっただけ
ショウ君のためにいっぱい頑張っただけだから
……難しいね
ずび
やめられるのかな…
やめるのは相手のためにもなるよ
……あたしのお母さんはさー

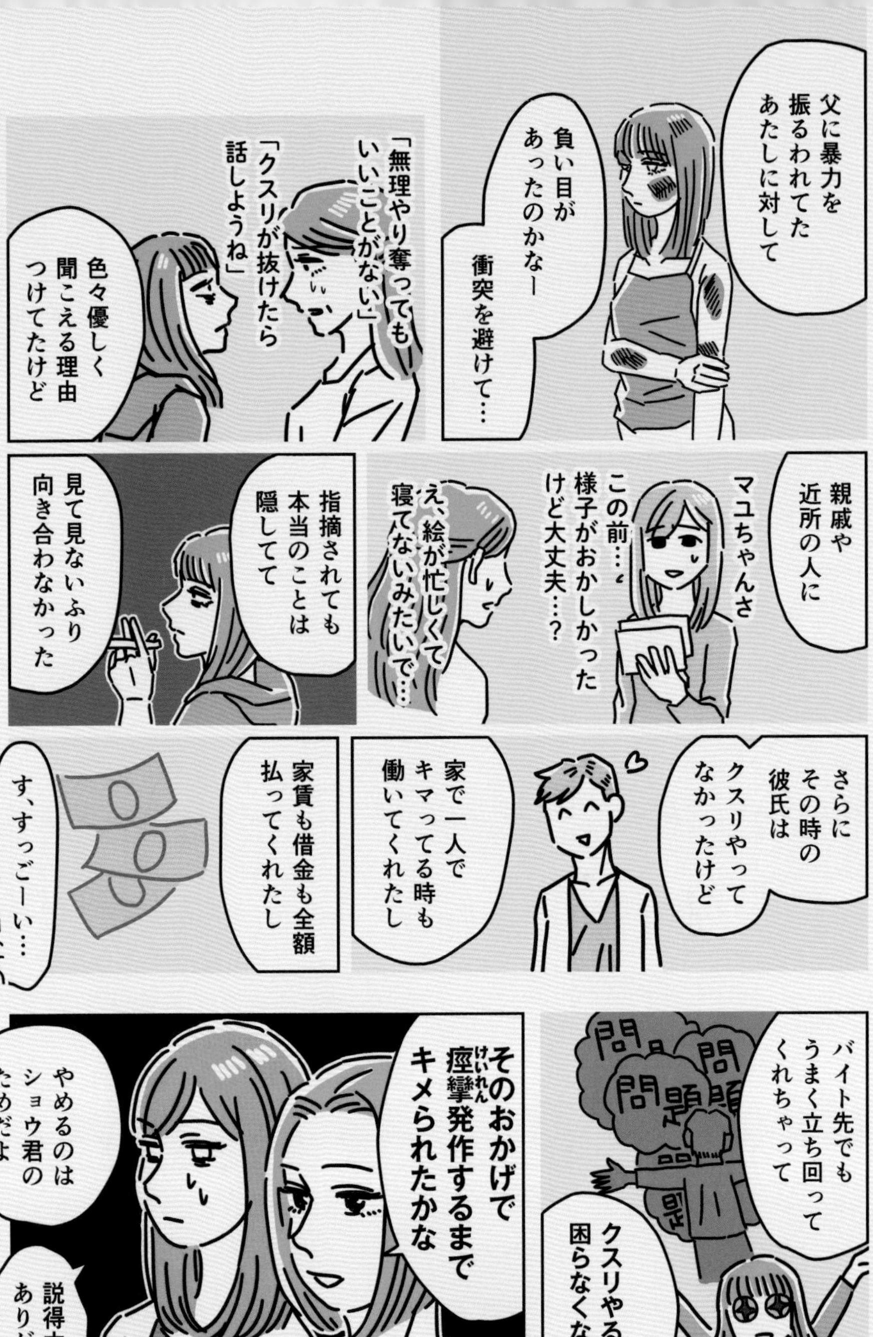
父に暴力を振るわれてたあたしに対して
負い目があったのかなー
衝突を避けて…
「無理やり奪ってもいいことがない」
「クスリが抜けたら話しようね」
色々優しく聞こえる理由つけてたけど
親戚や近所の人に
マユちゃんさこの前…様子がおかしかったけど大丈夫…？
え、絵が忙しくて寝てないみたいで…
指摘されても本当のことは隠してて
見て見ないふり向き合わなかった
さらにその時の彼氏はクスリやってなかったけど
家で一人でキマってる時も働いてくれたし
家賃も借金も全額払ってくれたし
す、すっごーい…
何者なの
バイト先でもうまく立ち回ってくれちゃって
クスリやるのに困らなくなってさぁ
きゃぴーーーん
そのおかげで痙攣《けいれん》発作するまでキメられたかな
やめるのはショウ君のためだよ
説得力のある話ありがとう…

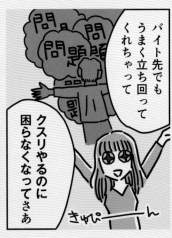

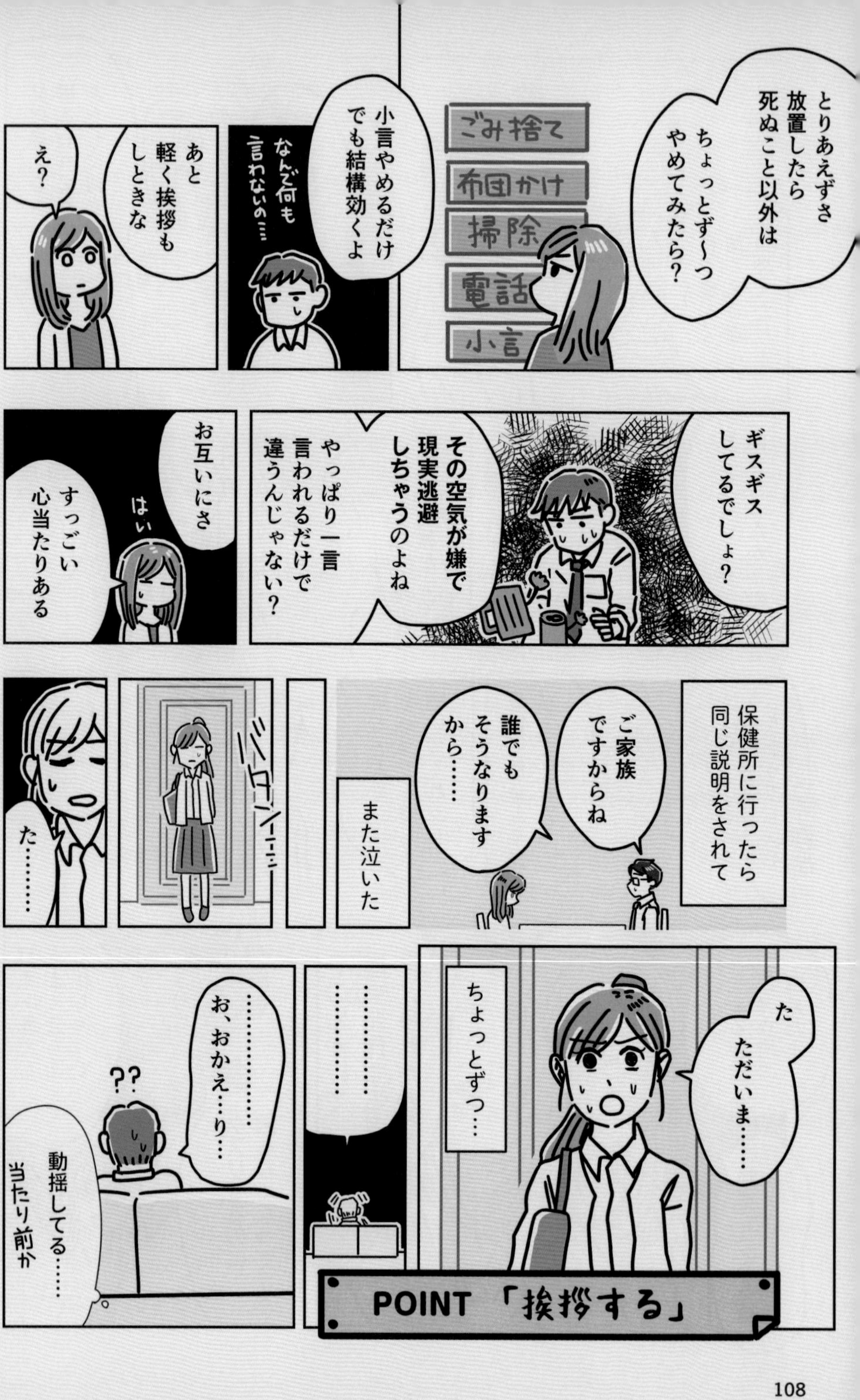
とりあえずさ放置したら死ぬこと以外はちょっとず～つやめてみたら？
ごみ捨て
布団かけ
掃除
電話
小言
小言やめるだけでも結構効くよ
なんで何も言わないの…
あと軽く挨拶もしときな
え？
ギスギスしてるでしょ？
その空気が嫌で現実逃避しちゃうのよね
やっぱり一言言われるだけで違うんじゃない？
お互いにさ
はい
すっごい心当たりある
保健所に行ったら同じ説明をされて
ご家族ですからね
誰でもそうなりますから……
また泣いた
バタン
た………
た
ただいま……
ちょっとずつ…
……………
……………
お、おかえ…り…
??
動揺してる……当たり前か
POINT「挨拶する」

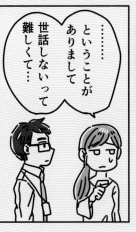

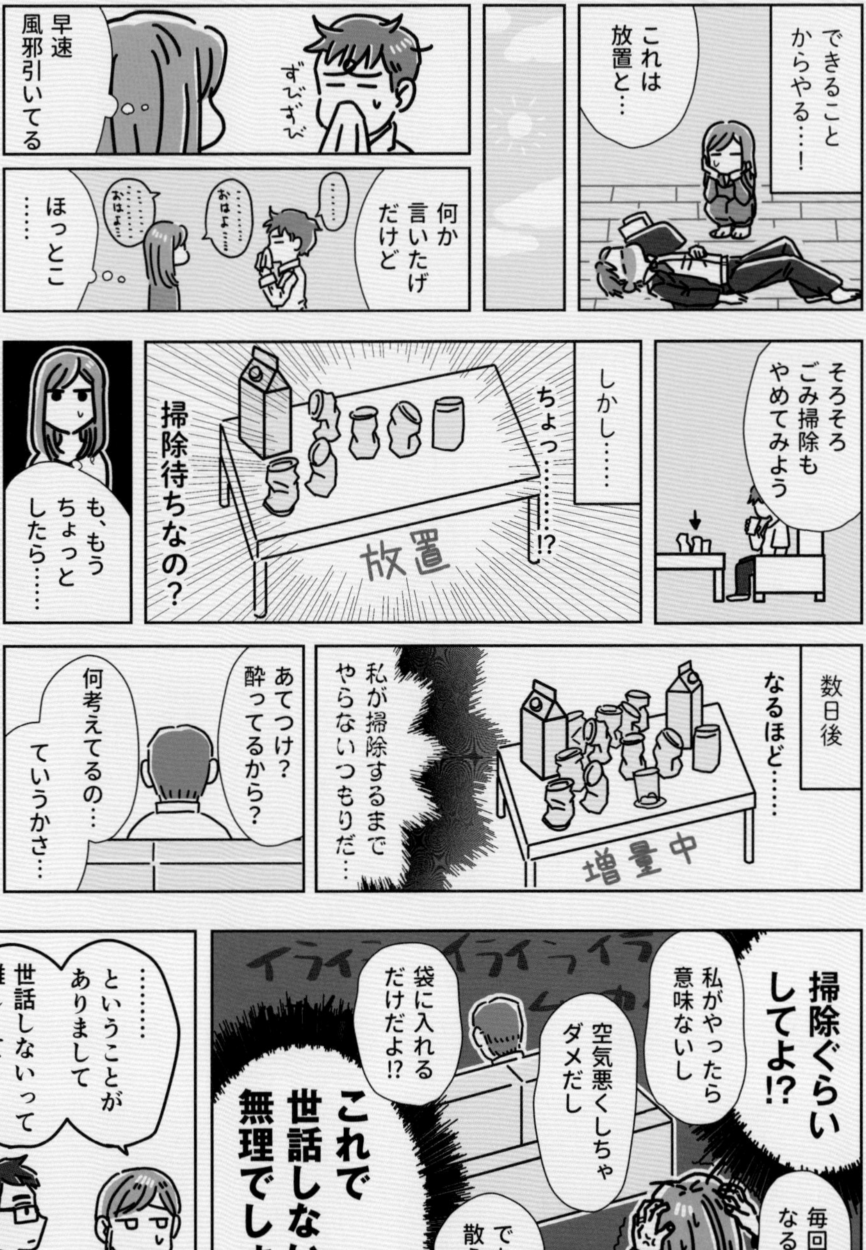
できることからやる……!
これは放置と…
ずびずび
早速風邪引いてる
何か言いたげだけど
……
おはよ……
……おはよ……
ほっとこ……
そろそろごみ掃除もやめてみよう
しかし……
ちょっ……!?
放置
掃除待ちなの?
も、もうちょっとしたら……
数日後
なるほど……
増量中
私が掃除するまでやらないつもりだ…
あてつけ?酔ってるから?
何考えてるの…
ていうかさ…
掃除ぐらいしてよ!?
イライライライライラ
私がやったら意味ないし
空気悪くしちゃダメだし
袋に入れるだけだよ!?
毎回喧嘩になるし
でも家が散らかるし
これで世話しないって無理でしょ!?
………ということがありまして
世話しないって難しくて…

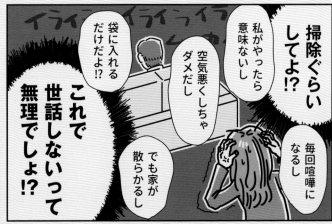

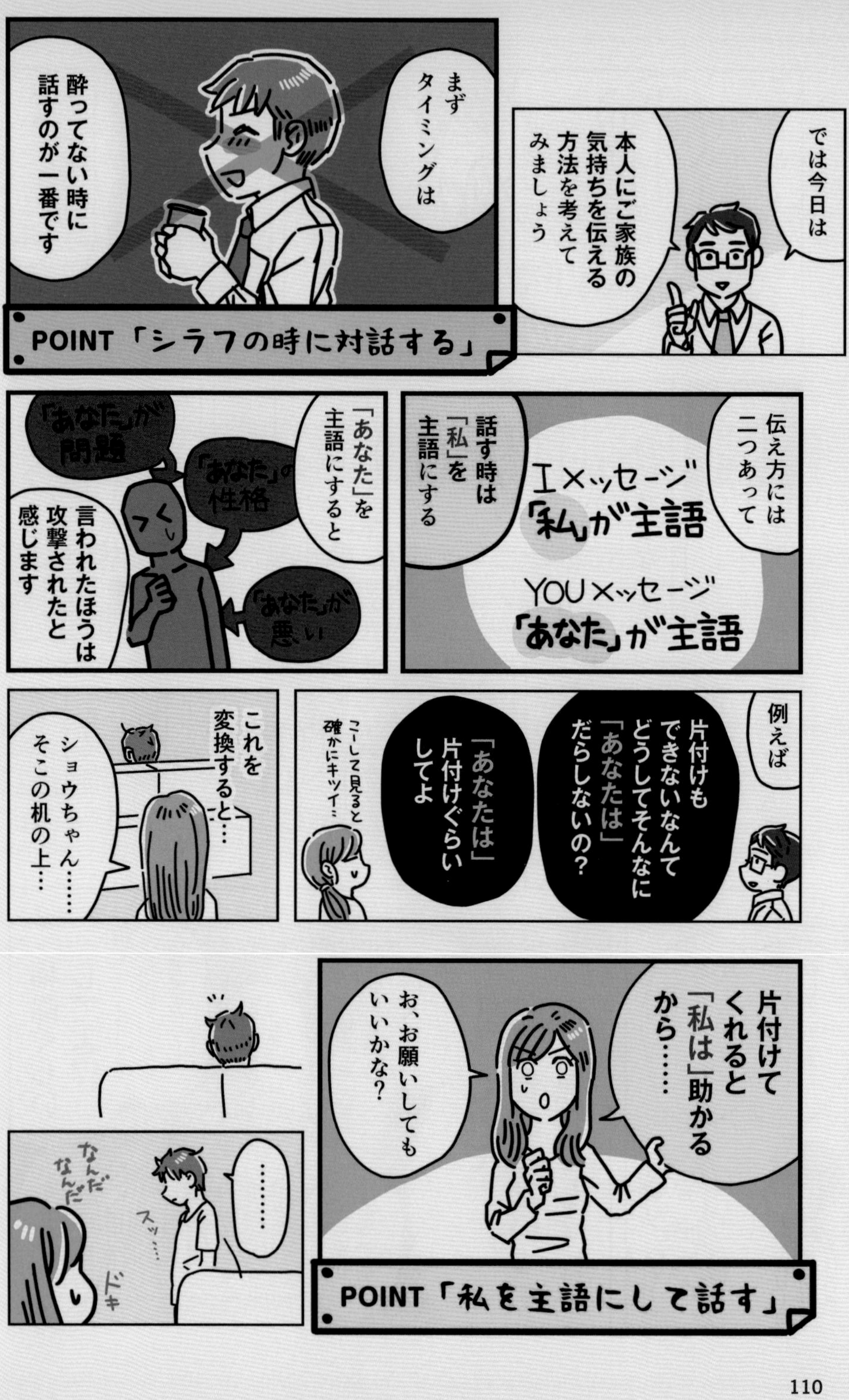

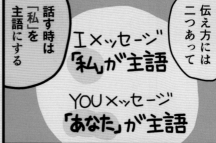

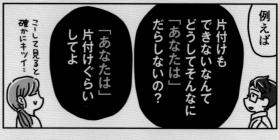

では今日は
本人にご家族の気持ちを伝える方法を考えてみましょう
まずタイミングは
酔ってない時に話すのが一番です
POINT「シラフの時に対話する」
伝え方には二つあって
Iメッセージ「私」が主語
YOUメッセージ「あなた」が主語
話す時は「私」を主語にする
「あなた」を主語にすると
「あなた」が問題
「あなた」の性格
「あなた」が悪い
言われたほうは攻撃されたと感じます
例えば
片付けもできないなんてどうしてそんなに「あなたは」だらしないの？
「あなたは」片付けぐらいしてよ
こーして見ると確かにキツイ!!
これを変換すると…
ショウちゃん……そこの机の上…
片付けてくれると「私は」助かるから……
お、お願いしてもいいかな？
POINT「私を主語にして話す」
……
なんだなんだ
スッ…
ドキ

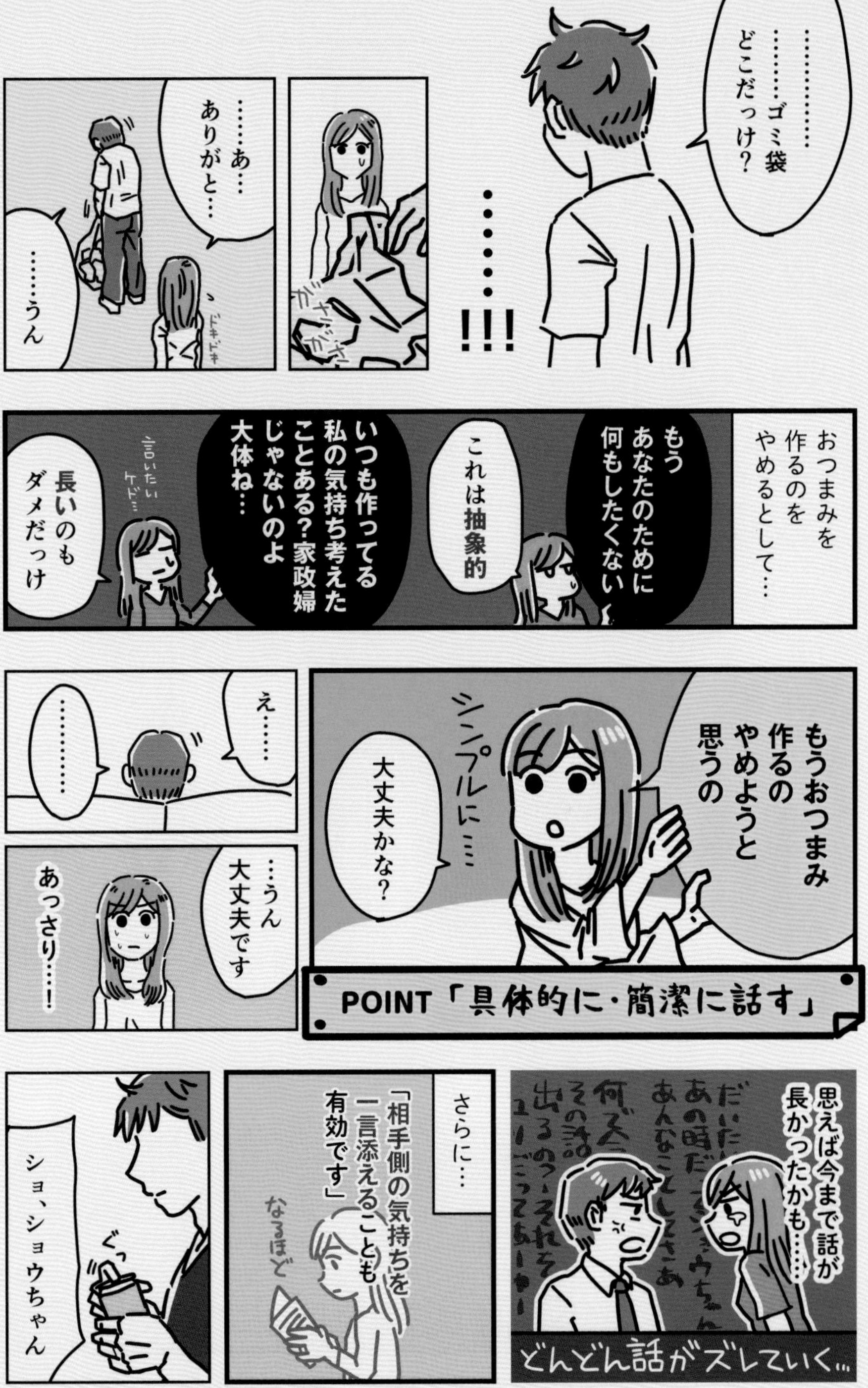
…………
…………ゴミ袋
どこだっけ？
……!!!
ガサガサ
……あ……
ありがと……
……うん
ドキドキ
おつまみを作るのをやめるとして…
もう
あなたのために
何もしたくない
これは抽象的
いつも作ってる私の気持ち考えたことある？家政婦じゃないのよ
大体ね…
言いたいケド…
長いのもダメだっけ
もうおつまみ作るのやめようと思うの
シンプルに…
大丈夫かな？
POINT「具体的に・簡潔に話す」
え……
…………
…うん
大丈夫です
あっさり…！
思えば今まで話が長かったかも……
だいたいあの時だってショウちゃんあんなことしてきたあの話…何でその話出るの〜？それでユーコちゃんが…
どんどん話がズレていく…
さらに…
「相手側の気持ちを一言添えることも有効です」
なるほど
ショ、ショウちゃん
ぐっ

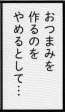

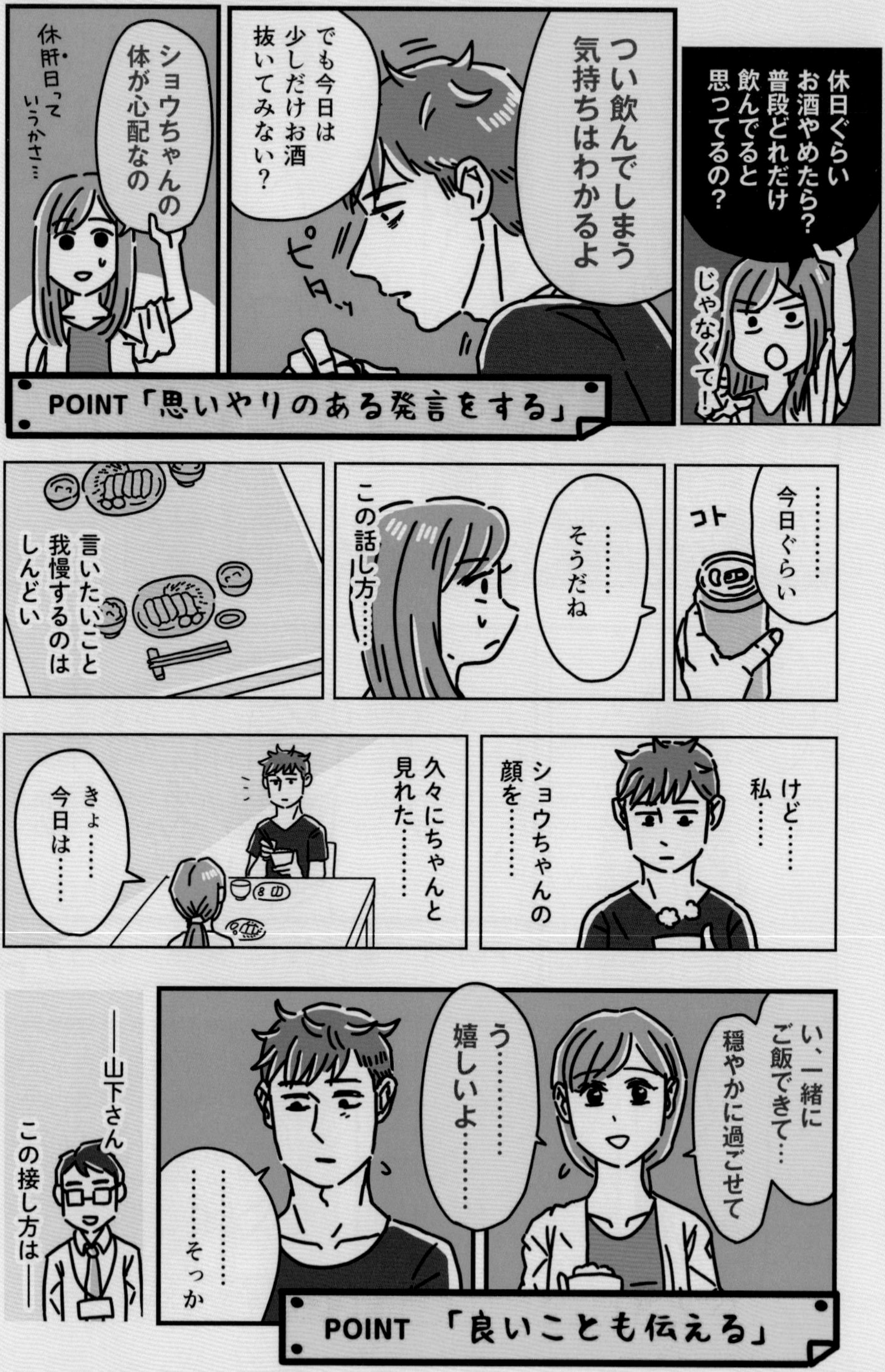
休日ぐらいお酒やめたら？普段どれだけ飲んでると思ってるの？
じゃなくて！
つい飲んでしまう気持ちはわかるよ
でも今日は少しだけお酒抜いてみない？
ピクッ
ショウちゃんの体が心配なの
休肝日っていうかさ…
POINT「思いやりのある発言をする」
……今日ぐらい……
コト
……そうだね
この話し方……
言いたいこと我慢するのはしんどい
けど……私……
ショウちゃんの顔を……
久々にちゃんと見れた……
きょ……今日は……
い、一緒にご飯できて穏やかに過ごせて
う……嬉しいよ………
…………そっか
POINT「良いことも伝える」
——山下さん この接し方は——

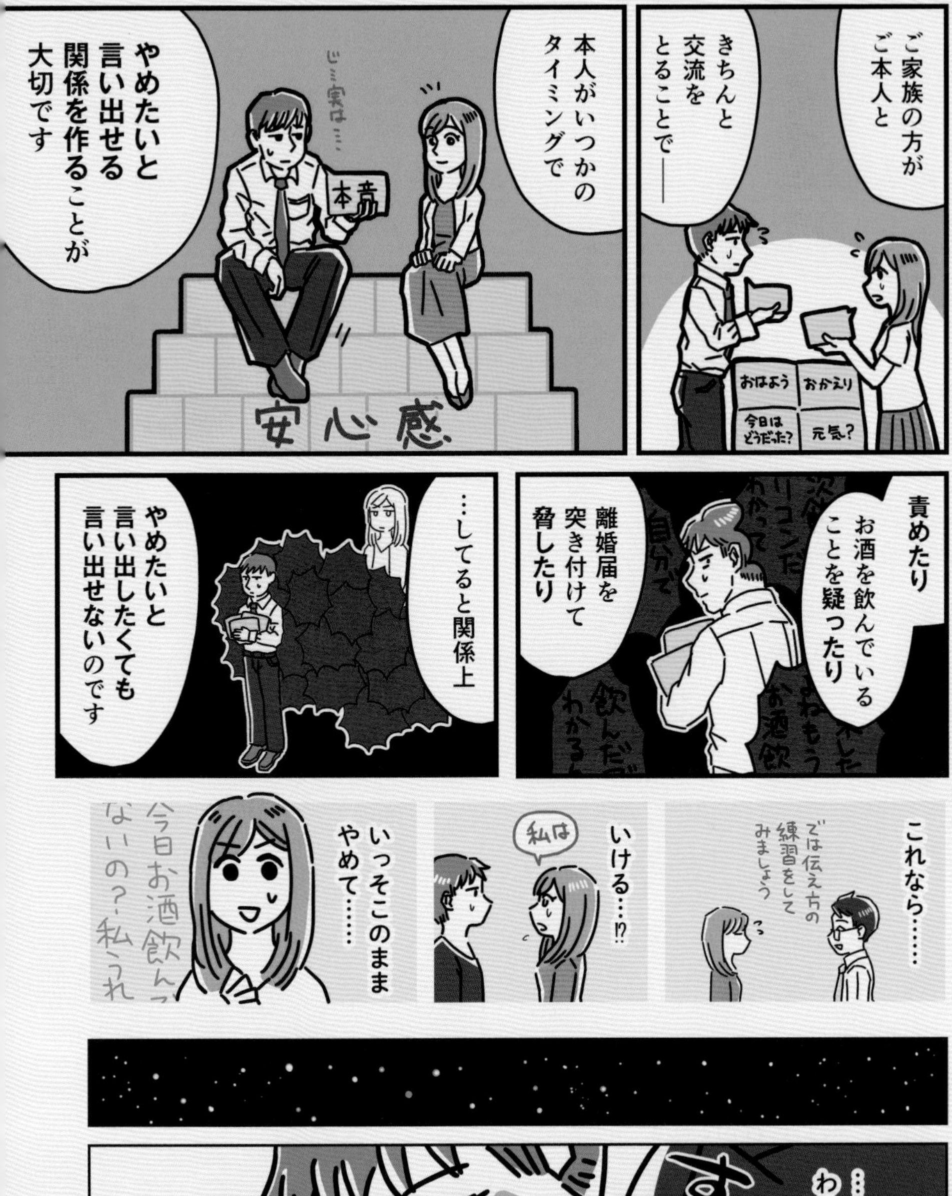

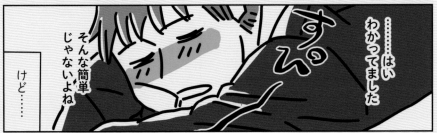

ご家族の方がご本人と
きちんと交流をとることで――
おはよう
おかえり
今日はどうだった?
元気?
本人がいつかのタイミングで
本音
安心感
やめたいと言い出せる関係を作ることが大切です
責めたり
お酒を飲んでいることを疑ったり
離婚届を突き付けて脅したり
…してると関係上
やめたいと言い出したくても言い出せないのです
これなら……
では伝え方の練習をしてみましょう
いける…!?
私は
いっそこのままやめて……
今日お酒飲んでないの？　私うれ
……はい わかってました
すん
そんな簡単じゃないよね
けど……

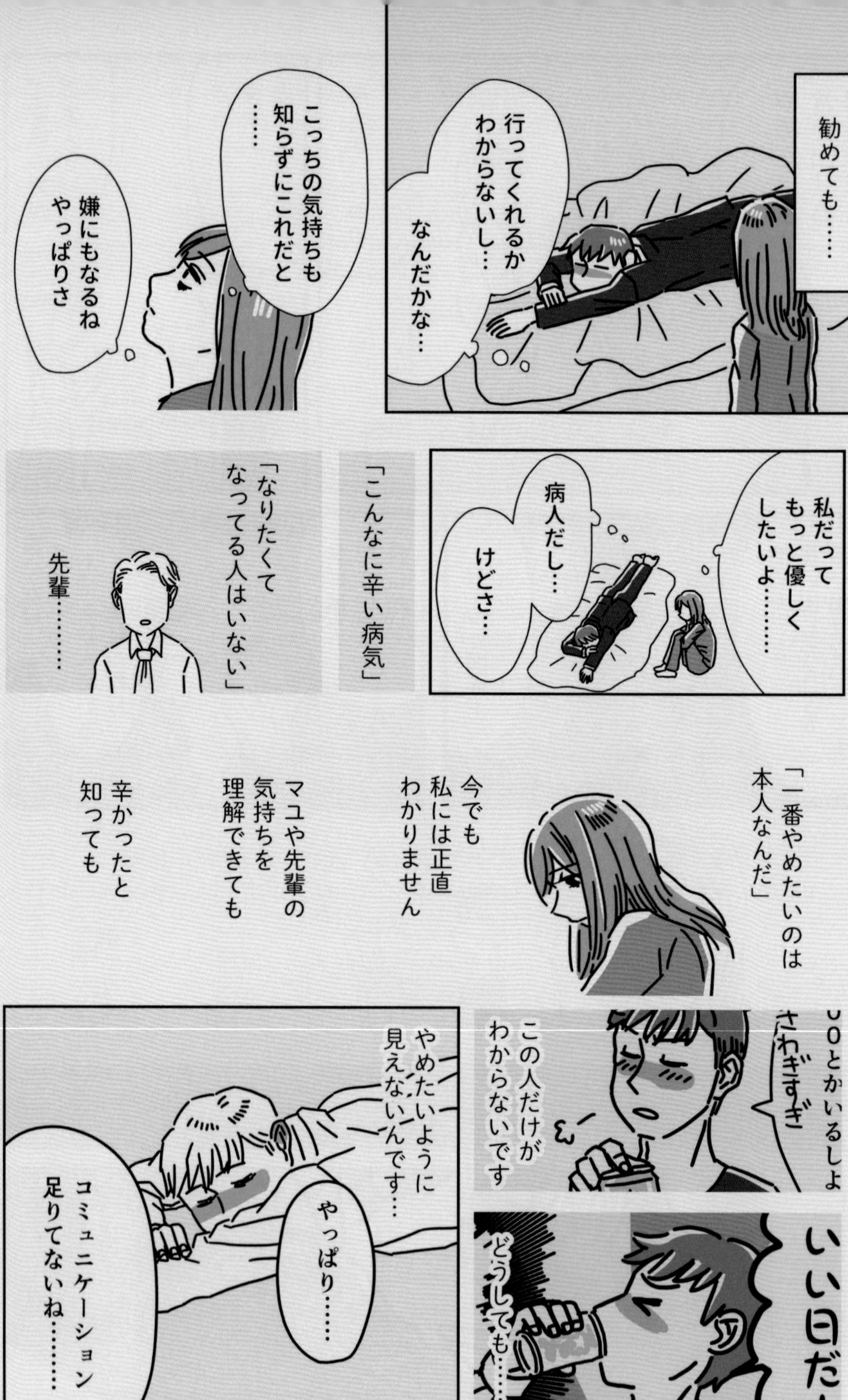
今受診を勧めても……
行ってくれるかわからないし…
なんだかな…
こっちの気持ちも知らずにこれだと……
嫌にもなるね やっぱりさ
私だってもっと優しくしたいよ……
病人だし…
けどさ…
「こんなに辛い病気」
「なりたくてなってる人はいない」
先輩……
「一番やめたいのは本人なんだ」
今でも私には正直わかりません
マユや先輩の気持ちを理解できても
辛かったと知っても
とかいるしよ さわぎすぎ
この人だけがわからないです
いい日だー
どうしても……
やめたいように見えないんです…
やっぱり……
コミュニケーション足りてないね……

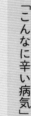

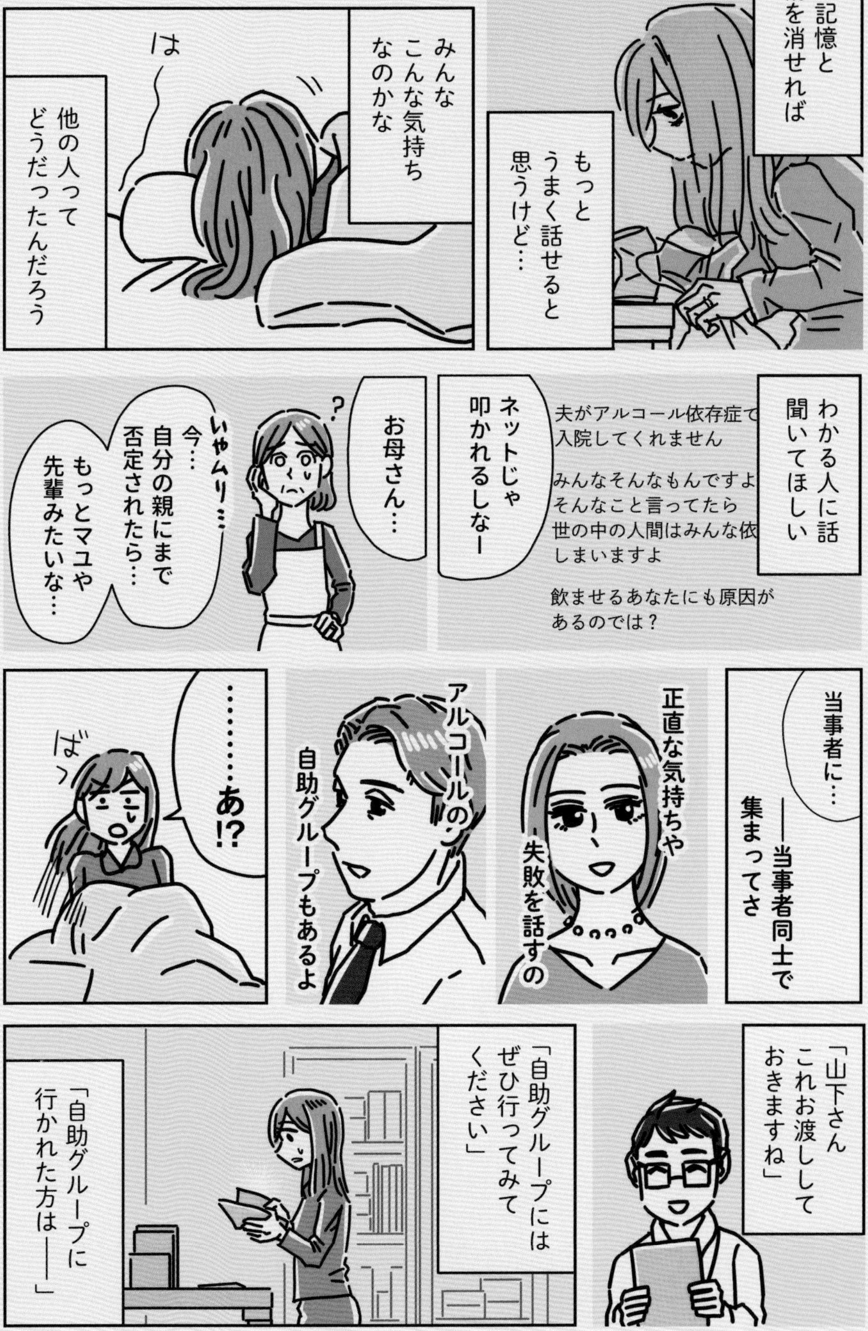
この記憶と感情を消せれば
もっとうまく話せると思うけど…
みんなこんな気持ちなのかな
は〜
他の人ってどうだったんだろう
わかる人に話聞いてほしい
夫がアルコール依存症で入院してくれません
みんなそんなもんですよ
そんなこと言ってたら
世の中の人間はみんな依
しまいますよ
飲ませるあなたにも原因があるのでは？
ネットじゃ叩かれるしなー
お母さん…
いやムリ
今…自分の親にまで否定されたら…
もっとマユや先輩みたいな…
当事者に…
──当事者同士で集まってさ
正直な気持ちや失敗を話すの
アルコールの自助グループもあるよ
……あ!?
ばっ
「山下さんこれお渡ししておきますね」
「自助グループにはぜひ行ってみてください」
「自助グループに行かれた方は──」

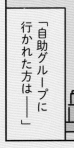

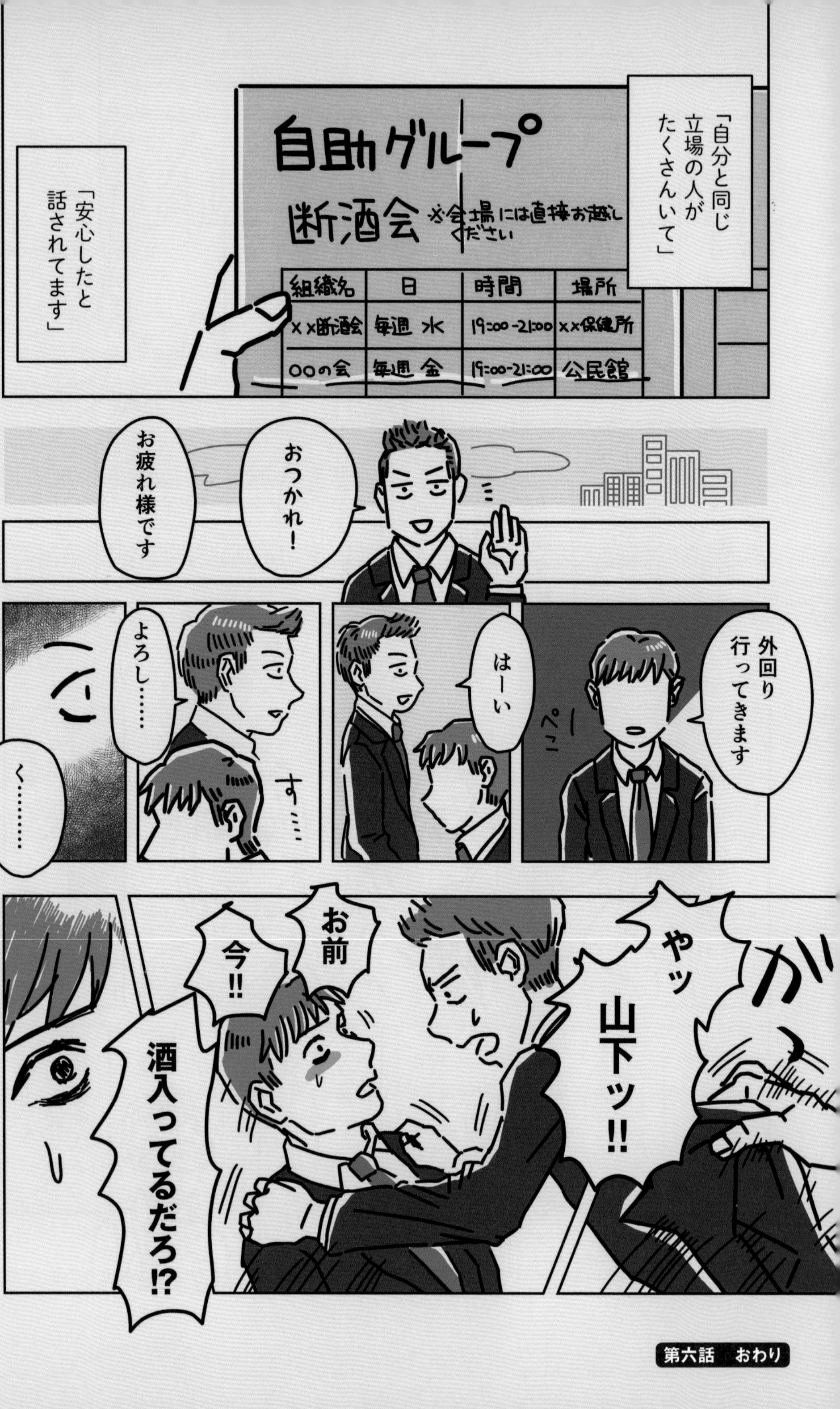
「自分と同じ立場の人がたくさんいて」
自助グループ
断酒会 ※会場には直接お越しください
組織名 日 時間 場所
××断酒会 毎週 水 19:00-21:00 ××保健所
○○の会 毎週 金 19:00-21:00 公民館
「安心したと話されてます」
おつかれ!
お疲れ様です
外回り行ってきます
ペコ
はーい
す…
よろし……
く……
ヤッ 山下ッ!!
ガ
お前
今!!
酒入ってるだろ!?

第六話 おわり

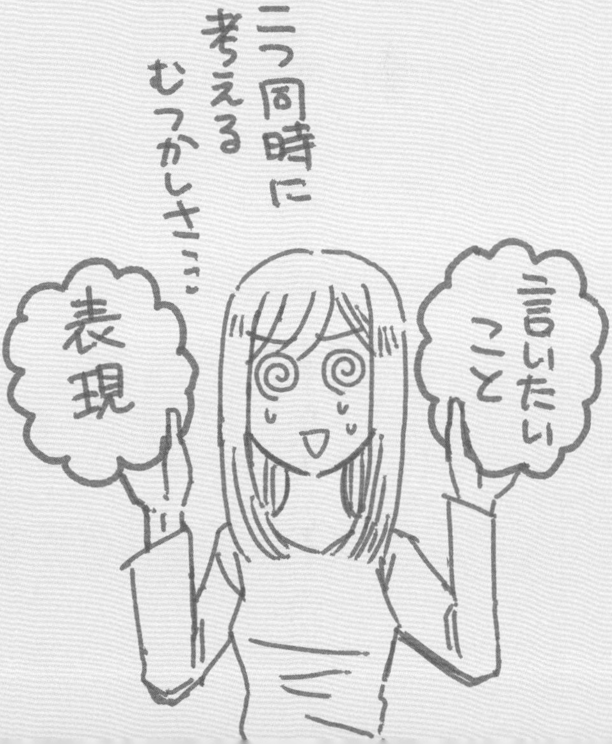
二つ同時に
考える
むつかしさささ
言いたいこと
表現

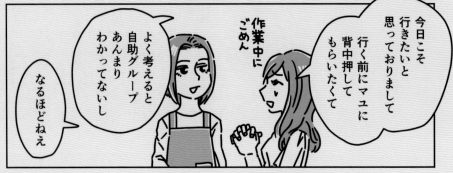

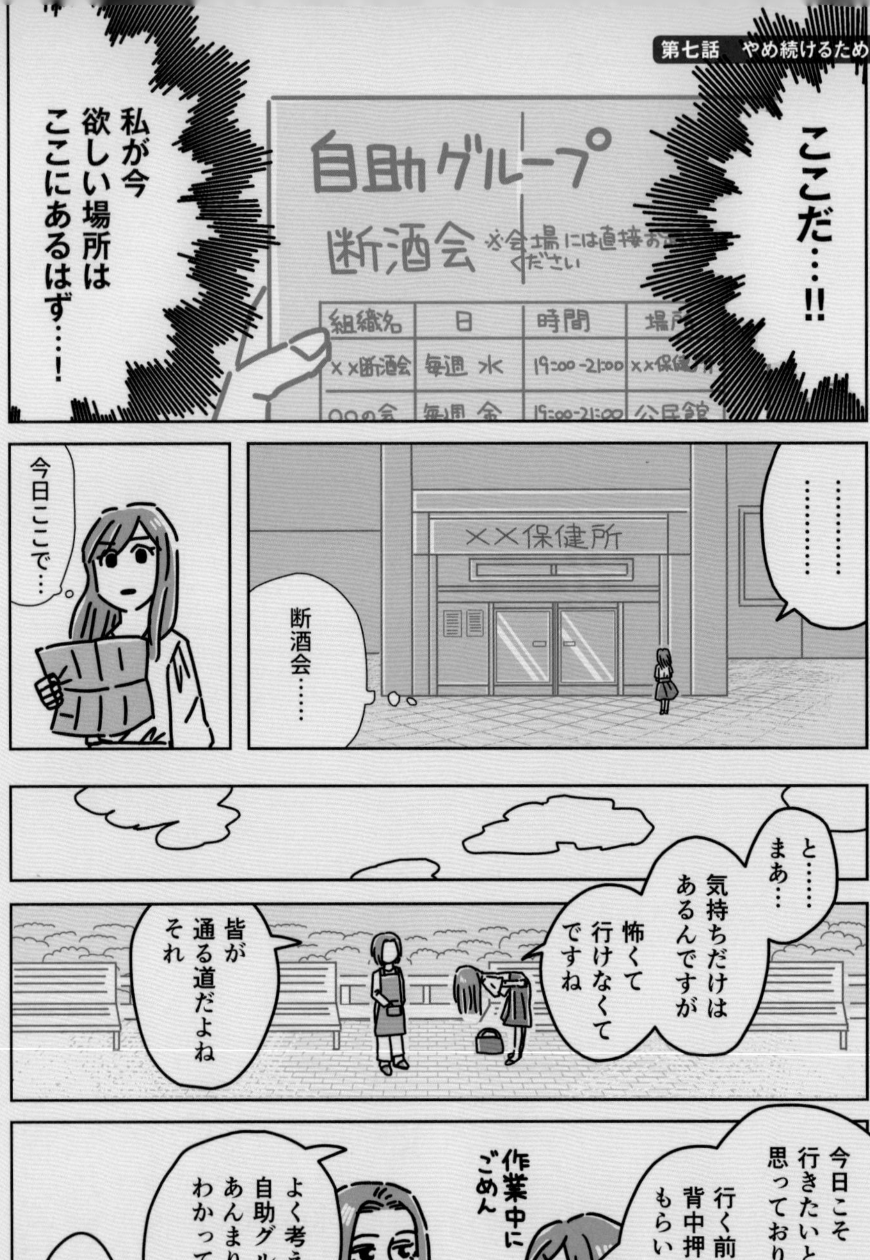
ここだ…!!
自助グループ
断酒会
私が今
欲しい場所は
ここにあるはず…!
…………
断酒会……
今日ここで…
と……
まあ……
気持ちだけは
あるんですが
怖くて
行けなくて
ですね
皆が
通る道だよね
それ
今日こそ
行きたいと
思っておりまして
行く前にマユに
背中押して
もらいたくて
作業中に
ごめん
よく考えると
自助グループ
あんまり
わかってないし
なるほどねえ

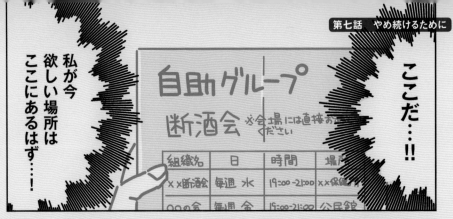

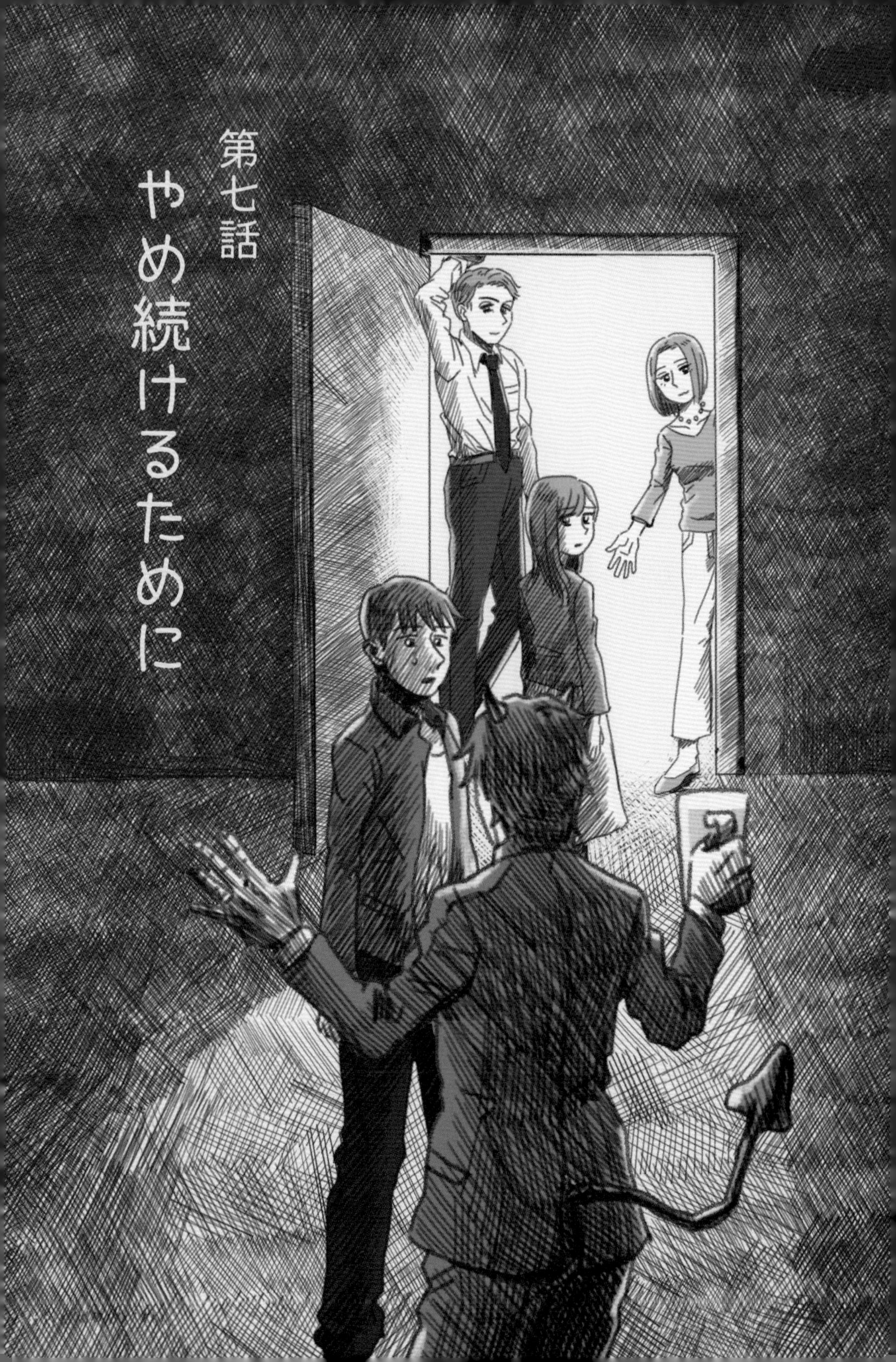
第七話
やめ続けるために

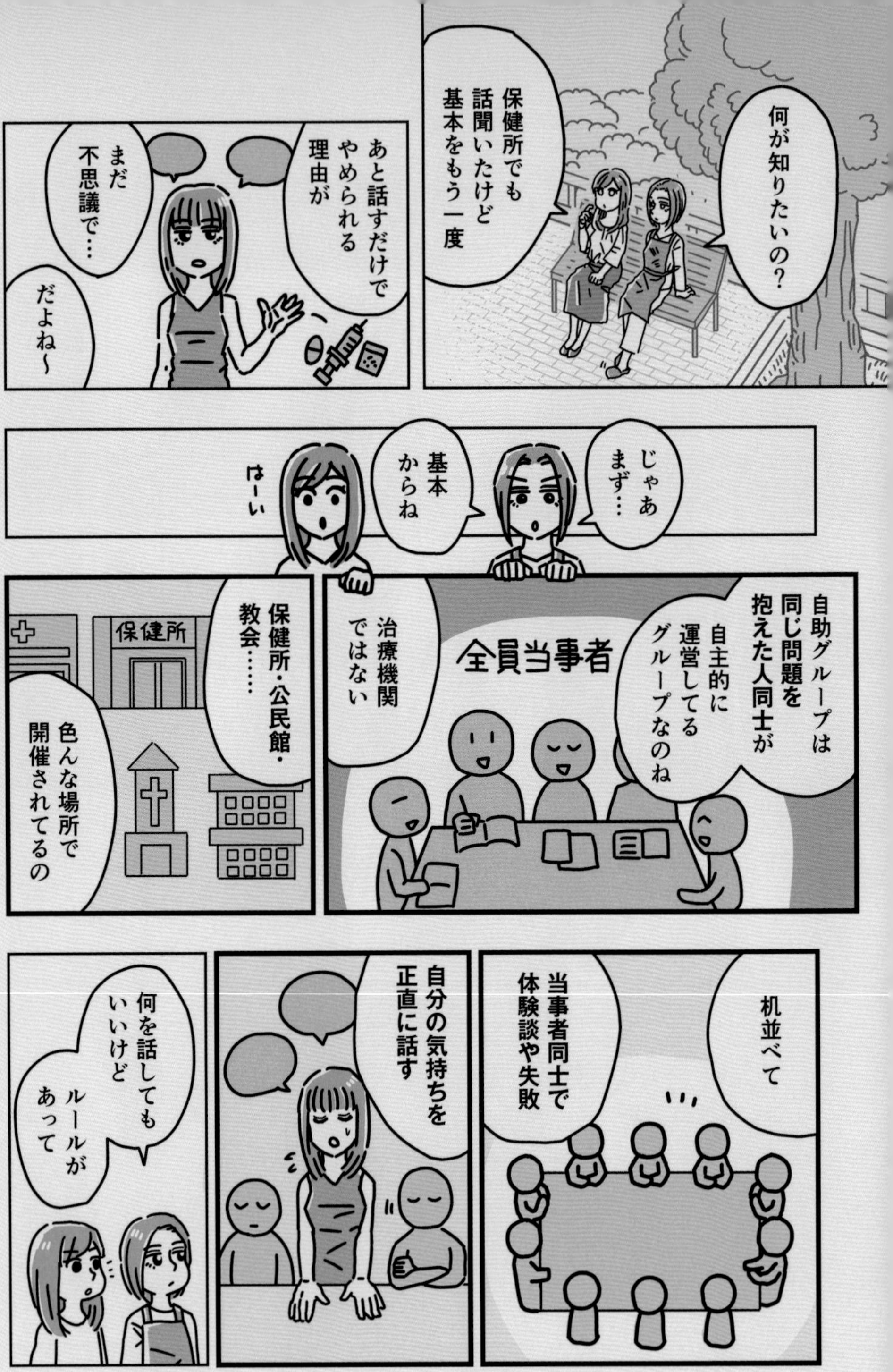
何が知りたいの？
保健所でも話聞いたけど基本をもう一度
あと話すだけでやめられる理由が
まだ不思議で…
だよね～
じゃあまず…
基本からね
はーい
自助グループは同じ問題を抱えた人同士が
自主的に運営してるグループなのね
全員当事者
治療機関ではない
保健所・公民館・教会……
色んな場所で開催されてるの
机並べて
当事者同士で体験談や失敗
自分の気持ちを正直に話す
何を話してもいいけど
ルールがあって

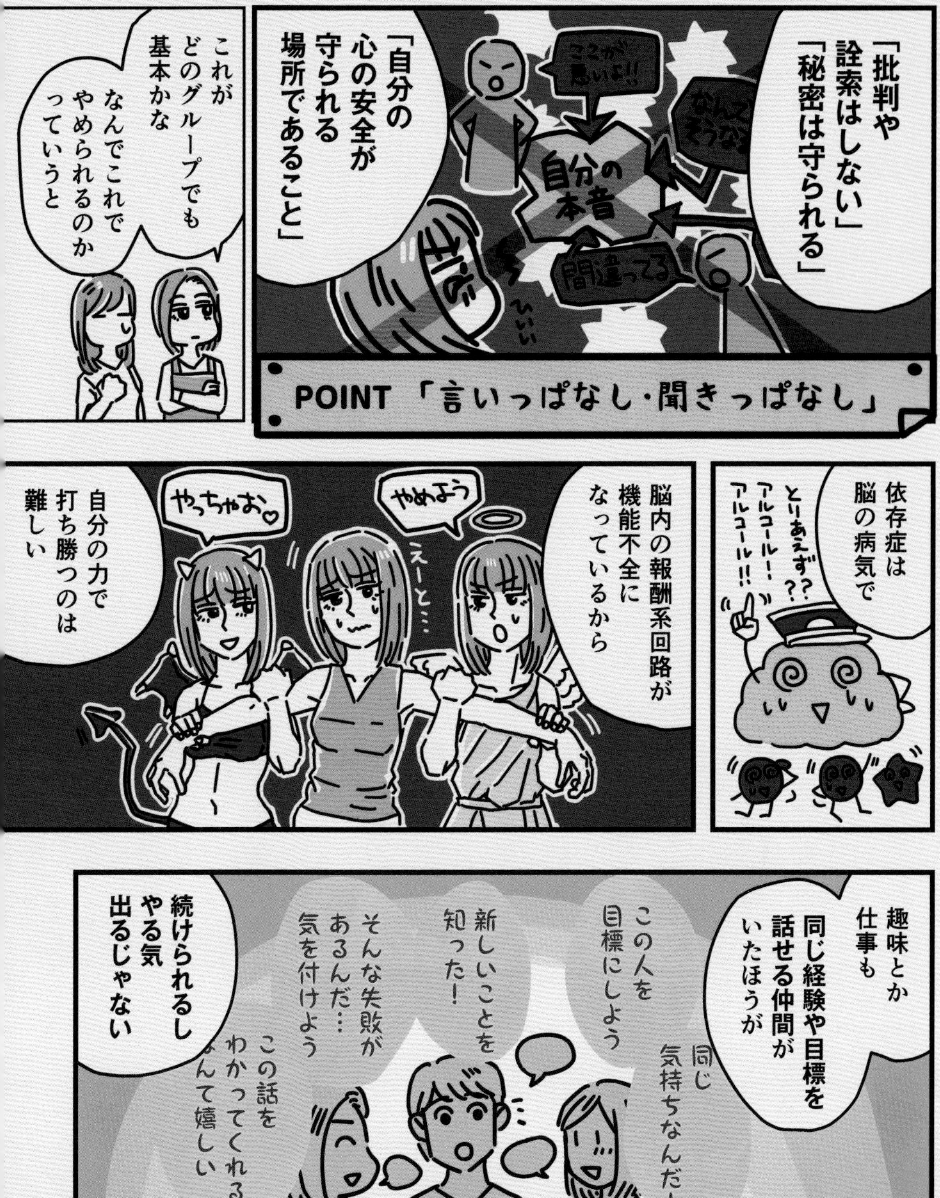

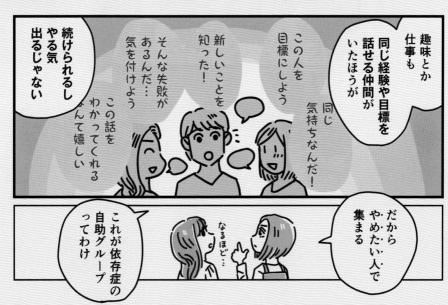

「批判や詮索はしない」
「秘密は守られる」
ここが悪いよ!!
間違ってる
自分の本音
ひぃぃぃ
「自分の心の安全が守られる場所であること」
POINT 「言いっぱなし・聞きっぱなし」
これが どのグループでも 基本かな
なんでこれで やめられるのか っていうと
依存症は 脳の病気で
とりあえず?? アルコール!! アルコール!!
脳内の報酬系回路が 機能不全に なっているから
やめよう
えーと…
やっちゃお♡
自分の力で 打ち勝つのは 難しい
趣味とか 仕事も 同じ経験や目標を 話せる仲間が いたほうが
この人を 目標にしよう
同じ 気持ちなんだ!
新しいことを 知った!
そんな失敗が あるんだ… 気を付けよう
この話を わかってくれる なんて嬉しい
続けられるし やる気 出るじゃない
だから やめたい人で 集まる
なるほど…
これが依存症の 自助グループ ってわけ

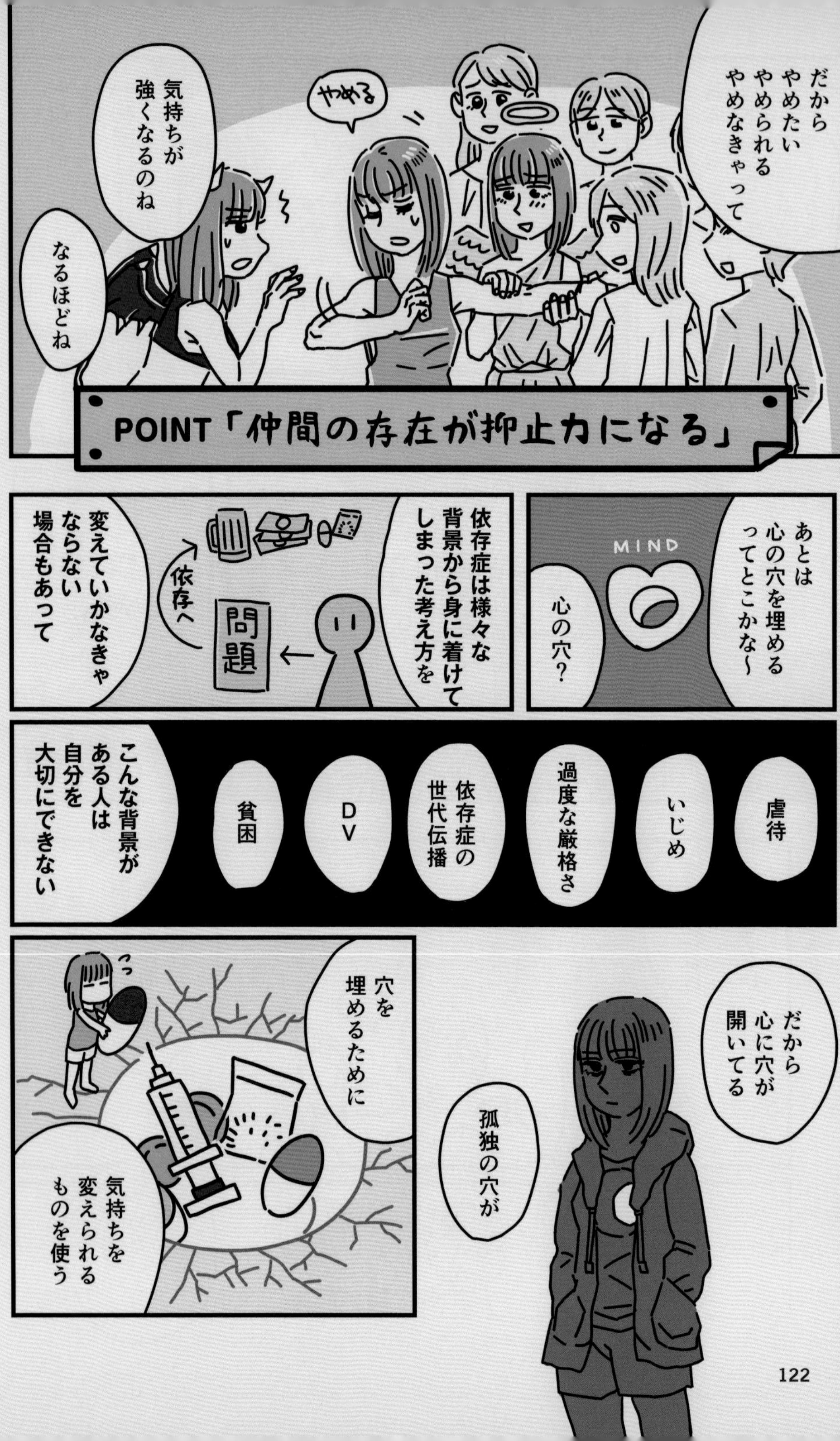
だから
やめたい
やめられる
やめなきゃって
やめる
気持ちが強くなるのね
なるほどね
POINT「仲間の存在が抑止力になる」
あとは心の穴を埋めるってとこかな～
MIND
心の穴？
依存症は様々な背景から身に着けてしまった考え方を
問題
依存へ
変えていかなきゃならない場合もあって
虐待
いじめ
過度な厳格さ
依存症の世代伝播
DV
貧困
こんな背景がある人は自分を大切にできない
だから心に穴が開いてる
孤独の穴が
穴を埋めるために
気持ちを変えられるものを使う

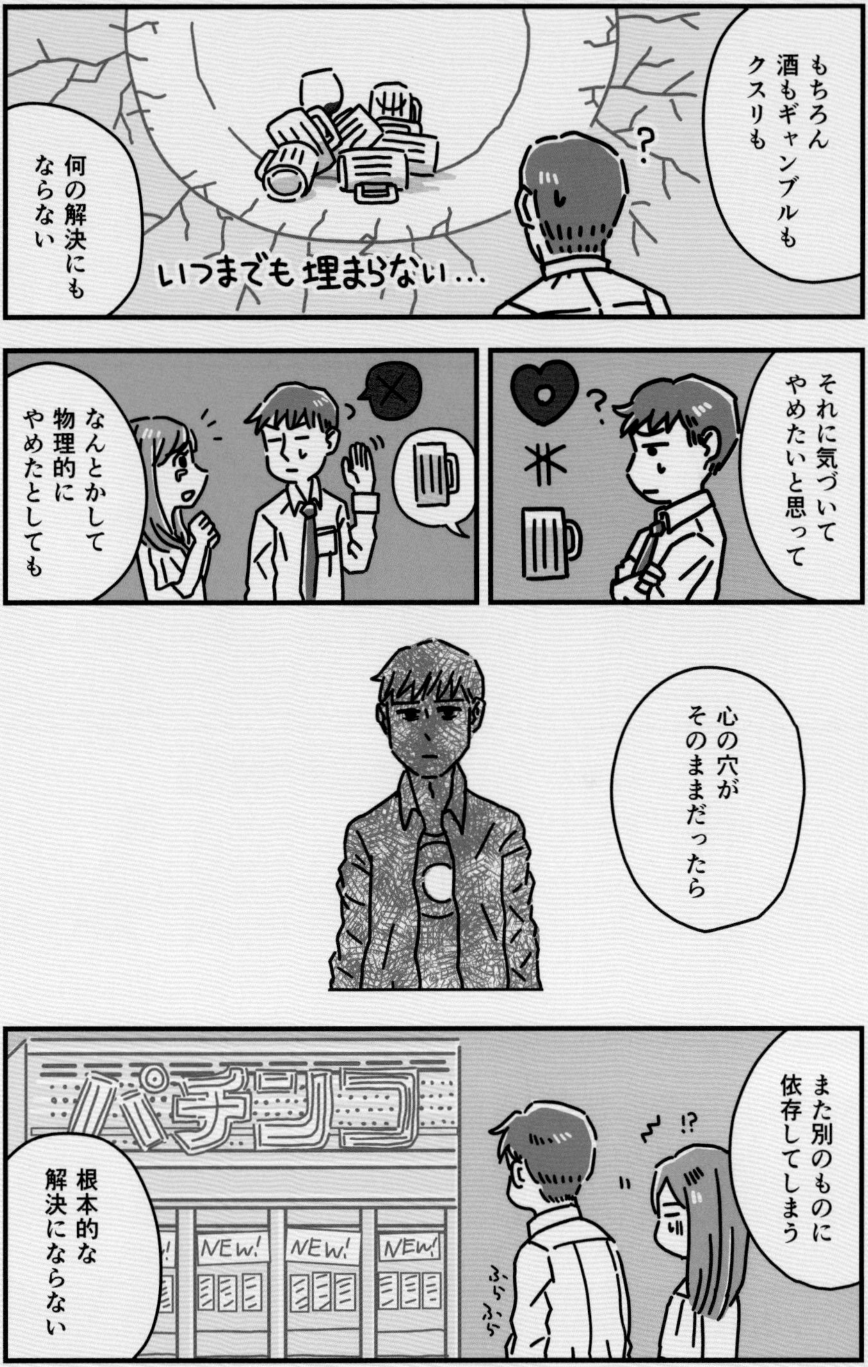
もちろん
酒もギャンブルも
クスリも
いつまでも埋まらない…
何の解決にも
ならない
それに気づいて
やめたいと思って
なんとかして
物理的に
やめたとしても
心の穴が
そのままだったら
また別のものに
依存してしまう
!?
ふらふら
パチンコ
NEW!
NEW!
NEW!
根本的な
解決にならない

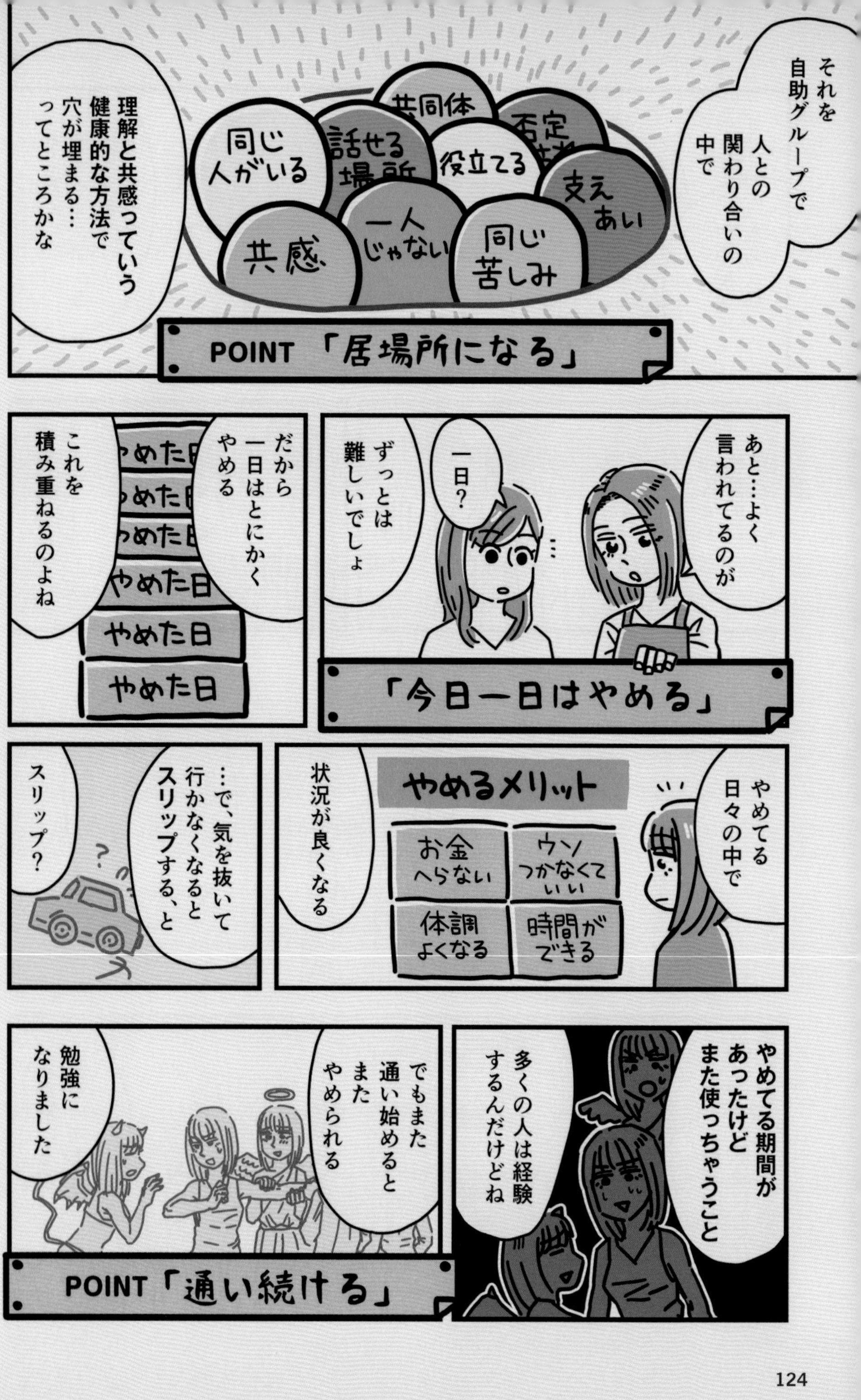

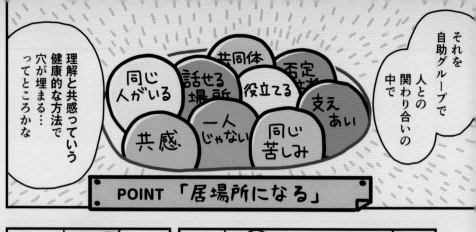

それを自助グループで人との関わり合いの中で
共同体
否定
同じ人がいる
話せる場所
役立てる
支えあい
共感
一人じゃない
同じ苦しみ
理解と共感っていう健康的な方法で穴が埋まる…ってところかな
POINT「居場所になる」
あと…よく言われてるのが
一日?
ずっとは難しいでしょ
「今日一日はやめる」
だから一日はとにかくやめる
これを積み重ねるのよね
やめた日
やめた日
やめた日
やめた日
やめた日
やめた日
やめてる日々の中で
やめるメリット
お金へらない
ウソつかなくていい
体調よくなる
時間ができる
状況が良くなる
…で、気を抜いて行かなくなるとスリップする、と
スリップ?
やめてる期間があったけどまた使っちゃうこと
多くの人は経験するんだけどね
でもまた通い始めるとまたやめられる
勉強になりました
POINT「通い続ける」

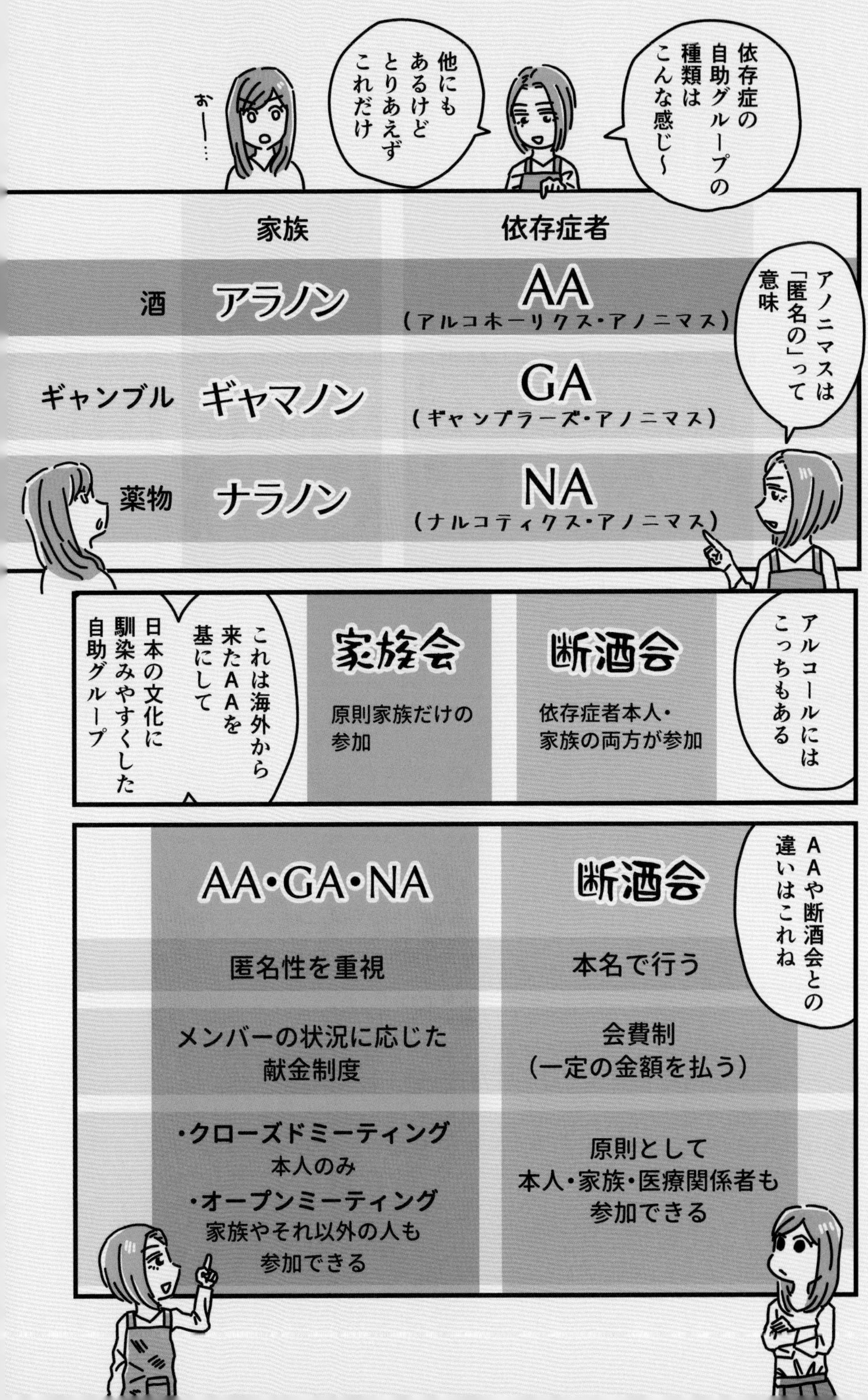
依存症の自助グループの種類はこんな感じ〜
他にもあるけどとりあえずこれだけ
おー……
家族
依存症者
酒
アラノン
AA
（アルコホーリクス・アノニマス）
ギャンブル
ギャマノン
GA
（ギャンブラーズ・アノニマス）
薬物
ナラノン
NA
（ナルコティクス・アノニマス）
アノニマスは「匿名の」って意味
アルコールにはこっちもある
断酒会
依存症者本人・家族の両方が参加
家族会
原則家族だけの参加
これは海外から来たAAを基にして日本の文化に馴染みやすくした自助グループ
AAや断酒会との違いはこれね
AA・GA・NA
断酒会
匿名性を重視
本名で行う
メンバーの状況に応じた献金制度
会費制（一定の金額を払う）
・クローズドミーティング 本人のみ
・オープンミーティング 家族やそれ以外の人も参加できる
原則として本人・家族・医療関係者も参加できる

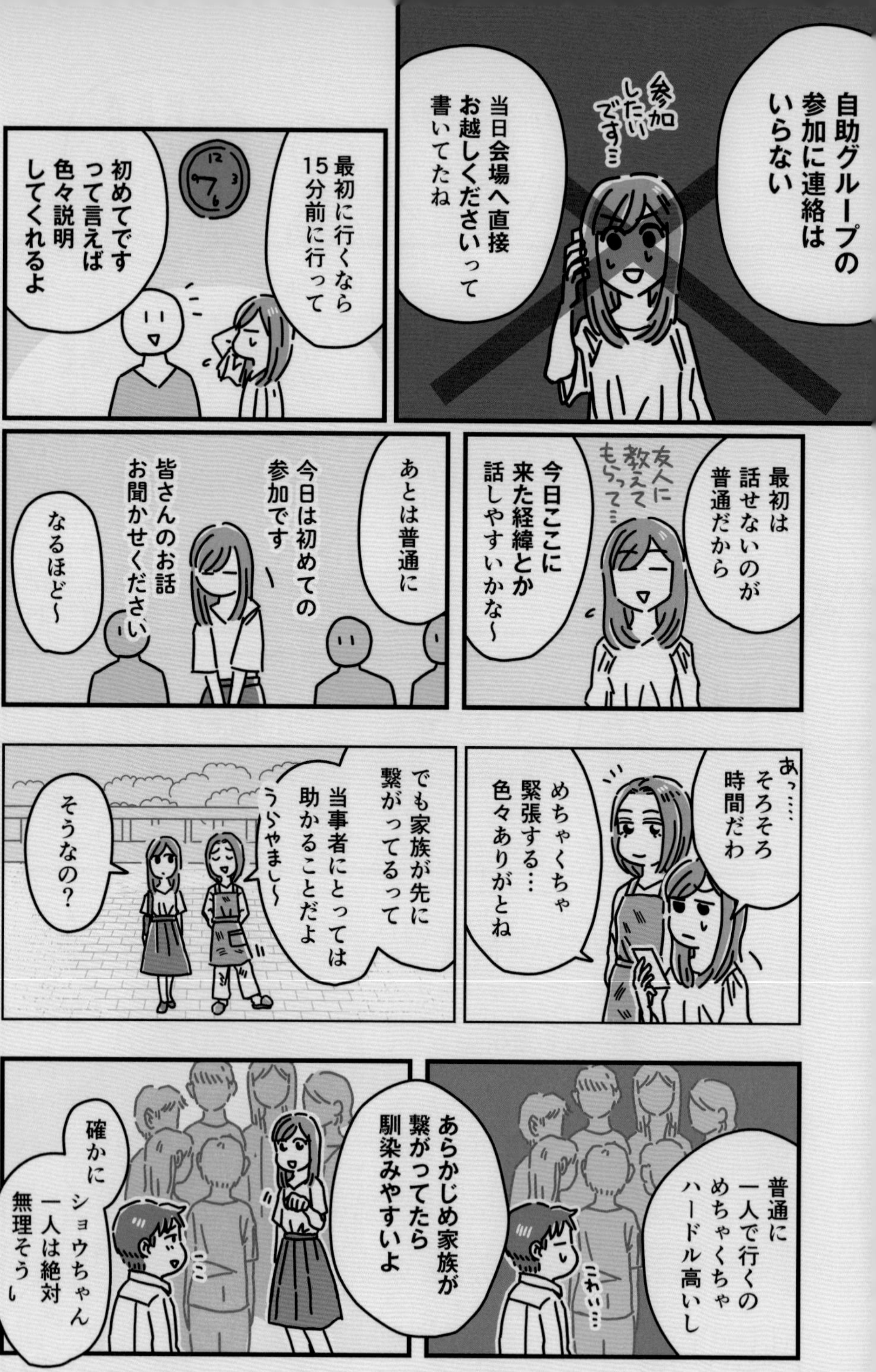
自助グループの参加に連絡はいらない
参加したいです…
当日会場へ直接お越しくださいって書いてたね
最初に行くなら15分前に行って
初めてですって言えば色々説明してくれるよ
最初は話せないのが普通だから
友人に教えてもらって…
今日ここに来た経緯とか話しやすいかな～
あとは普通に
今日は初めての参加です
皆さんのお話お聞かせください
なるほど～
あっ…そろそろ時間だわ
めちゃくちゃ緊張する…色々ありがとね
でも家族が先に繋がってるって当事者にとっては助かることだよ
うらやまし～
そうなの？
普通に一人で行くのめちゃくちゃハードル高いし
これい…
あらかじめ家族が繋がってたら馴染みやすいよ
ここ
確かに
ショウちゃん一人は絶対無理そう

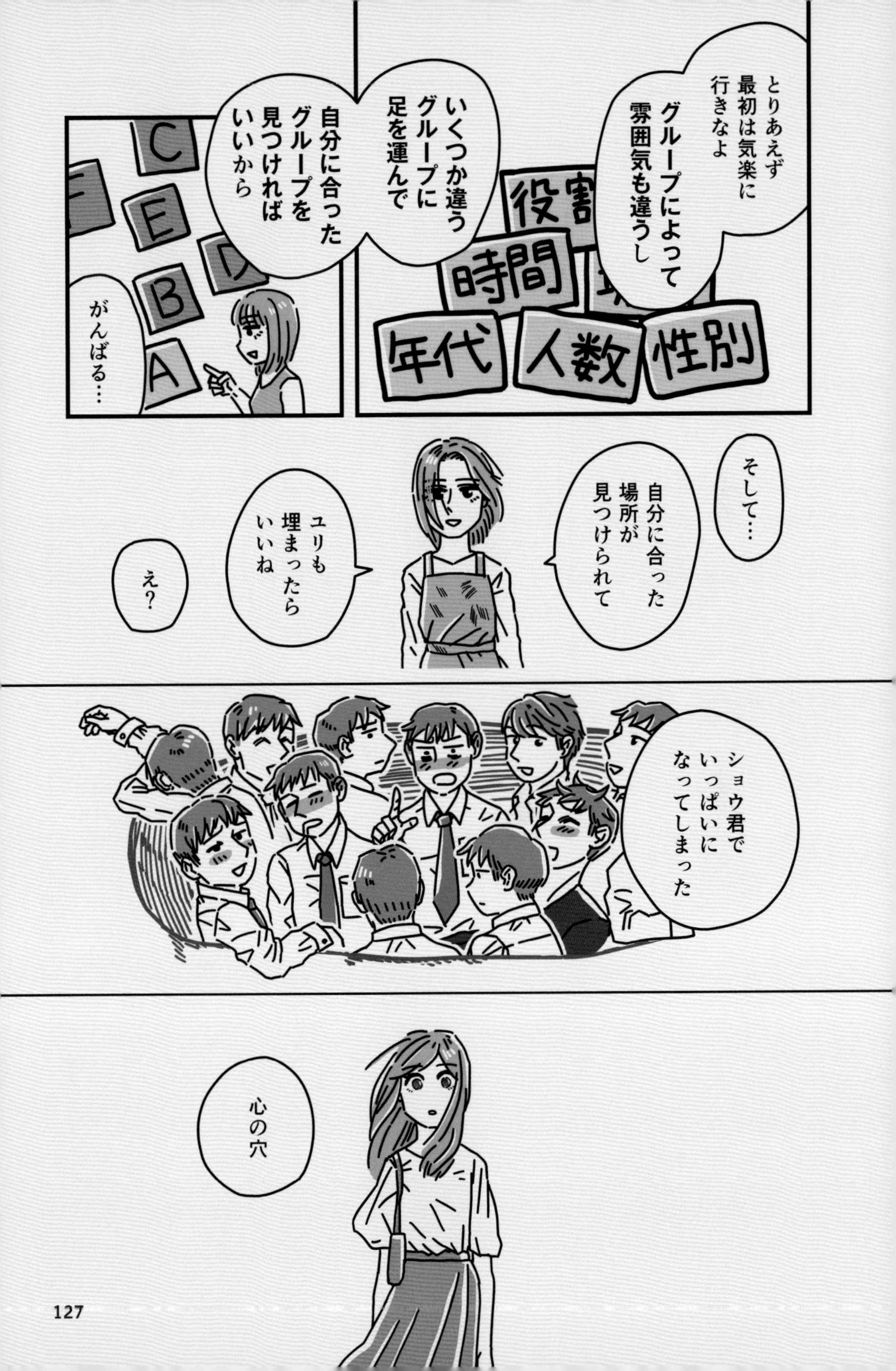
とりあえず最初は気楽に行きなよ
グループによって雰囲気も違うし
役
時間
年代
人数
性別
いくつか違うグループに足を運んで
自分に合ったグループを見つければいいから
C
E
D
B
A
がんばる…
そして…
自分に合った場所が見つけられて
ユリも埋まったらいいね
え?
ショウ君でいっぱいになってしまった
心の穴

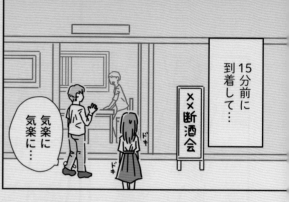

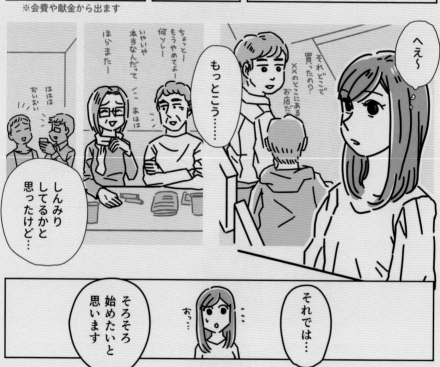

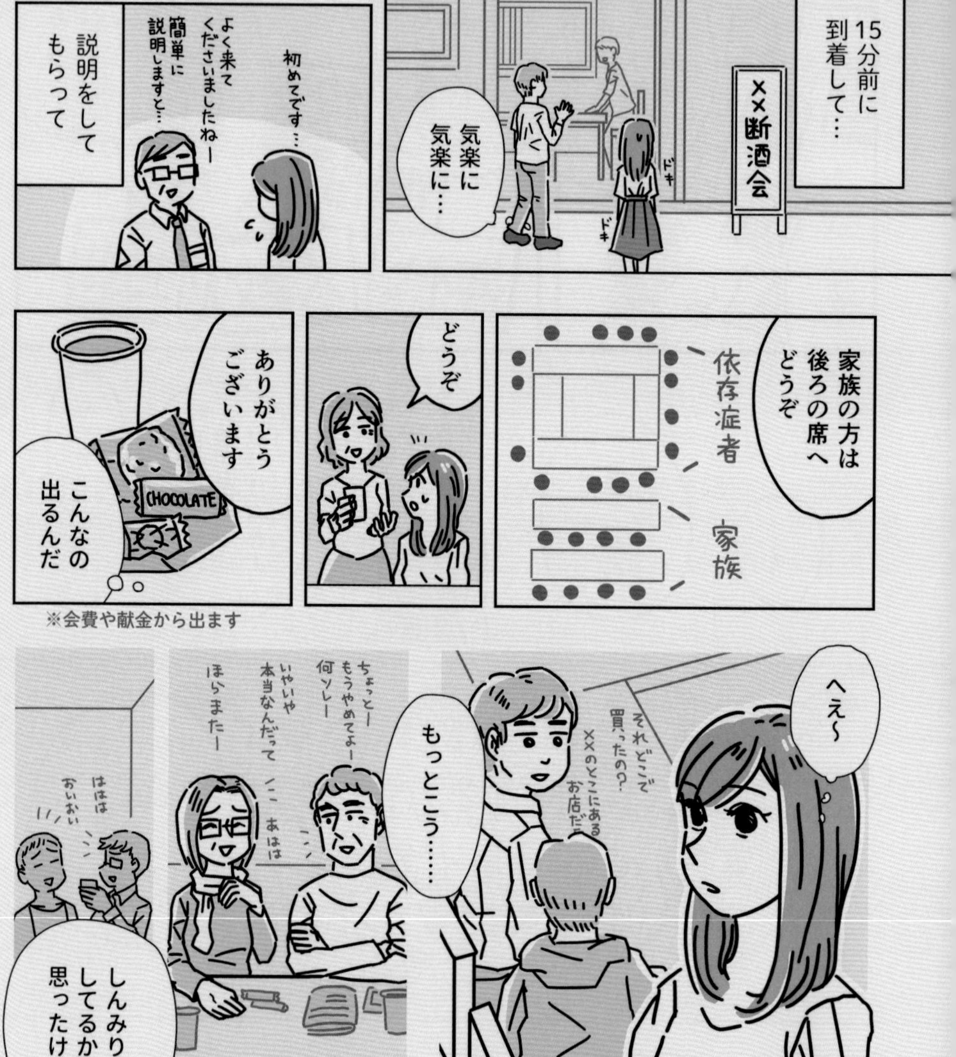
15分前に到着して…
××断酒会
ドキ
ドキ
気楽に気楽に…
初めてです…
よく来てくださいましたねー
簡単に説明しますと…
説明をしてもらって
家族の方は後ろの席へどうぞ
依存症者
家族
どうぞ
ありがとうございます
CHOCOLATE
こんなの出るんだ
※会費や献金から出ます
へえ~
それどこで買ったの?
××のとこにあるお店だ
もっとこう……
ちょっとー
もうやめてよー
何ソレー
いやいや
本当なんだって
ほらまたー
あはは
ははは
おいおい
しんみりしてるかと思ったけど…
それでは…
おっ…
そろそろ始めたいと思います

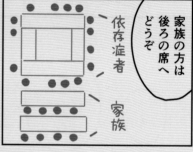

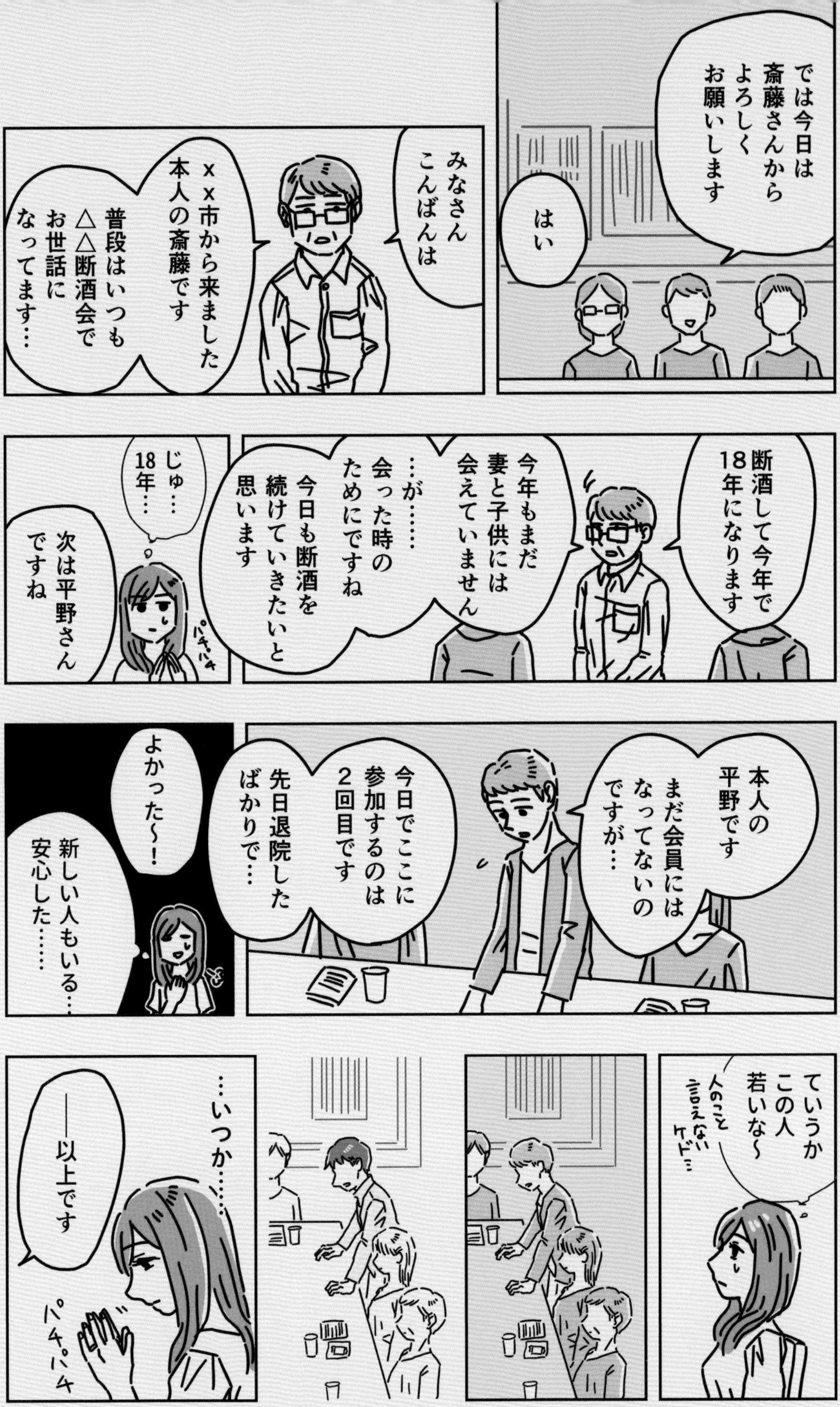

では今日は斎藤さんからよろしくお願いします
はい
みなさんこんばんは
x x市から来ました本人の斎藤です
普段はいつも△△断酒会でお世話になってます…
断酒して今年で18年になります
今年もまだ妻と子供には会えていません
…が……会った時のためにですね
今日も断酒を続けていきたいと思います
じゅ…18年…
次は平野さんですね
パチパチ
本人の平野です
まだ会員にはなってないのですが…
今日でここに参加するのは2回目です
先日退院したばかりで…
よかった〜!
新しい人もいる…安心した……
ていうかこの人若いな〜
人のこと言えないケド…
…いつか……
——以上です
パチパチ

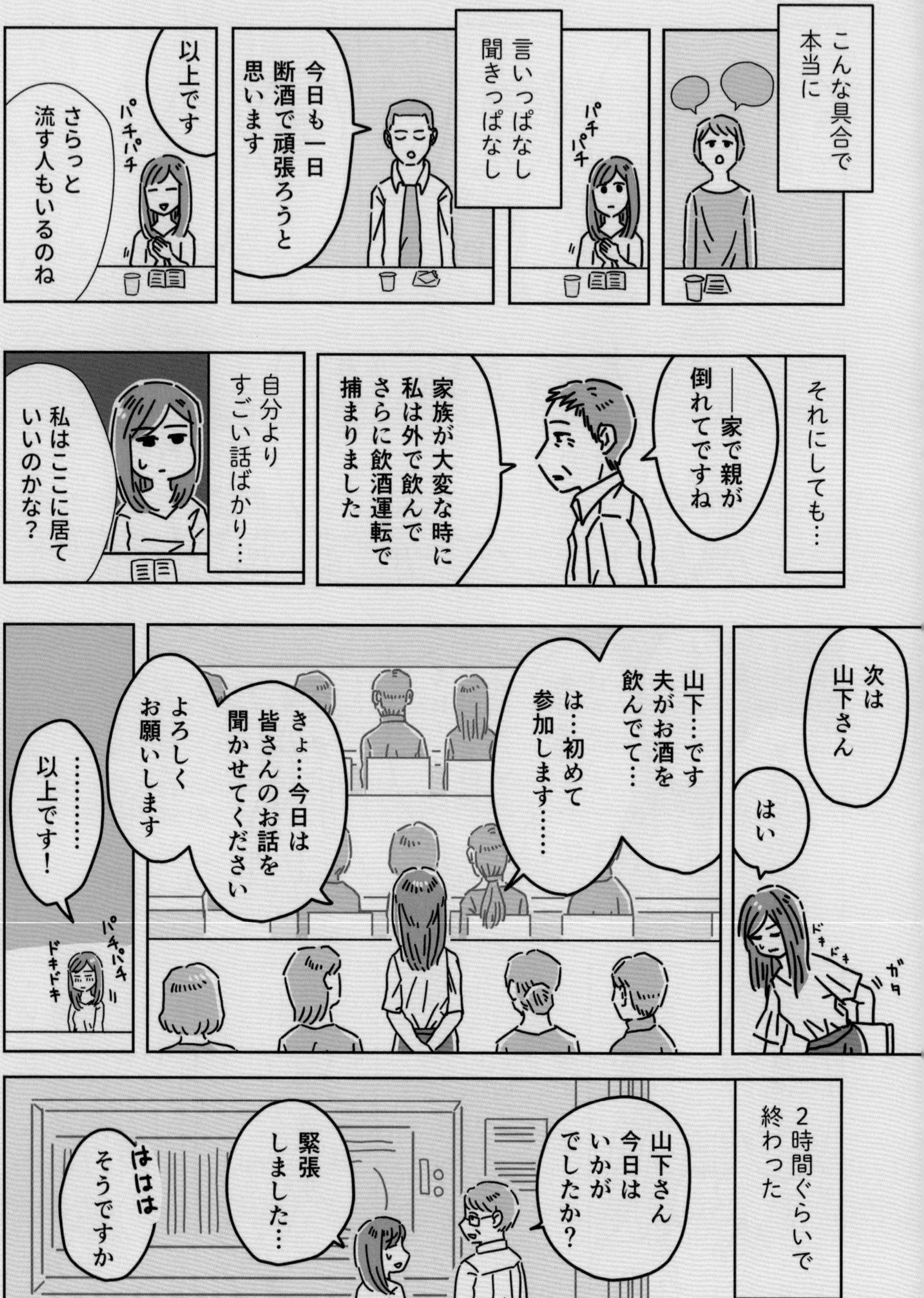
こんな具合で本当に
パチパチ
言いっぱなし聞きっぱなし
今日も一日断酒で頑張ろうと思います
以上です
パチパチ
さらっと流す人もいるのね
それにしても…
──家で親が倒れてですね
家族が大変な時に私は外で飲んでさらに飲酒運転で捕まりました
自分よりすごい話ばかり…
私はここに居ていいのかな?
次は山下さん
はい
ドキドキ
ガタ
山下…です 夫がお酒を飲んでて… は…初めて参加します……
きょ…今日は皆さんのお話を聞かせてください
よろしくお願いします
…………以上です!
パチパチ
ドキドキ
2時間ぐらいで終わった
山下さん今日はいかがでしたか?
緊張しました…
ははは そうですか

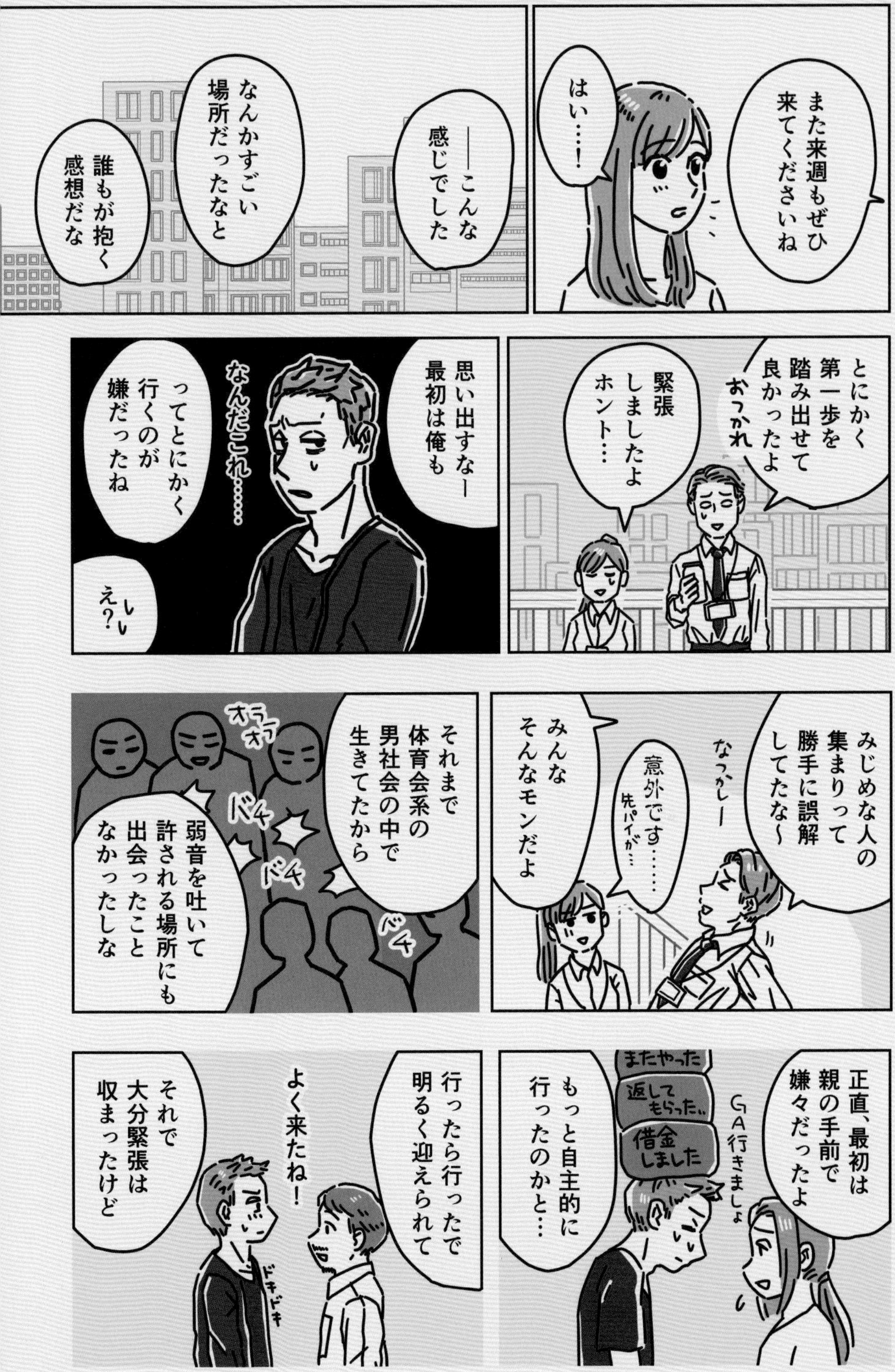

また来週もぜひ来てくださいね
はい……!
——こんな感じでした
なんかすごい場所だったなと
誰もが抱く感想だな
とにかく第一歩を踏み出せて良かったよ
おつかれ
緊張しましたよホント…
思い出すなー最初は俺も
なんだこれ……
ってとにかく行くのが嫌だったね
いいえ?
みじめな人の集まりって勝手に誤解してたな〜
なつかしー
意外です……
先パイが…
みんなそんなモンだよ
それまで体育会系の男社会の中で生きてたから
オラオラ
ドム
ドム
ドム
弱音を吐いて許される場所にも出会ったことなかったしな
正直、最初は親の手前で嫌々だったよ
GA行きましょ
またやった
返してもらった..
借金しました
もっと自主的に行ったのかと…
行ったら行ったで明るく迎えられて
よく来たね!
ドキドキ
それで大分緊張は収まったけど

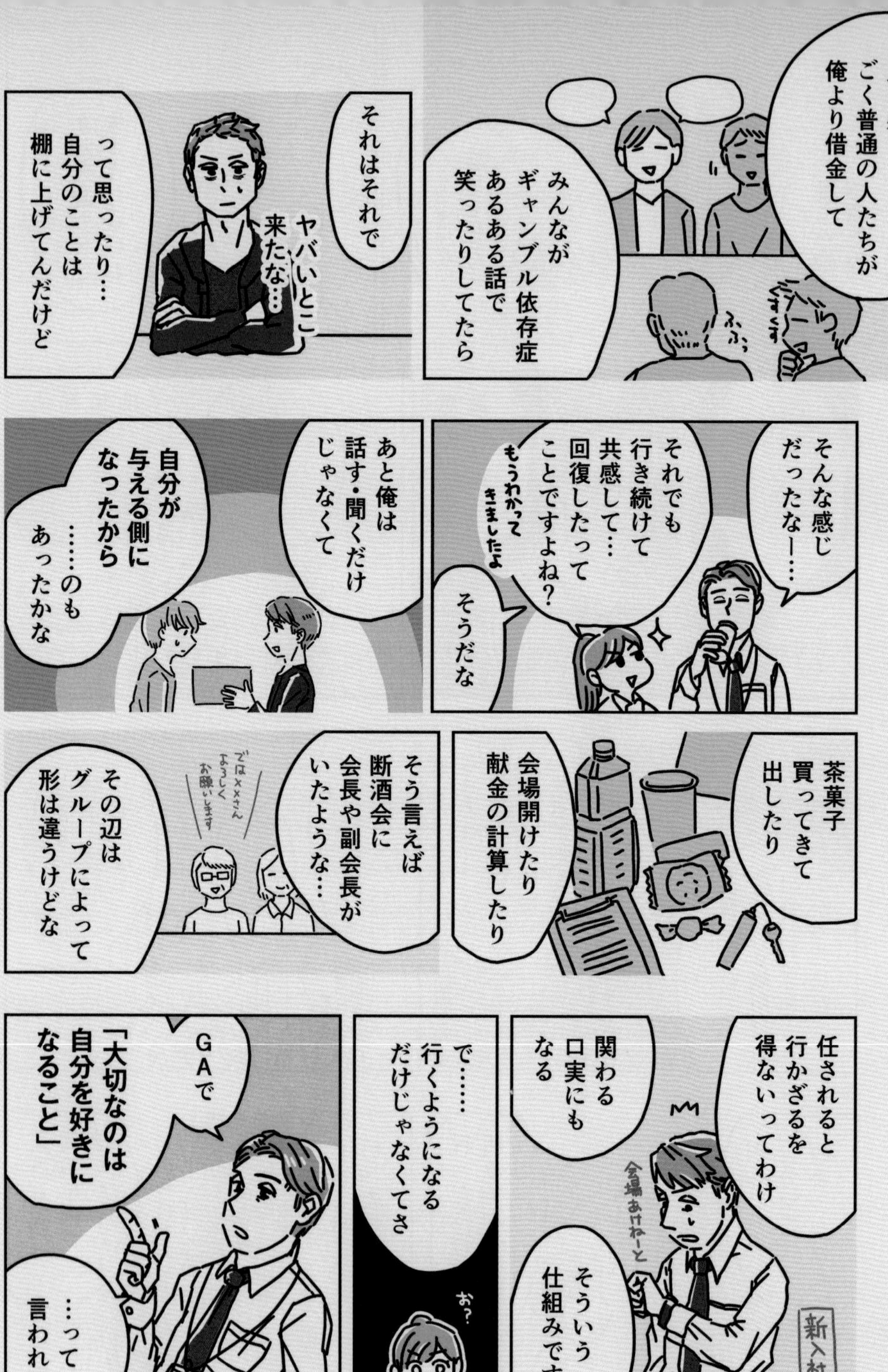

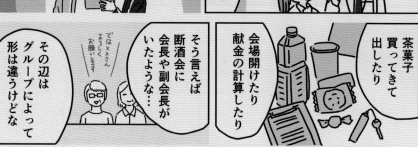

見た感じ ごく普通の人たちが 俺より借金して
みんなが ギャンブル依存症 あるある話で 笑ったりしてたら
くすくす
ふふっ
それはそれで
ヤバいとこ 来たな…
って思ったり… 自分のことは 棚に上げてんだけど
そんな感じ だったなー…
それでも 行き続けて 共感して… 回復したって ことですよね?
もうわかって きましたよ
そうだな
あと俺は 話す・聞くだけ じゃなくて
自分が 与える側に なったから ……のも あったかな
茶菓子 買ってきて 出したり
会場開けたり 献金の計算したり
そう言えば 断酒会に 会長や副会長が いたような…
では××さん よろしく お願いします
その辺は グループによって 形は違うけどな
任されると 行かざるを 得ないってわけ
関わる 口実にも なる
会場あけねーと
新入社員
そういう 仕組みですか
で…… 行くようになる だけじゃなくてさ
お?
GAで
「大切なのは 自分を好きに なること」
…って 言われてて

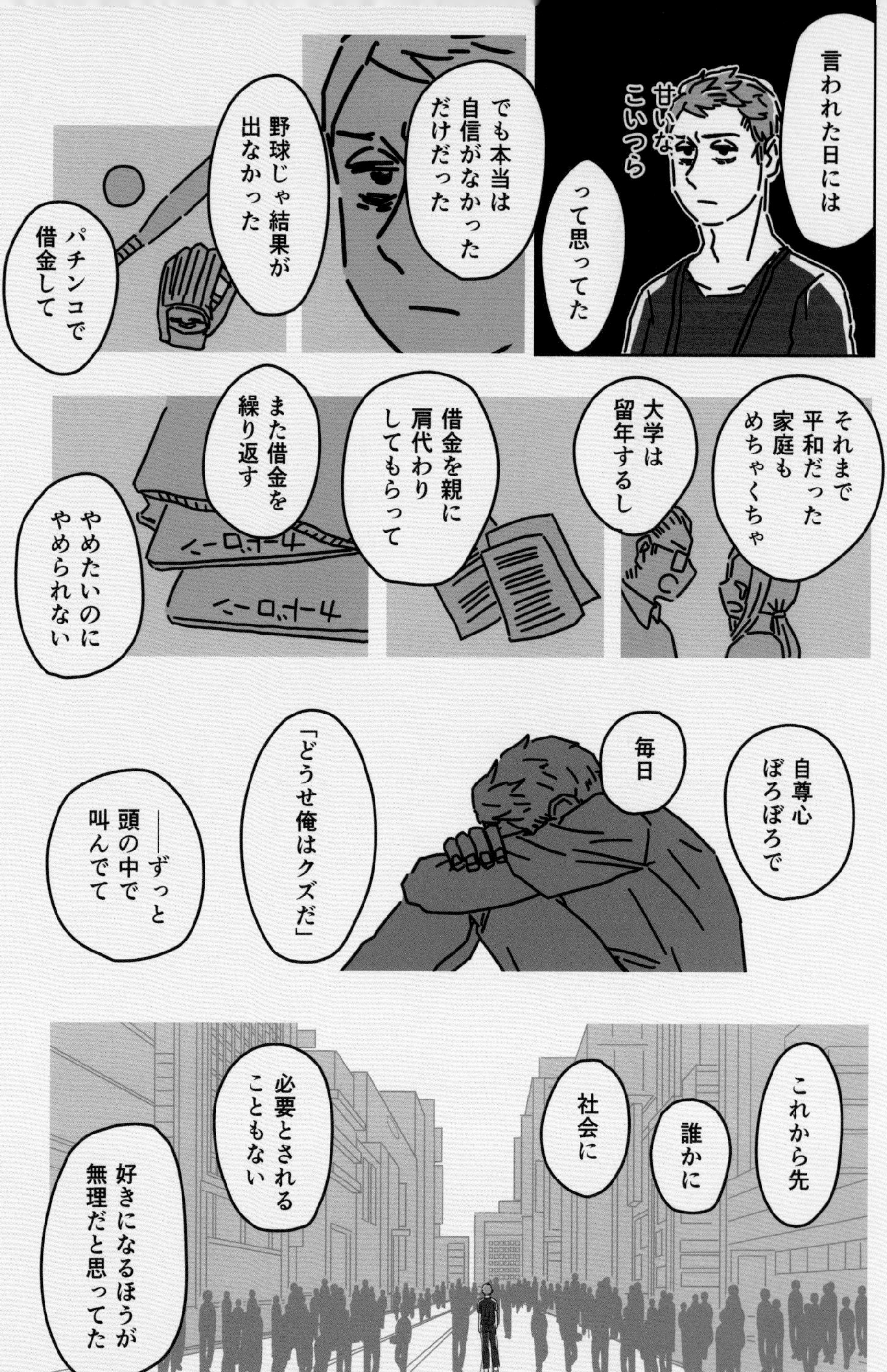
言われた日には
甘いなこいつら
って思ってた
でも本当は自信がなかっただけだった
野球じゃ結果が出なかった
パチンコで借金して
それまで平和だった家庭もめちゃくちゃ
大学は留年するし
借金を親に肩代わりしてもらって
また借金を繰り返す
やめたいのにやめられない
自尊心ぼろぼろで
毎日
「どうせ俺はクズだ」
――ずっと頭の中で叫んでて
これから先
誰かに
社会に
必要とされることもない
好きになるほうが無理だと思ってた

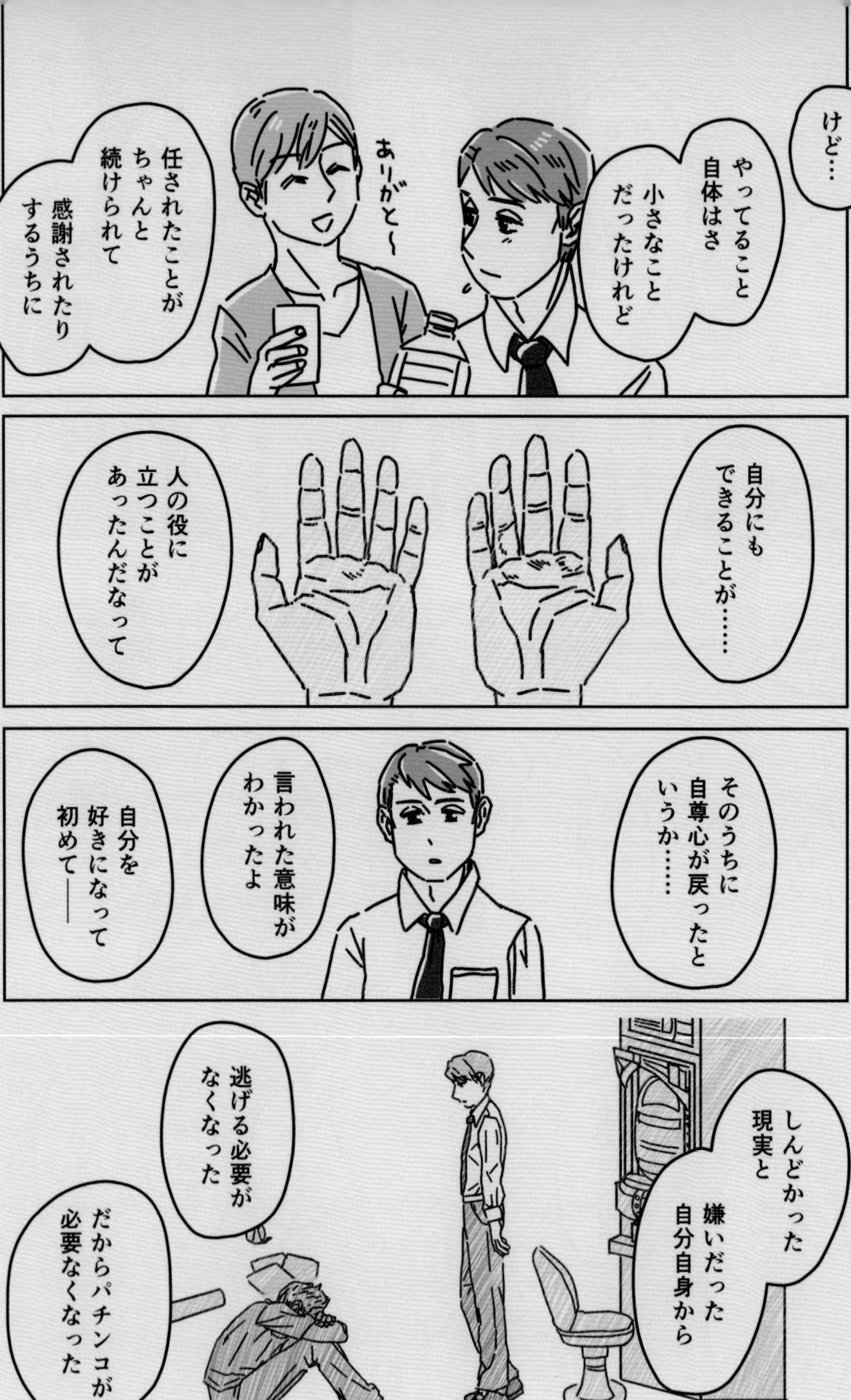
けど…
やってること自体はさ 小さなことだったけれど
ありがと〜
任されたことがちゃんと続けられて 感謝されたりするうちに
自分にもできることが……
人の役に立つことがあったんだなって
そのうちに自尊心が戻ったというか……
言われた意味がわかったよ
自分を好きになって初めて——
しんどかった現実と 嫌いだった自分自身から
逃げる必要がなくなった
だからパチンコが必要なくなった

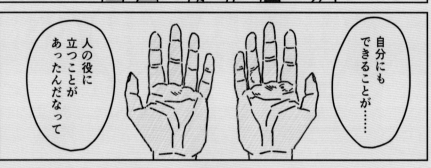

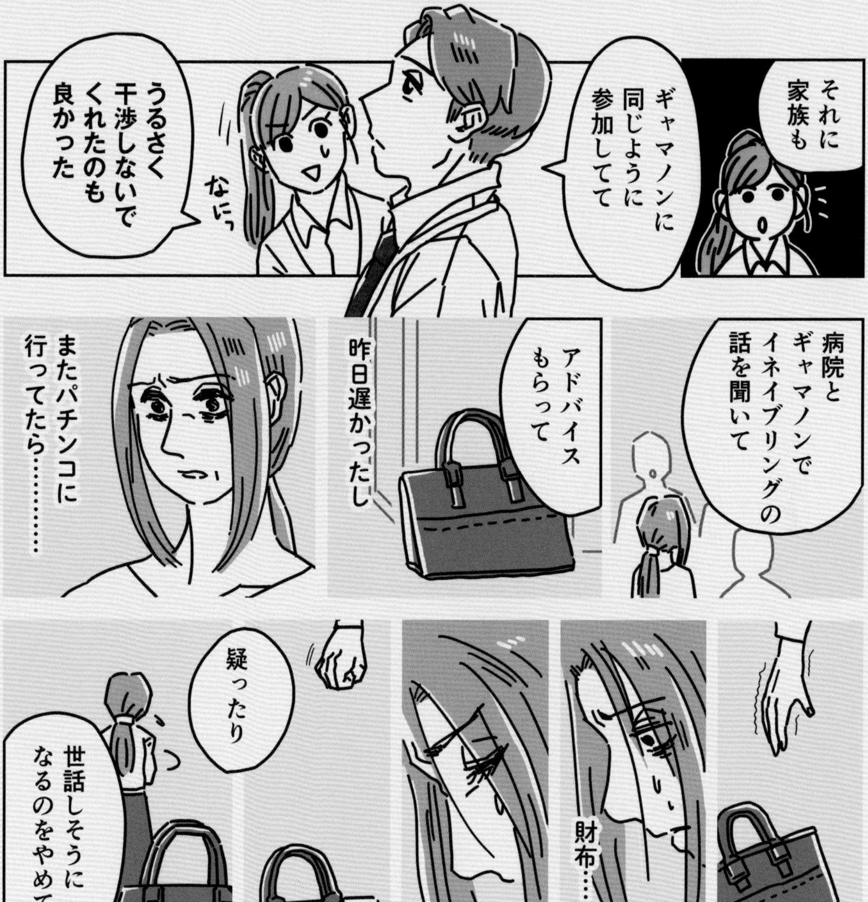

それに家族も
ギャマノンに同じように参加してて
なにっ
うるさく干渉しないでくれたのも良かった
病院とギャマノンでイネイブリングの話を聞いて
アドバイスもらって
昨日遅かったし
またパチンコに行ってたら……
財布……
疑ったり
世話しそうになるのをやめて
俺に対しての接し方を変えてくれた
今日飲み会で遅くなるよ飲まないけど
いってらっしゃい
ギャマノンに行って楽になれて変われた…って後で聞いた
家族の対応は大切だったな
感謝だよ ホントに
来月行きます！家族会！

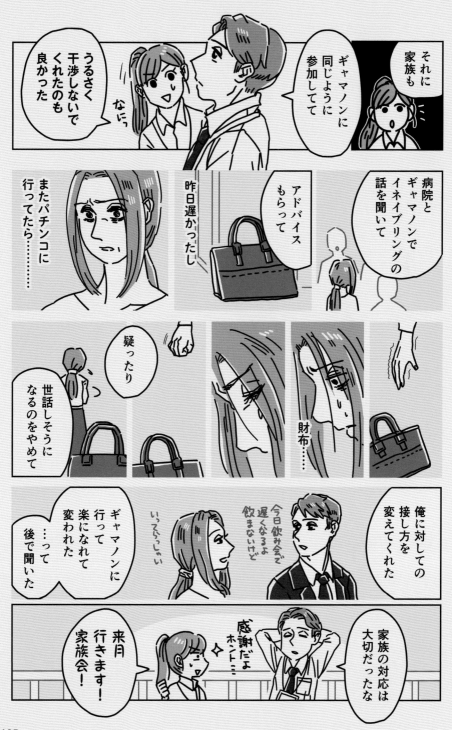

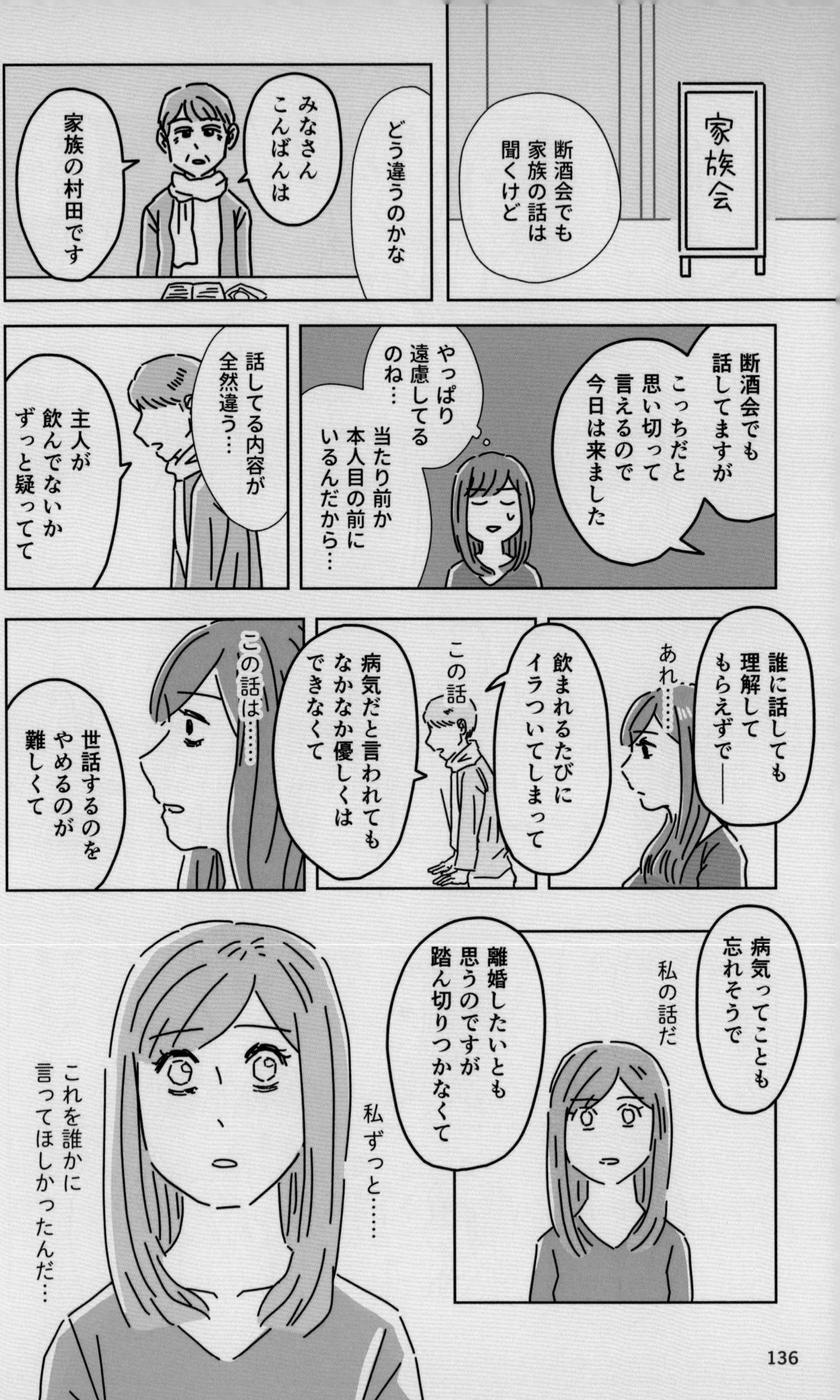

家族会
断酒会でも家族の話は聞くけど
どう違うのかな
みなさんこんばんは
家族の村田です
断酒会でも話してますがこっちだと思い切って言えるので今日は来ました
やっぱり遠慮してるのね…
当たり前か本人目の前にいるんだから…
話してる内容が全然違う…
主人が飲んでないかずっと疑ってて
誰に話しても理解してもらえずで——
あれ……
飲まれるたびにイラついてしまって
この話
病気だと言われてもなかなか優しくはできなくて
この話は……
世話するのをやめるのが難しくて
病気ってことも忘れそうで
私の話だ
離婚したいとも思うのですが踏ん切りつかなくて
私ずっと……
これを誰かに言ってほしかったんだ…

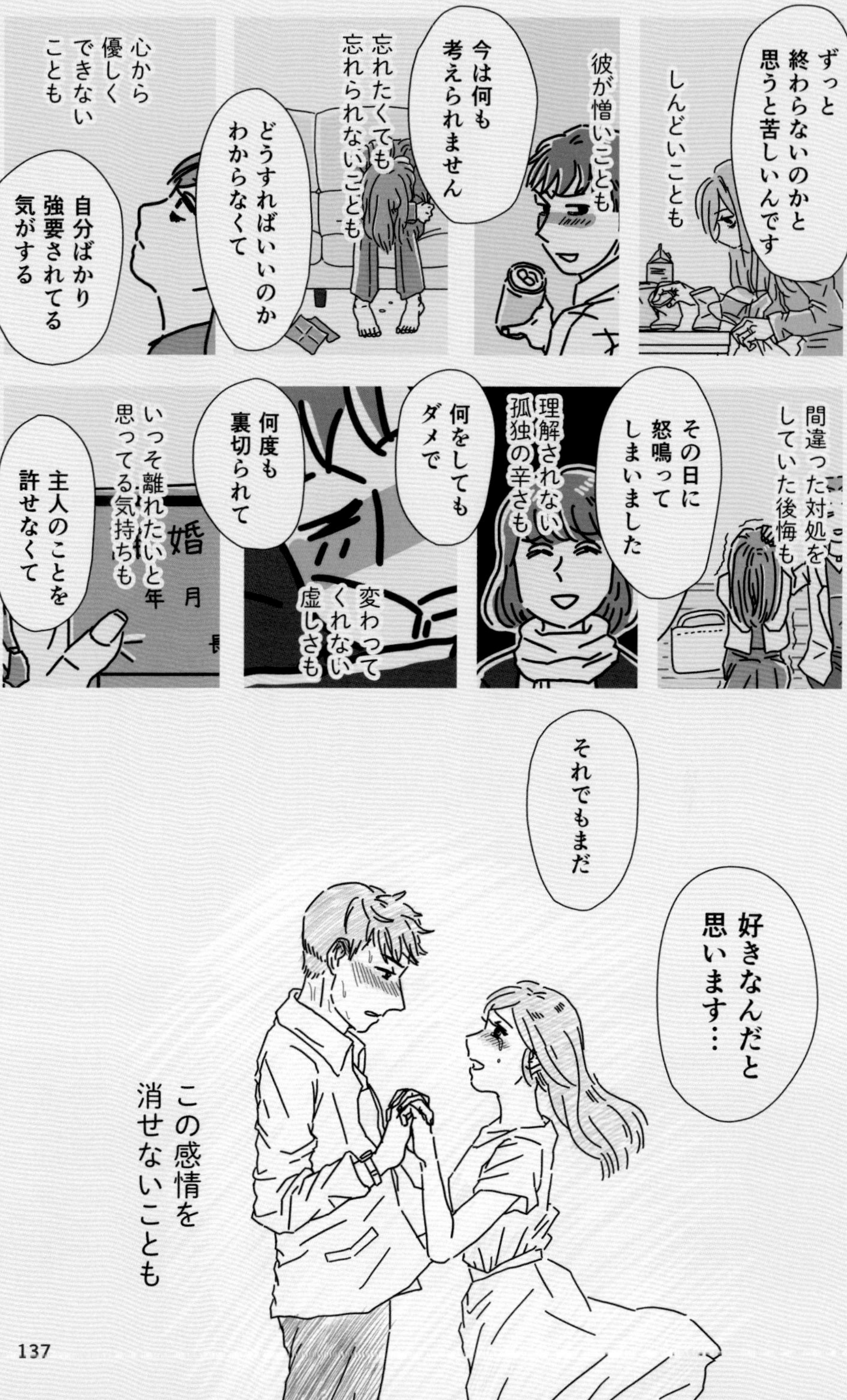

ずっと終わらないのかと思うと苦しいんです
しんどいことも
彼が憎いことも
今は何も考えられません
忘れたくても忘れられないことも
どうすればいいのかわからなくて
心から優しくできないことも
自分ばかり強要されてる気がする
間違った対処をしていた後悔も
その日に怒鳴ってしまいました
理解されない孤独の辛さも
何をしてもダメで
変わってくれない虚しさも
何度も裏切られて
いっそ離れたいと思ってる気持ちも
主人のことを許せなくて
それでもまだ
好きなんだと思います…
この感情を消せないことも

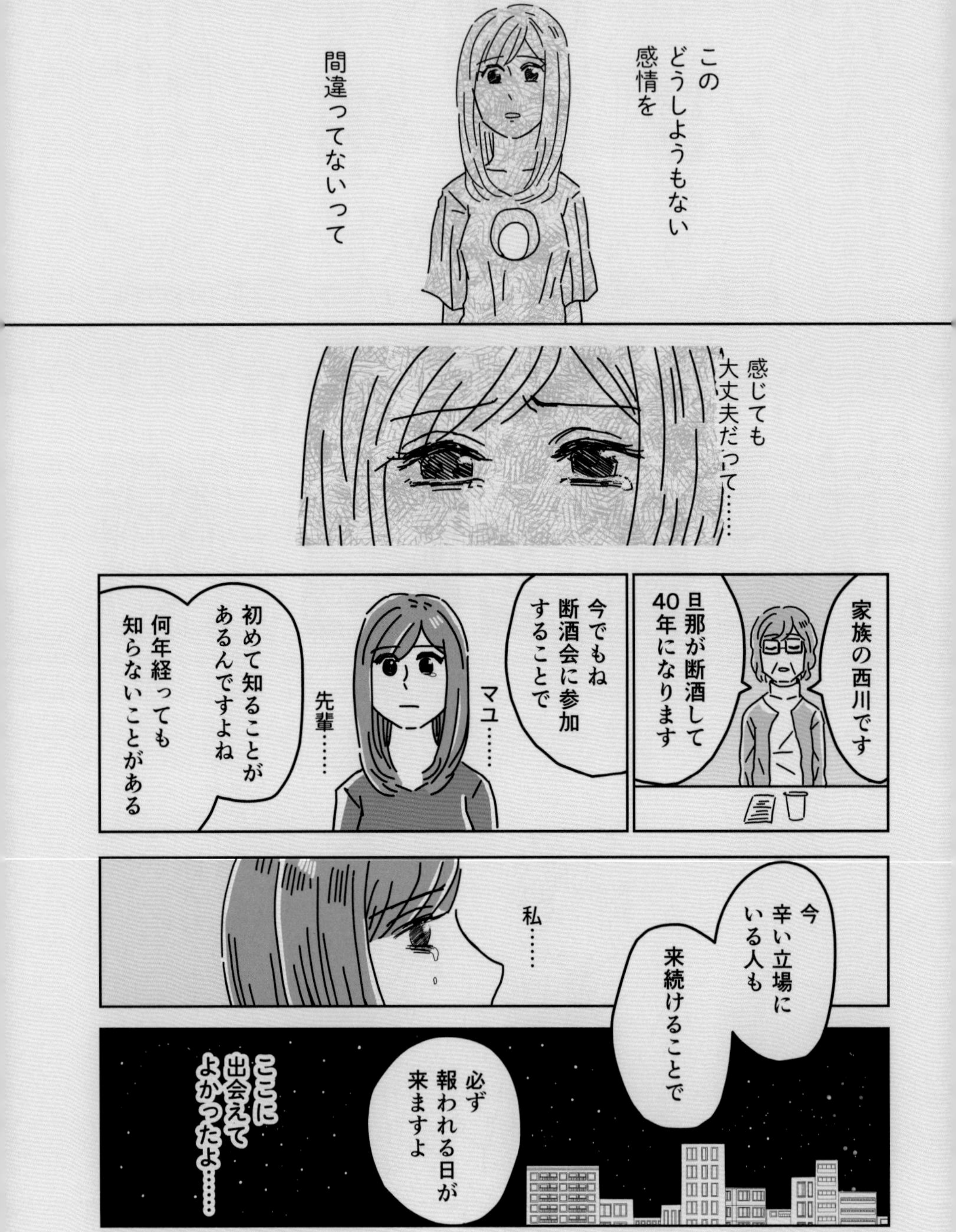
このどうしようもない感情を
間違ってないって
感じても大丈夫だって……
家族の西川です
旦那が断酒して40年になります
今でもね断酒会に参加することで
マユ……
先輩……
初めて知ることがあるんですよね
何年経っても知らないことがある
今辛い立場にいる人も
来続けることで
私……
必ず報われる日が来ますよ
ここに出会えてよかったよ……

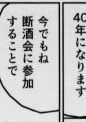

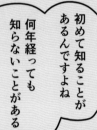

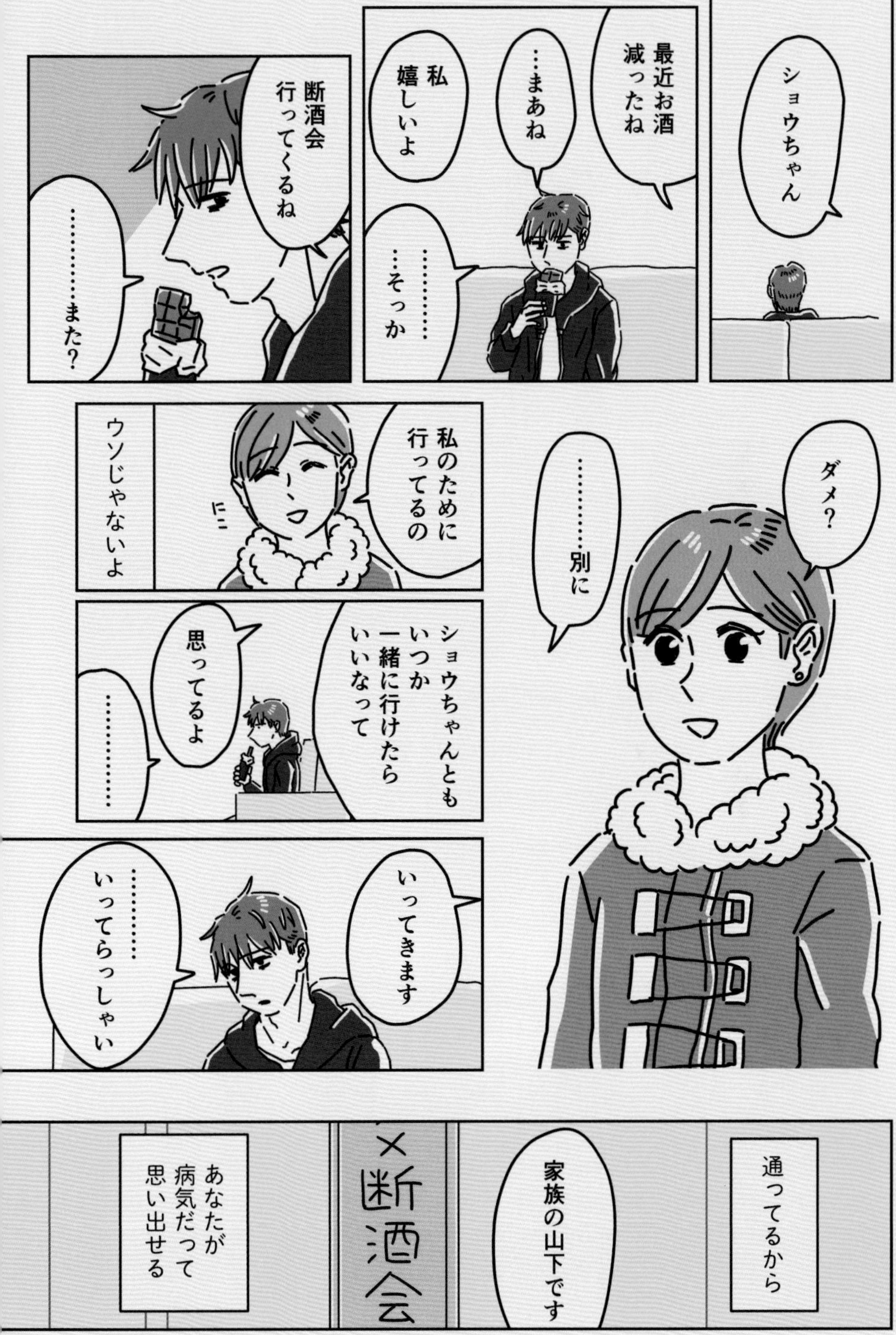

ショウちゃん
最近お酒減ったね
…まあね
私嬉しいよ
…………そっか
断酒会行ってくるね
………………また？
ダメ？
………………別に
私のために行ってるの
ニコ
ウソじゃないよ
ショウちゃんともいつか一緒に行けたらいいなって
思ってるよ
………………
いってきます
…………いってらっしゃい
通ってるから
家族の山下です
×断酒会
あなたが病気だって思い出せる

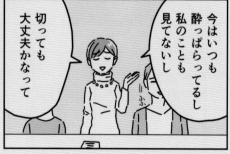

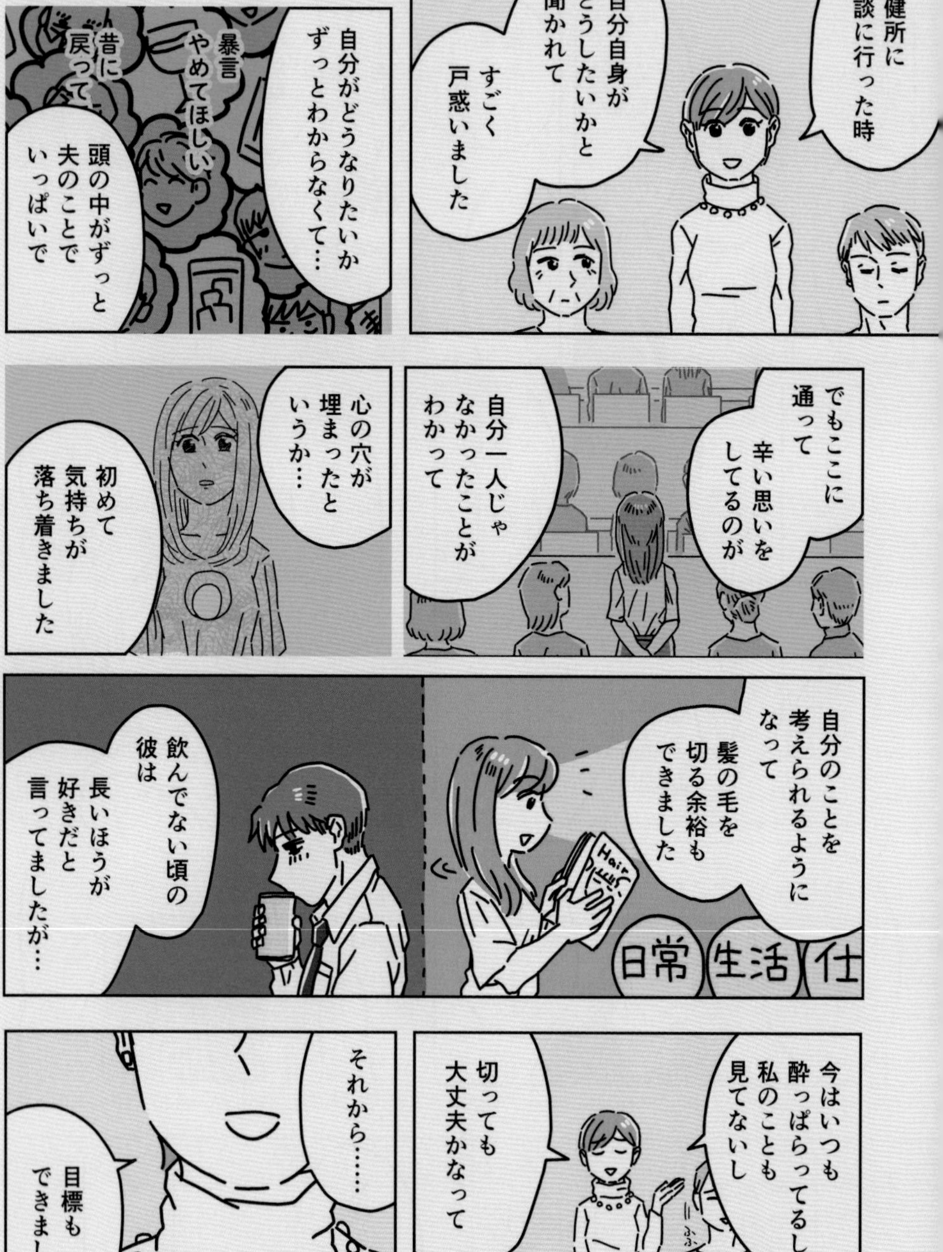
保健所に相談に行った時
自分自身がどうしたいかと聞かれて
すごく戸惑いました
自分がどうなりたいかずっとわからなくて…
暴言
やめてほしい
昔に戻って
頭の中がずっと夫のことでいっぱいで
でもここに通って辛い思いをしてるのが
自分一人じゃなかったことがわかって
心の穴が埋まったというか…
初めて気持ちが落ち着きました
自分のことを考えられるようになって
髪の毛を切る余裕もできました
Hair
日常
生活
飲んでない頃の彼は
長いほうが好きだと言ってましたが…
今はいつも酔っぱらってるし私のことも見てないし
切っても大丈夫かなって
ふふ
それから……
目標もできました

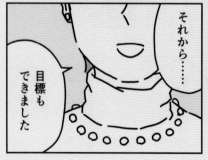

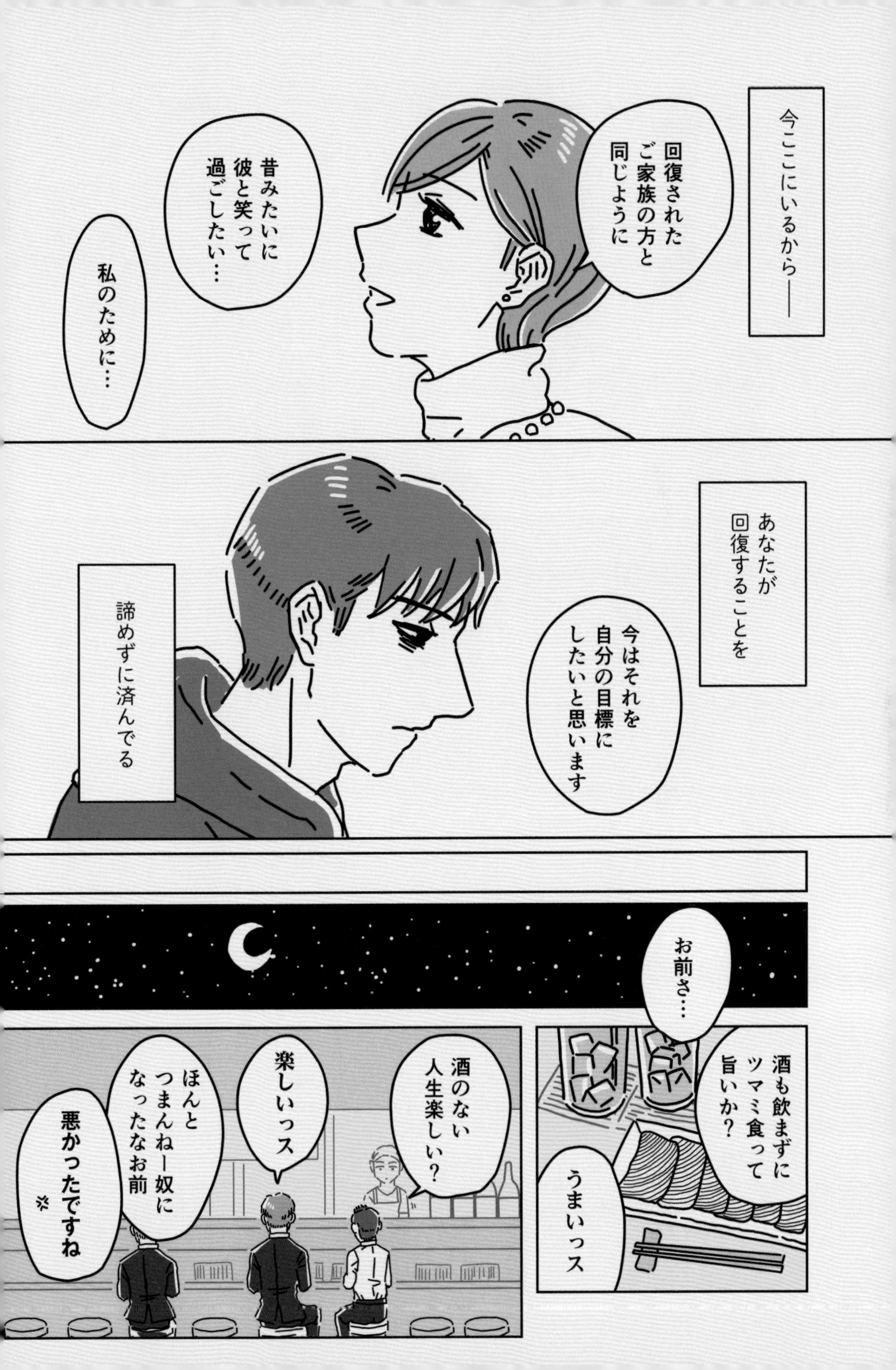
今ここにいるから――
回復されたご家族の方と同じように
昔みたいに彼と笑って過ごしたい…
私のために…
あなたが回復することを
今はそれを自分の目標にしたいと思います
諦めずに済んでる
お前さ…
酒も飲まずにツマミ食って旨いか？
うまいッス
酒のない人生楽しい？
楽しいッス
ほんとつまんねー奴になったなお前
悪かったですね
※

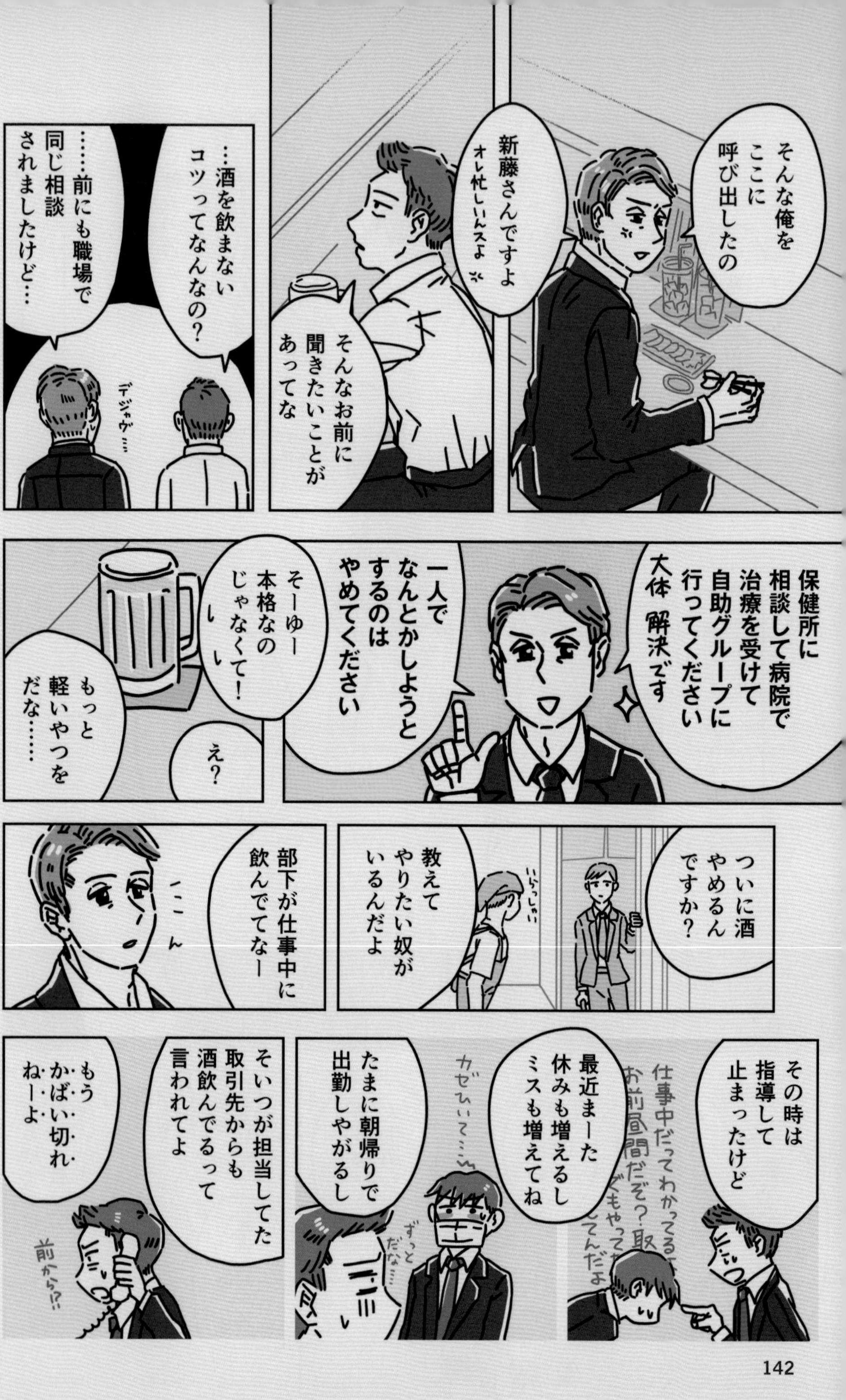

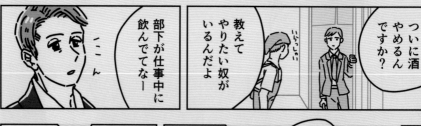

そんな俺をここに呼び出したの
新藤さんですよ
オレ忙しいんスよ
そんなお前に聞きたいことがあってな
…酒を飲まないコツってなんなの？
……前にも職場で同じ相談されましたけど…
デジャヴ…
保健所に相談して病院で治療を受けて自助グループに行ってください
大体 解決です
一人でなんとかしようとするのはやめてください
そーゆー本格なのじゃなくて！
え？
もっと軽いやつをだな……
ついに酒やめるんですか？
いらっしゃい
教えてやりたい奴がいるんだよ
部下が仕事中に飲んでてなー
その時は指導して止まったけど
仕事中だってわかってる
最近まーた休みも増えるしミスも増えてね
カゼひいて…
たまに朝帰りで出勤しやがるし
ずっとだな…
そいつが担当してた取引先からも酒飲んでるって言われてよ
もう・かばい・切れ・ねーよ
前から!?

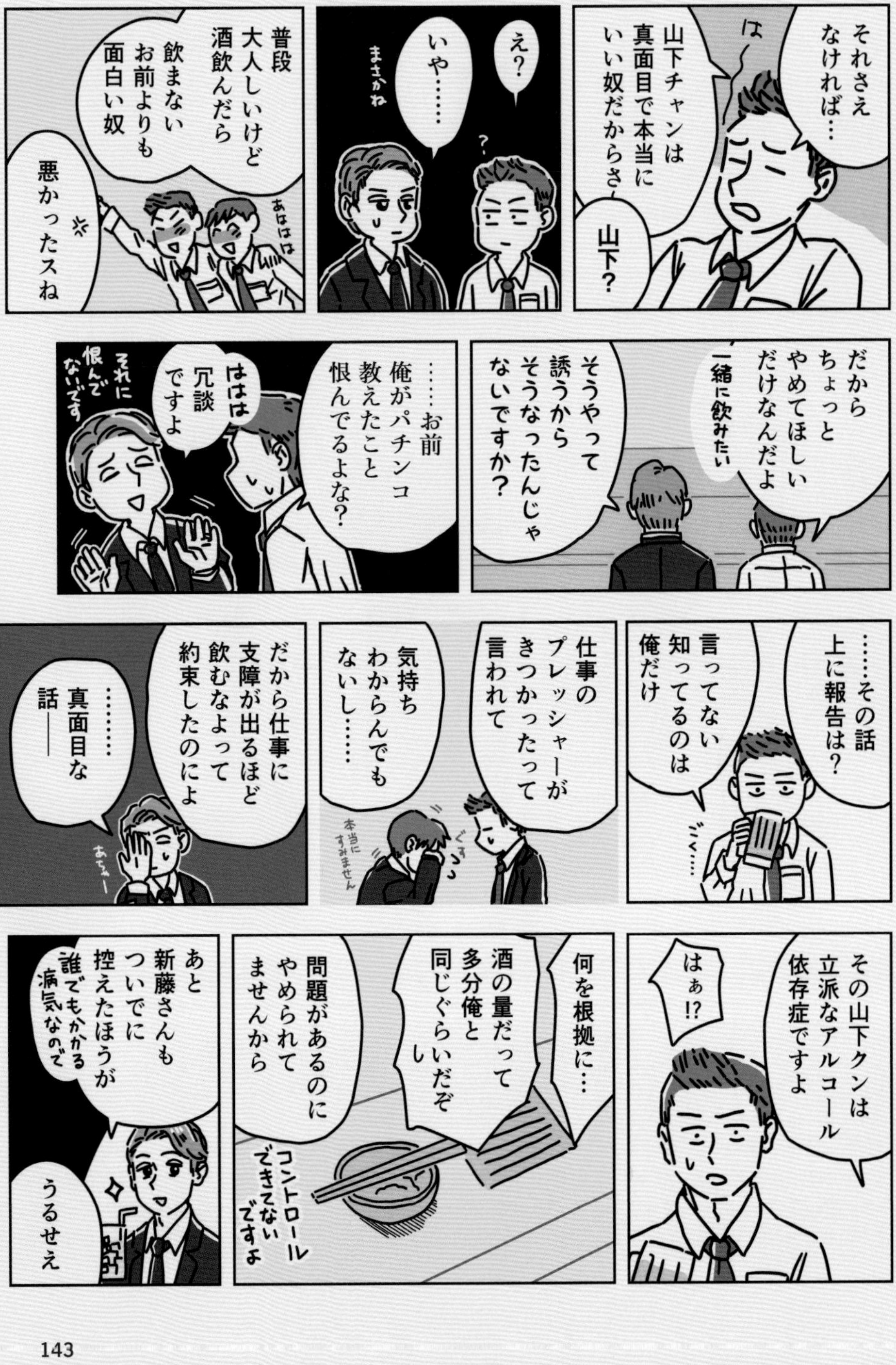
それさえなければ…
は～
山下チャンは真面目で本当にいい奴だからさ～
山下？
え？
いや……
まさかね
普段大人しいけど酒飲んだら飲まないお前よりも面白い奴
あははは
悪かったスね
だからちょっとやめてほしいだけなんだよ
一緒に飲みたい
そうやって誘うからそうなったんじゃないですか？
……お前俺がパチンコ教えたこと恨んでるよな？
ははは冗談ですよ
それに恨んでないです
……その話上に報告は？
言ってない知ってるのは俺だけ
ごく……
仕事のプレッシャーがきつかったって言われて
ぐす
本当にすみません
気持ちわからんでもないし……
だから仕事に支障が出るほど飲むなよって約束したのによ
………真面目な話——
あちゃー
その山下クンは立派なアルコール依存症ですよ
はぁ!?
何を根拠に…
酒の量だって多分俺と同じぐらいだぞ
問題があるのにやめられてませんから
コントロールできてないですよ
あと新藤さんもついでに控えたほうが
誰でもかかる病気なので
うるせえ

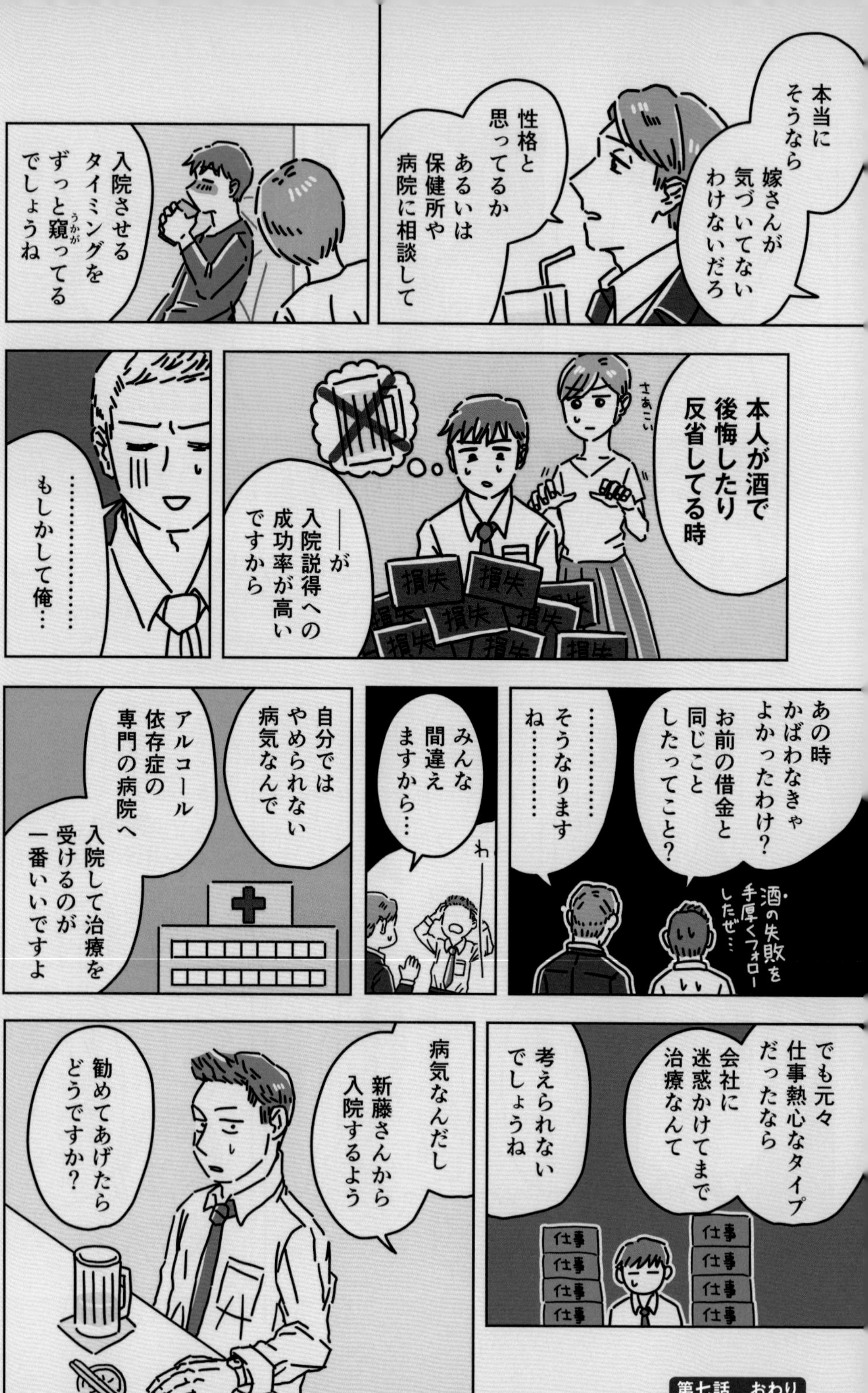
本当にそうなら嫁さんが気づいてないわけないだろ
性格と思ってるかあるいは保健所や病院に相談して
入院させるタイミングをずっと窺《うかが》ってるでしょうね
本人が酒で後悔したり反省してる時
さあこい
――が入院説得への成功率が高いですから
損失
……もしかして俺……
あの時かばわなきゃよかったわけ?お前の借金と同じことしたってこと?
……そうなりますね……
酒の失敗を手厚くフォローしたぜ…
みんな間違えますから…
わー
自分ではやめられない病気なんで
アルコール依存症の専門の病院へ入院して治療を受けるのが一番いいですよ
でも元々仕事熱心なタイプだったなら会社に迷惑かけてまで治療なんて考えられないでしょうね
仕事
病気なんだし新藤さんから入院するよう
勧めてあげたらどうですか?

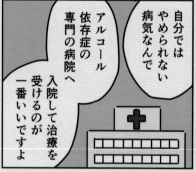

第七話　おわり

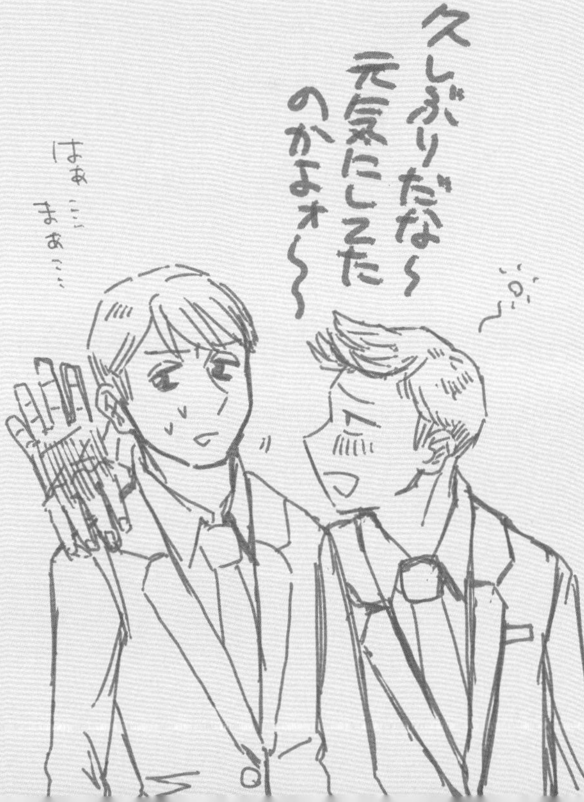
久しぶりだな～元気にしてたのかよォ～
はぁ…まぁ…

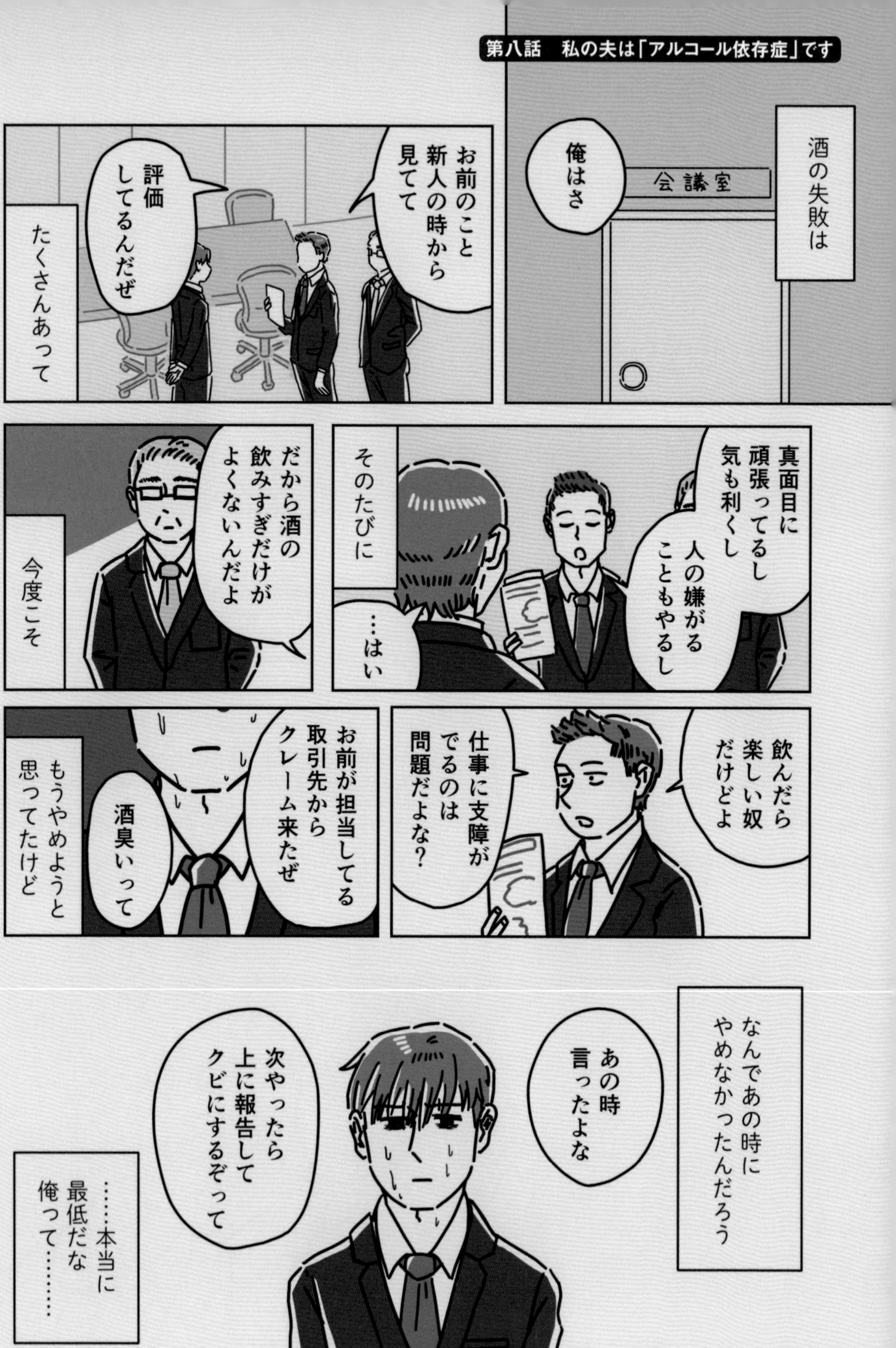
酒の失敗は
会議室
俺はさ
お前のこと新人の時から見てて
評価してるんだぜ
たくさんあって
真面目に頑張ってるし気も利くし
人の嫌がることもやるし
そのたびに
…はい
だから酒の飲みすぎだけがよくないんだよ
今度こそ
飲んだら楽しい奴だけどよ
仕事に支障がでるのは問題だよな？
お前が担当してる取引先からクレーム来たぜ
酒臭いって
もうやめようと思ってたけど
なんであの時にやめなかったんだろう
あの時言ったよな
次やったら上に報告してクビにするぞって
……本当に最低だな俺って………

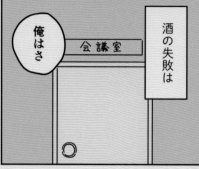

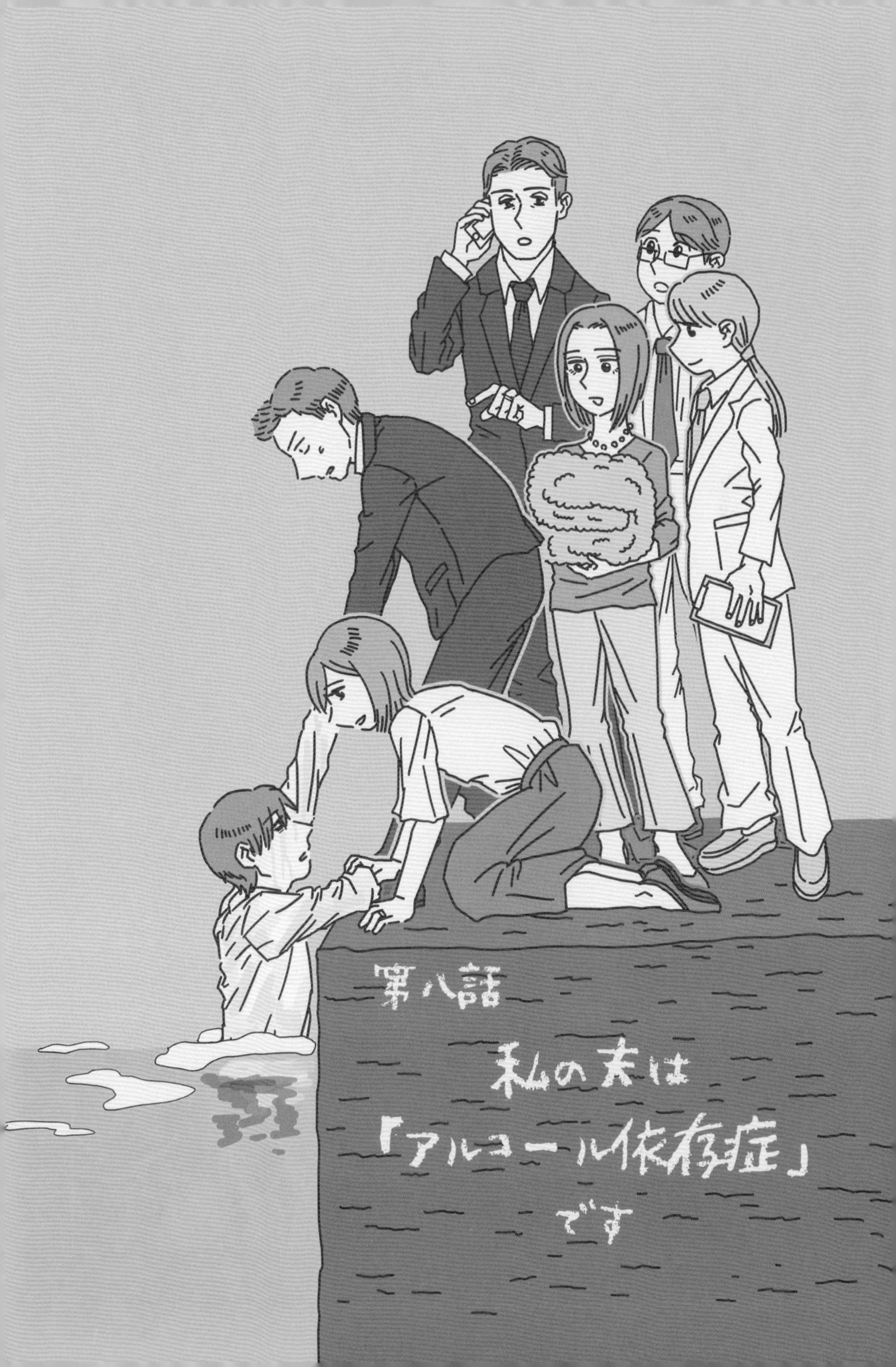
第八話
私の夫は
「アルコール依存症」
です

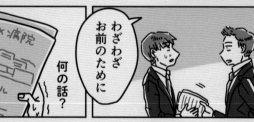

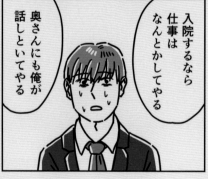

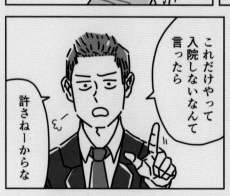

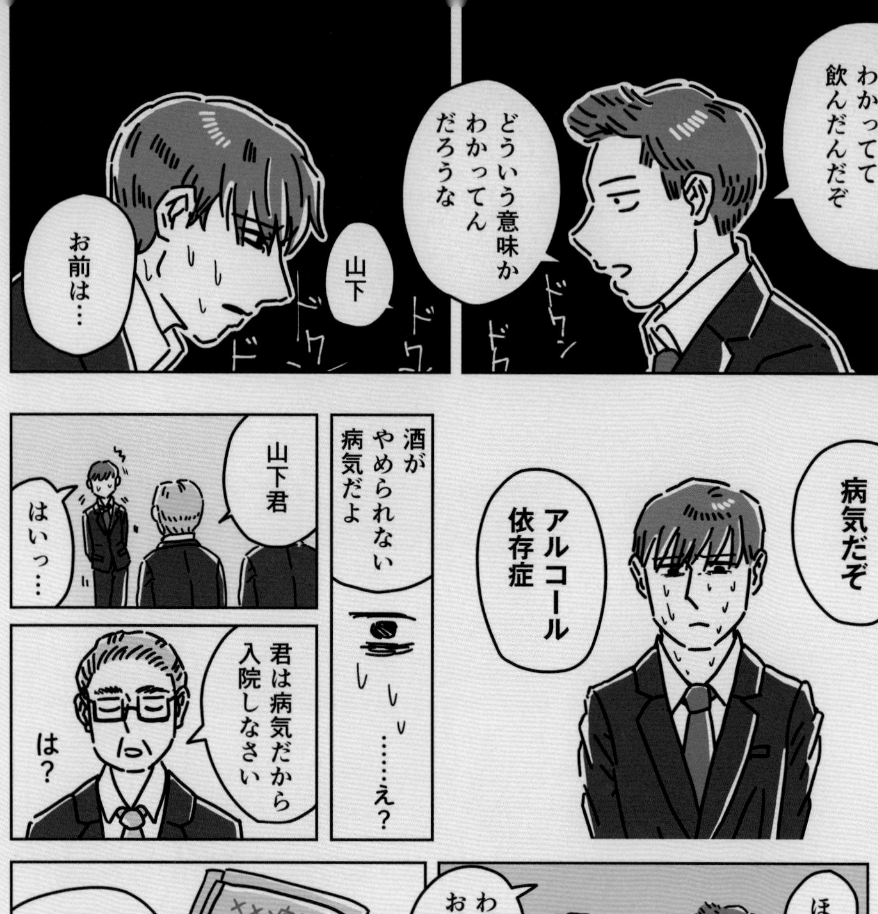
クビになるってわかってて飲んだんだぞ
どういう意味かわかってんだろうな
山下
お前は…
病気だぞ
アルコール依存症
酒がやめられない病気だよ
……え?
山下君
はいっ…
君は病気だから入院しなさい
は?
ほれ
ええ?
わざわざお前のために
何の話?
××病院
アルコール依存症
保健所行って話聞いてやったんだぜ感謝しろよな
入院するなら仕事はなんとかしてやる
奥さんにも俺が話しといてやる
これだけやって入院しないなんて言ったら
許さねーからな

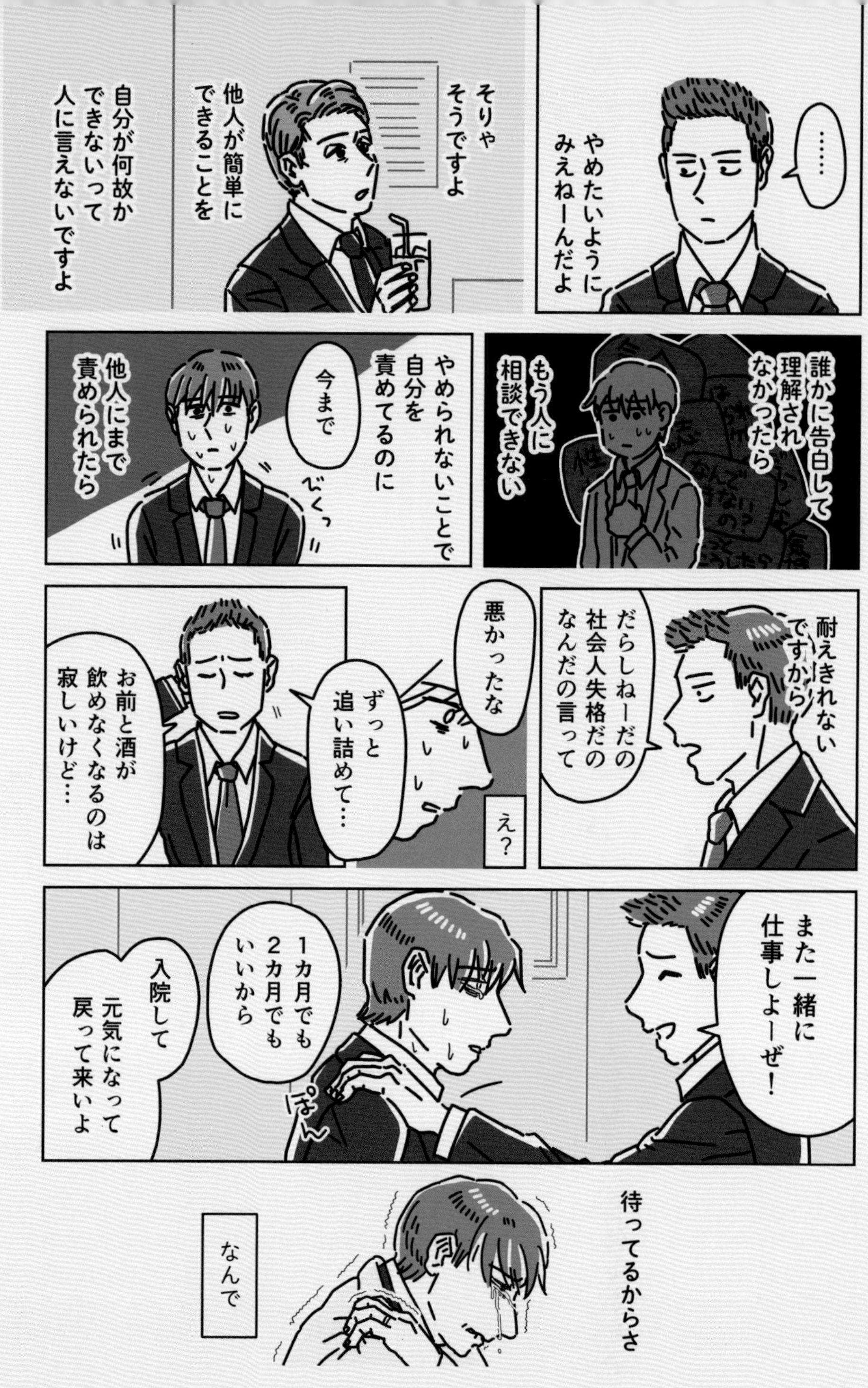
……
やめたいように みえねーんだよ
そりゃ そうですよ
他人が簡単に できることを
自分が何故か できないって 人に言えないですよ
誰かに告白して 理解され なかったら
もう人に 相談できない
やめられないことで 自分を 責めてるのに
今まで
びくっ
他人にまで 責められたら
耐えきれない ですから
だらしねーだの 社会人失格だの なんだの言って
え？
悪かったな
ずっと 追い詰めて…
お前と酒が 飲めなくなるのは 寂しいけど…
また一緒に 仕事しよーぜ！
1カ月でも 2カ月でも いいから
ぽん
入院して 元気になって 戻って来いよ
待ってるからさ
なんで

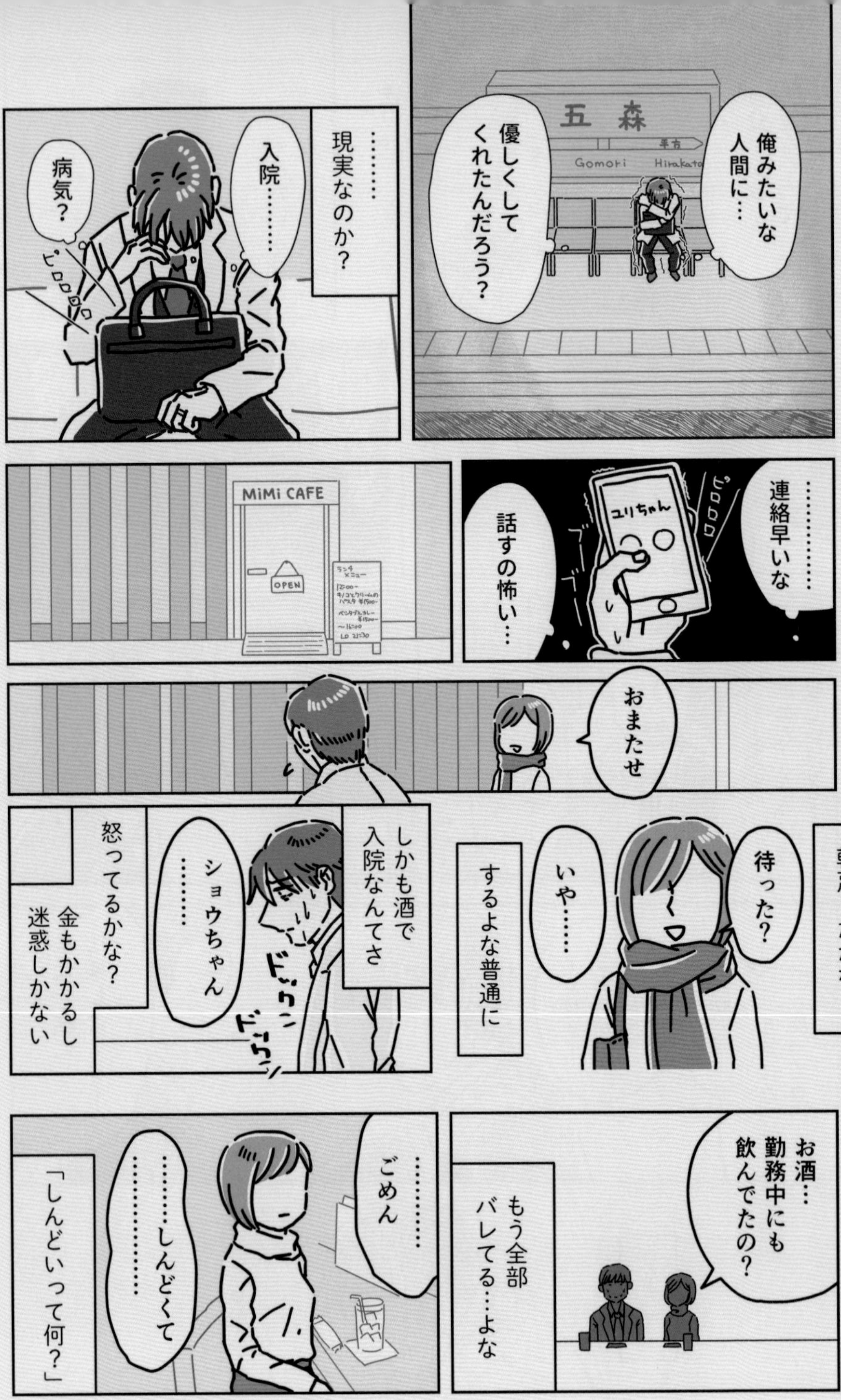
五森
Gomori Hirakata
俺みたいな人間に…
優しくしてくれたんだろう？
……現実なのか？
入院………
病気？
ピロロロ
………連絡早いな
ピロロロ
ユリちゃん
話すの怖い…
MiMi CAFE
OPEN
おまたせ
軽蔑したかな…
待った？
いや……
するよな普通に
しかも酒で入院なんてさ
ショウちゃん………
ドックン
ドックン
怒ってるかな？
金もかかるし迷惑しかない
お酒…勤務中にも飲んでたの？
もう全部バレてる…よな
……ごめん
………しんどくて………
「しんどいって何？」

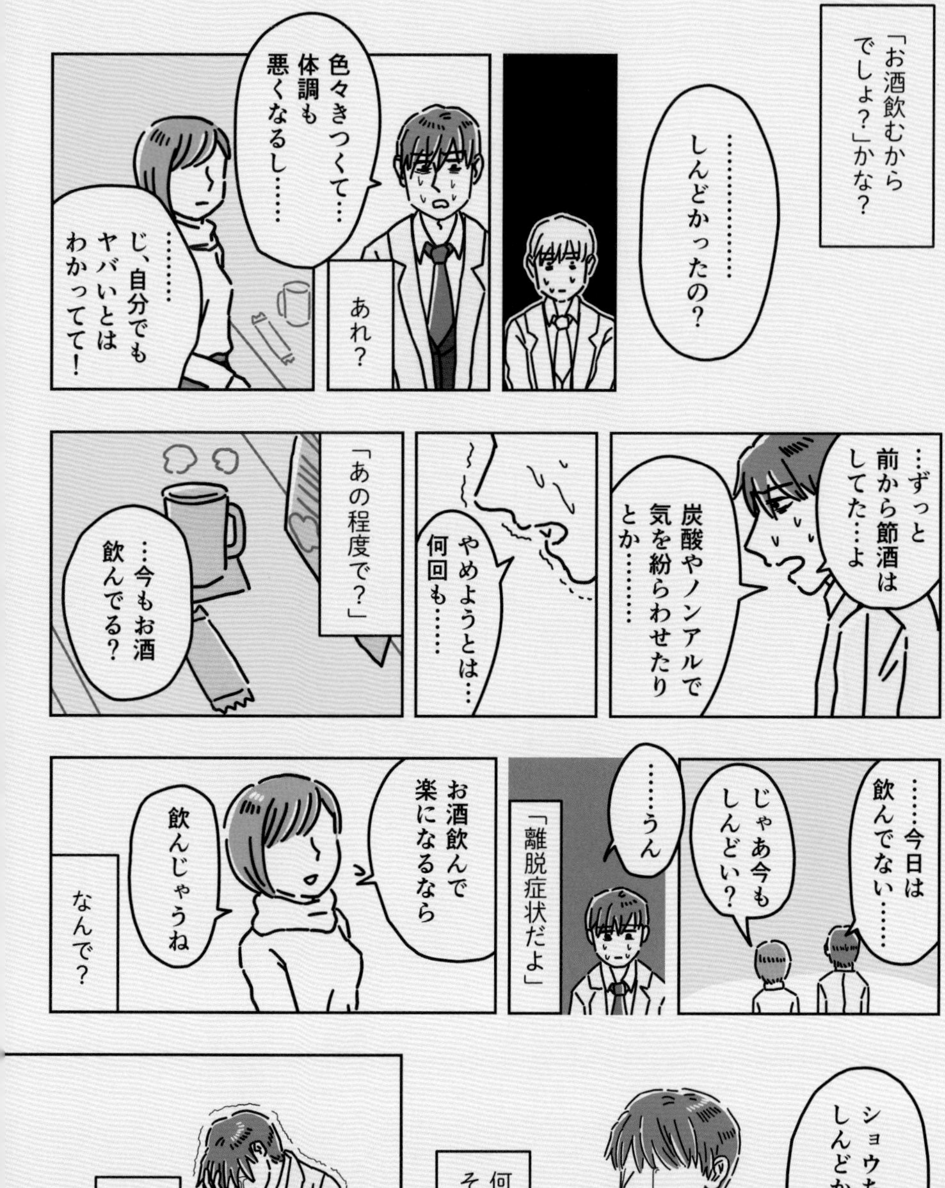
「お酒飲むからでしょ？」かな？
…………しんどかったの？
あれ？
色々きつくて…体調も悪くなるし……
………じ、自分でもヤバいとはわかってて！
…ずっと前から節酒はしてた…よ
炭酸やノンアルで気を紛らわせたりとか………
やめようとは…何回も……
「あの程度で？」
…今もお酒飲んでる？
……今日は飲んでない……
じゃあ今もしんどい？
……うん
「離脱症状だよ」
お酒飲んで楽になるなら
飲んじゃうね
なんで？
ショウちゃん…しんどかったね
何だよその言葉……
みんな揃って……

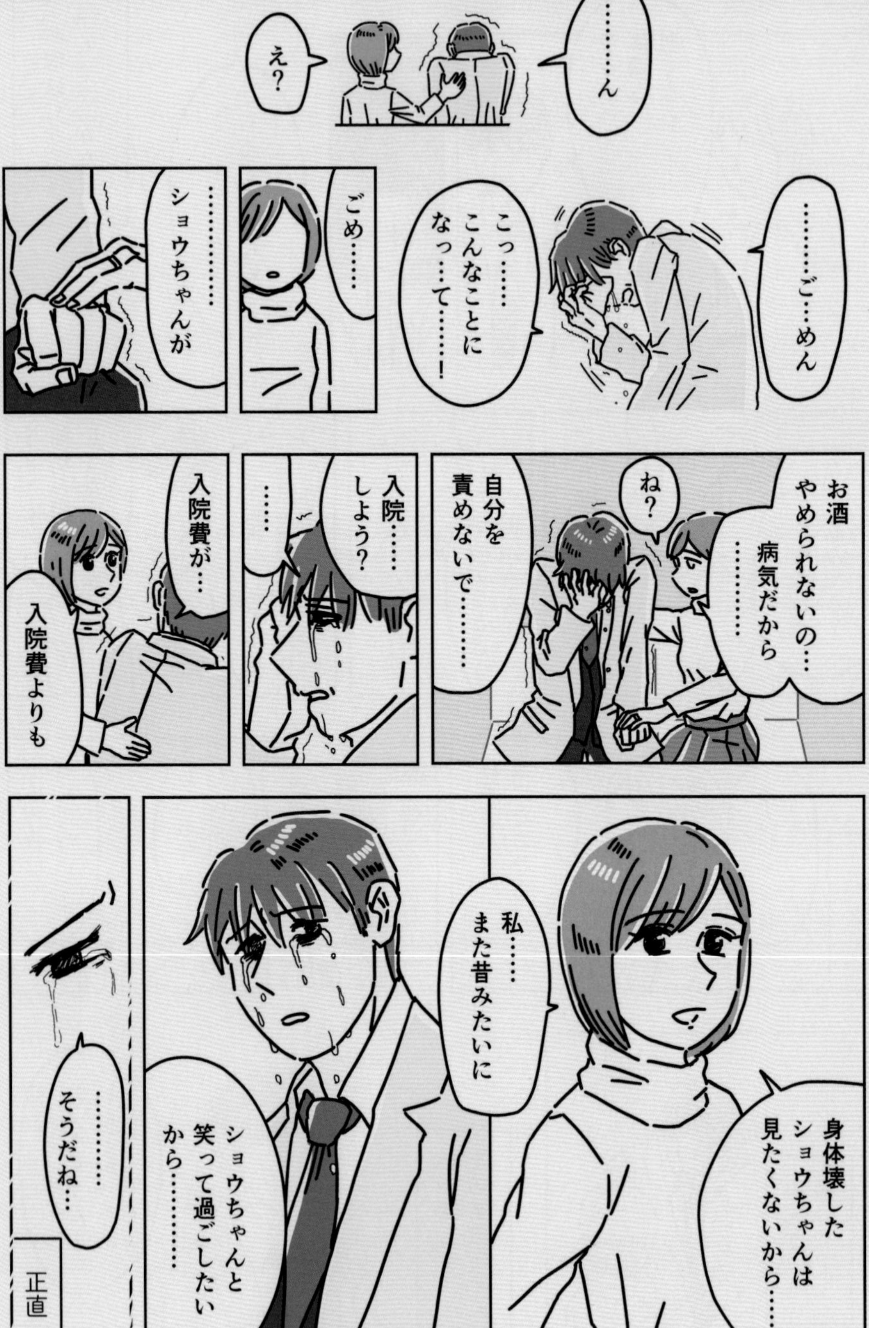
……………ん
え？
……ご…めん
こっ……こんなことになっ…て……！
ごめ……
……………ショウちゃんが
お酒やめられないの…病気だから…………
ね？
自分を責めないで………
入院……しよう？
……
入院費が…
入院費よりも
身体壊したショウちゃんは見たくないから……
私……また昔みたいに
ショウちゃんと笑って過ごしたいから………
…………そうだね…
正直

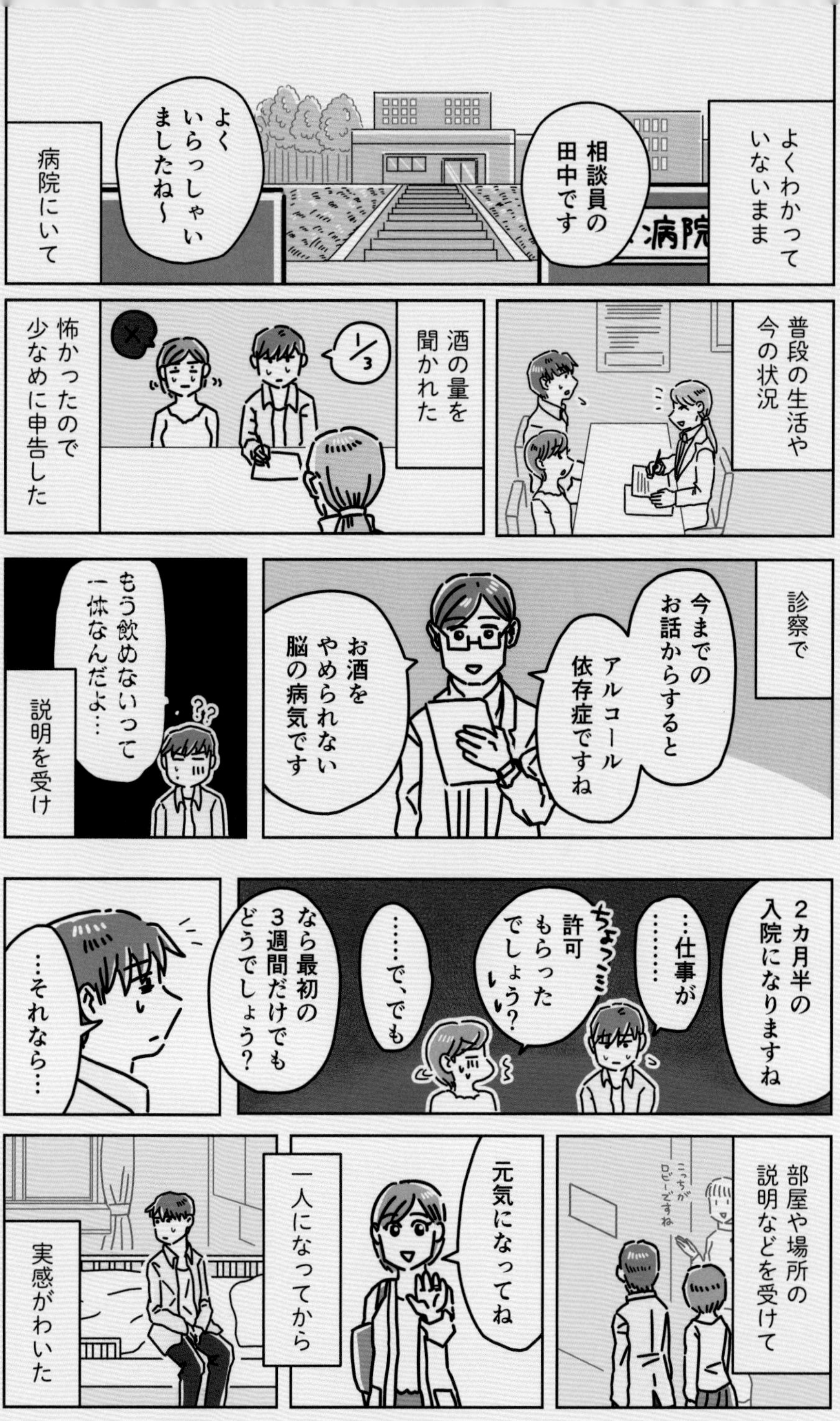
よくわかって
いないまま
相談員の
田中です
病院
よく
いらっしゃい
ましたね〜
病院にいて
普段の生活や
今の状況
酒の量を
聞かれた
1/3
怖かったので
少なめに申告した
診察で
今までの
お話からすると
アルコール
依存症ですね
お酒を
やめられない
脳の病気です
もう飲めないって
一体なんだよ…
説明を受け
2カ月半の
入院になりますね
…仕事が
………
ちょっ
許可
もらった
でしょう？
……で、でも
なら最初の
3週間だけでも
どうでしょう？
…それなら…
部屋や場所の
説明などを受けて
こっちが
ロビーですね
元気になってね
一人になってから
実感がわいた

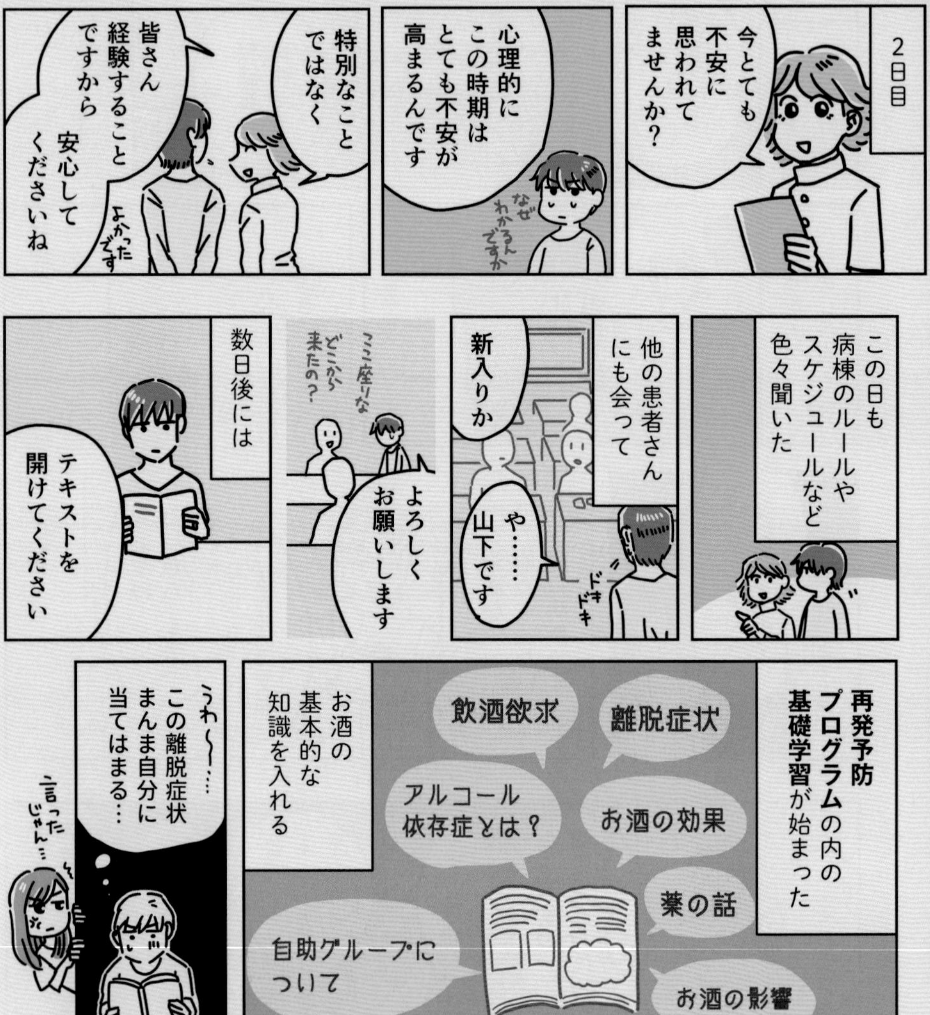
2日目
今とても不安に思われてませんか？
心理的にこの時期はとても不安が高まるんです
なぜわかるんですか
特別なことではなく
皆さん経験することですから
安心してくださいね
よかったです
この日も病棟のルールやスケジュールなど色々聞いた
他の患者さんにも会って
新入りか
や……山下です
ドキドキ
ここ座りな
どこから来たの？
よろしくお願いします
数日後には
テキストを開けてください
再発予防プログラムの内の基礎学習が始まった
お酒の基本的な知識を入れる
飲酒欲求
離脱症状
アルコール依存症とは？
お酒の効果
薬の話
自助グループについて
お酒の影響
うわ〜……この離脱症状まんま自分に当てはまる…
言ったじゃん…
2週間すると
身体が楽になった
本当に離脱症状だったのね…
診察
山下さん
3週間の予定でしたが…
もう少し頑張ってみませんか？…
山下です
お久しぶりです

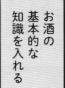

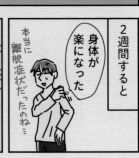

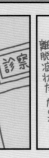

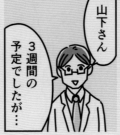

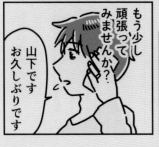

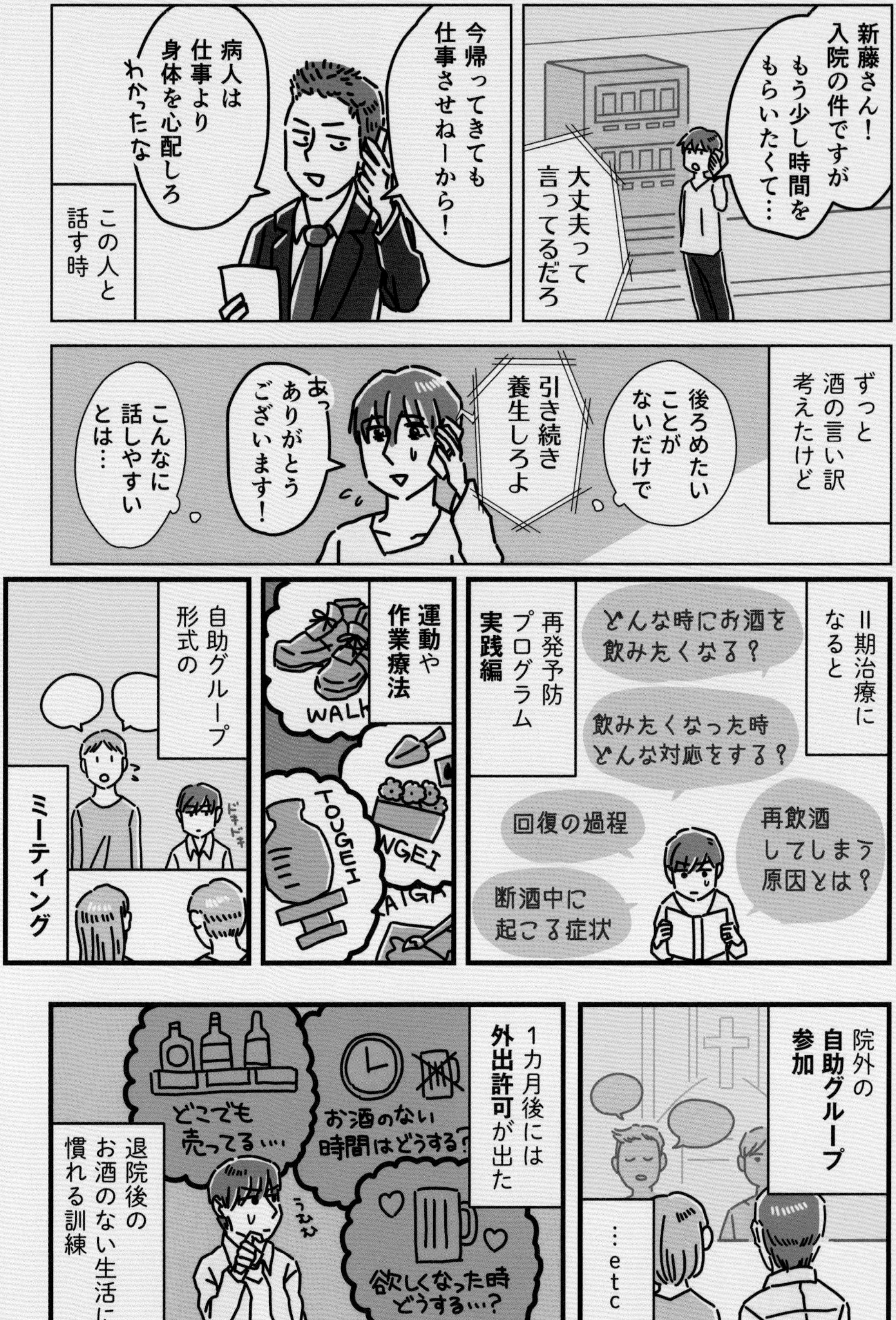
新藤さん！入院の件ですがもう少し時間をもらいたくて…
大丈夫って言ってるだろ
今帰ってきても仕事させねーから！
病人は仕事より身体を心配しろわかったな
この人と話す時
ずっと酒の言い訳考えたけど
後ろめたいことがないだけで
引き続き養生しろよ
あっありがとうございます！
こんなに話しやすいとは…
Ⅱ期治療になると
再発予防プログラム実践編
どんな時にお酒を飲みたくなる？
飲みたくなった時どんな対応をする？
再飲酒してしまう原因とは？
回復の過程
断酒中に起こる症状
運動や作業療法
WALK
TOUGEI
NGEI
自助グループ形式の
ミーティング
ドキドキ
院外の自助グループ参加
…etc
1カ月後には外出許可が出た
お酒のない時間はどうする？
どこでも売ってる…
欲しくなった時どうする…？
うむむ
退院後のお酒のない生活に慣れる訓練

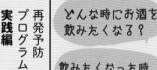

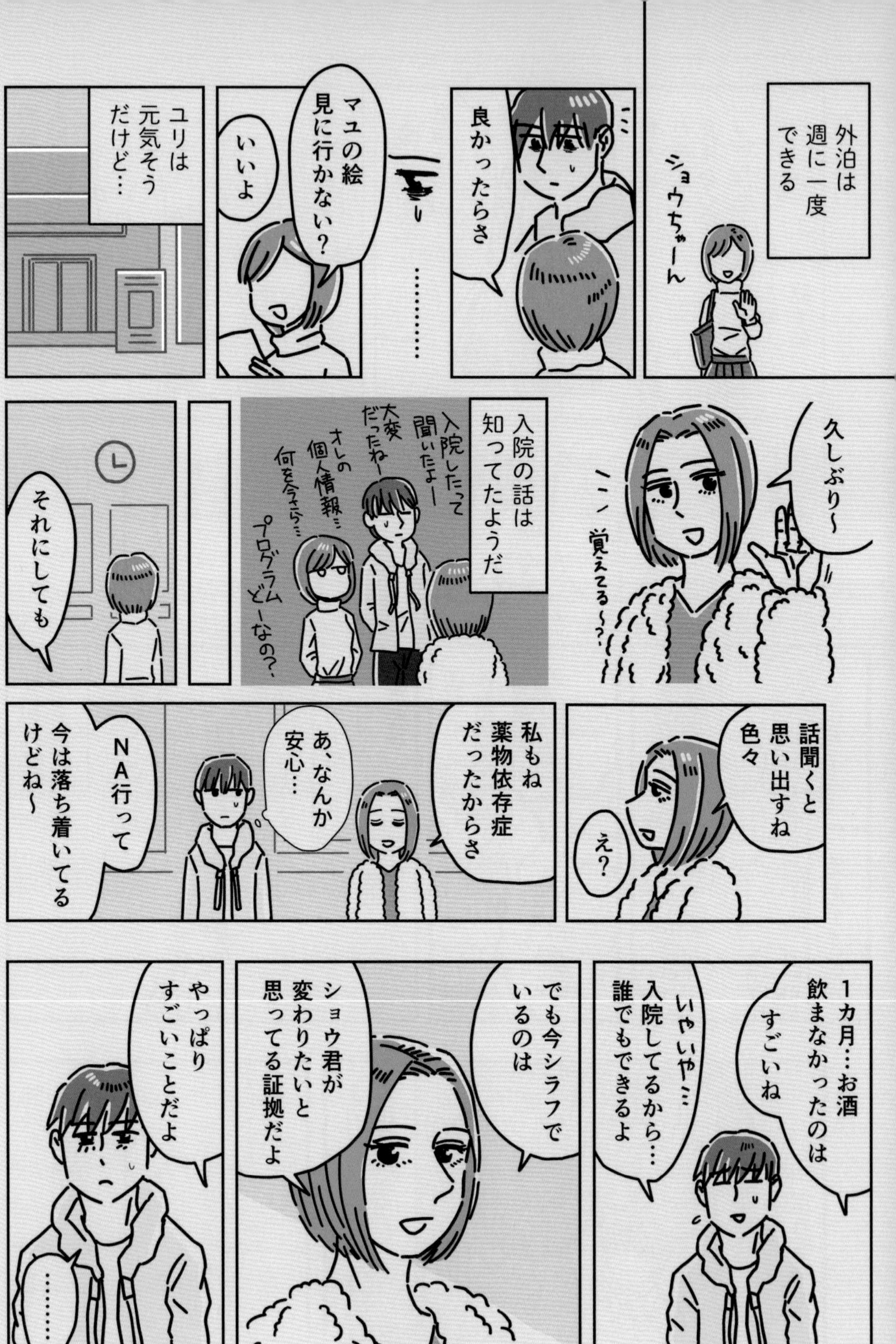

外泊は週に一度できる
ショウちゃーん
良かったらさ
マユの絵見に行かない?
いいよ
………
ユリは元気そうだけど…
久しぶり〜
覚えてる〜?
入院の話は知ってたようだ
入院したって聞いたよー
大変だったねー
オレの個人情報…
何を今さら…
プログラムどーなの?
それにしても
話聞くと思い出すね色々
え?
私もね薬物依存症だったからさ
あ、なんか安心…
NA行って今は落ち着いてるけどね〜
1カ月…お酒飲まなかったのはすごいね
いやいや…入院してるから…誰でもできるよ
でも今シラフでいるのは
ショウ君が変わりたいと思ってる証拠だよ
やっぱりすごいことだよ
………

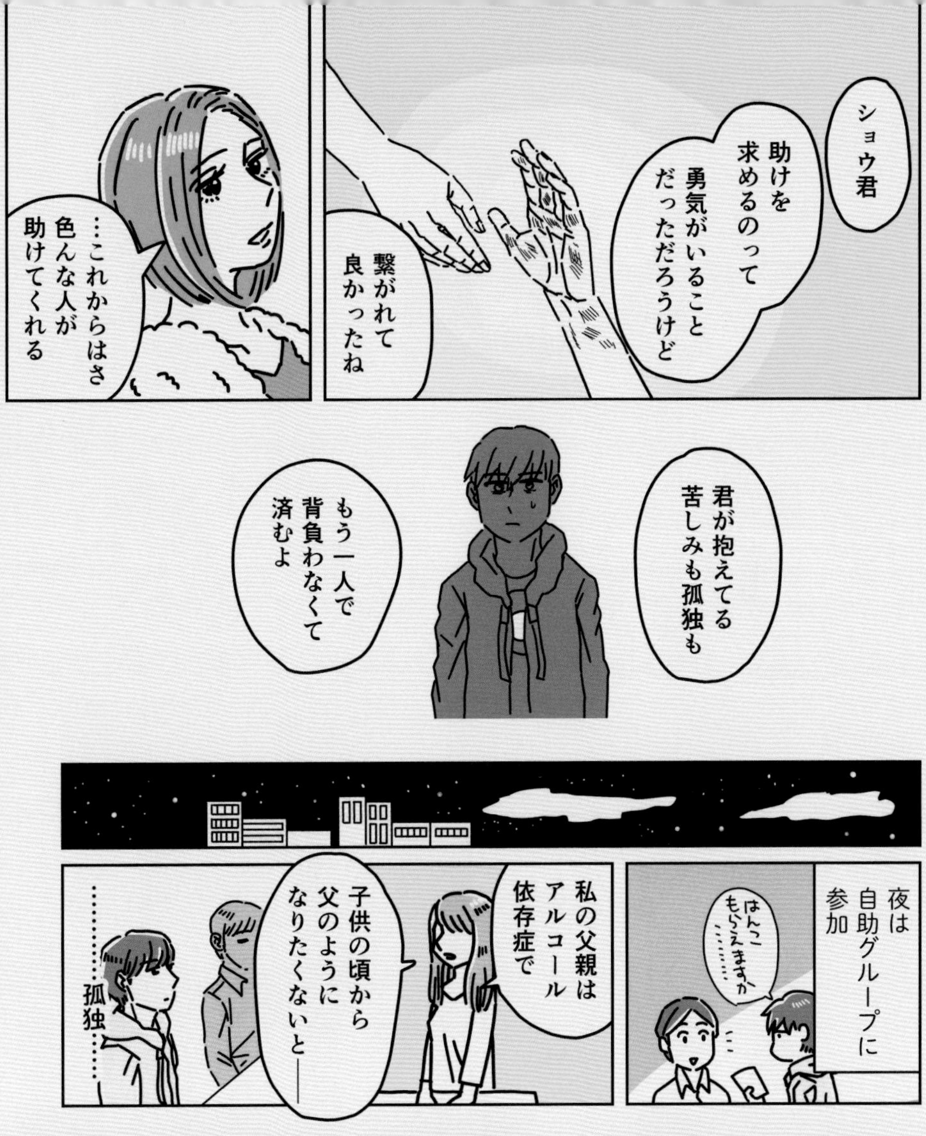
ショウ君
助けを求めるのって勇気がいることだっただろうけど
繋がれて良かったね
…これからはさ色んな人が助けてくれる
君が抱えてる苦しみも孤独も
もう一人で背負わなくて済むよ
夜は自助グループに参加
はんこもらえますか……
私の父親はアルコール依存症で
子供の頃から父のようになりたくないと――
……孤独……
苦しみ……
……
明日さ
先輩に挨拶行かない？
先輩？

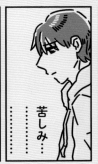

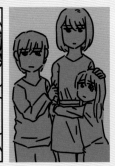

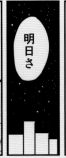

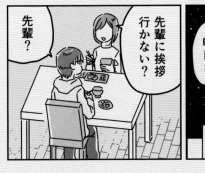

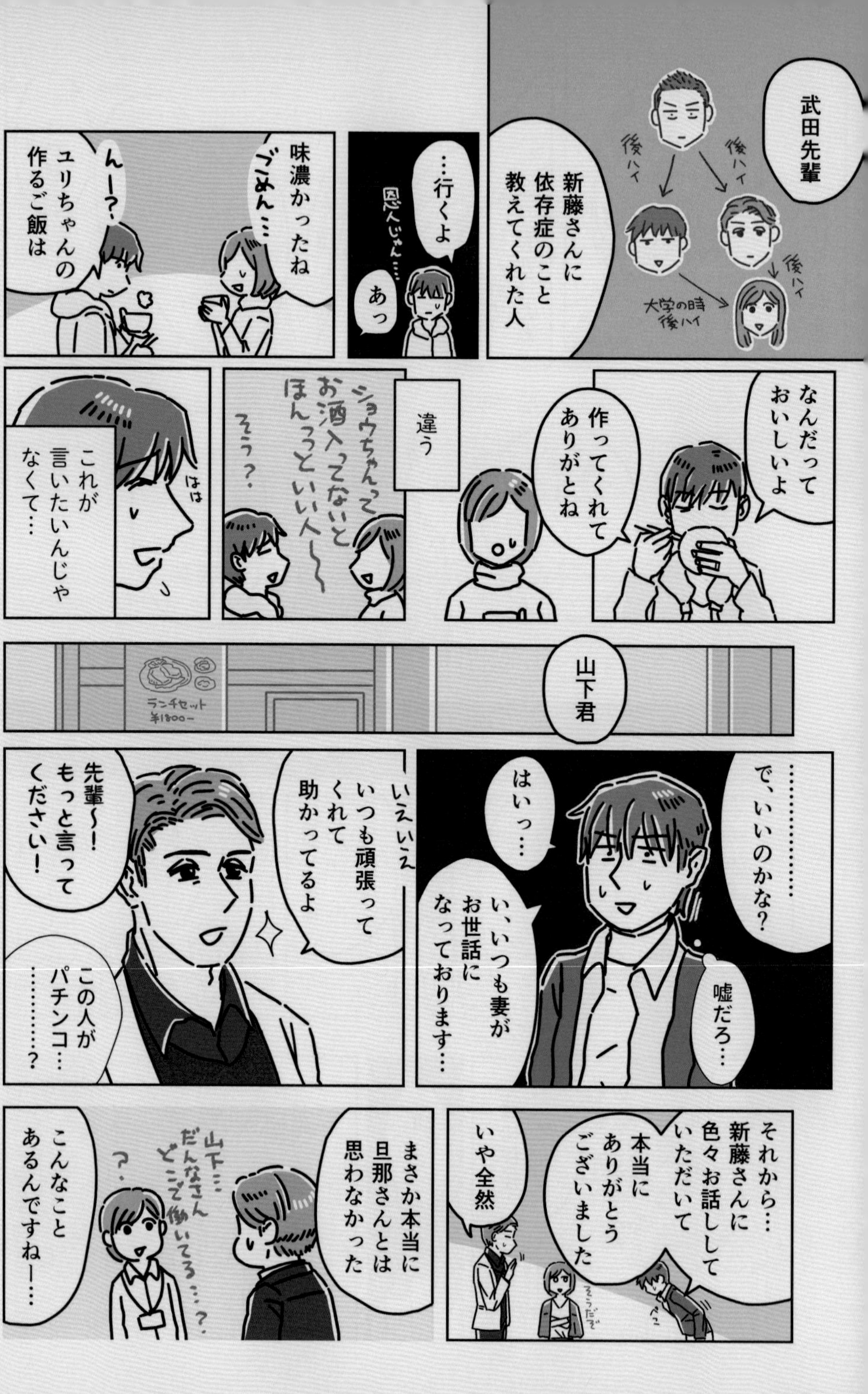
武田先輩
新藤さんに依存症のこと教えてくれた人
後ハイ
後ハイ
後ハイ
大学の時後ハイ
…行くよ
恩人じゃん…
あっ
ごめん…
味濃かったね
んー?
ユリちゃんの作るご飯は
なんだっておいしいよ
作ってくれてありがとね
違う
ショウちゃんってお酒入ってないとほんっっといい人～～
そう?
はは
これが言いたいんじゃなくて…
山下君
ランチセット ¥1800－
………で、いいのかな?
はいっ…
い、いつも妻がお世話になっております…
嘘だろ…
いえいえ
いつも頑張ってくれて助かってるよ
先輩～! もっと言ってください!
この人がパチンコ…………?
それから…新藤さんに色々お話ししていただいて
本当にありがとうございました
いや全然
そうだぞ
まさか本当に旦那さんとは思わなかった
山下…だんなさんどこで働いてる…??
?
こんなことあるんですね―…

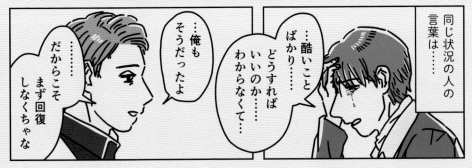

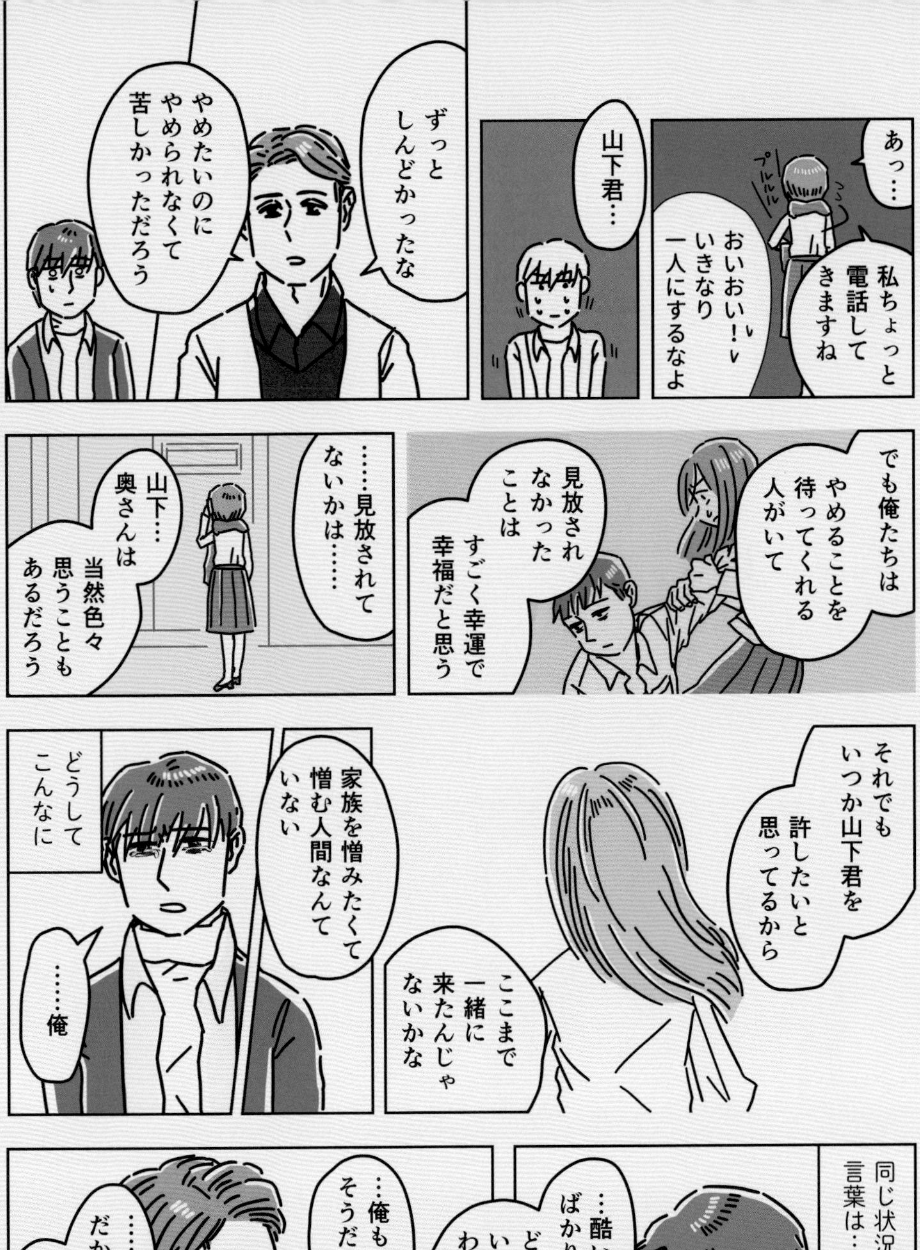
あっ……
私ちょっと電話してきますね
プルルル
おいおい！いきなり一人にするなよ
山下君…
ずっとしんどかったな
やめたいのにやめられなくて苦しかっただろう
でも俺たちはやめることを待ってくれる人がいて
見放されなかったことはすごく幸運で幸福だと思う
……見放されてないかは……
山下…奥さんは当然色々思うこともあるだろう
それでもいつか山下君を許したいと思ってるから
ここまで一緒に来たんじゃないかな
家族を憎みたくて憎む人間なんていない
どうしてこんなに
……俺
同じ状況の人の言葉は……
…酷いことばかり……
どうすればいいのか……わからなくて…
…俺もそうだったよ
………だからこそまず回復しなくちゃな

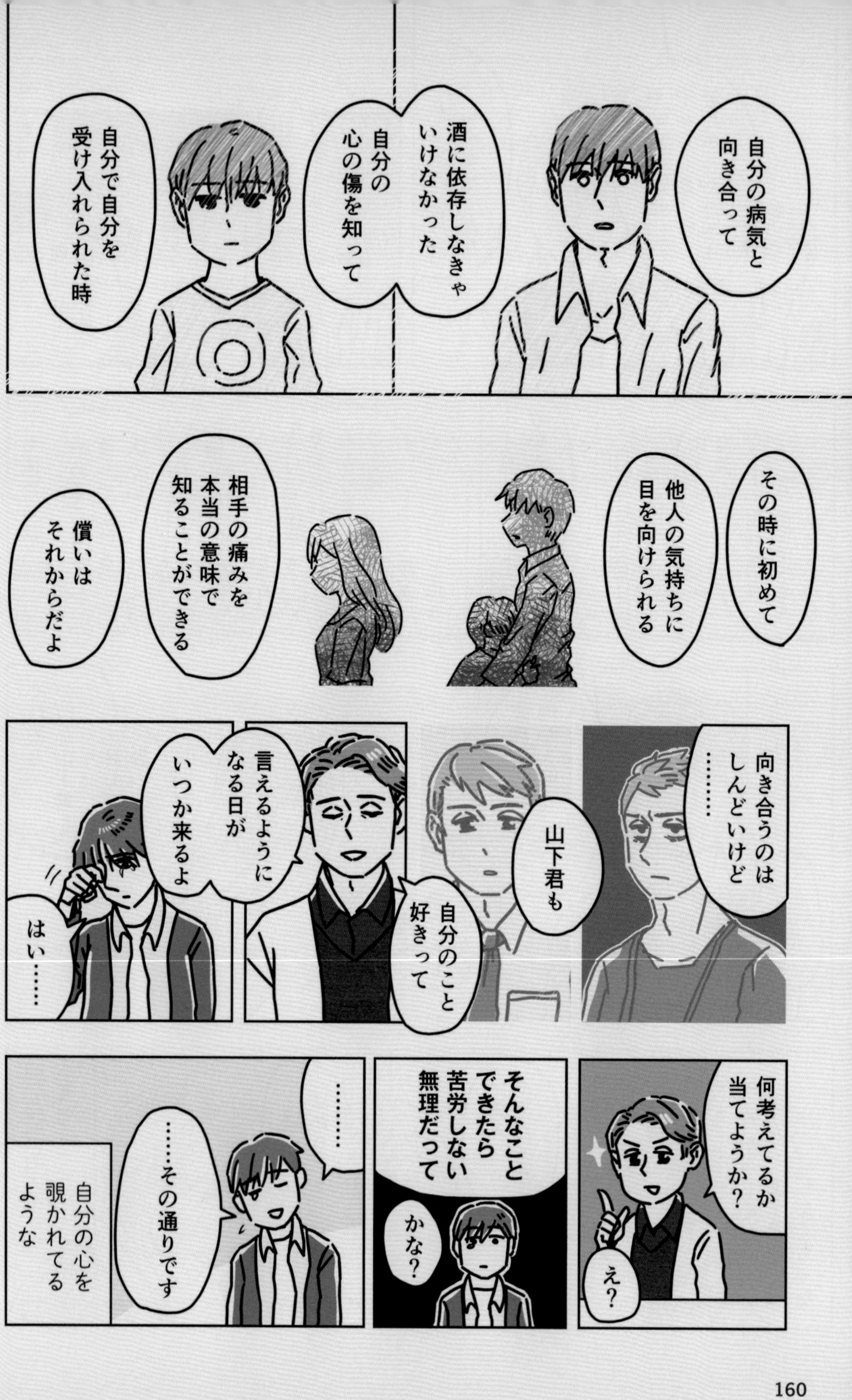

自分の病気と向き合って
酒に依存しなきゃいけなかった
自分の心の傷を知って
自分で自分を受け入れられた時
その時に初めて
他人の気持ちに目を向けられる
相手の痛みを本当の意味で知ることができる
償いはそれからだよ
向き合うのはしんどいけど……
山下君も
自分のこと好きって
言えるようになる日がいつか来るよ
はい……
何考えてるか当てようか?
え?
そんなことできたら苦労しない無理だって
かな?
………
……その通りです
自分の心を覗かれてるような

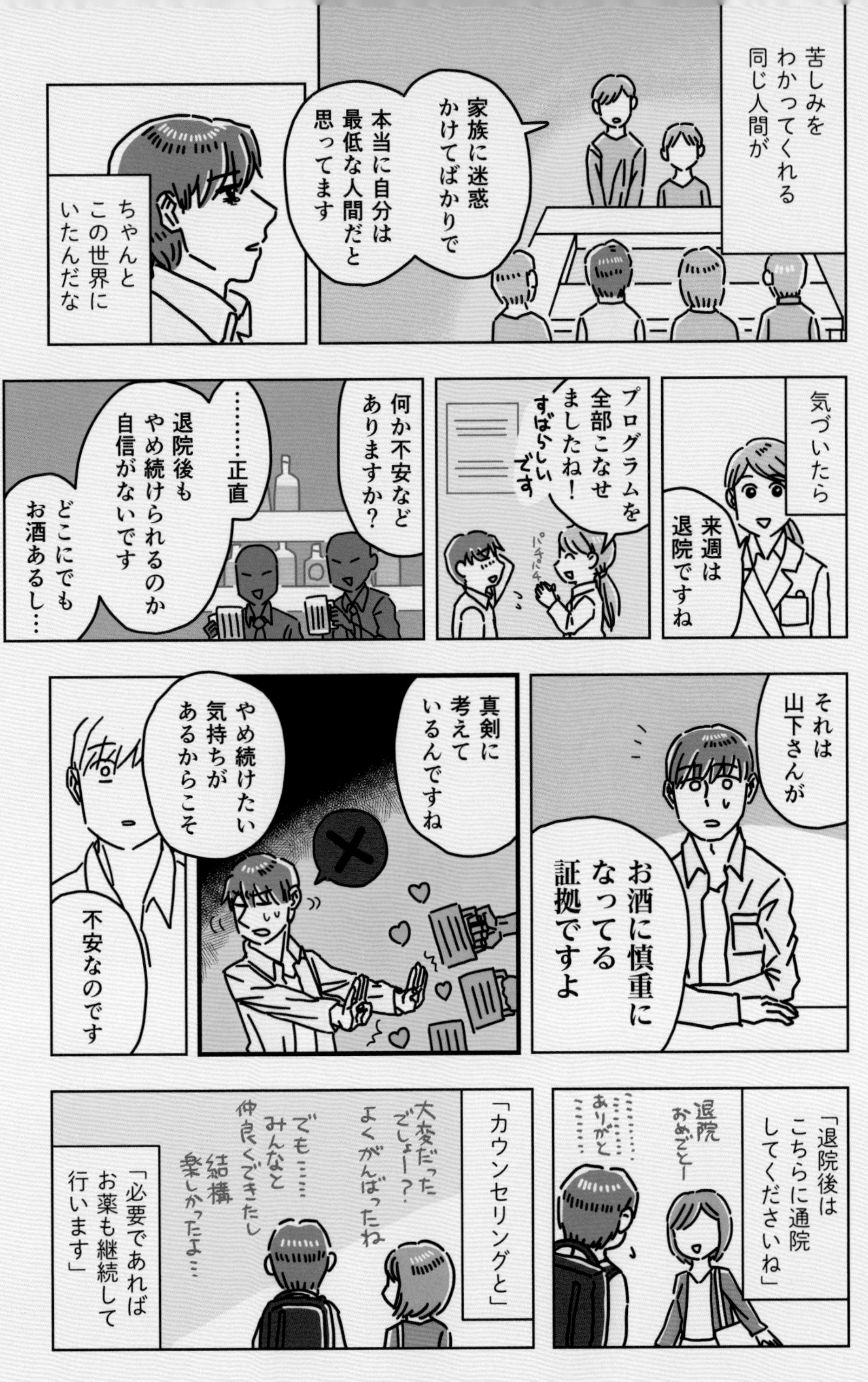
苦しみをわかってくれる同じ人間が
家族に迷惑かけてばかりで本当に自分は最低な人間だと思ってます
ちゃんとこの世界にいたんだな
気づいたら
来週は退院ですね
プログラムを全部こなせましたね! すばらしいです
パチパチ
何か不安などありますか?
……正直 退院後もやめ続けられるのか自信がないです どこにでもお酒あるし…
それは山下さんが
お酒に慎重になってる証拠ですよ
真剣に考えているんですね
やめ続けたい気持ちがあるからこそ
不安なのです
「退院後はこちらに通院してくださいね」
退院おめでとー
……ありがと……
「カウンセリングと」
大変だったでしょー? よくがんばったね
でも…… みんなと仲良くできたし 結構楽しかったよ…
「必要であればお薬も継続して行います」

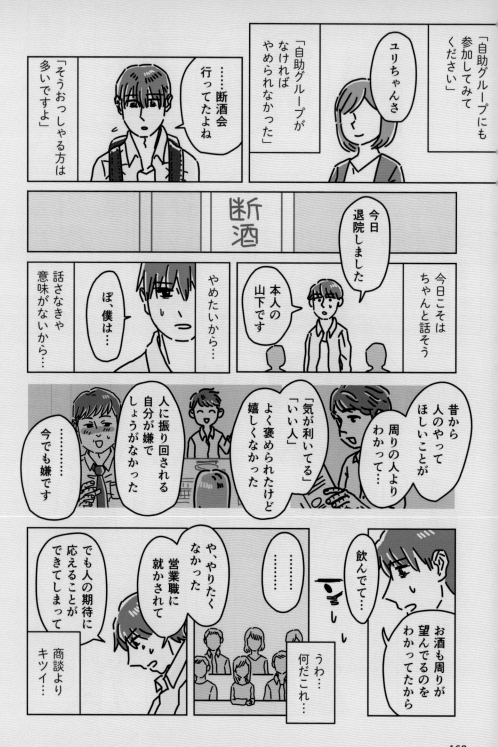

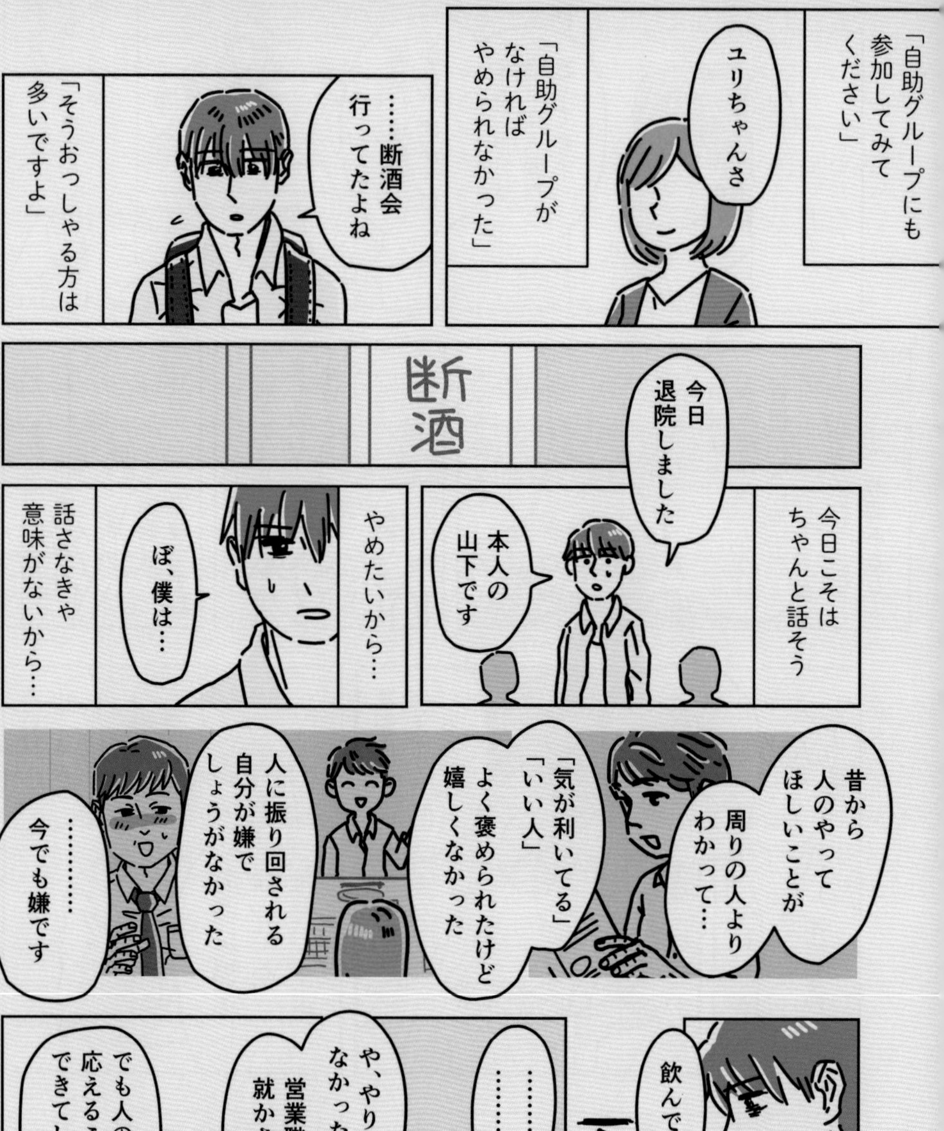
「自助グループにも参加してみてください」
ユリちゃんさ
「自助グループがなければやめられなかった」
……断酒会行ってたよね
「そうおっしゃる方は多いですよ」
断酒
今日退院しました
今日こそはちゃんと話そう
本人の山下です
やめたいから…
ぼ、僕は…
話さなきゃ意味がないから…
昔から人のやってほしいことが
周りの人よりわかって…
「気が利いてる」「いい人」よく褒められたけど嬉しくなかった
人に振り回される自分が嫌でしょうがなかった
………今でも嫌です
飲んでて…
お酒も周りが望んでるのをわかってたから
………
うわ…何だこれ…
や、やりたくなかった営業職に就かされて
でも人の期待に応えることができてしまって
商談よりキツイ…

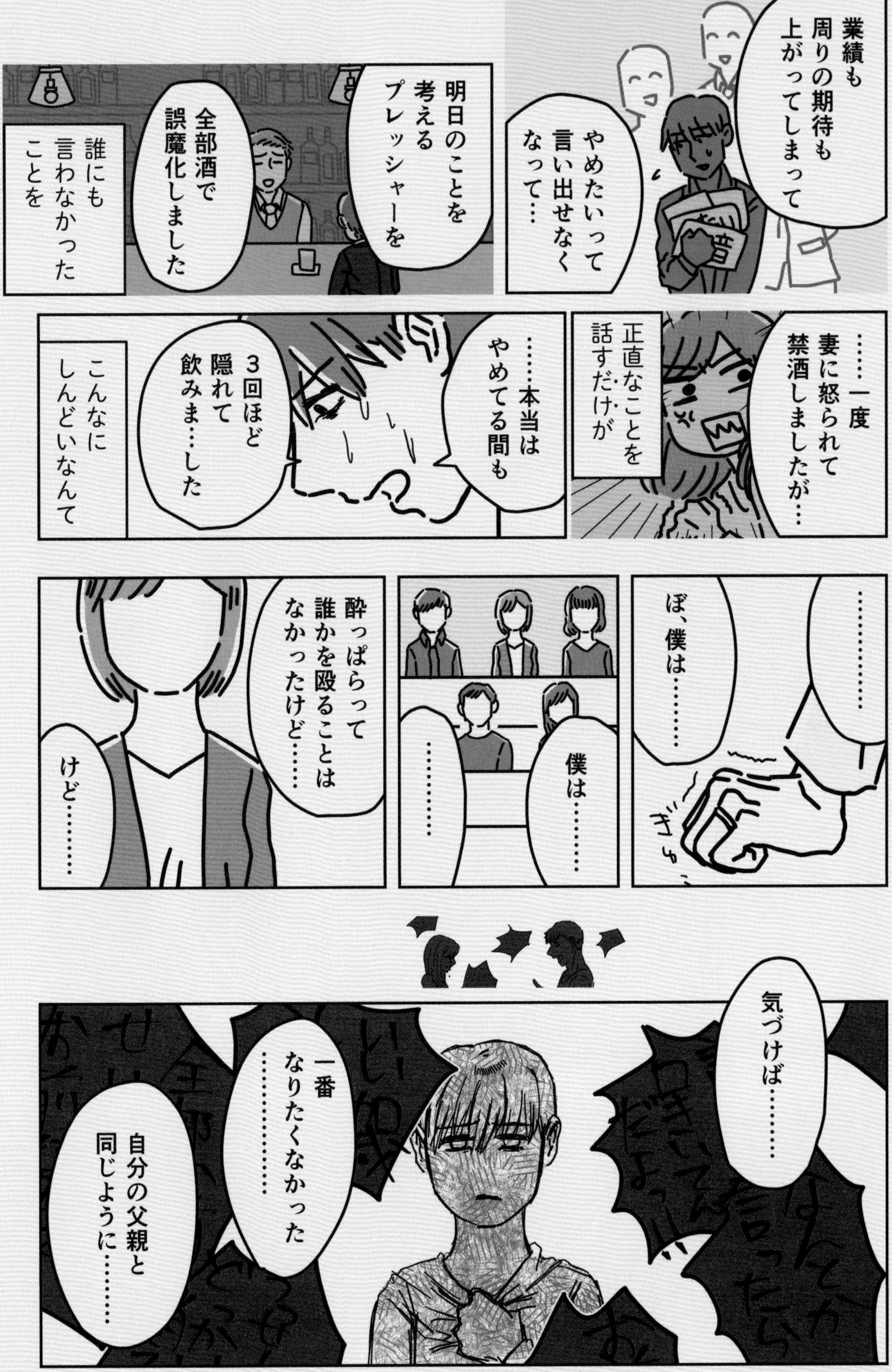
業績も周りの期待も上がってしまって
やめたいって言い出せなくなって…
明日のことを考えるプレッシャーを
全部酒で誤魔化しました
誰にも言わなかったことを
……一度妻に怒られて禁酒しましたが…
正直なことを話すだけが
……本当はやめてる間も
3回ほど隠れて飲みま…した
こんなにしんどいなんて
………
ぼ、僕は………
ぎゅ
僕は………
………
酔っぱらって誰かを殴ることはなかったけど……
けど………
気づけば………
一番なりたくなかった………
自分の父親と同じように………

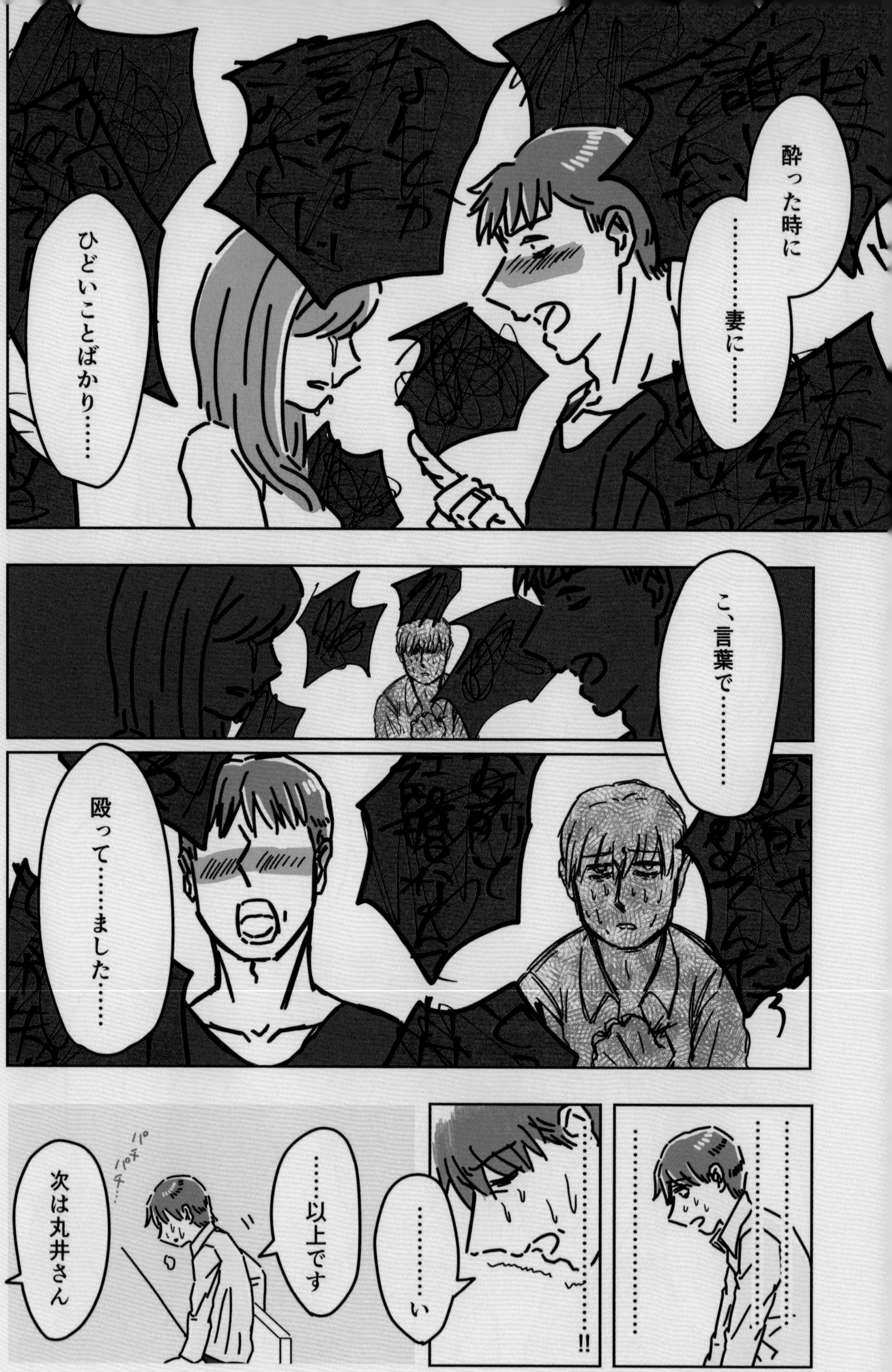
酔った時に……妻に………
ひどいことばかり……
こ、言葉で………
殴って……ました……
…………
………
…………!!
………い
……以上です
パチ パチ…
次は丸井さん

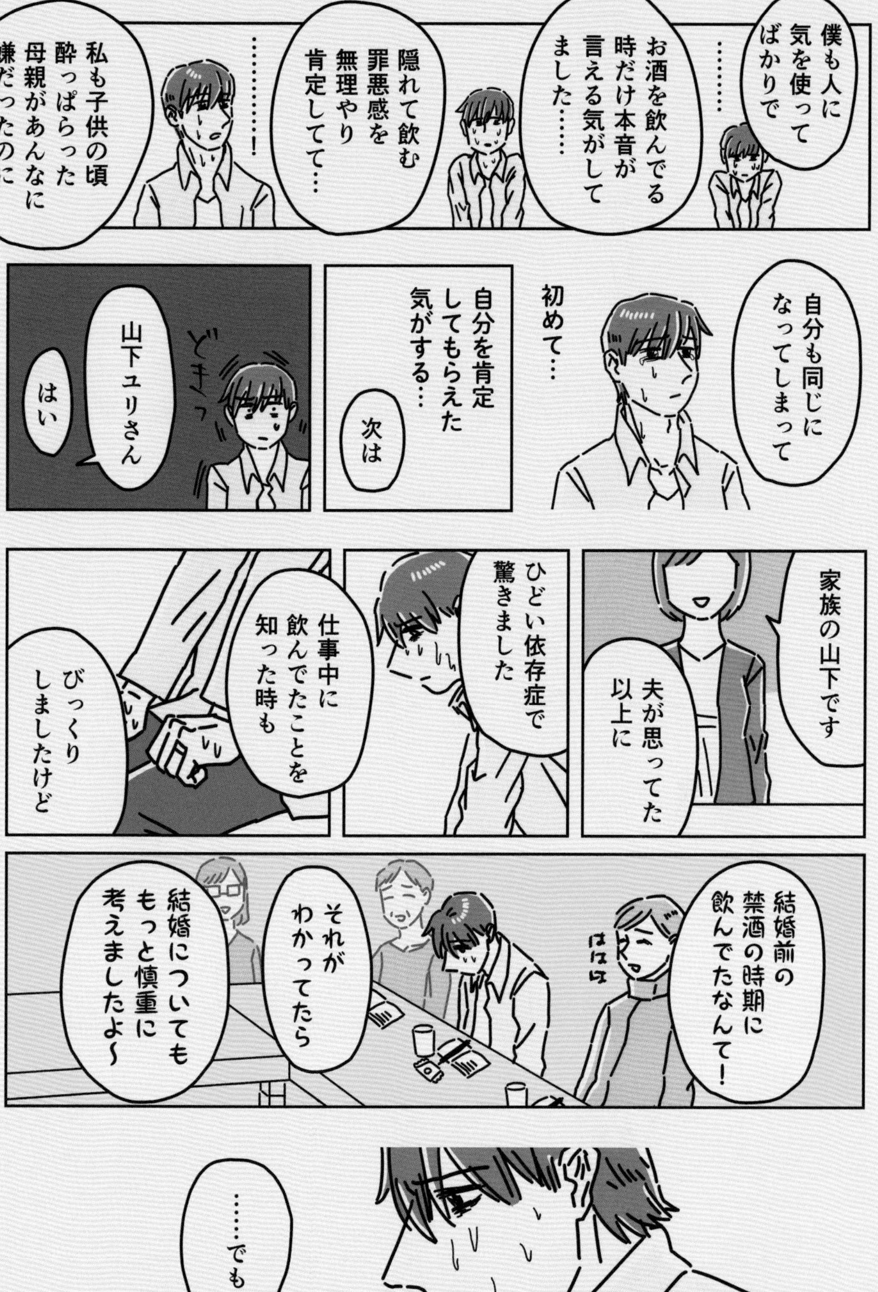
僕も人に気を使ってばかりで
………
お酒を飲んでる時だけ本音が言える気がしてました……
隠れて飲む罪悪感を無理やり肯定してて…
………!
私も子供の頃酔っぱらった母親があんなに嫌だったのに
自分も同じになってしまって
初めて…
自分を肯定してもらえた気がする…
次は
どきっ
山下ユリさん
はい
家族の山下です
夫が思ってた以上に
ひどい依存症で驚きました
仕事中に飲んでたことを知った時も
びっくりしましたけど
結婚前の禁酒の時期に飲んでたなんて!
ははは
それがわかってたら
結婚についてももっと慎重に考えましたよ～
……でも

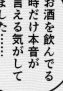

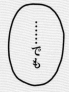

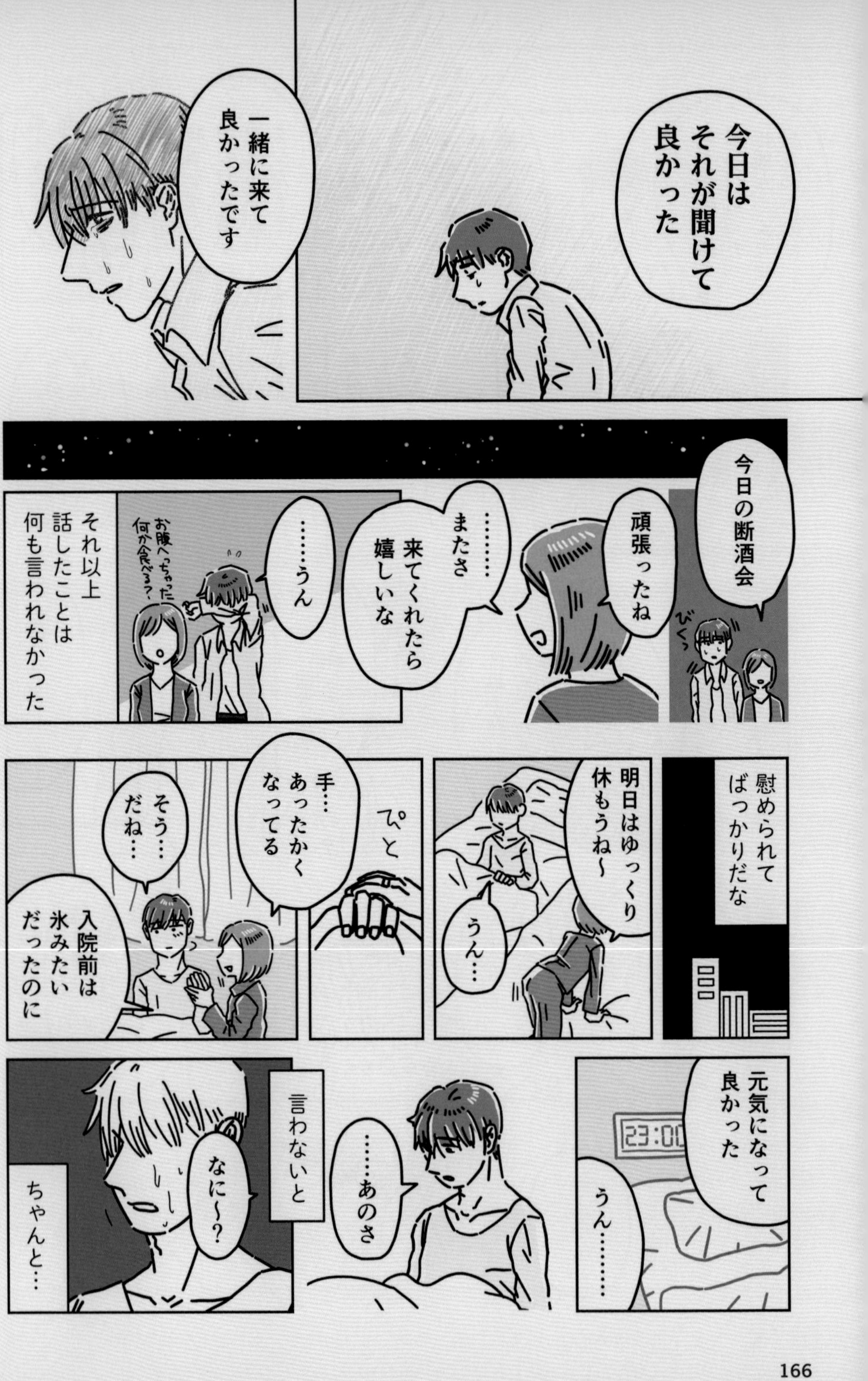
今日はそれが聞けて良かった
一緒に来て良かったです
今日の断酒会頑張ったね
びくっ
……またさ来てくれたら嬉しいな
……うん
お腹へっちゃった 何か食べる?
それ以上話したことは何も言われなかった
慰められてばっかりだな
明日はゆっくり休もうね～
うん…
ぴと
手…あったかくなってる
そう…だね…
入院前は氷みたいだったのに
元気になって良かった
23:00
うん………
……あのさ
言わないと
なに～?
ちゃんと…

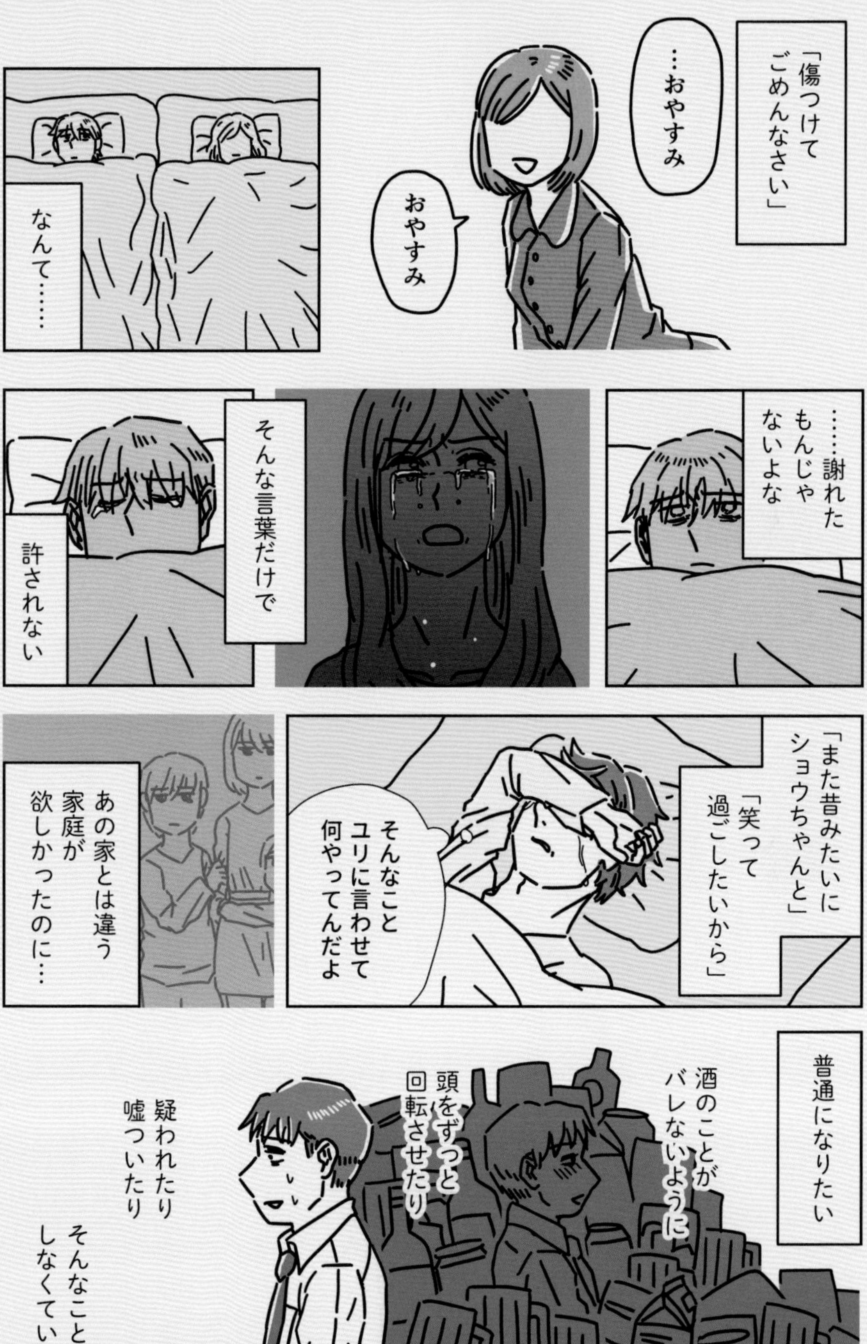

「傷つけて
ごめんなさい」
…おやすみ
おやすみ
なんて……
……謝れた
もんじゃ
ないよな
そんな言葉だけで
許されない
「また昔みたいに
ショウちゃんと」
「笑って
過ごしたいから」
そんなこと
ユリに言わせて
何やってんだよ
あの家とは違う
家庭が
欲しかったのに…
普通になりたい
酒のことが
バレないように
頭をずっと
回転させたり
疑われたり
嘘ついたり
そんなことも
しなくていい

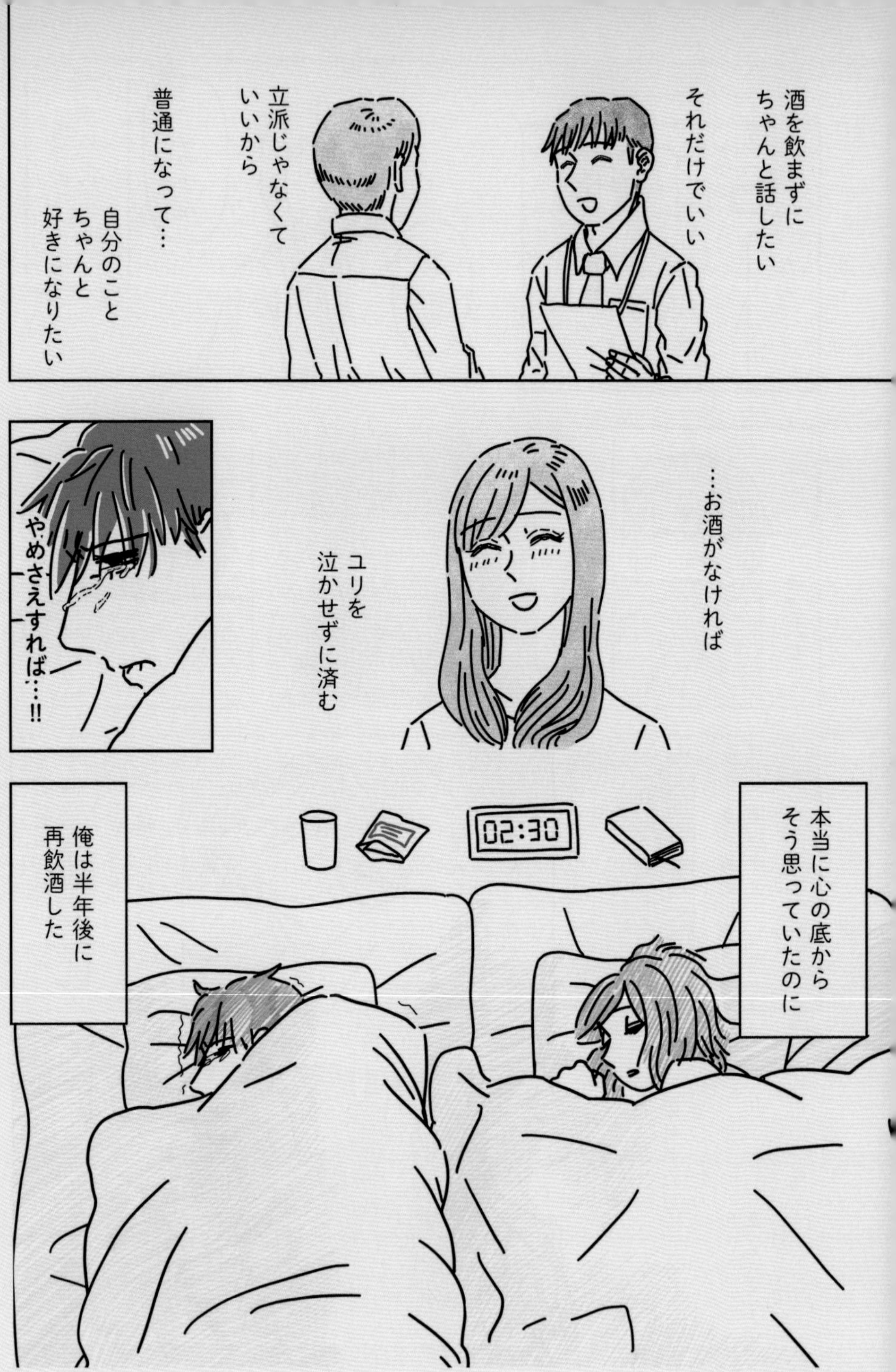
酒を飲まずに
ちゃんと話したい
それだけでいい
立派じゃなくて
いいから
普通になって…
自分のこと
ちゃんと
好きになりたい
…お酒がなければ
ユリを
泣かせずに済む
やめさえすれば…!!
本当に心の底から
そう思っていたのに
02:30
俺は半年後に
再飲酒した

第八話　おわり

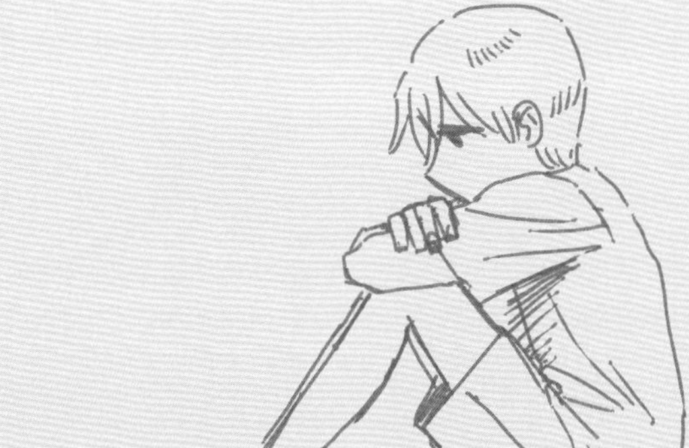

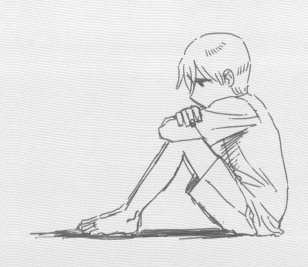

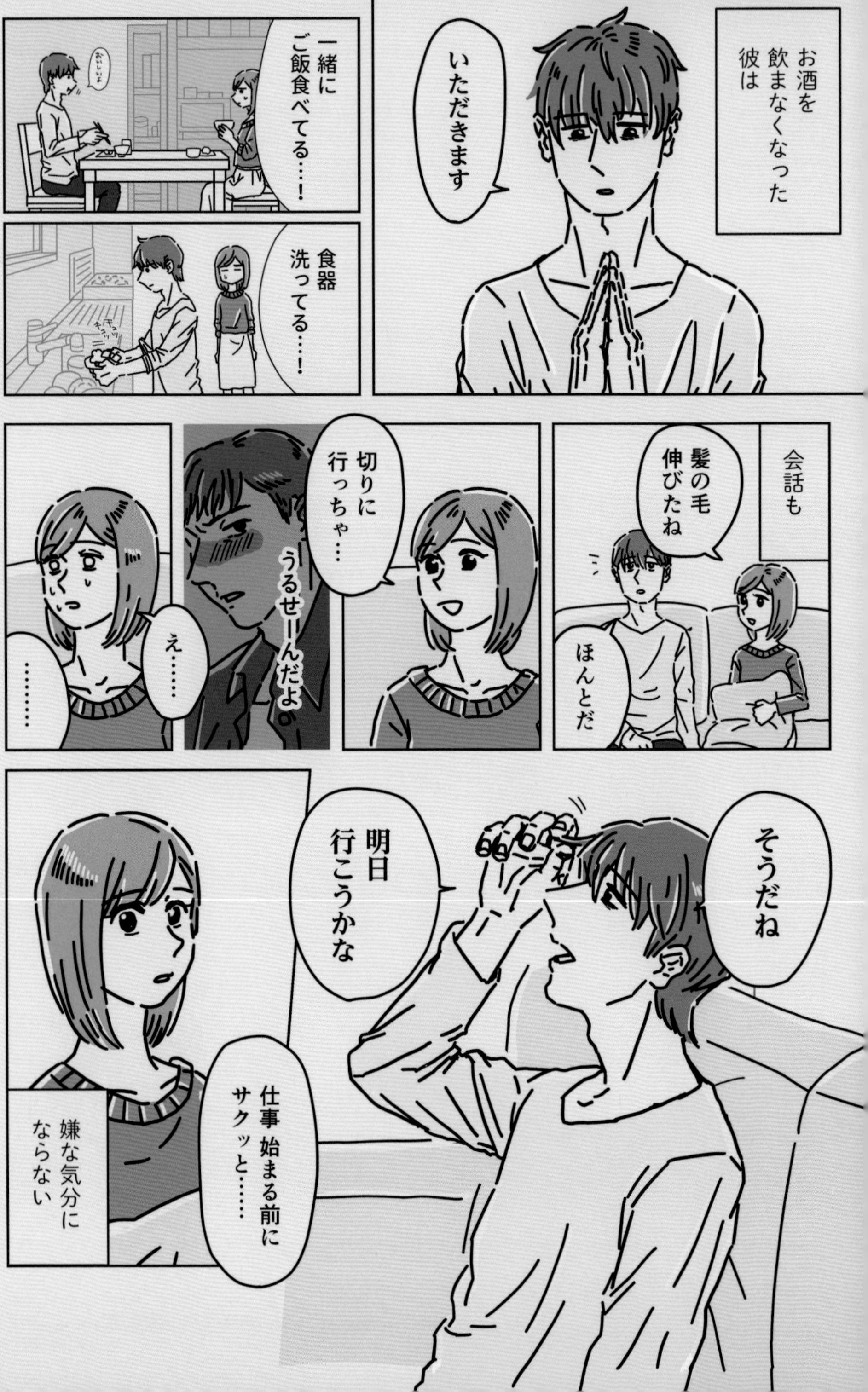
お酒を
飲まなくなった
彼は
いただきます
おいしいよ
一緒に
ご飯食べてる…！
食器
洗ってる…！
会話も
髪の毛
伸びたね
ほんとだ
切りに
行っちゃ…
うるせーんだよ。
え……
……
そうだね
明日
行こうかな
仕事始まる前に
サクッと……
嫌な気分に
ならない

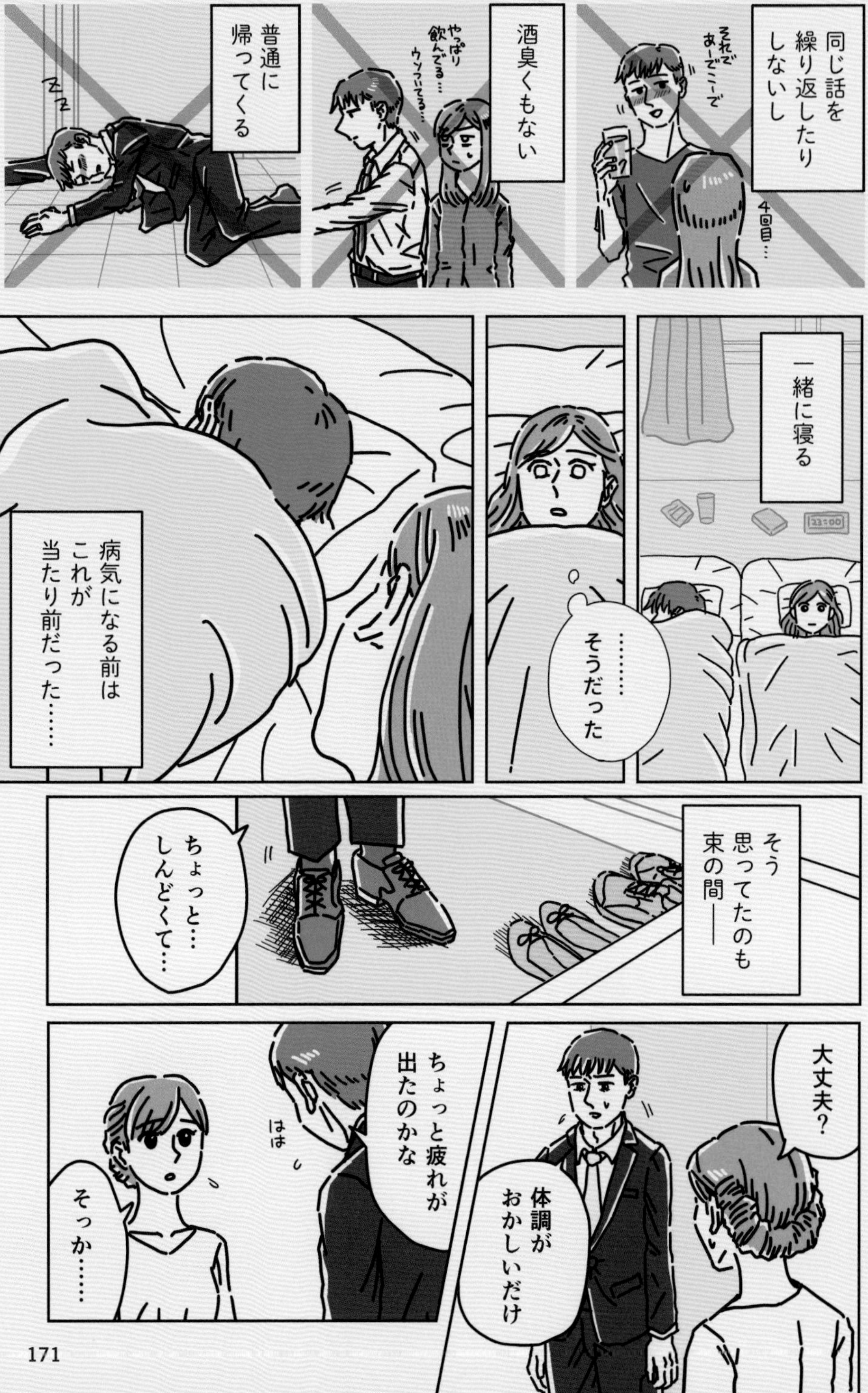

同じ話を繰り返したりしないし
それであーでこーで
4回目…
酒臭くもない
やっぱり飲んでる…
ウソついてる…
普通に帰ってくる
一緒に寝る
……そうだった
病気になる前はこれが当たり前だった……
そう思ってたのも束の間——
ちょっと…しんどくて…
大丈夫?
体調がおかしいだけ
ちょっと疲れが出たのかな
はは
そっか……

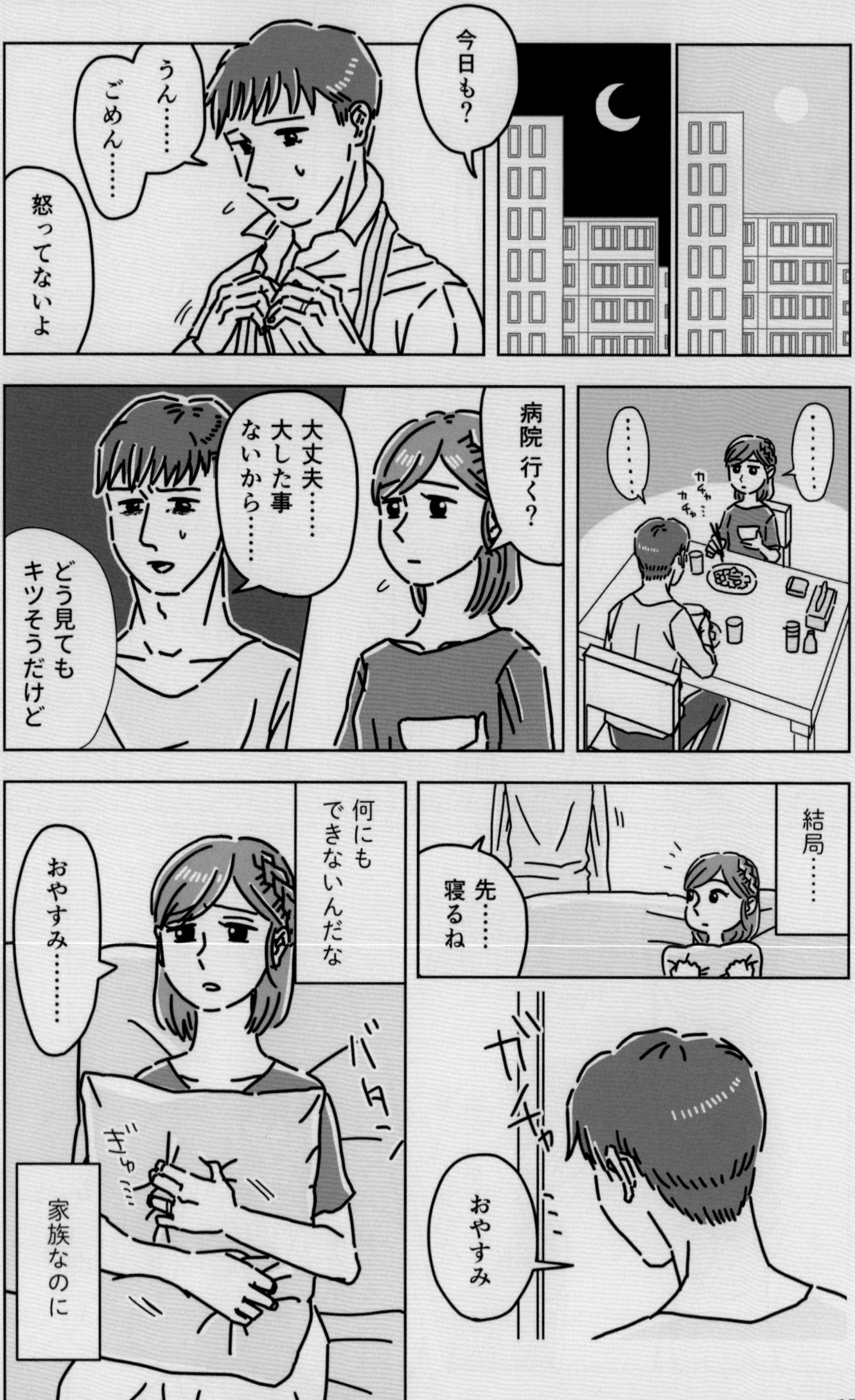
今日も?
うん……ごめん……
怒ってないよ
………
………
カチャ カチャ…
病院 行く?
大丈夫……大した事ないから……
どう見てもキツそうだけど
結局……
先……寝るね
ガチャ…
おやすみ
何にもできないんだな
おやすみ………
バタン
ぎゅ…
家族なのに

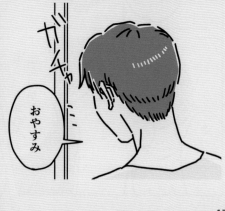

第九話
私とあなたの境界線

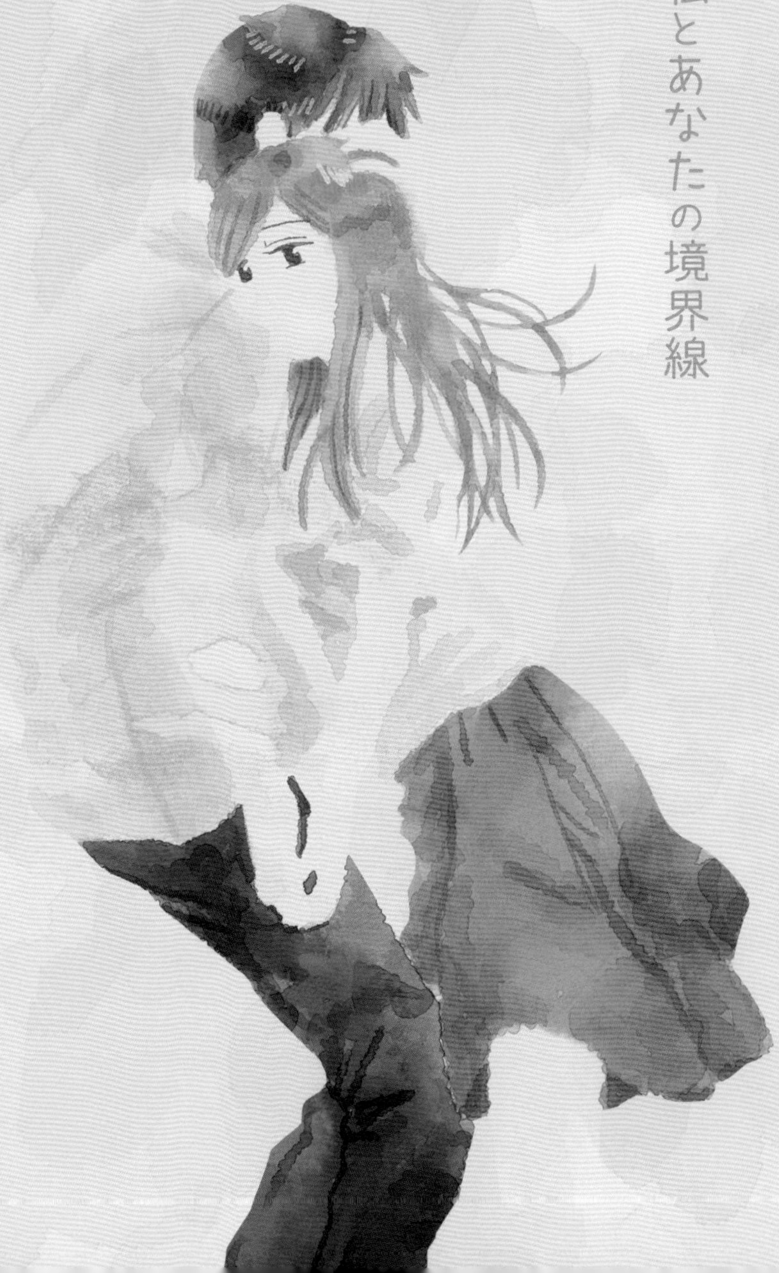

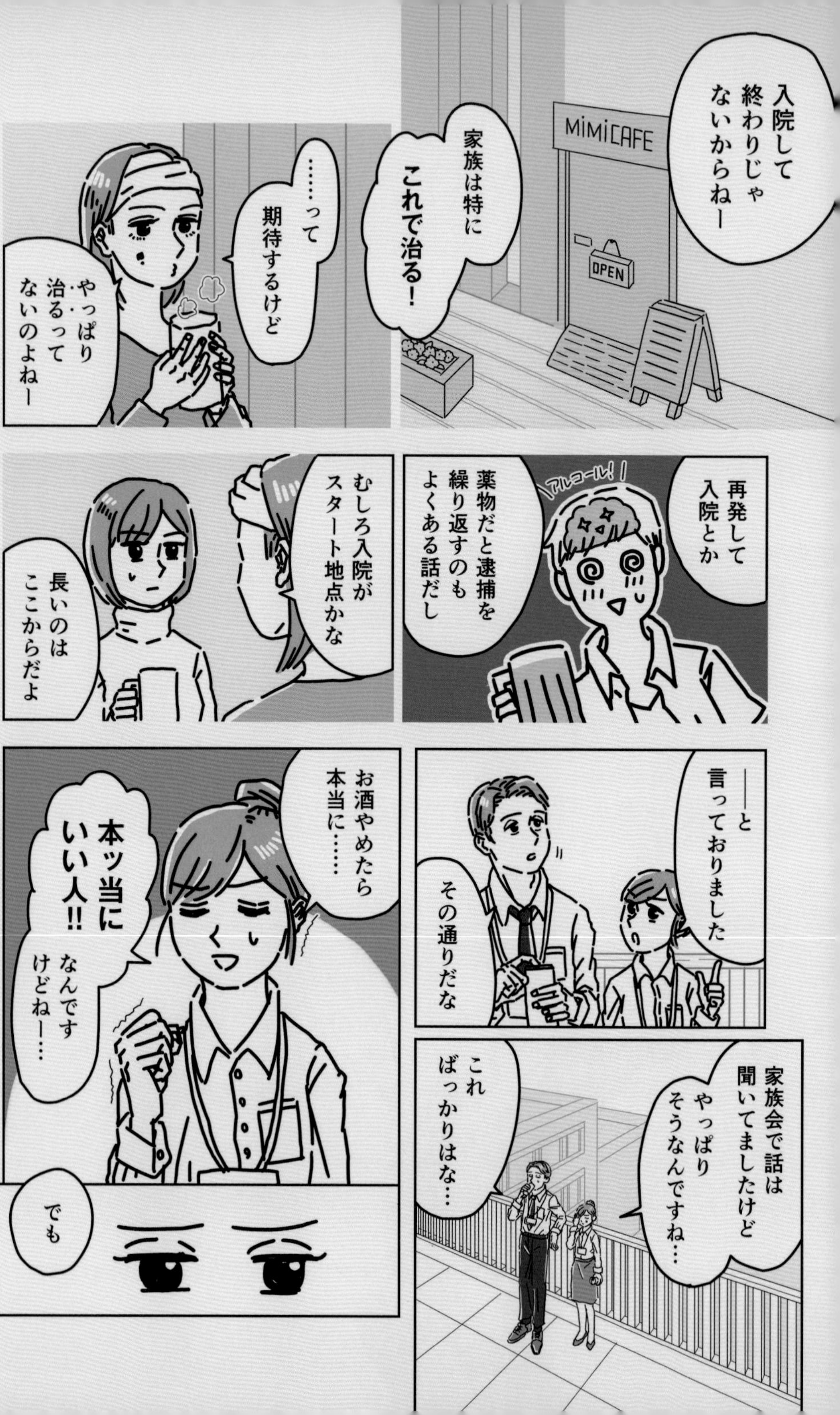
入院して終わりじゃないからねー
MiMiCAFE
OPEN
家族は特にこれで治る！
……って期待するけど
やっぱり治るってないのよねー
再発して入院とか
アルコール！！
薬物だと逮捕を繰り返すのもよくある話だし
むしろ入院がスタート地点かな
長いのはここからだよ
——と言っておりました
その通りだな
お酒やめたら本当に……
本ッ当にいい人!!
なんですけどねー…
家族会で話は聞いてましたけど
やっぱりそうなんですね…
こればっかりはな…
でも

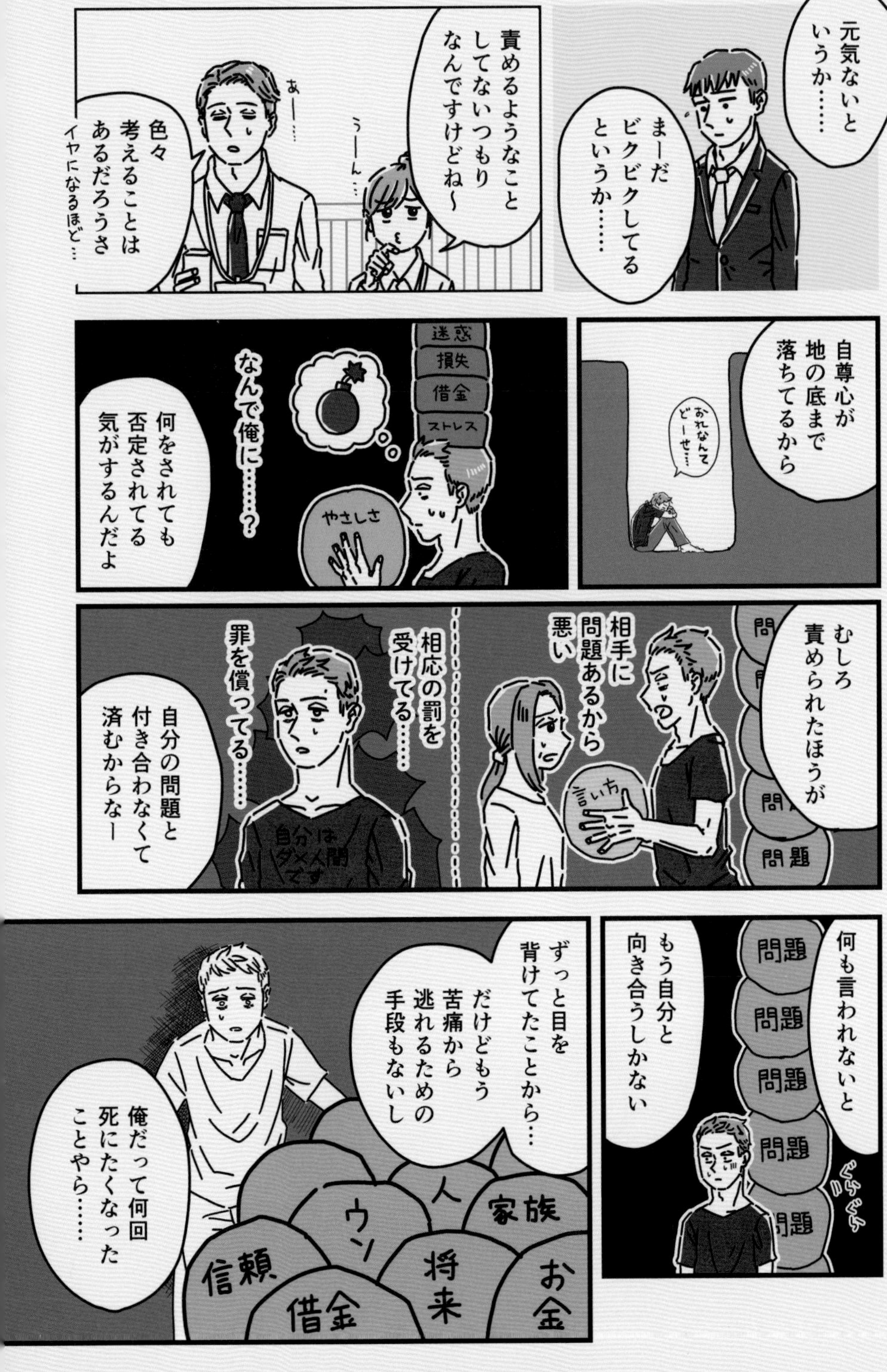
元気ないというか……
まーだビクビクしてるというか……
責めるようなことしてないつもりなんですけどね～
うーん…
あー…
色々考えることはあるだろうさ
イヤになるほど…
自尊心が地の底まで落ちてるから
おれなんてどーせ…
迷惑
損失
借金
ストレス
やさしさ
なんで俺に……？
何をされても否定されてる気がするんだよ
むしろ責められたほうが
問題
問題
問題
相手に問題あるから悪い
言い方
相応の罰を受けてる……
罪を償ってる……
自分はダメ人間です
自分の問題と付き合わなくて済むからなー
何も言われないと
問題
問題
問題
問題
問題
ぐらぐら
もう自分と向き合うしかない
ずっと目を背けてたことから…
だけどもう苦痛から逃れるための手段もないし
人
家族
ウン
信頼
将来
お金
借金
俺だって何回死にたくなったことやら……

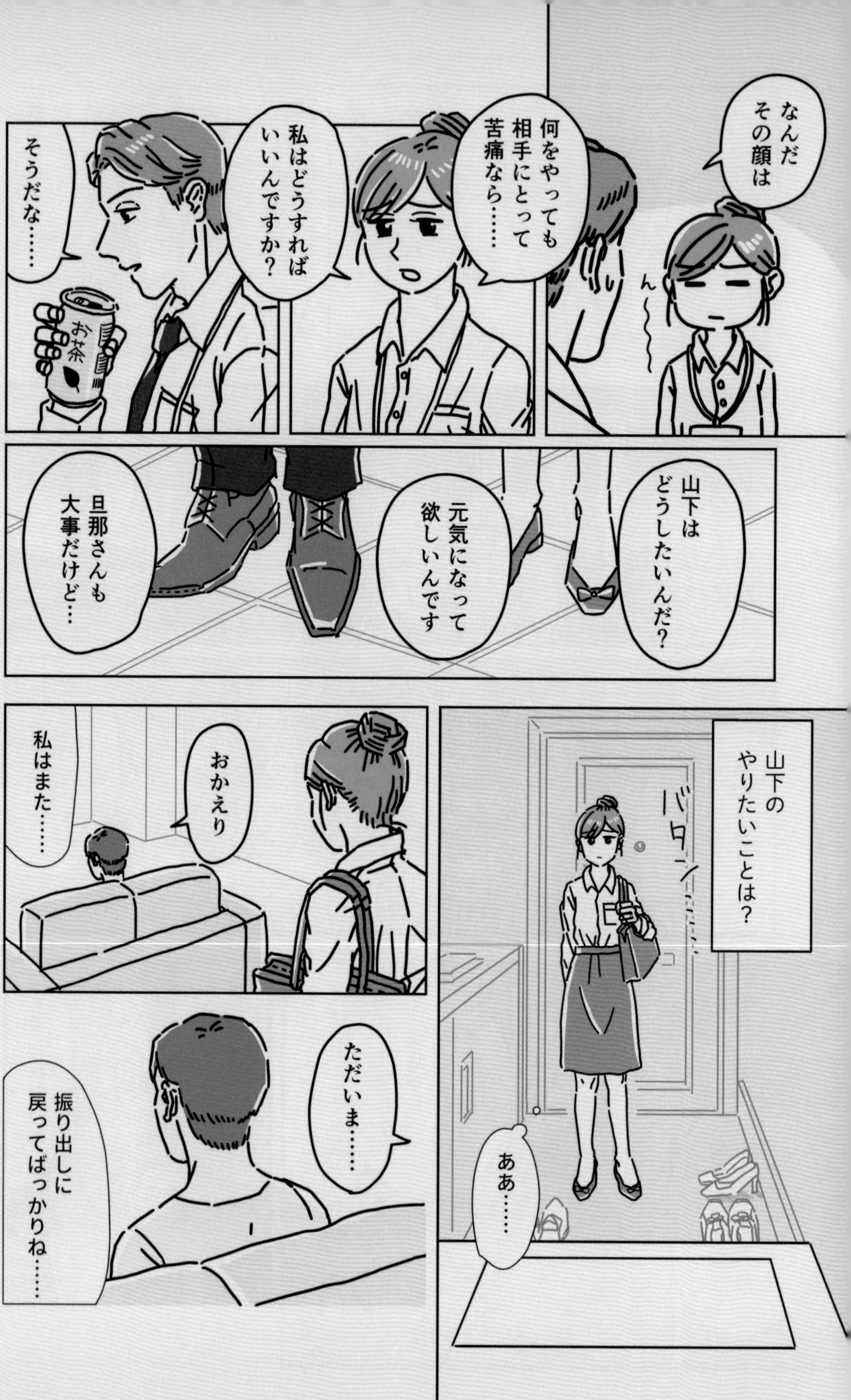
なんだ
その顔は
ん〜〜
何をやっても
相手にとって
苦痛なら……
私はどうすれば
いいんですか？
そうだな……
山下は
どうしたいんだ？
元気になって
欲しいんです
旦那さんも
大事だけど…
山下の
やりたいことは？
バタン
ああ……
おかえり
私はまた……
ただいま……
振り出しに
戻ってばっかりね……

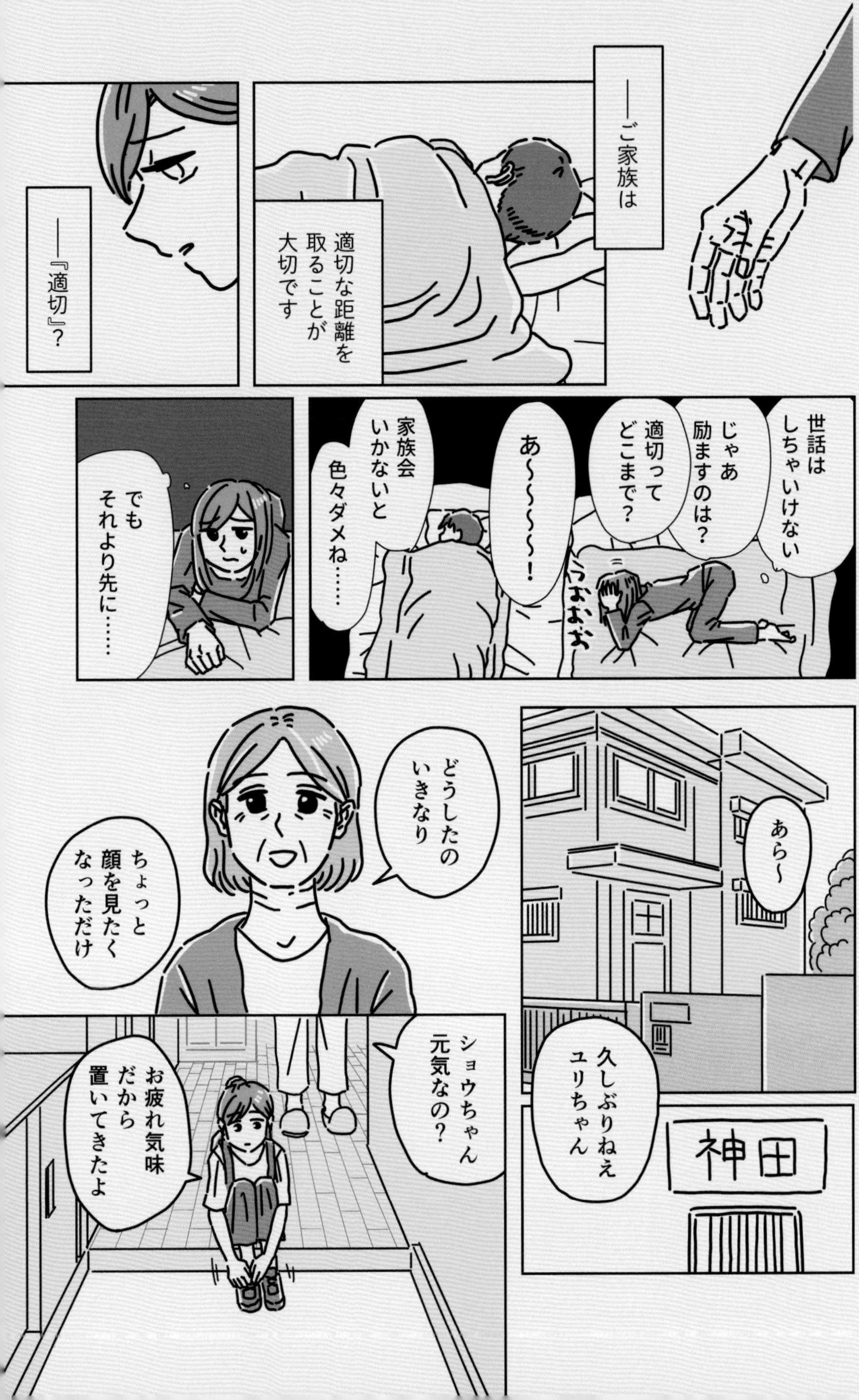
——ご家族は
適切な距離を取ることが大切です
——『適切』?
世話はしちゃいけない
じゃあ励ますのは?
適切ってどこまで?
あ〜〜〜〜!
うおおお
家族会いかないと色々ダメね……
でもそれより先に……
あら〜
久しぶりねえユリちゃん
神田
どうしたのいきなり
ちょっと顔を見たくなっただけ
ショウちゃん元気なの?
お疲れ気味だから置いてきたよ

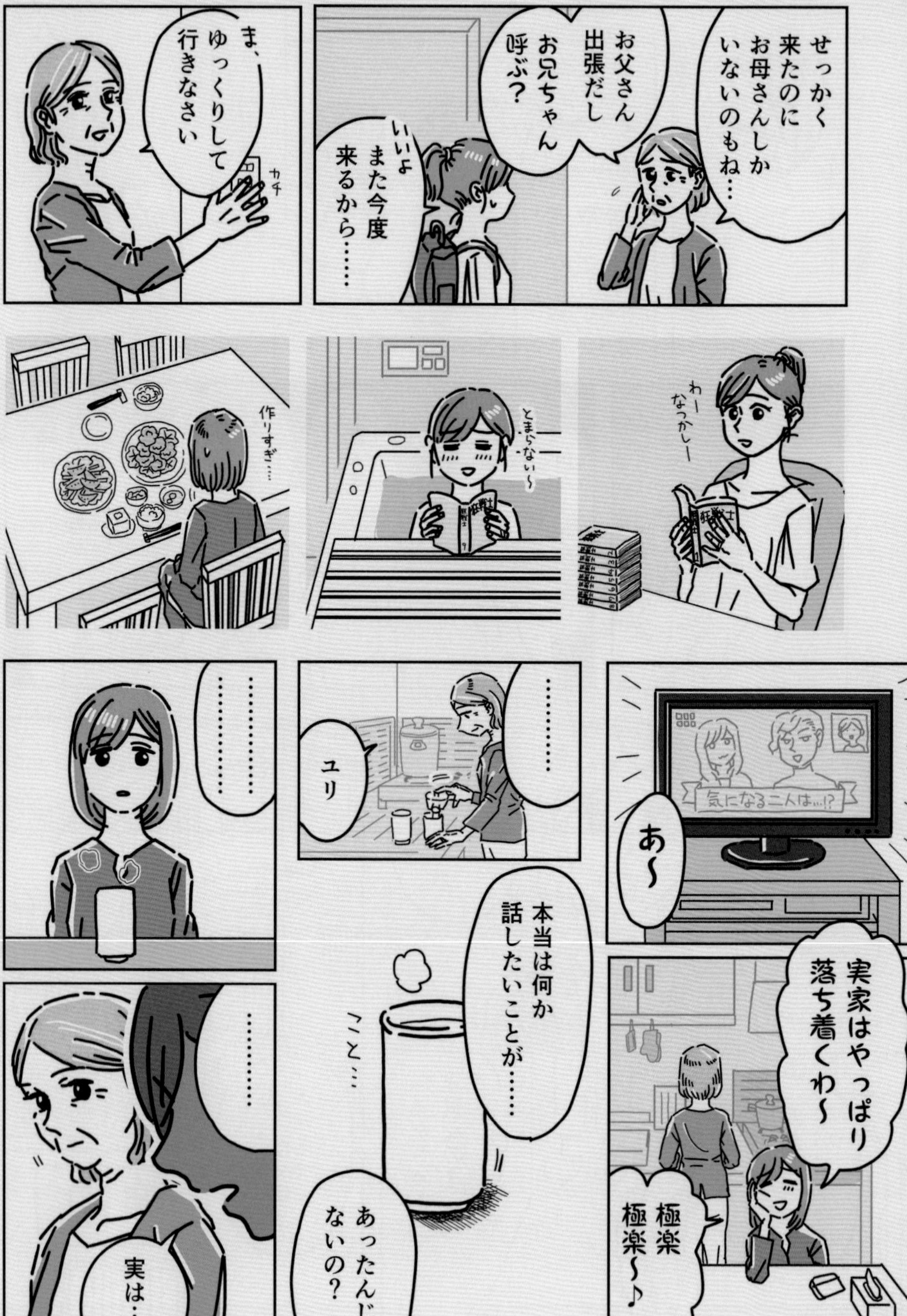

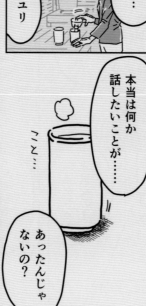

せっかく来たのにお母さんしかいないのもね……
お父さん出張だし お兄ちゃん呼ぶ？
いいよ また今度来るから……
カチ
ま、ゆっくりして行きなさい
わー なつかしー
とまらない～
作りすぎ……
気になる二人は…!?
あ～
…………
ユリ
…………………
実家はやっぱり落ち着くわ～
極楽極楽～♪
本当は何か話したいことが……
こと…
あったんじゃないの？
…………
実は……

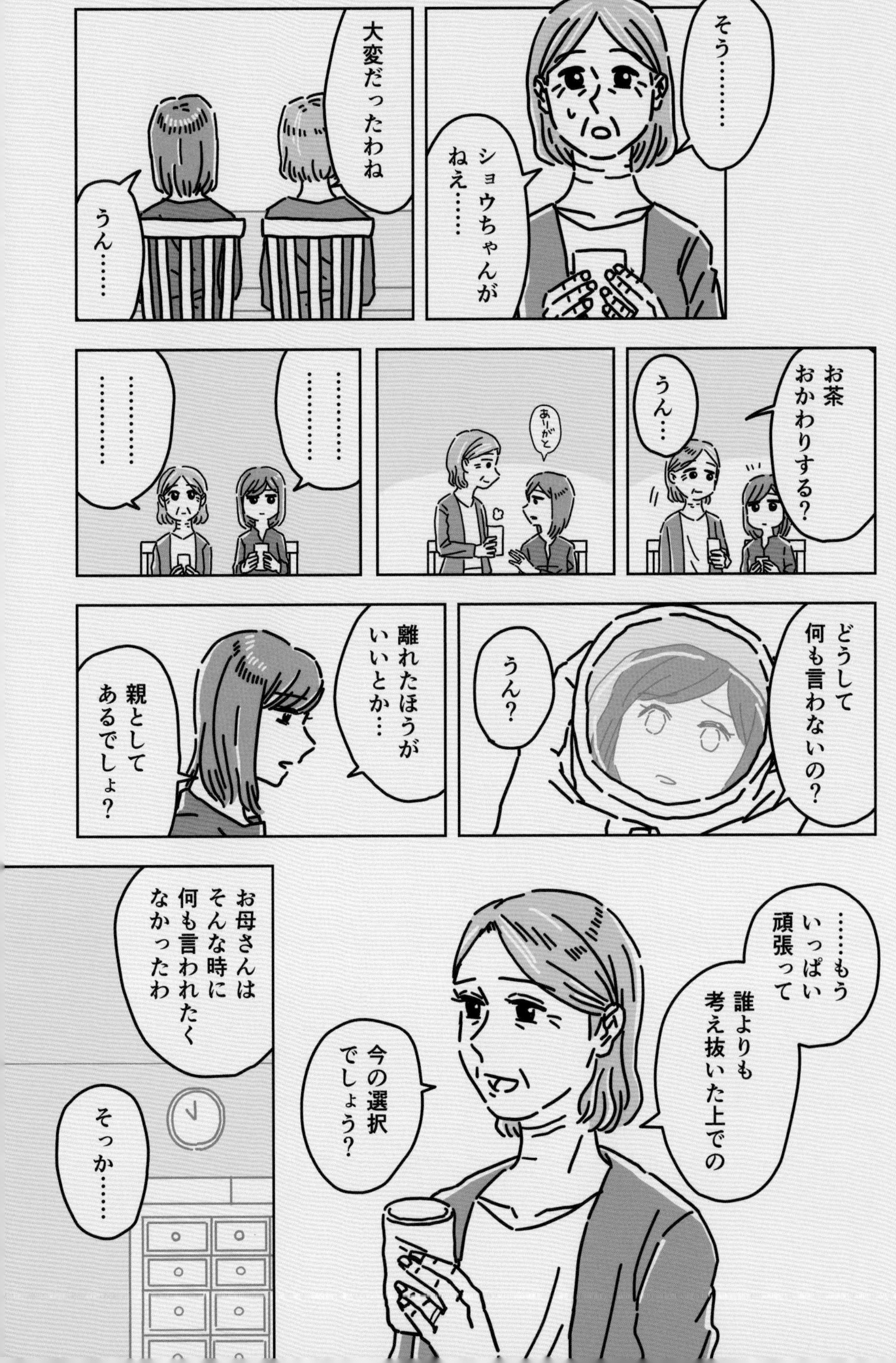
そう……
ショウちゃんがねえ……
大変だったわね
うん……
お茶おかわりする？
うん……
ありがと
…………
…………
どうして何も言わないの？
うん？
離れたほうがいいとか…
親としてあるでしょ？
……もういっぱい頑張って
誰よりも考え抜いた上での
今の選択でしょう？
お母さんはそんな時に何も言われたくなかったわ
そっか……

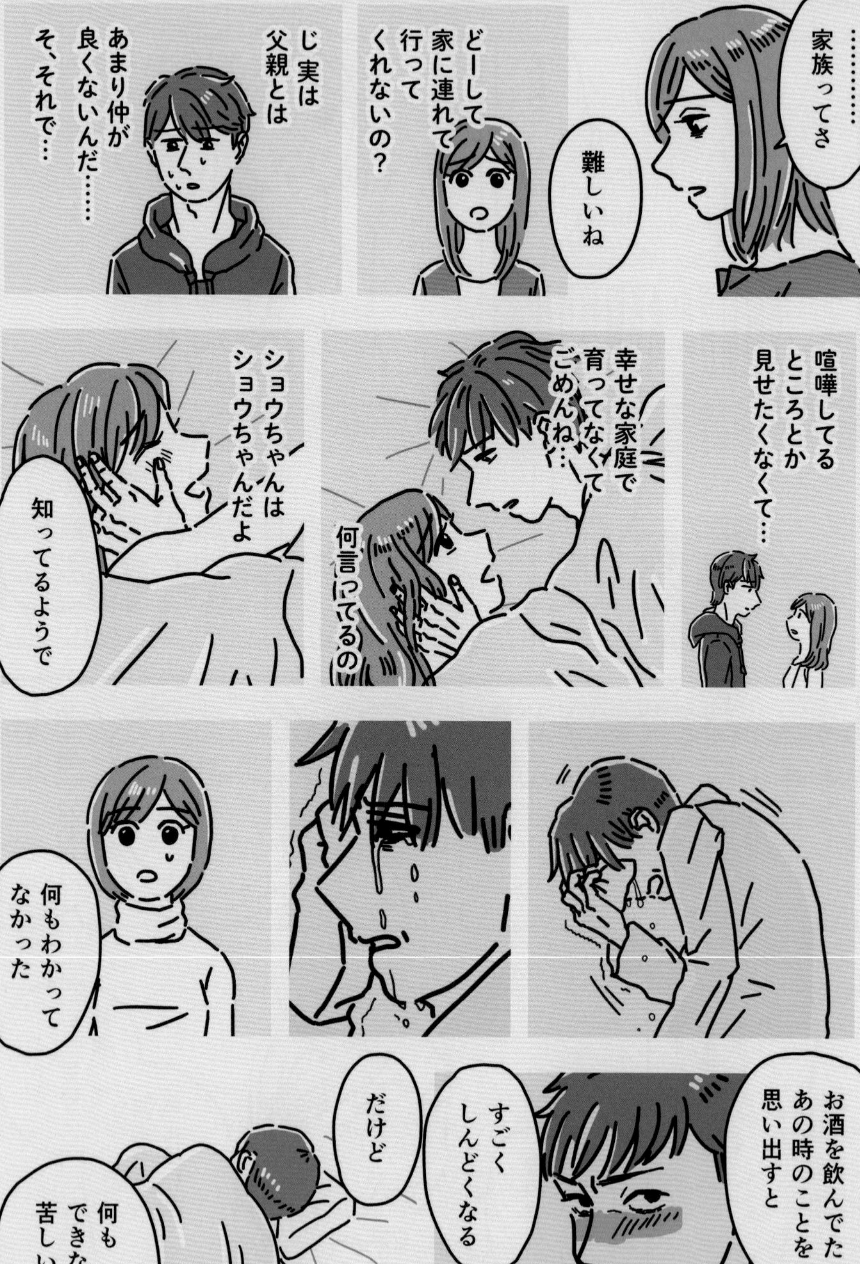

家族ってさ……
難しいね
どーして家に連れて行ってくれないの？
じ実は父親とはあまり仲が良くないんだ……
そ、それで…
喧嘩してるところとか見せたくなくて…
幸せな家庭で育ってなくてごめんね…
何言ってるの
ショウちゃんはショウちゃんだよ
知ってるようで
何もわかってなかった
お酒を飲んでたあの時のことを思い出すと
すごくしんどくなる
だけど
何もできないのも苦しい

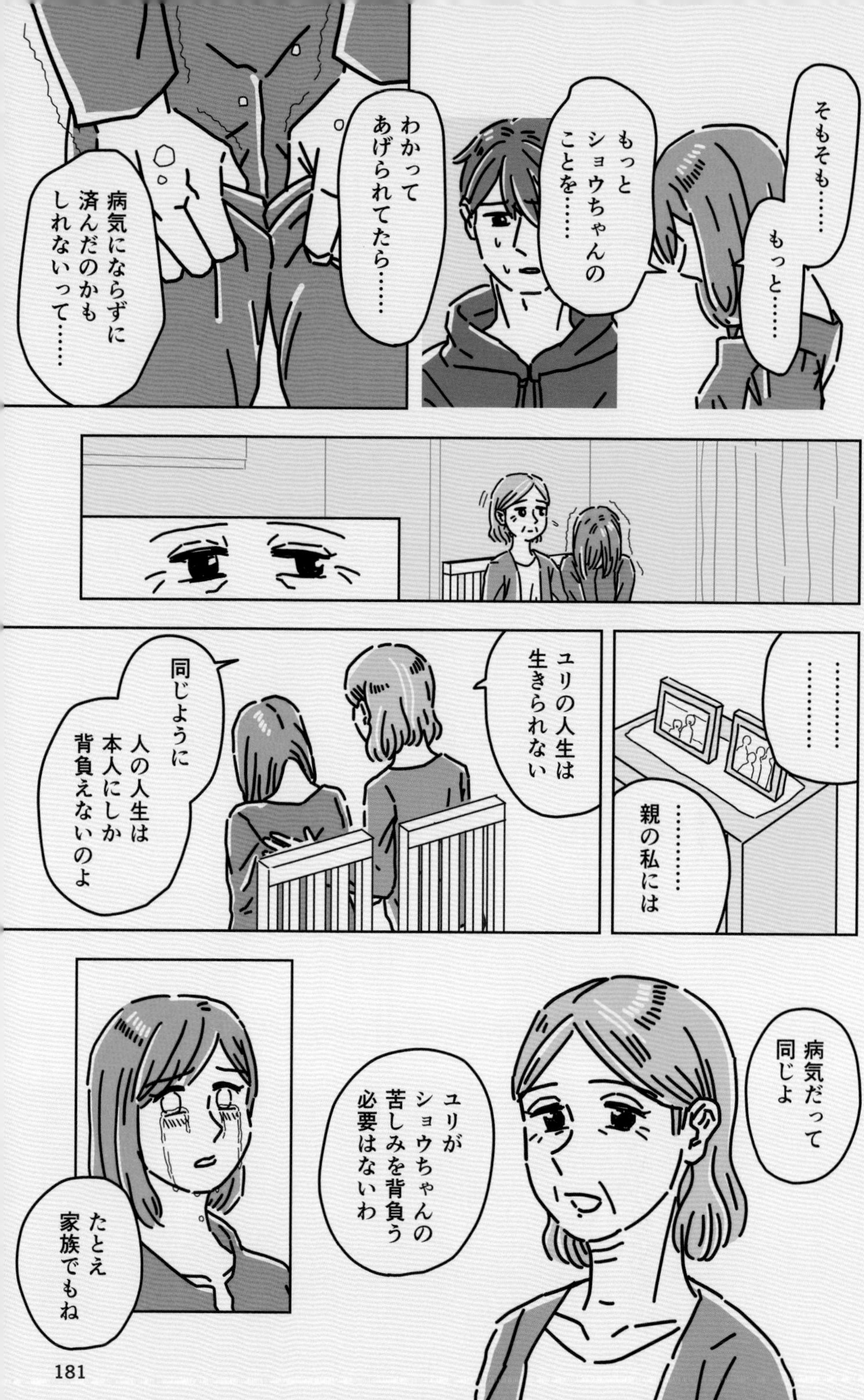
そもそも……
もっと……
もっとショウちゃんのことを……
わかってあげられてたら……
病気にならずに済んだのかもしれないって……
……………
……親の私には
ユリの人生は生きられない
同じように人の人生は本人にしか背負えないのよ
病気だって同じよ
ユリがショウちゃんの苦しみを背負う必要はないわ
たとえ家族でもね

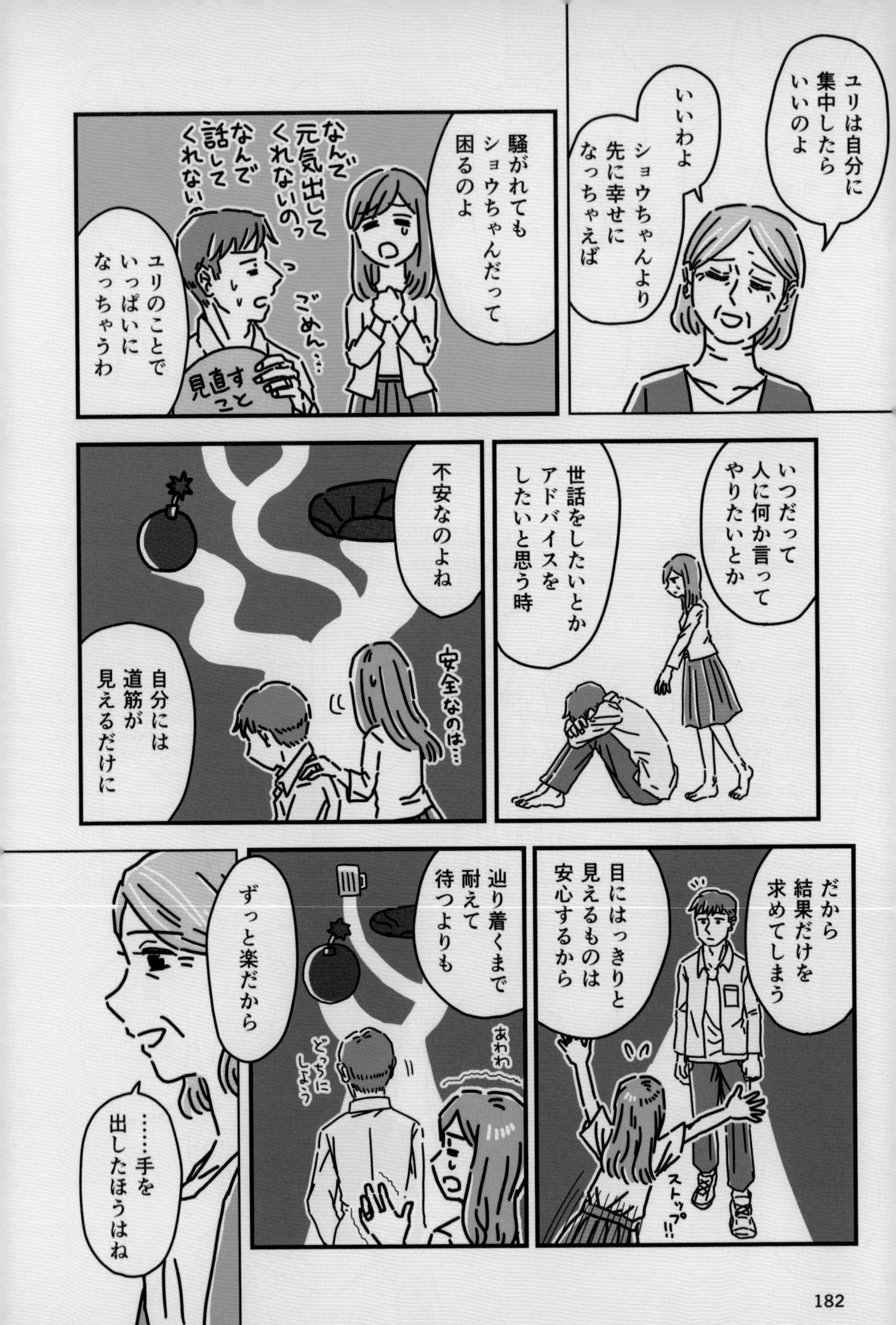
ユリは自分に集中したらいいのよ
いいわよ ショウちゃんより先に幸せになっちゃえば
騒がれてもショウちゃんだって困るのよ
なんで元気出してくれないのっ
なんで話してくれないっ
ごめん…
見直すこと
ユリのことでいっぱいになっちゃうわ
いつだって人に何か言ってやりたいとか
世話をしたいとかアドバイスをしたいと思う時
不安なのよね
安全なのは…
自分には道筋が見えるだけに
だから結果だけを求めてしまう
目にはっきりと見えるものは安心するから
ストップ!!
辿り着くまで耐えて待つよりも
あわわ
どっちにしよう
ずっと楽だから
……手を出したほうはね

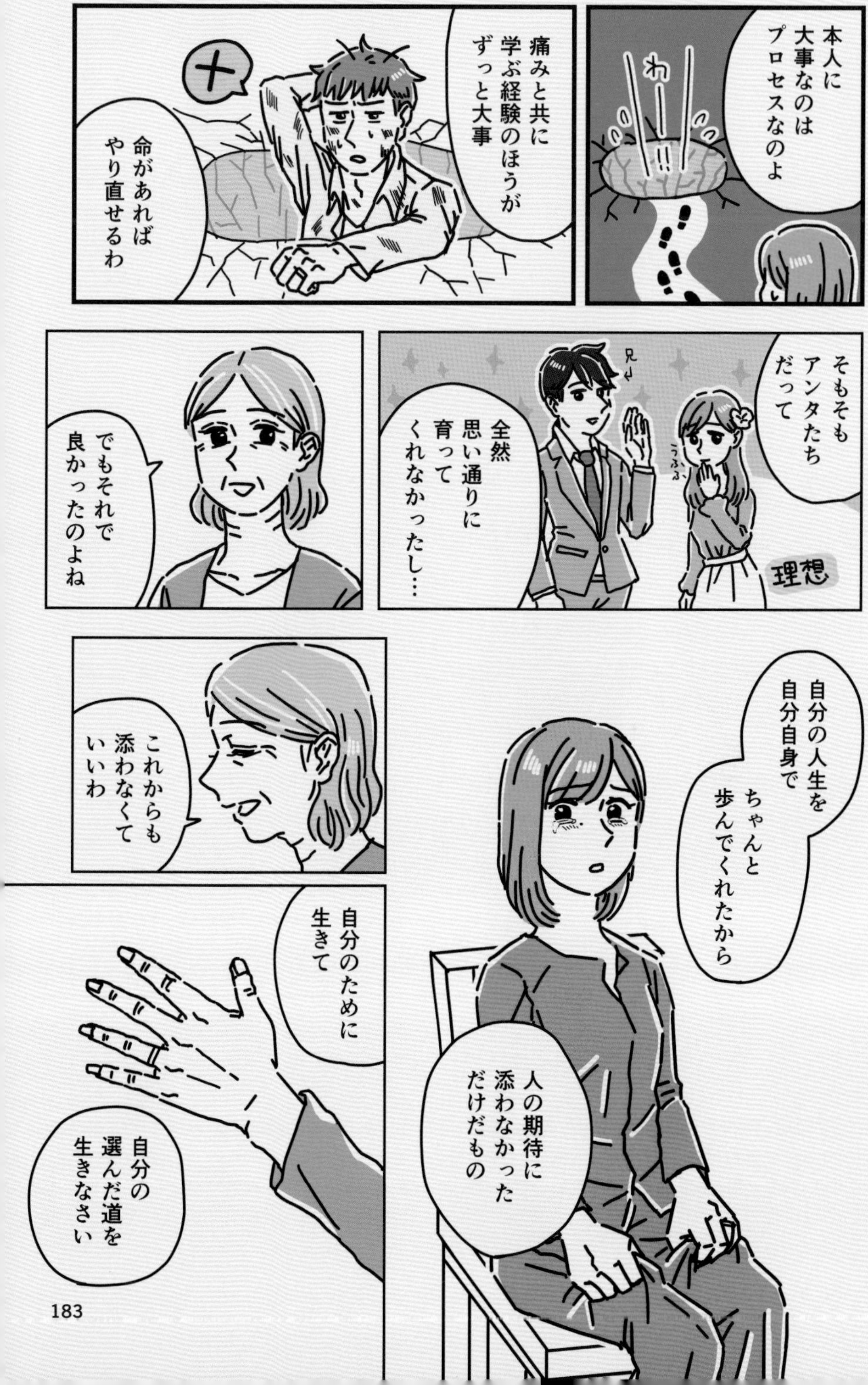
本人に大事なのはプロセスなのよ
わーー!!
痛みと共に学ぶ経験のほうがずっと大事
命があればやり直せるわ
そもそもアンタたち
全然思い通りに育ってくれなかったし…
うふふ
理想
でもそれで良かったのよね
自分の人生を自分自身でちゃんと歩んでくれたから
人の期待に添わなかっただけだもの
これからも添わなくていいわ
自分のために生きて
自分の選んだ道を生きなさい

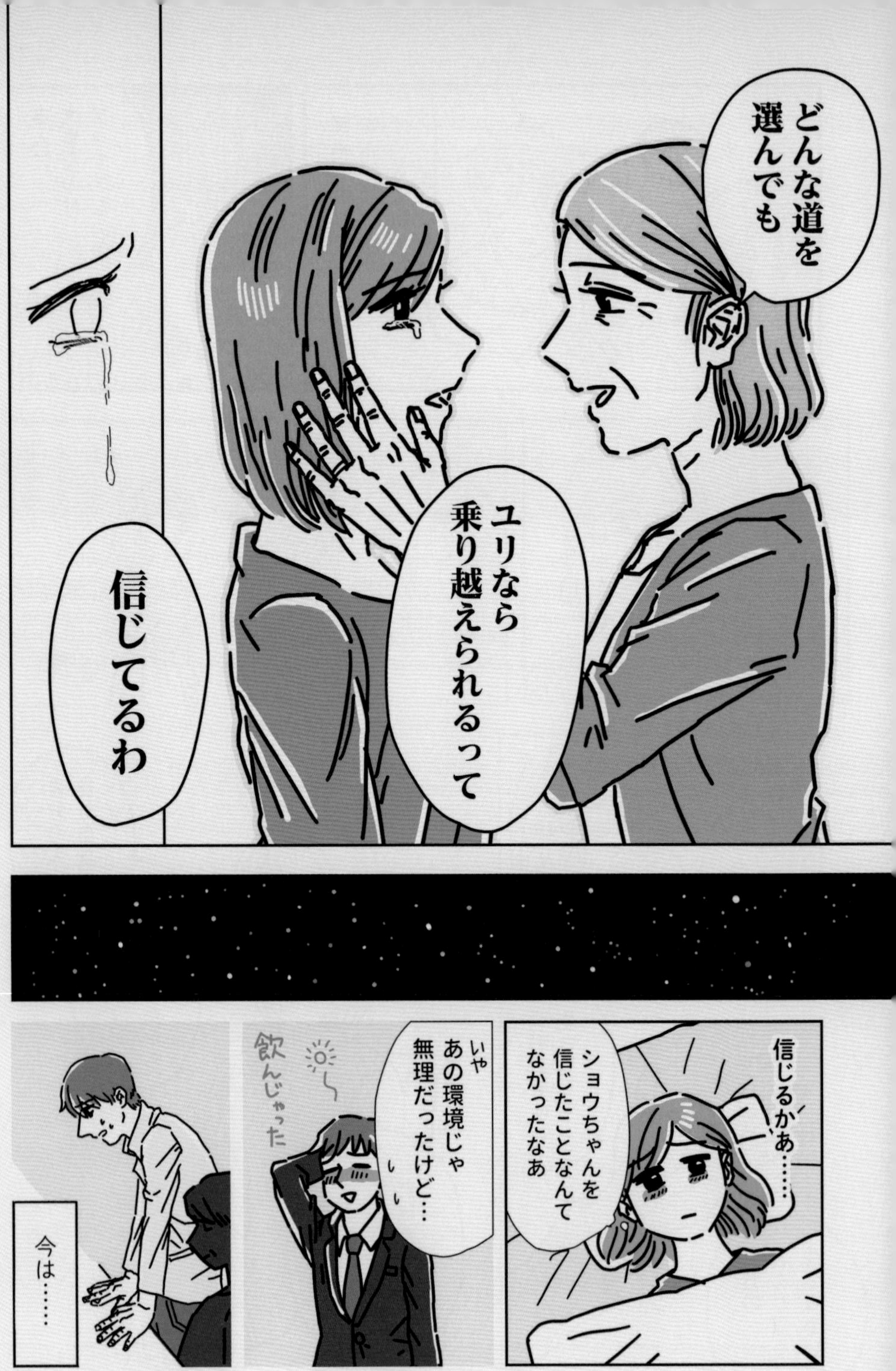
どんな道を選んでも
ユリなら乗り越えられるって
信じてるわ
信じるかぁ……
ショウちゃんを信じたことなんてなかったなあ
いや あの環境じゃ無理だったけど…
飲んじゃった
今は……

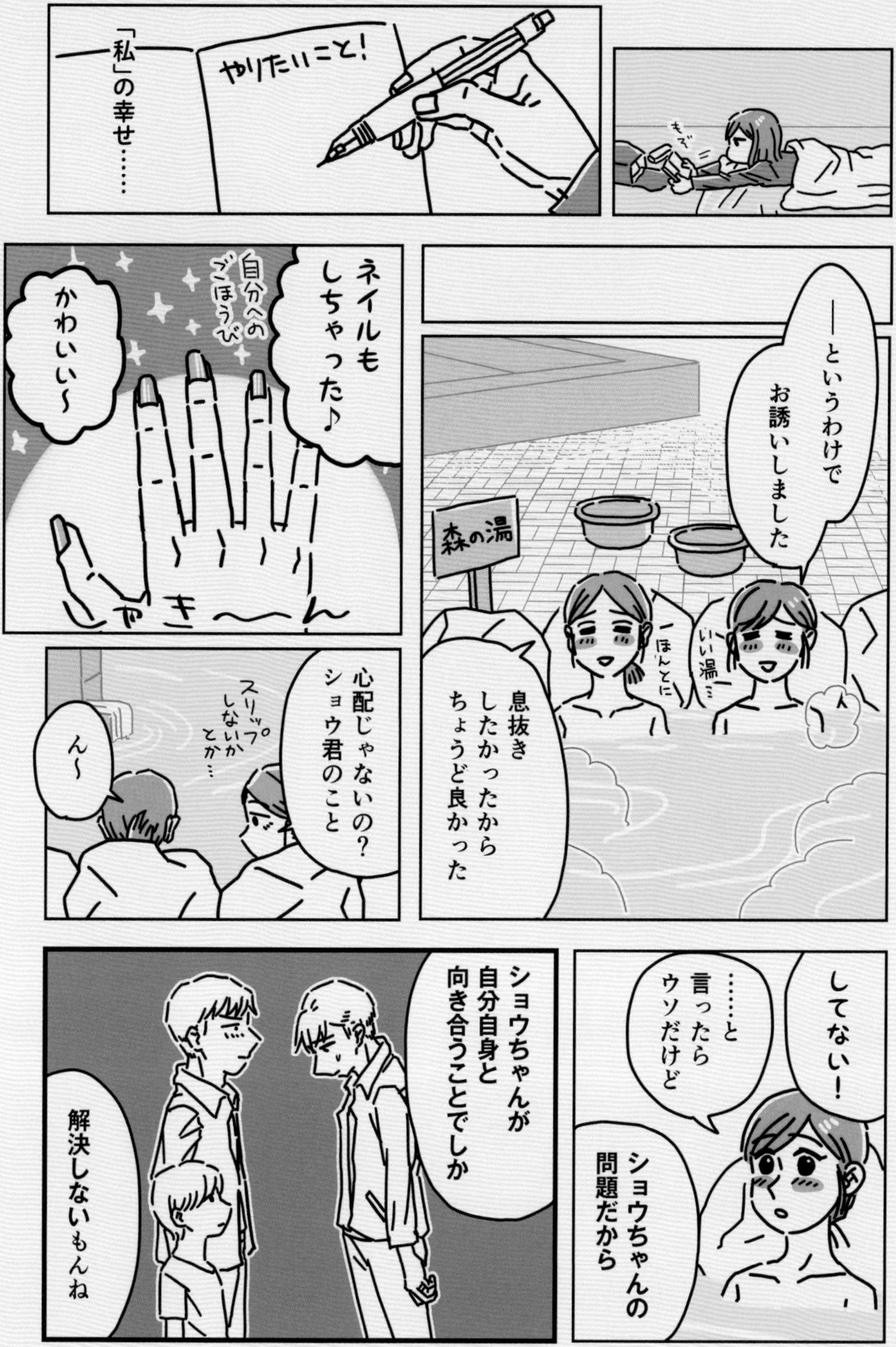
もぞ
「私」の幸せ……
やりたいこと!
―というわけで お誘いしました
いい湯～
ほんとに
森の湯
息抜きしたかったから ちょうど良かった
ネイルもしちゃった♪
自分へのごほうび
かわいい～
しゃき～ん
心配じゃないの? ショウ君のこと
スリップしないかとか…
ん～
してない!
……と言ったらウソだけど
ショウちゃんの問題だから
ショウちゃんが自分自身と向き合うことでしか
解決しないもんね

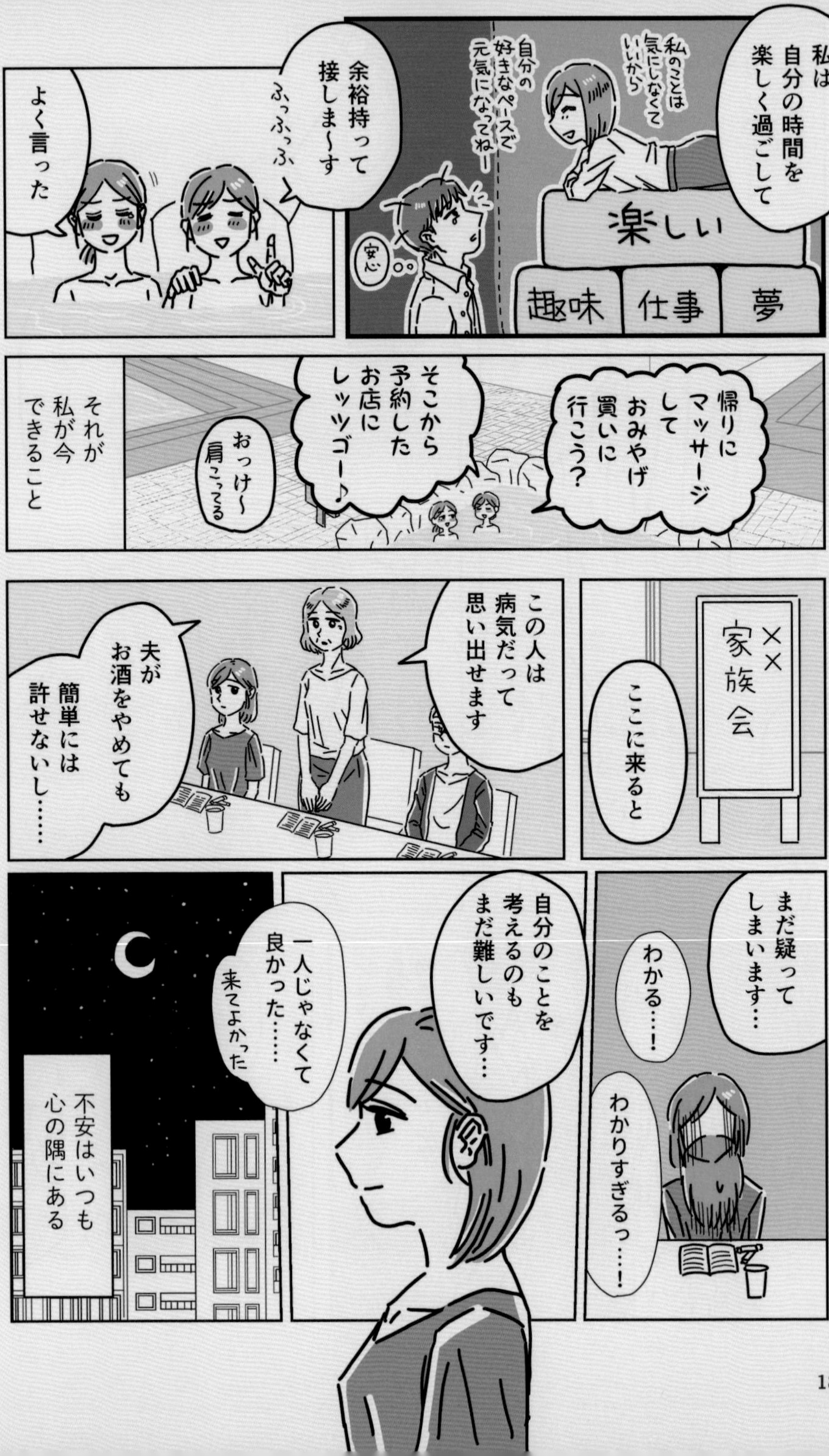

私は自分の時間を楽しく過ごして
私のことは気にしなくていいから
自分の好きなペースで元気になってねー
安心
楽しい
趣味
仕事
夢
余裕持って接しま〜す
ふっふっふ
よく言った
帰りにマッサージしておみやげ買いに行こう?
そこから予約したお店にレッツゴー♪
おっけ〜肩こってる
それが私が今できること
××家族会
ここに来ると
この人は病気だって思い出せます
夫がお酒をやめても簡単には許せないし……
まだ疑ってしまいます…
わかる…!
わかりすぎるっ…!
自分のことを考えるのもまだ難しいです…
一人じゃなくて良かった……
来てよかった
不安はいつも心の隅にある

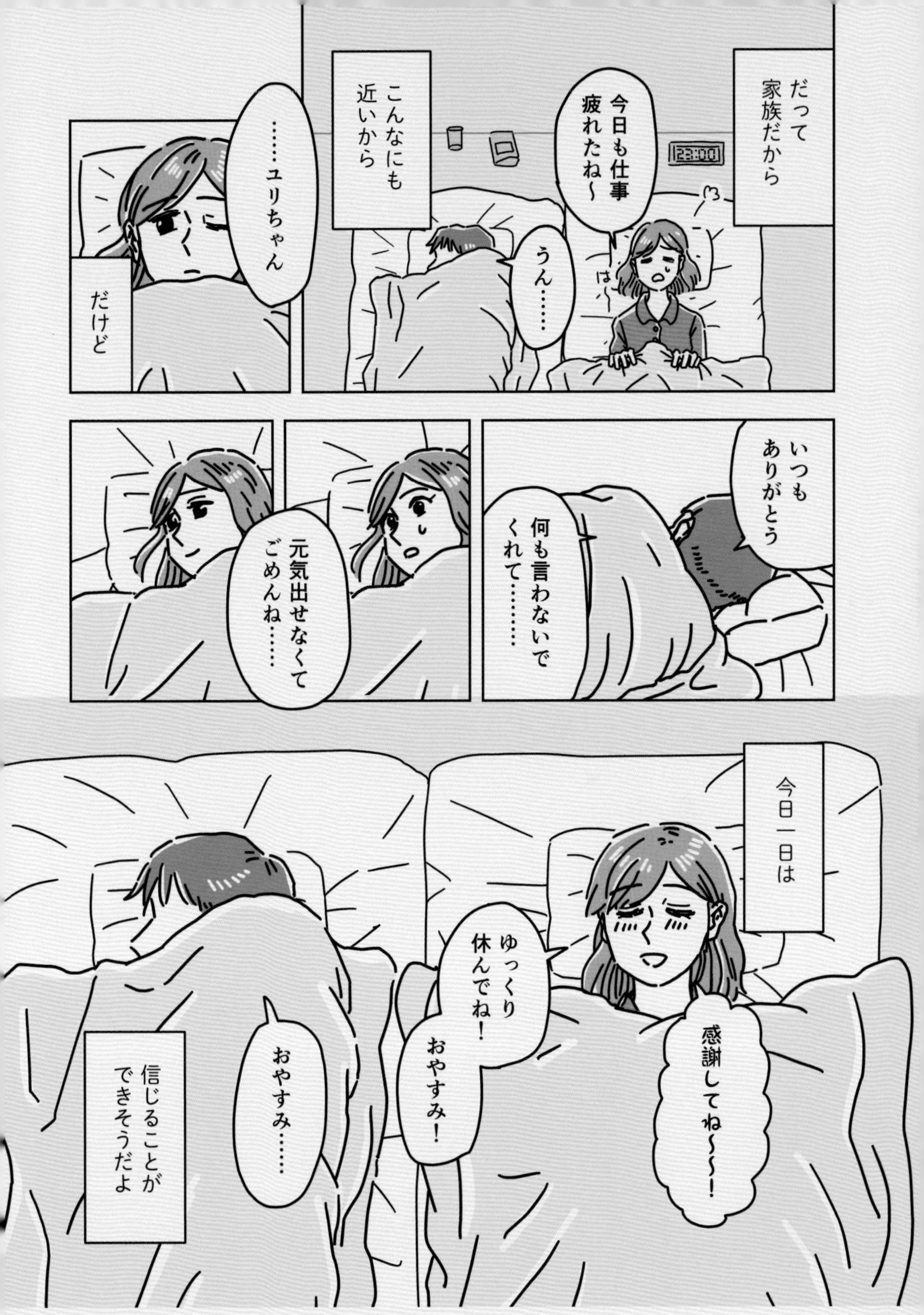
だって家族だから
23:00
今日も仕事疲れたね〜
は〜
うん……
こんなにも近いから
……ユリちゃん
だけど
いつもありがとう
何も言わないでくれて………
元気出せなくてごめんね……
今日一日は
感謝してね〜〜〜!
ゆっくり休んでね!
おやすみ!
おやすみ……
信じることができそうだよ

第九話　おわり

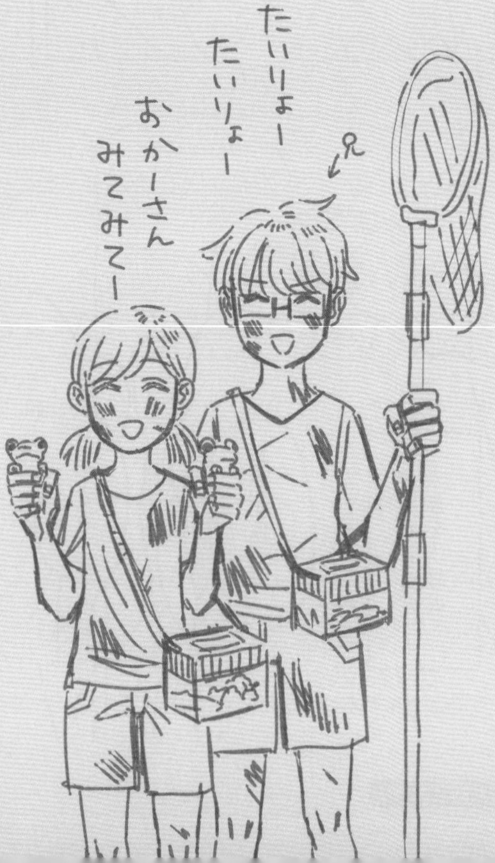
たいりょー
たいりょー
おかーさん
みてみてー

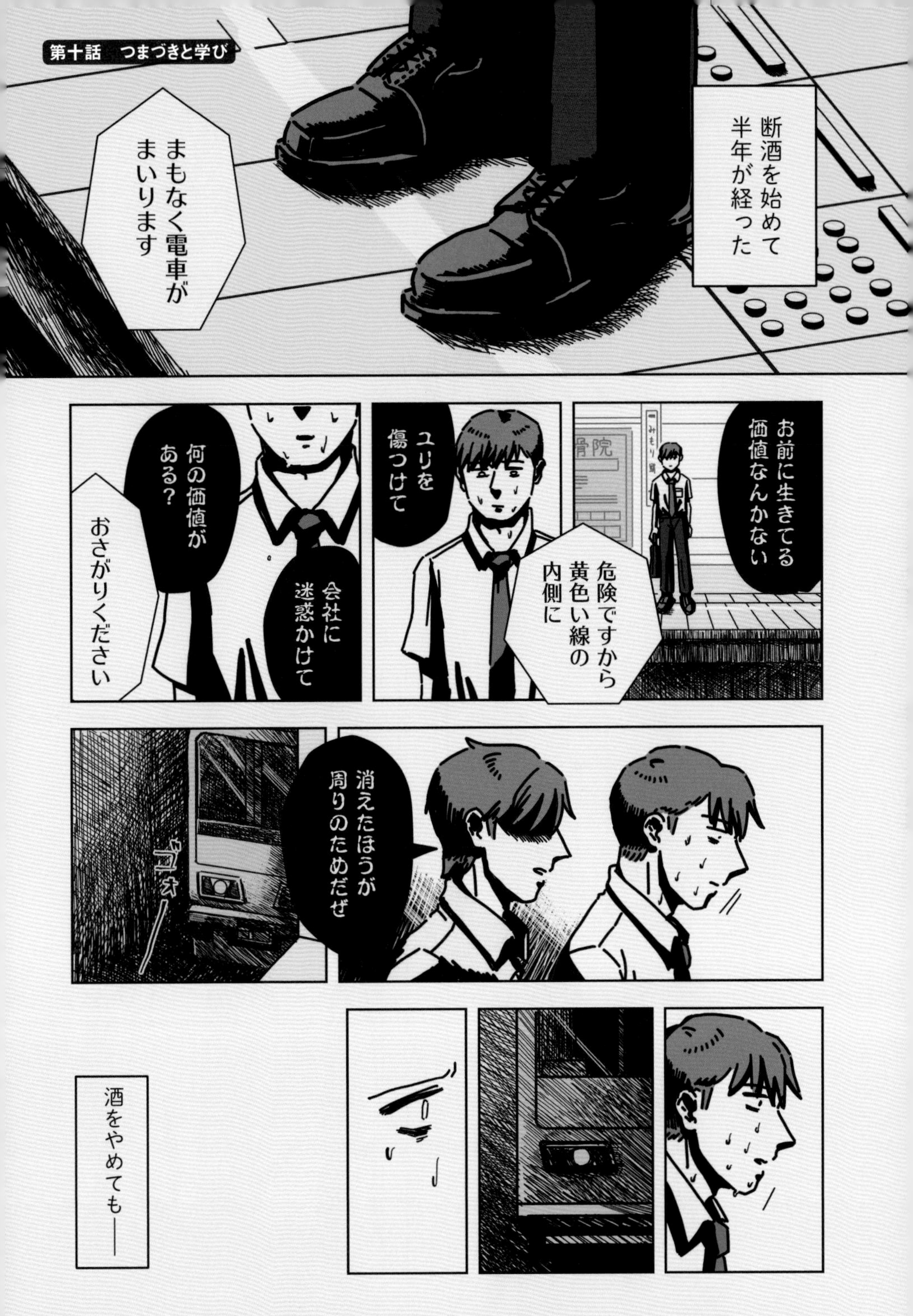
断酒を始めて
半年が経った
まもなく電車が
まいります
お前に生きてる
価値なんかない
危険ですから
黄色い線の
内側に
ユリを
傷つけて
会社に
迷惑かけて
何の価値が
ある？
おさがりください
消えたほうが
周りのためだぜ
酒をやめても——

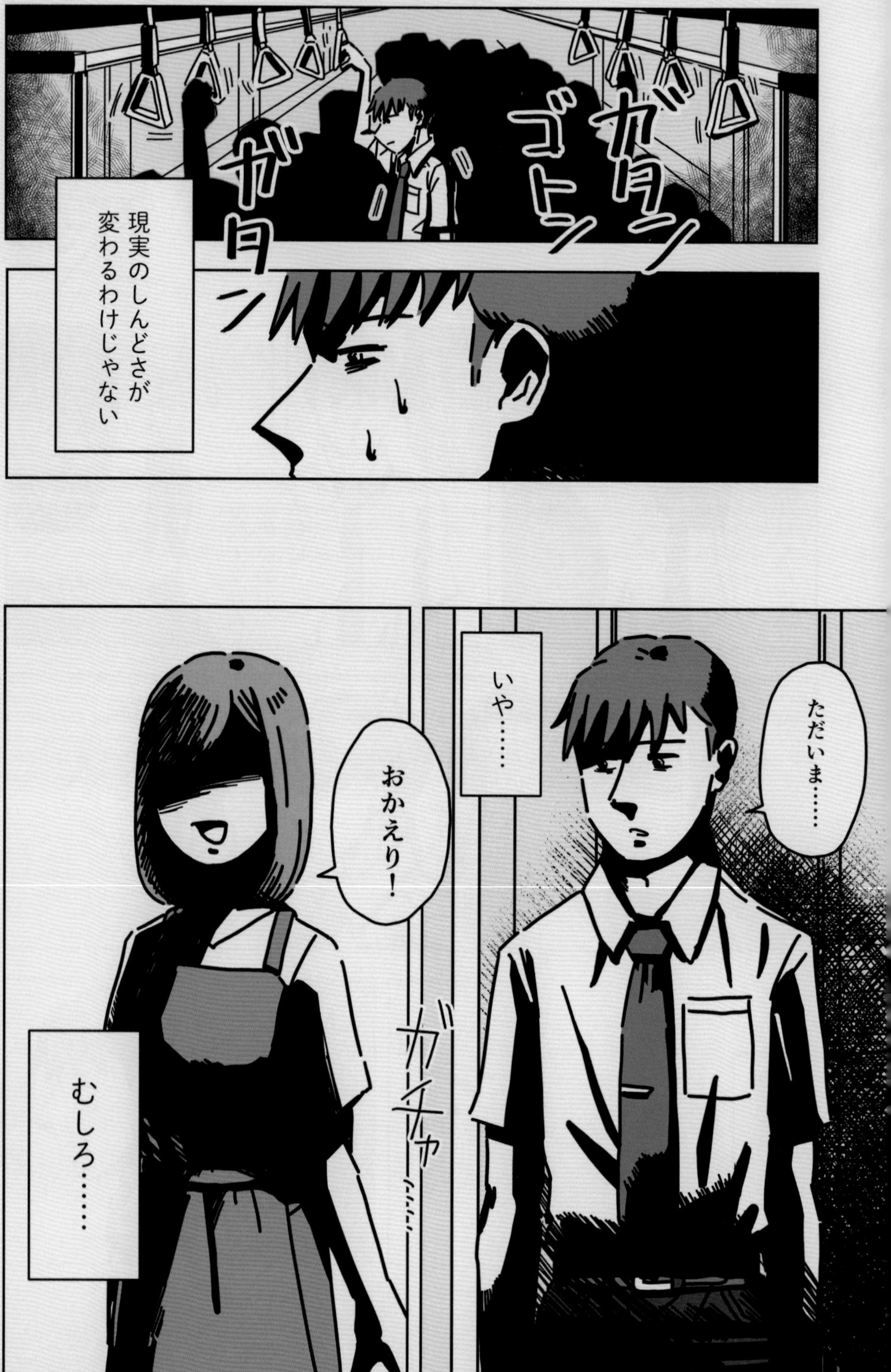
ガタン
ゴトン
ガタン
現実のしんどさが
変わるわけじゃない
ただいま……
いや……
ガチャ…
おかえり!
むしろ……

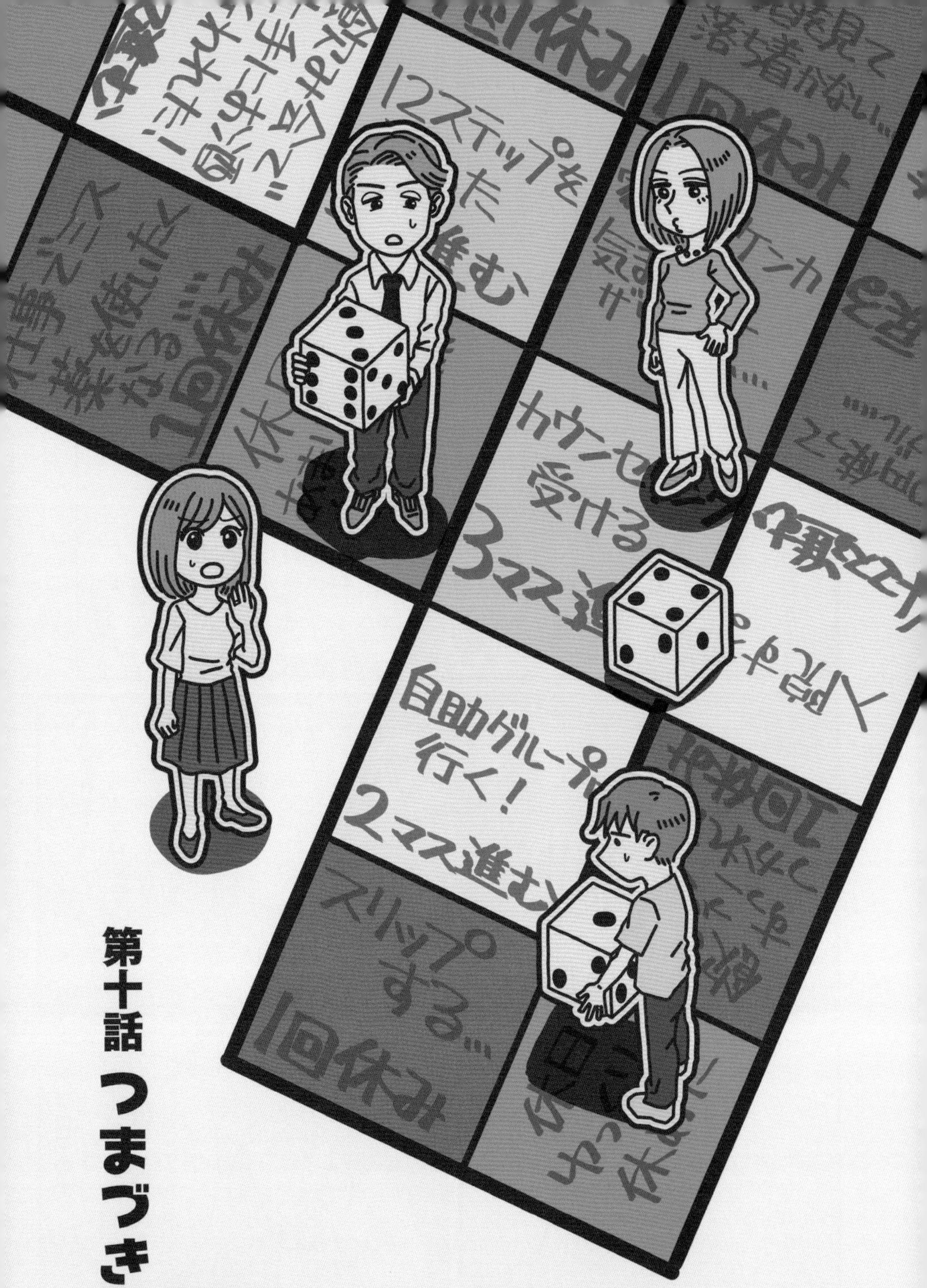

第十話　つまづきと学び

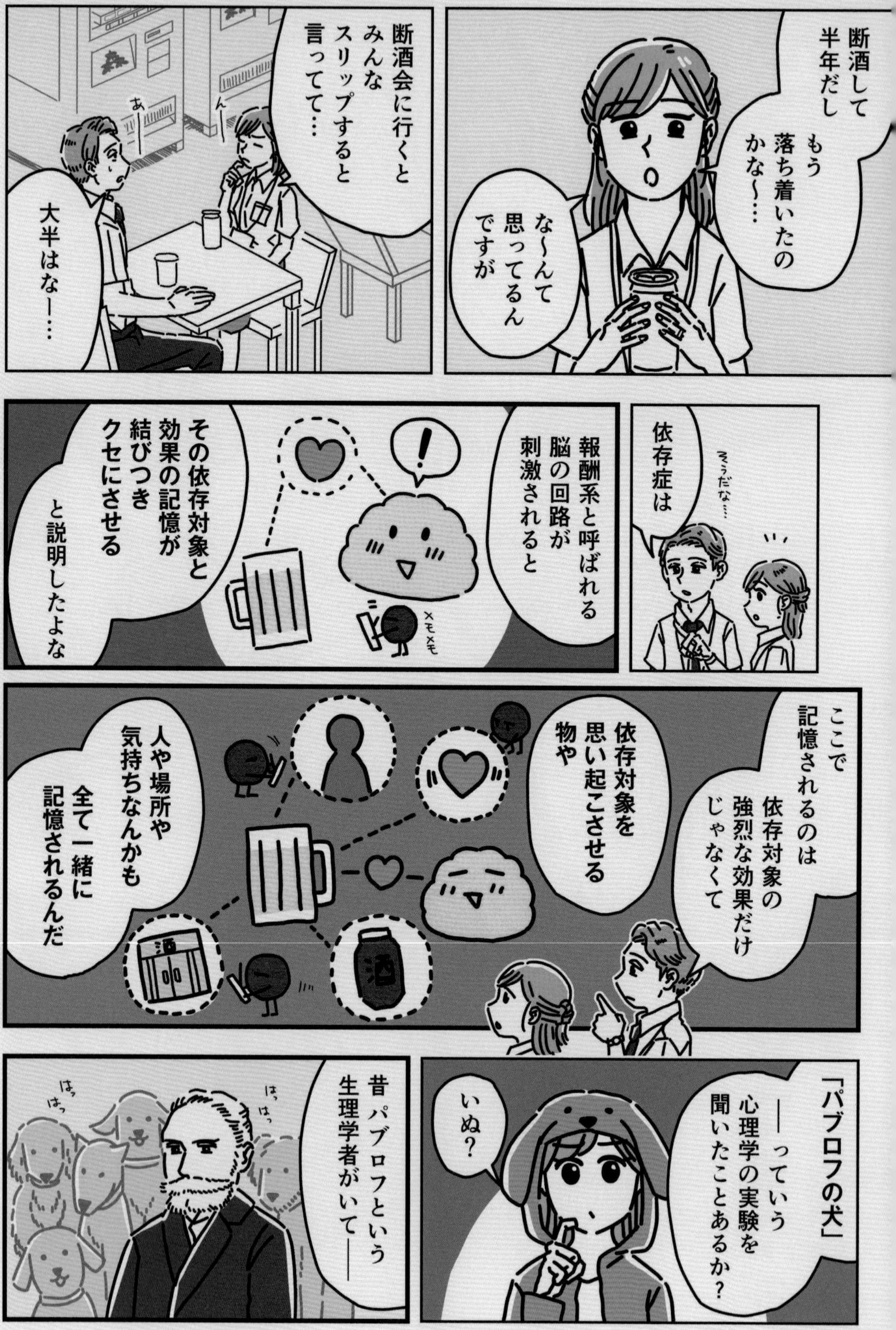
断酒して半年だし もう落ち着いたのかな～…
な～んて思ってるんですが
断酒会に行くとみんなスリップすると言ってて…
あー
んー
大半はなー…
依存症は
そうだな…
報酬系と呼ばれる脳の回路が刺激されると
その依存対象と効果の記憶が結びつきクセにさせる
と説明したよな
メモメモ
ここで記憶されるのは 依存対象の強烈な効果だけじゃなくて
依存対象を思い起こさせる物や
人や場所や気持ちなんかも 全て一緒に記憶されるんだ
酒
酒
「パブロフの犬」——っていう心理学の実験を聞いたことあるか?
いぬ?
昔パブロフという生理学者がいて——
はっはっ
はっはっ

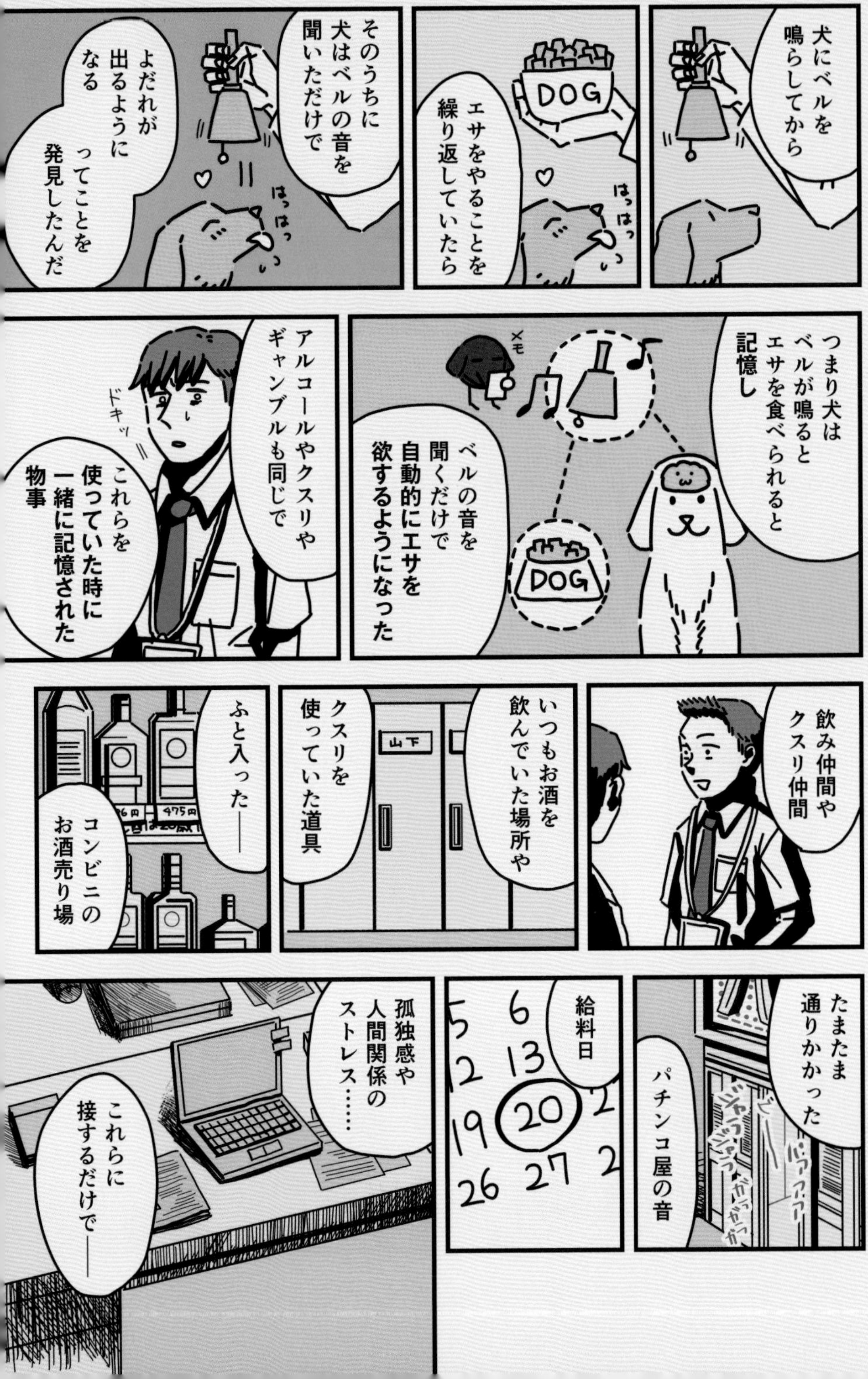
犬にベルを鳴らしてから
エサをやることを繰り返していたら
DOG
はっはっ
そのうちに犬はベルの音を聞いただけで
よだれが出るようになる
はっはっ
ってことを発見したんだ
つまり犬はベルが鳴るとエサを食べられると記憶し
メモ
ベルの音を聞くだけで自動的にエサを欲するようになった
DOG
アルコールやクスリやギャンブルも同じで
ドキッ
これらを使っていた時に一緒に記憶された物事
飲み仲間やクスリ仲間
いつもお酒を飲んでいた場所や
山下
クスリを使っていた道具
ふと入った――
コンビニのお酒売り場
475円
たまたま通りかかった
パチンコ屋の音
ジャラジャラ
ピー
パァァァ
給料日
5 6
12 13
19 20
26 27
孤独感や人間関係のストレス……
これらに接するだけで――

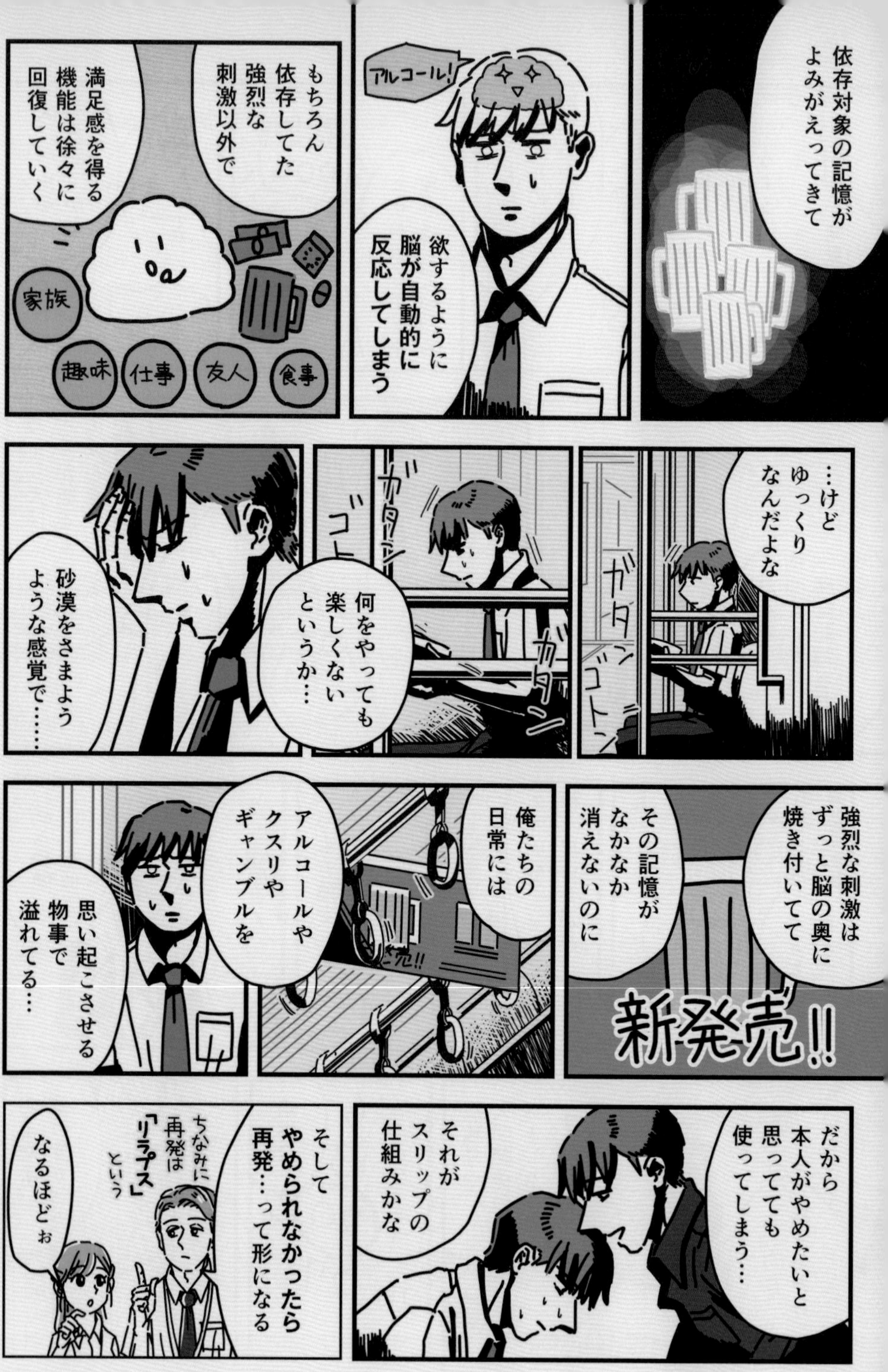
依存対象の記憶がよみがえってきて
アルコール!
欲するように脳が自動的に反応してしまう
もちろん依存してた強烈な刺激以外で満足感を得る機能は徐々に回復していく
家族
趣味
仕事
友人
食事
…けどゆっくりなんだよな
ガタン
ゴトン
ガタン
ゴトン
何をやっても楽しくないというか…
砂漠をさまようような感覚で……
強烈な刺激はずっと脳の奥に焼き付いてて
その記憶がなかなか消えないのに
新発売!!
俺たちの日常には
アルコールやクスリやギャンブルを
思い起こさせる物事で溢れてる…
だから本人がやめたいと思ってても使ってしまう…
それがスリップの仕組みかな
そしてやめられなかったら再発…って形になる
ちなみに再発は「リラプス」という
なるほどぉ

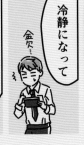

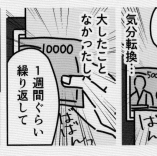

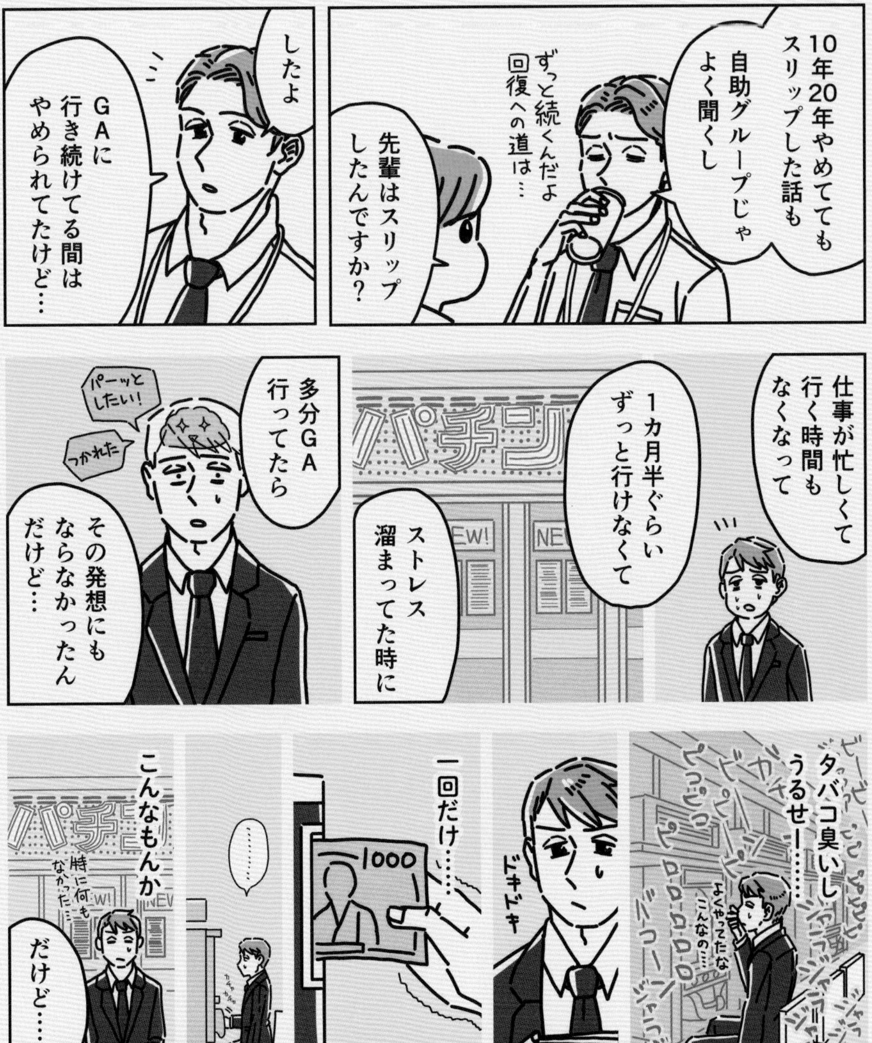
10年20年やめてても
スリップした話も
自助グループじゃ
よく聞くし
ずっと続くんだよ
回復への道は…
先輩はスリップ
したんですか?
したよ
GAに
行き続けてる間は
やめられてたけど…
仕事が忙しくて
行く時間も
なくなって
1カ月半ぐらい
ずっと行けなくて
ストレス
溜まってた時に
NEW!
多分GA
行ってたら
パーッとしたい!
つかれた
その発想にも
ならなかったん
だけど…
タバコ臭いし
うるせー……
よくやってたな
こんなの…
ドキドキ
一回だけ……
1000
……
こんなもんか
時に何も
なかった…
だけど……
結局
気分転換…
5000
ばん
大したこと
なかったし
1週間ぐらい
繰り返して
10000
ばん
冷静になって
金欠…
かなり凹みつつ
やめた日
何やってんだ……

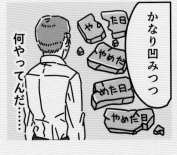

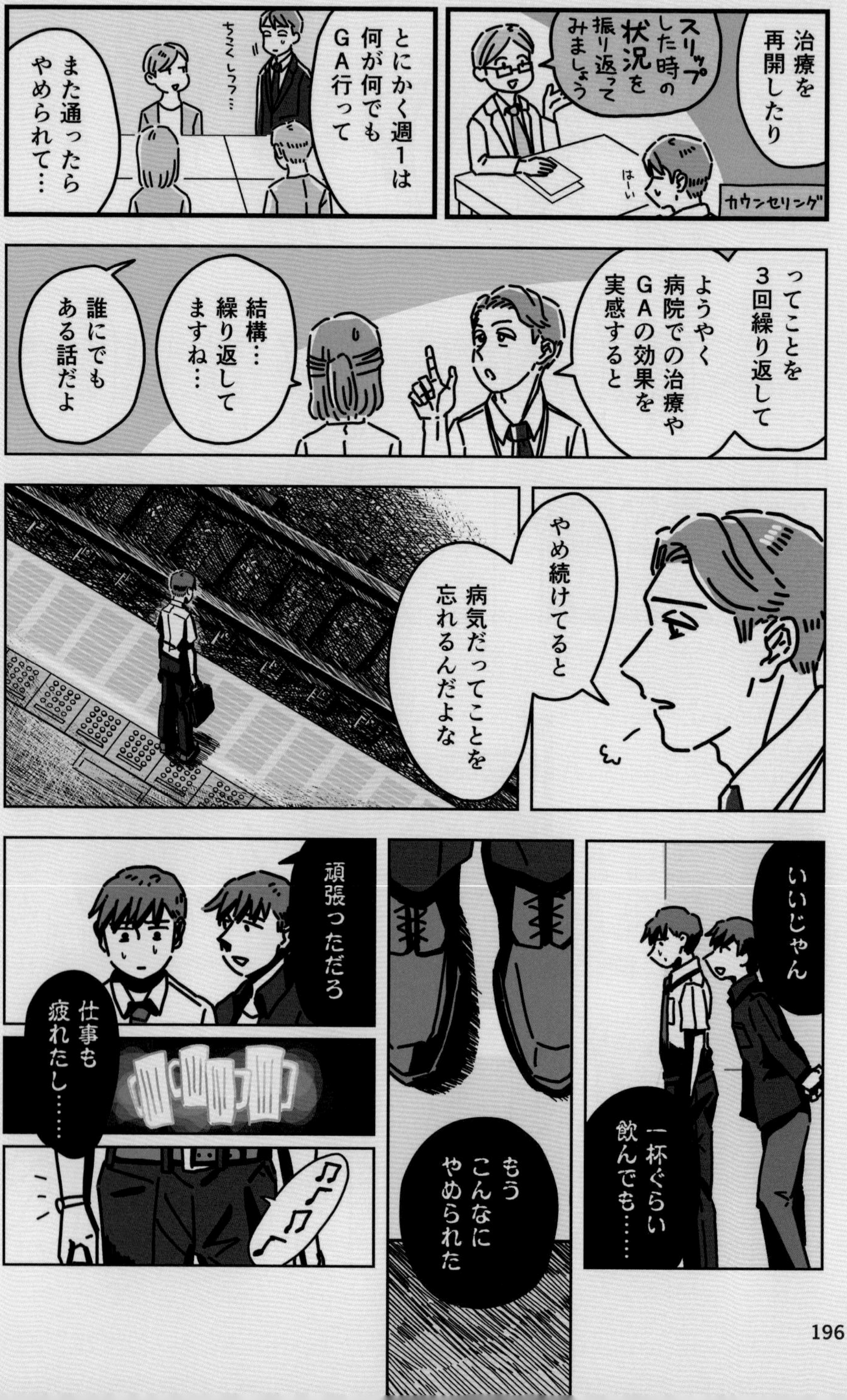
治療を再開したり
スリップした時の状況を振り返ってみましょう
はーい
カウンセリング
とにかく週1は何が何でもGA行って
また通ったらやめられて…
ってことを3回繰り返して
ようやく病院での治療やGAの効果を実感すると
結構…繰り返してますね…
誰にでもある話だよ
やめ続けてると
病気だってことを忘れるんだよな
いいじゃん
一杯ぐらい飲んでも……
もうこんなにやめられた
頑張っただろ
仕事も疲れたし……

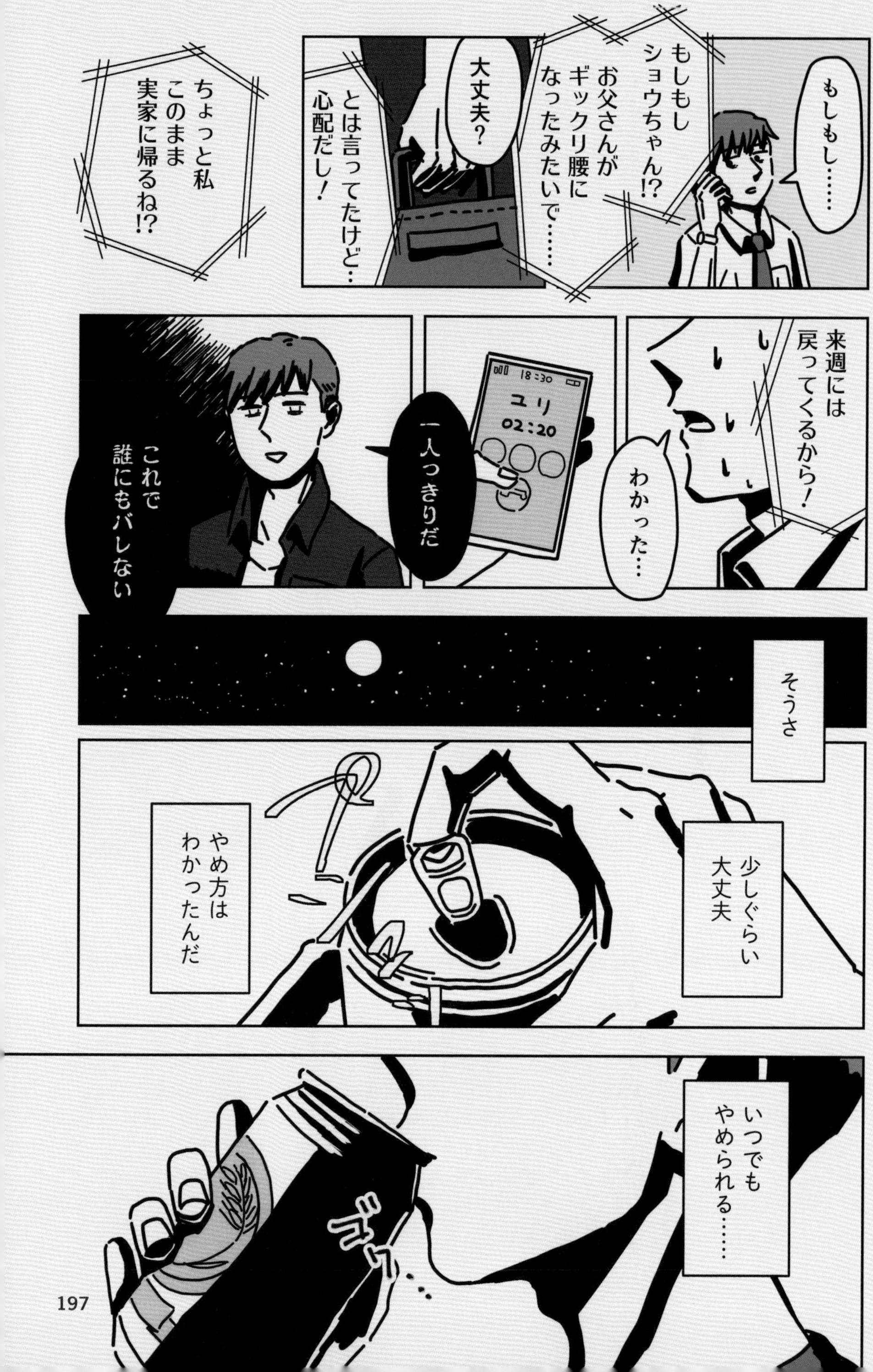
もしもし……
もしもし ショウちゃん!? お父さんが ギックリ腰に なったみたいで……
大丈夫?
とは言ってたけど 心配だし!
ちょっと私 このまま 実家に帰るね!?
来週には 戻ってくるから!
わかった…
18:30
ユリ 02:20
一人っきりだ
これで 誰にもバレない
そうさ
少しぐらい 大丈夫
やめ方は わかったんだ
いつでも やめられる……
ゴク…

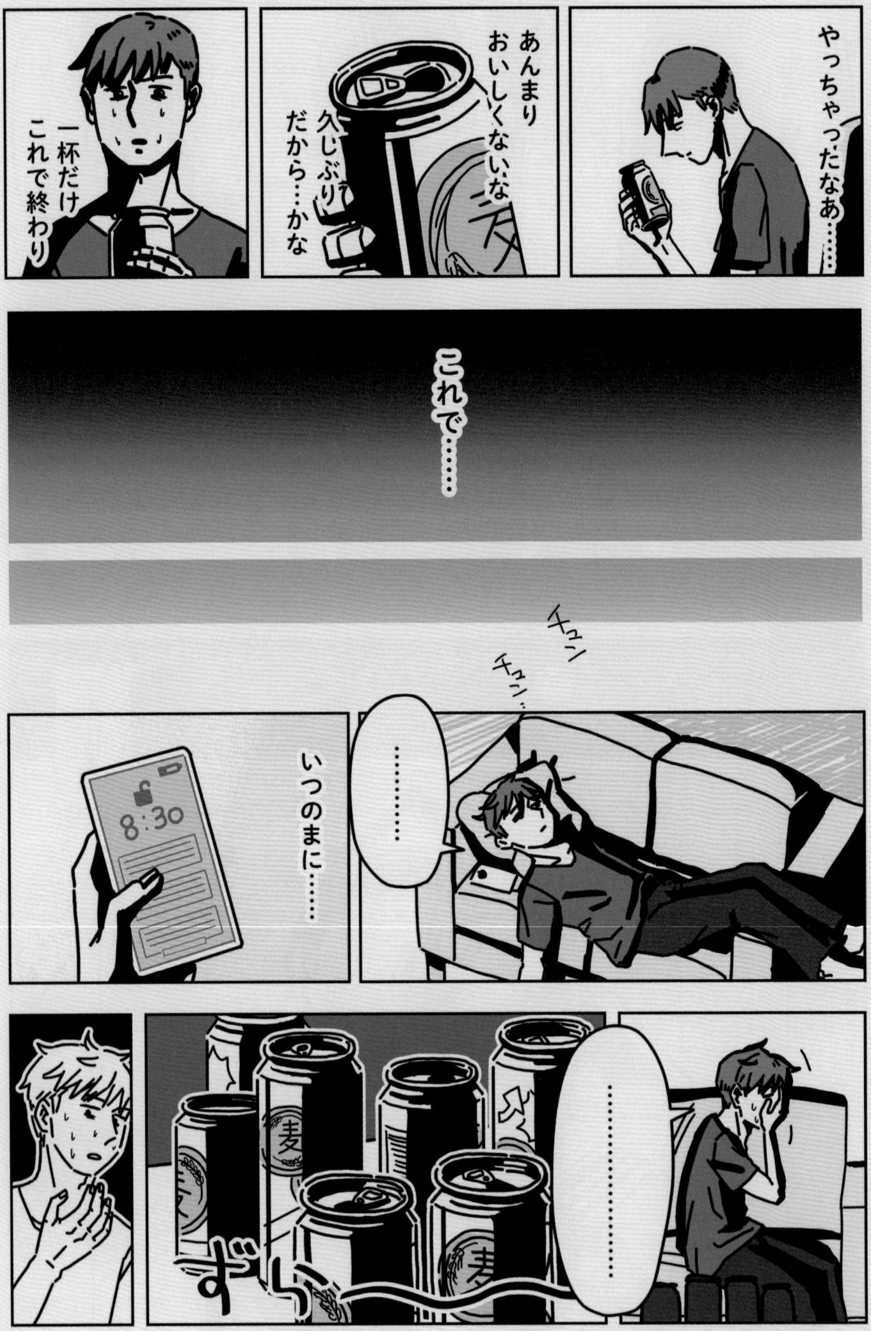
やっちゃったなあ……
あんまりおいしくないな
久しぶりだから…かな
一杯だけこれで終わり
これで……
チュン
チュン…
…………
いつのまに……
…………
ずら

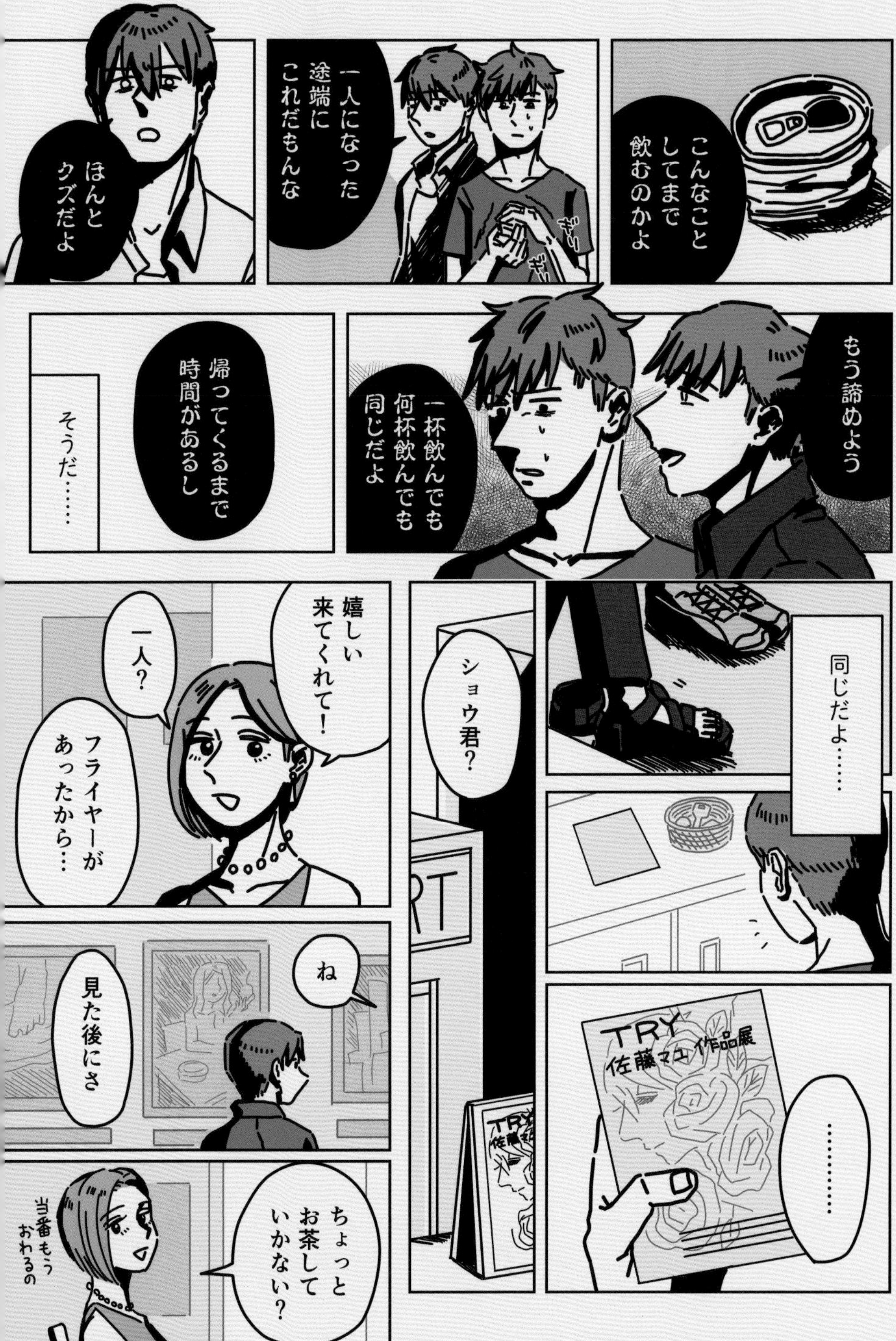

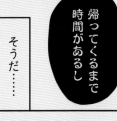

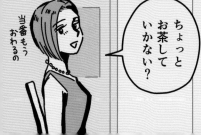

こんなことしてまで飲むのかよ
一人になった途端にこれだもんな
ギリ
ギリ
ほんとクズだよ
もう諦めよう
一杯飲んでも何杯飲んでも同じだよ
帰ってくるまで時間があるし
そうだ……
同じだよ……
TRY 佐藤マユ作品展
………
ショウ君？
嬉しい来てくれて！
一人？
フライヤーがあったから…
ね
見た後にさ
ちょっとお茶していかない？
当番もうおわるの

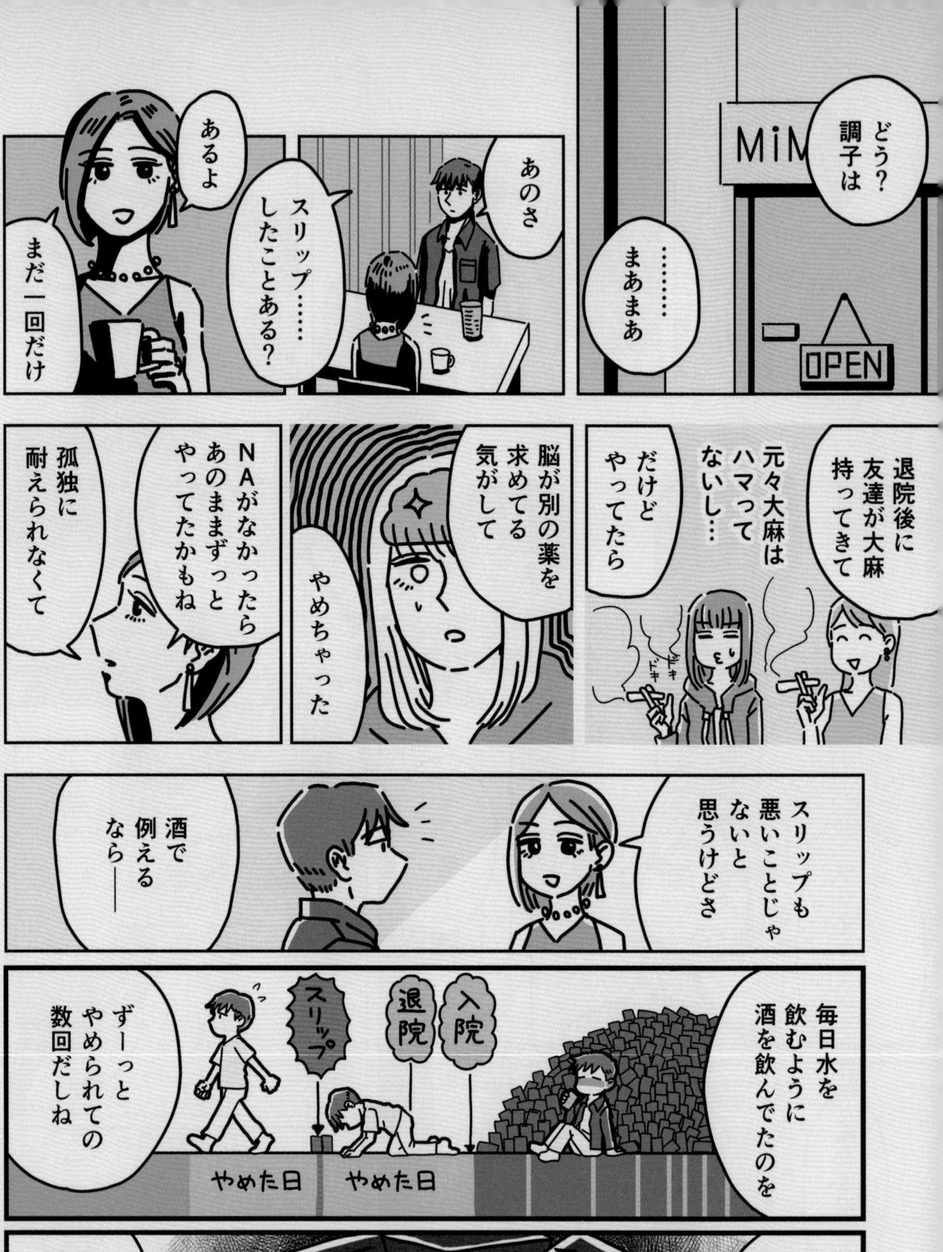
どう？調子は
………まあまあ
あのさ
スリップ……したことある？
あるよ
まだ一回だけ
退院後に友達が大麻持ってきて
元々大麻はハマってないし…
ドキドキ
だけどやってたら
脳が別の薬を求めてる気がして
やめちゃった
NAがなかったらあのままずっとやってたかもね
孤独に耐えられなくて
スリップも悪いことじゃないと思うけどさ
酒で例えるなら――
毎日水を飲むように酒を飲んでたのを
入院
退院
スリップ
やめた日
やめた日
ずーっとやめられての数回だしね
それにスリップは何がきっかけで自分が使うのか
自己嫌悪
不安
イライラ
自助グループやサポートが受けられない
一人
学ぶチャンスだもの

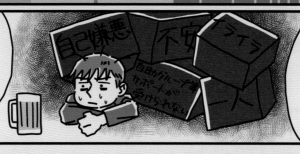

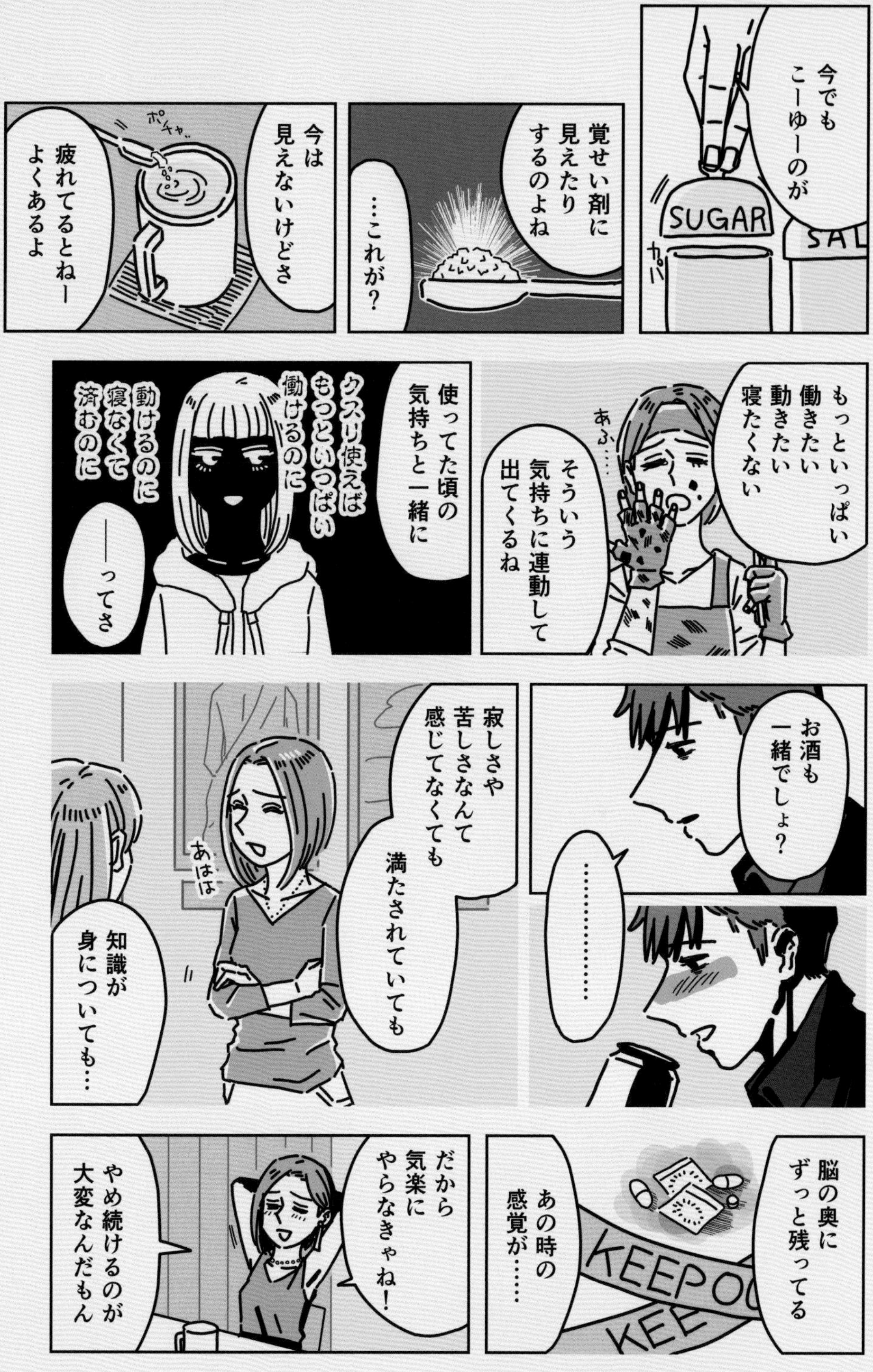
今でも
こーゆーのが
カパ
SUGAR
覚せい剤に
見えたりするのよね
……これが？
今は見えないけどさ
ポチャ
疲れてるとねー
よくあるよ
もっといっぱい
働きたい
寝たくない
あふ……
そういう気持ちに連動して出てくるね
使ってた頃の気持ちと一緒に
クスリ使えばもっといっぱい働けるのに
動けるのに寝なくて済むのに
――ってさ
お酒も一緒でしょ？
…………
寂しさや苦しさなんて感じてなくても
満たされていても
あはは
知識が身についても……
脳の奥にずっと残ってる
あの時の感覚が……
KEEPO
KEE
だから気楽にやらなきゃね！
やめ続けるのが大変なんだもん

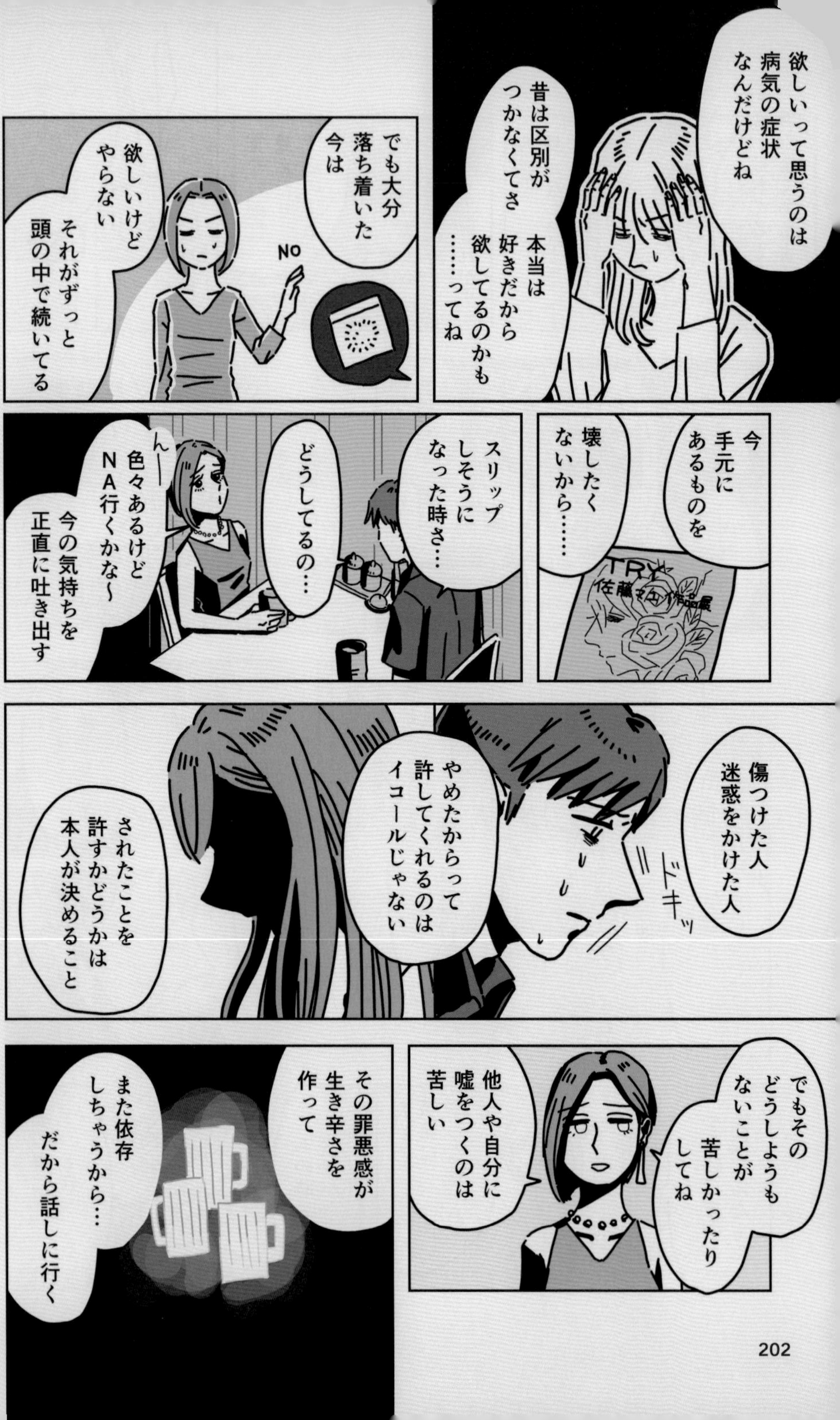

欲しいって思うのは病気の症状なんだけどね
昔は区別がつかなくてさ
本当は好きだから欲してるのかも……ってね
でも大分落ち着いた今は
NO
欲しいけどやらない
それがずっと頭の中で続いてる
今手元にあるものを
壊したくないから……
TRY
スリップしそうになった時さ…
どうしてるの…
んー
色々あるけどNA行くかな～
今の気持ちを正直に吐き出す
傷つけた人迷惑をかけた人
ドキッ
やめたからって許してくれるのはイコールじゃない
されたことを許すかどうかは本人が決めること
でもそのどうしようもないことが苦しかったりしてね
他人や自分に嘘をつくのは苦しい
その罪悪感が生き辛さを作って
また依存しちゃうから…
だから話しに行く

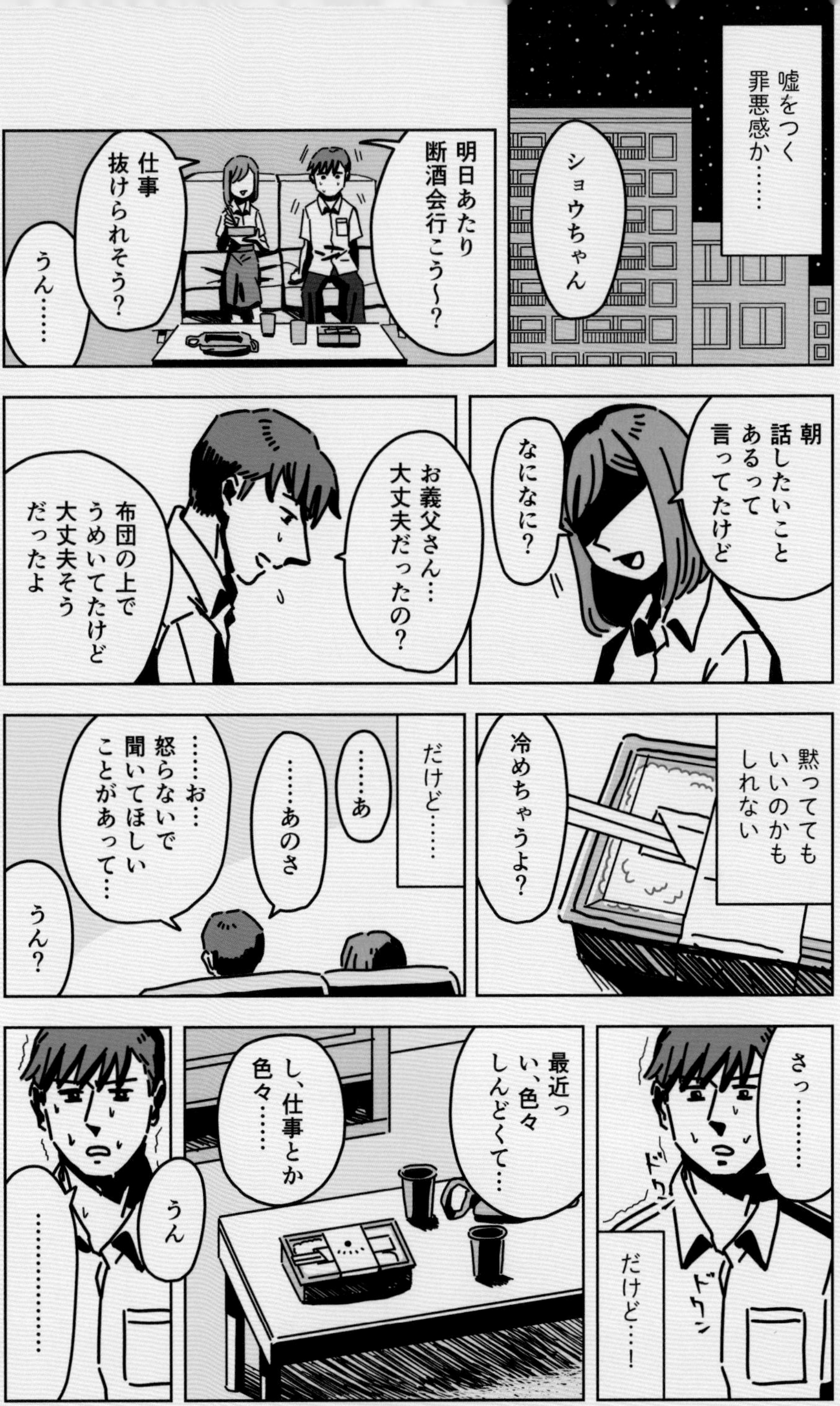
嘘をつく
罪悪感か……
ショウちゃん
明日あたり
断酒会行こう〜？
仕事
抜けられそう？
うん……
朝
話したいこと
あるって
言ってたけど
なになに？
お義父さん…
大丈夫だったの？
布団の上で
うめいてたけど
大丈夫そう
だったよ
黙ってても
いいのかも
しれない
冷めちゃうよ？
だけど……
……あ
……あのさ
……お…
怒らないで
聞いてほしい
ことがあって…
うん？
さっ………
ドクン
ドクン
だけど…！
最近っ
い、色々
しんどくて…
し、仕事とか
色々……
うん
…………

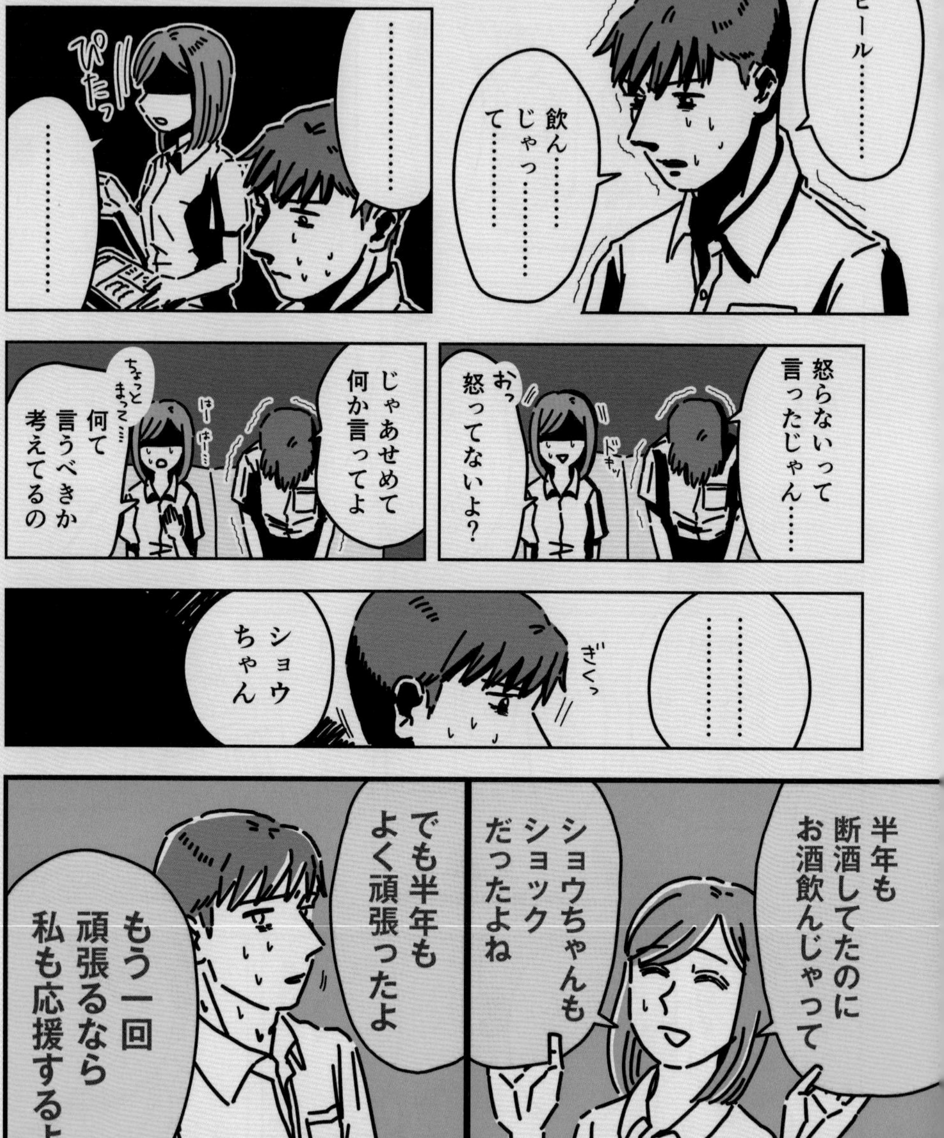

ビール……
飲んじゃっ……て……
……
ぴたっ
……
怒らないって言ったじゃん……
ドキッ
おっ怒ってないよ?
じゃあせめて何か言ってよ
はー はー…
ちょっとまって…
何て言うべきか考えてるの
……
ぎくっ
ショウちゃん
半年も断酒してたのにお酒飲んじゃって
ショウちゃんもショックだったよね
POINT「共感」
でも半年もよく頑張ったよ
もう一回頑張るなら私も応援するよ
POINT「応援」

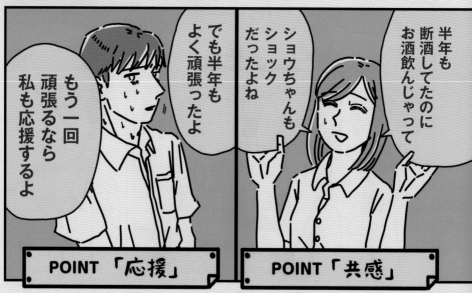

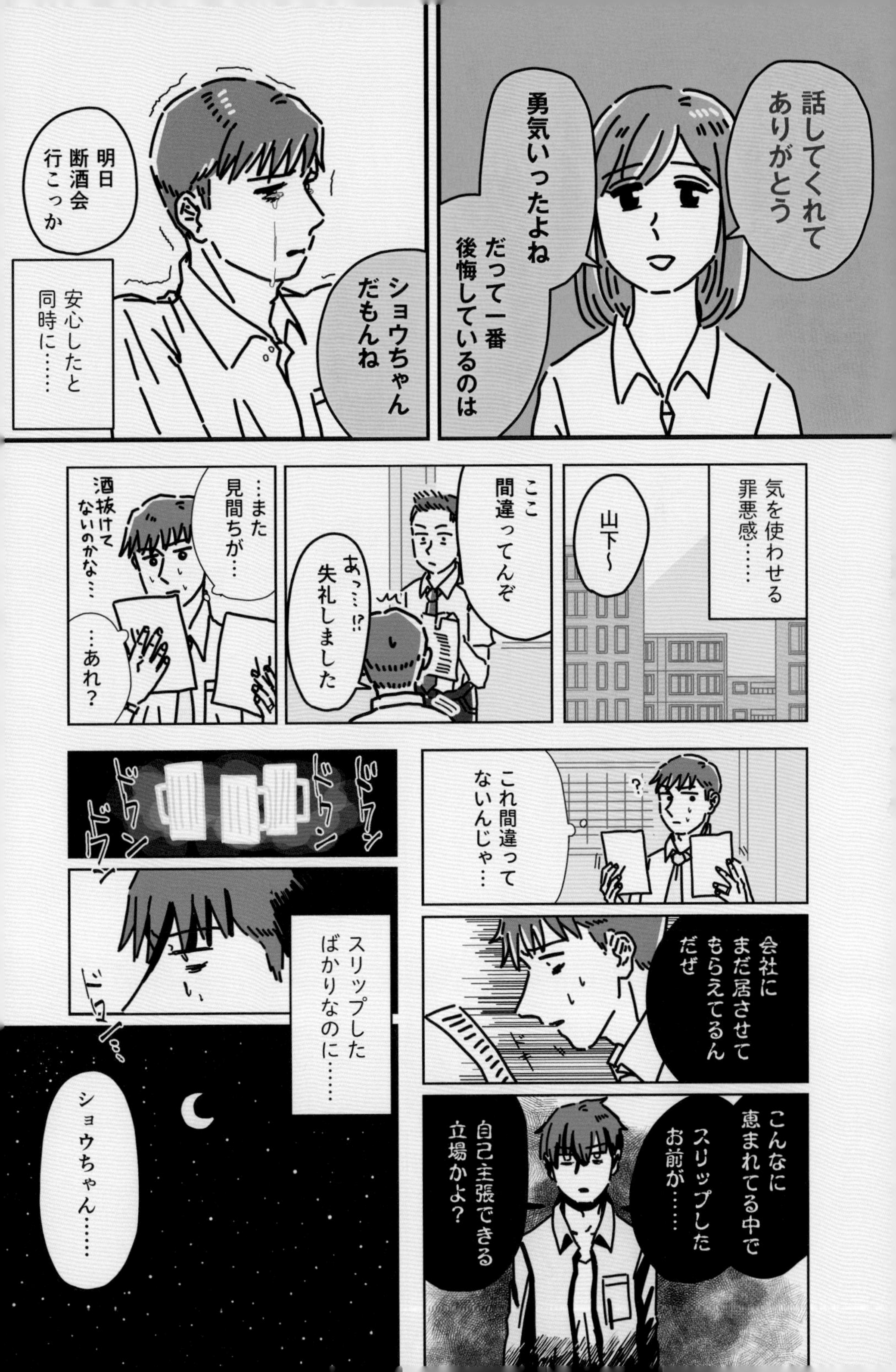
話してくれてありがとう
勇気いったよね
だって一番後悔しているのは
ショウちゃんだもんね
明日断酒会行こっか
安心したと同時に……
気を使わせる罪悪感……
山下〜
ここ間違ってんぞ
あっ…!? 失礼しました
…また見間違ちが…
酒抜けてないのかな…
…あれ？
これ間違ってないんじゃ…
ドクン ドクン ドクン
会社にまだ居させてもらえてるんだぜ
スリップしたばかりなのに……
こんなに恵まれてる中でスリップしたお前が……
自己主張できる立場かよ？
ショウちゃん……

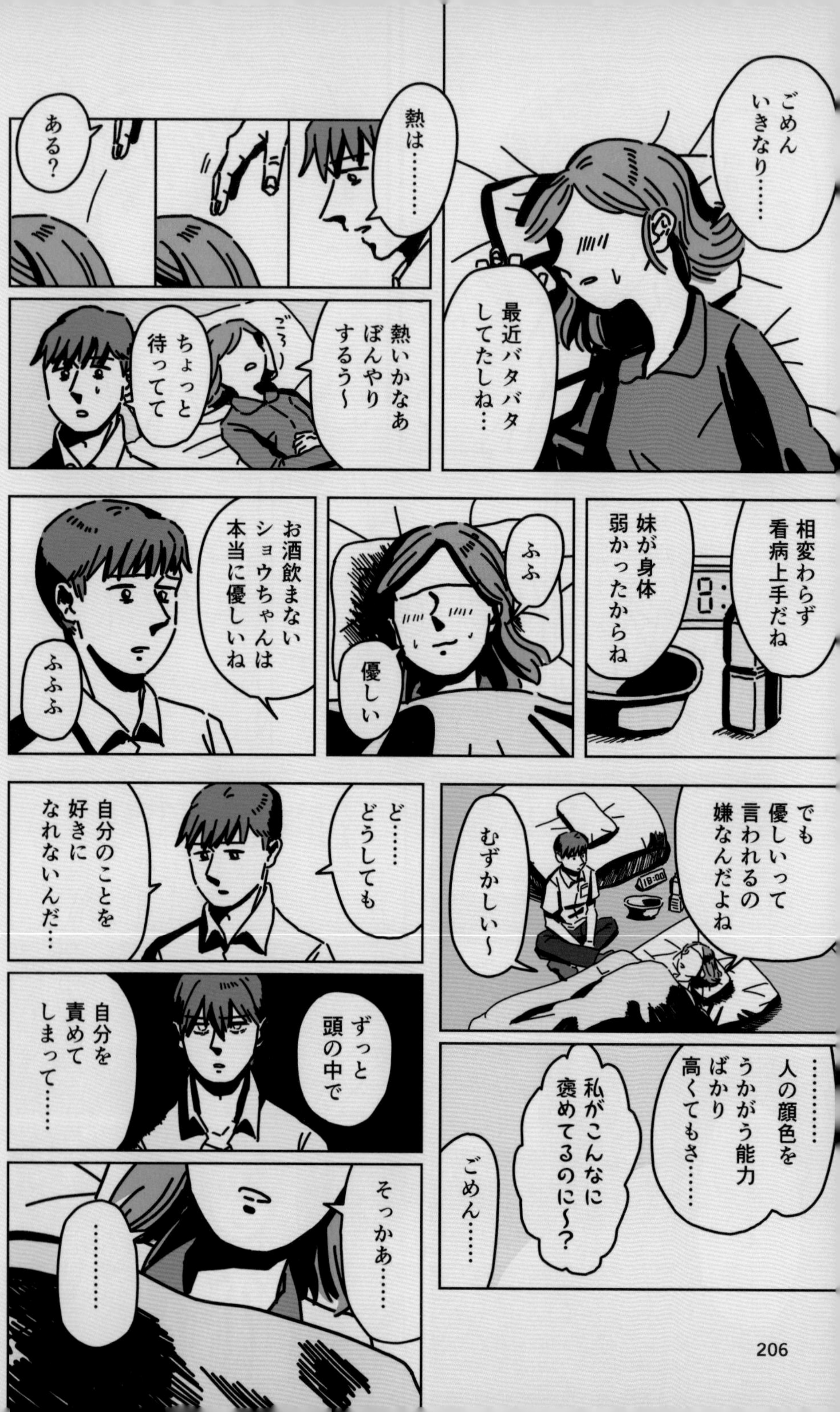
ごめん
いきなり……
最近バタバタ
してたしね…
熱は………
ある？
熱いかなぁ
ぼんやり
するう〜
ちょっと
待ってて
相変わらず
看病上手だね
妹が身体
弱かったからね
ふふ
優しい
お酒飲まない
ショウちゃんは
本当に優しいね
ふふふ
でも
優しいって
言われるの
嫌なんだよね
むずかしい〜
ど……
どうしても
自分のことを
好きに
なれないんだ…
………
人の顔色を
うかがう能力
ばかり
高くてもさ……
私がこんなに
褒めてるのに〜？
ごめん……
ずっと
頭の中で
自分を
責めて
しまって……
そっかぁ……
………

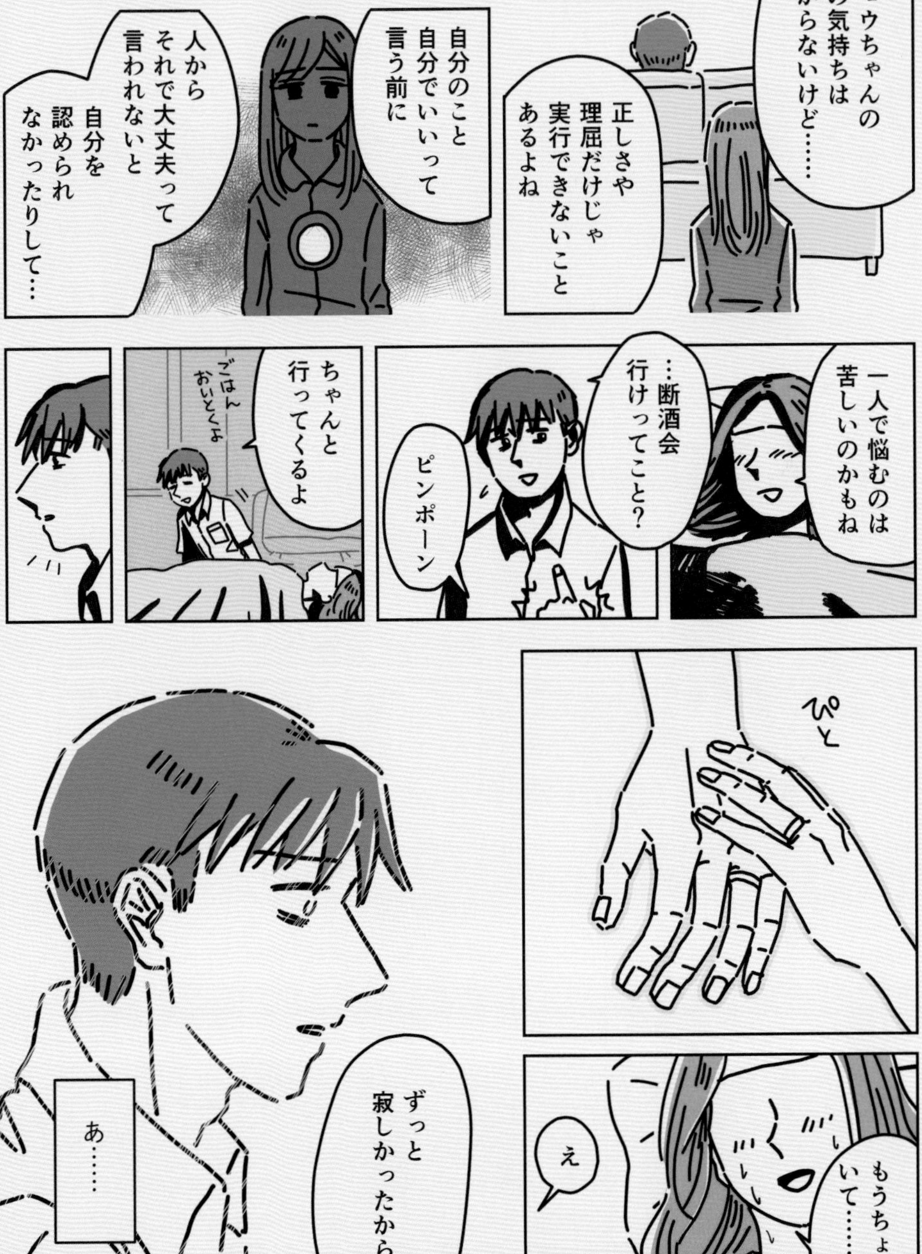

ショウちゃんのその気持ちはわからないけど……
正しさや理屈だけじゃ実行できないことあるよね
自分のこと自分でいいって言う前に
人からそれで大丈夫って言われないと自分を認められなかったりして…
一人で悩むのは苦しいのかもね
…断酒会行けってこと？
ピンポーン
ちゃんと行ってくるよ
ごはんおいとくよ
ぴと
もうちょっといて……
え
ずっと寂しかったから……
あ……

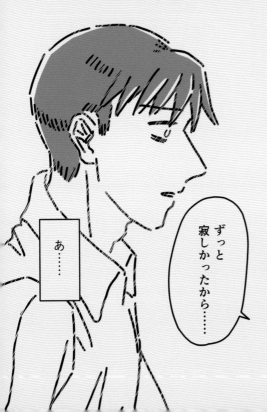

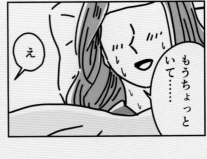

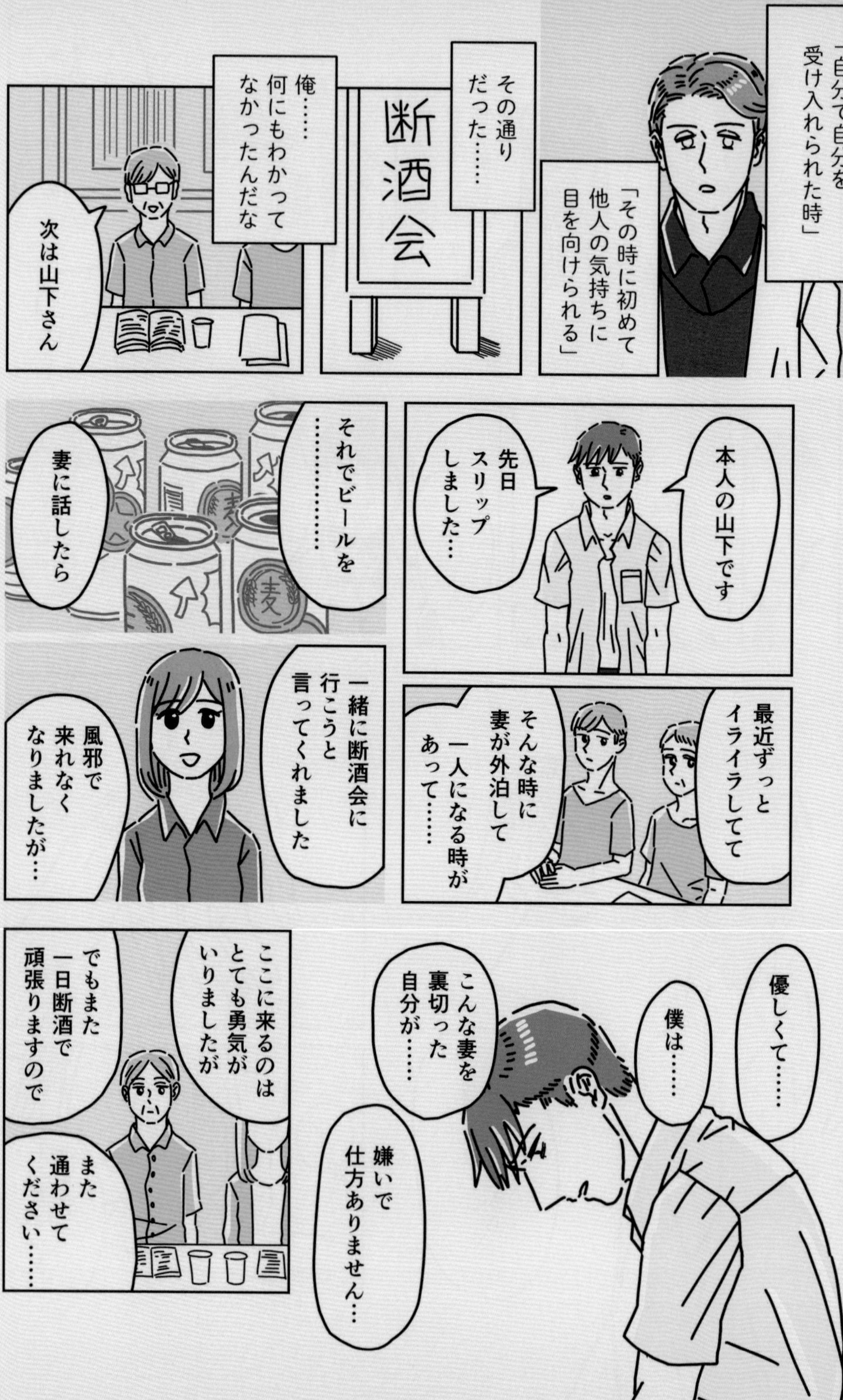
「自分で自分を受け入れられた時」
「その時に初めて他人の気持ちに目を向けられる」
その通りだった……
断酒会
俺……何にもわかってなかったんだな
次は山下さん
本人の山下です
先日スリップしました…
それでビールを…………
妻に話したら
最近ずっとイライラしてて
そんな時に妻が外泊して一人になる時があって……
一緒に断酒会に行こうと言ってくれました
風邪で来れなくなりましたが…
優しくて……
僕は……
こんな妻を裏切った自分が……
嫌いで仕方ありません…
ここに来るのはとても勇気がいりましたが
でもまた一日断酒で頑張りますので
また通わせてください……

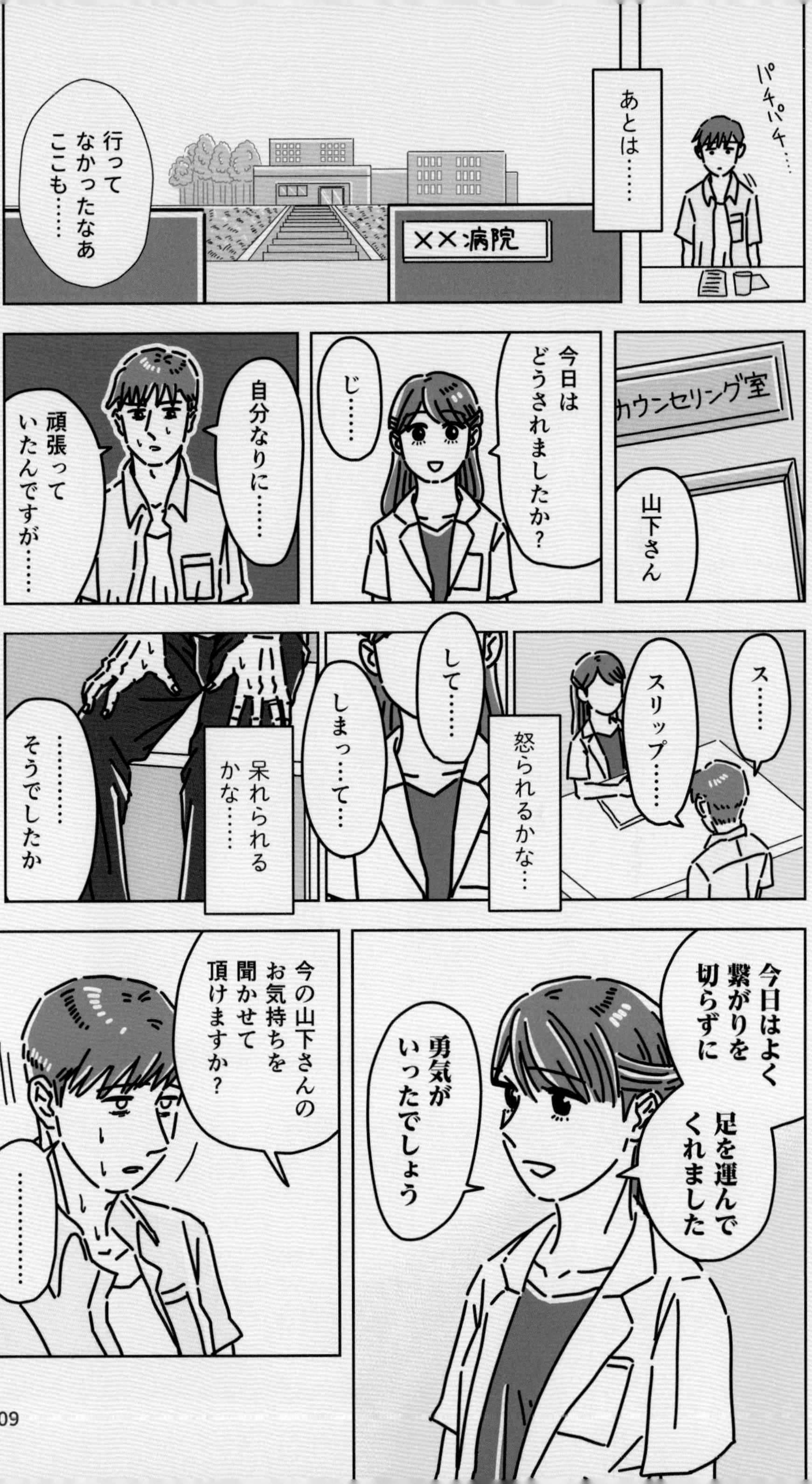
パチパチ……
あとは……
××病院
行ってなかったなぁここも……
カウンセリング室
山下さん
今日はどうされましたか?
じ……
自分なりに……
頑張っていたんですが……
ス……
スリップ……
して……
怒られるかな…
しまっ…て…
呆れられるかな……
…………そうでしたか
今日はよく繋がりを切らずに
足を運んでくれました
勇気がいったでしょう
今の山下さんのお気持ちを聞かせて頂けますか?
…………

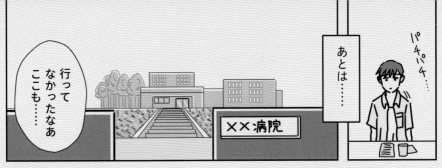

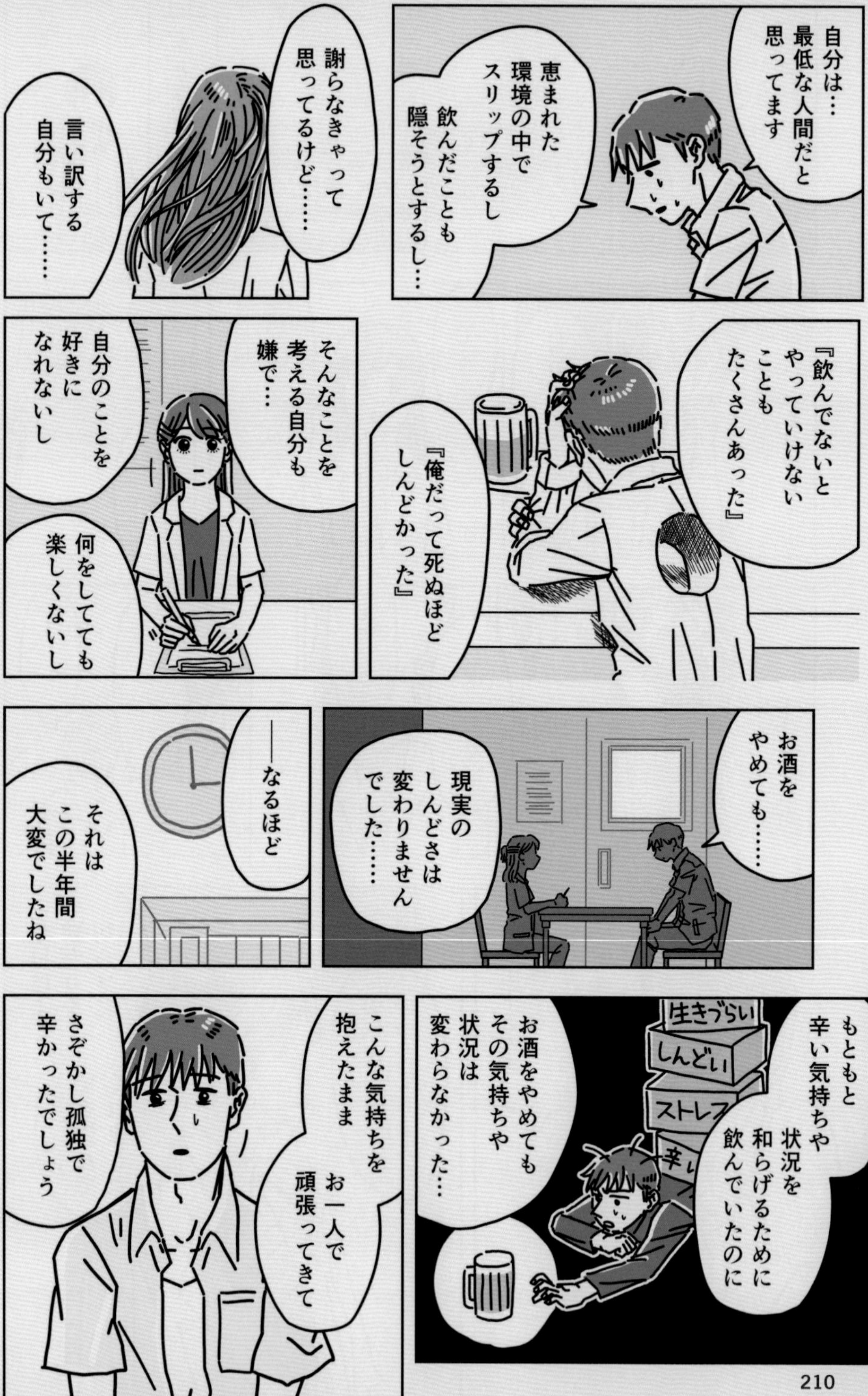
自分は…最低な人間だと思ってます
恵まれた環境の中でスリップするし
飲んだことも隠そうとするし…
謝らなきゃって思ってるけど……
言い訳する自分もいて……
『飲んでないとやっていけないこともたくさんあった』
『俺だって死ぬほどしんどかった』
そんなことを考える自分も嫌で…
自分のことを好きになれないし
何をしてても楽しくないし
お酒をやめても……
現実のしんどさは変わりませんでした……
――なるほど
それはこの半年間大変でしたね
もともと辛い気持ちや状況を和らげるために飲んでいたのに
生きづらい
しんどい
お酒をやめてもその気持ちや状況は変わらなかった…
こんな気持ちを抱えたまま
お一人で頑張ってきて
さぞかし孤独で辛かったでしょう

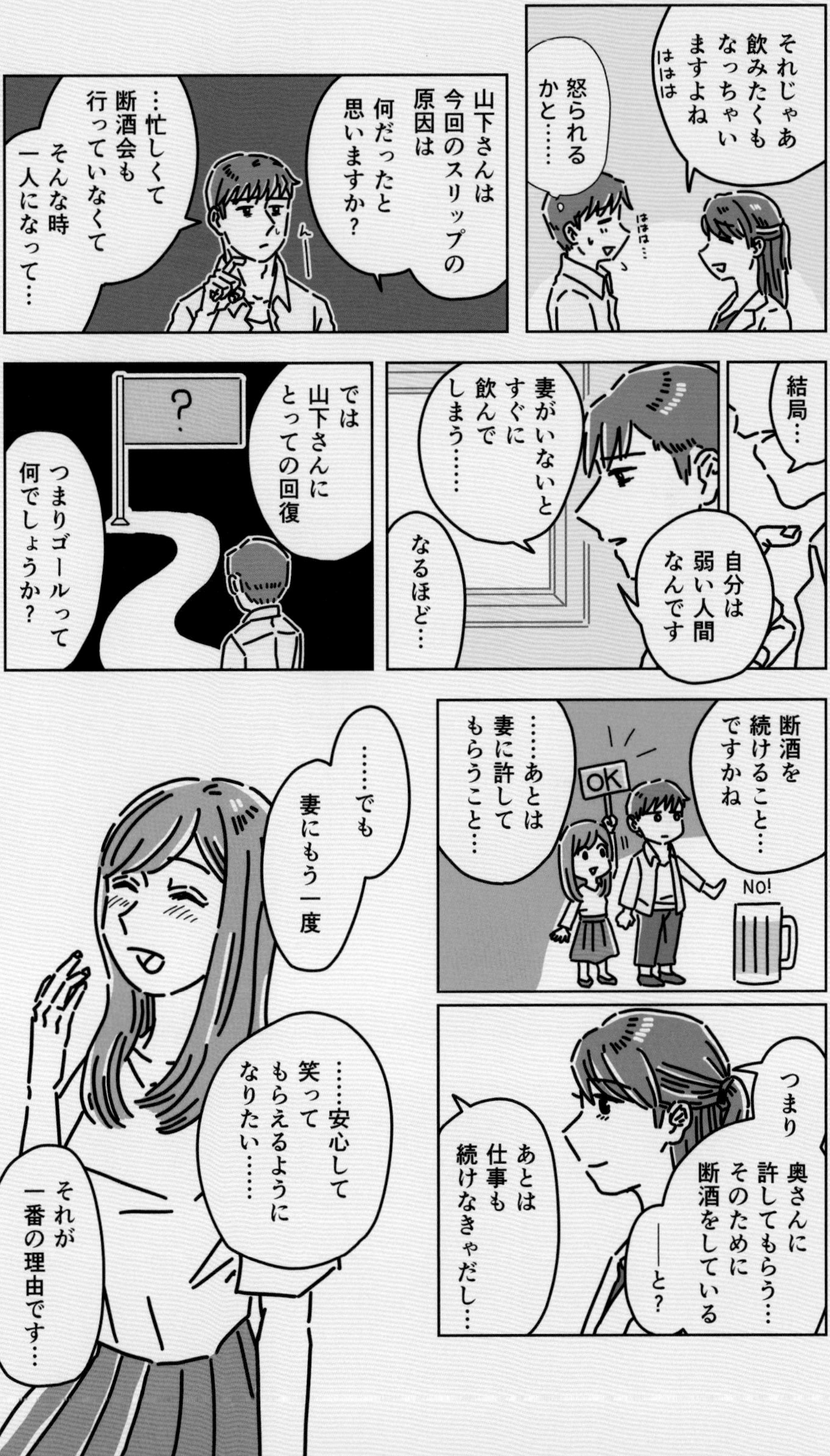
それじゃあ飲みたくもなっちゃいますよね
ははは
怒られるかと……
ははは…
山下さんは今回のスリップの原因は何だったと思いますか？
んー
…忙しくて断酒会も行っていなくて
そんな時一人になって…
結局…
妻がいないとすぐに飲んでしまう……
自分は弱い人間なんです
なるほど…
では山下さんにとっての回復
?
つまりゴールって何でしょうか？
断酒を続けること…ですかね
……あとは妻に許してもらうこと…
OK
NO!
つまり奥さんに許してもらう…そのために断酒をしている
——と？
あとは仕事も続けなきゃだし…
……でも
妻にもう一度
……安心して笑ってもらえるようになりたい……
それが一番の理由です…

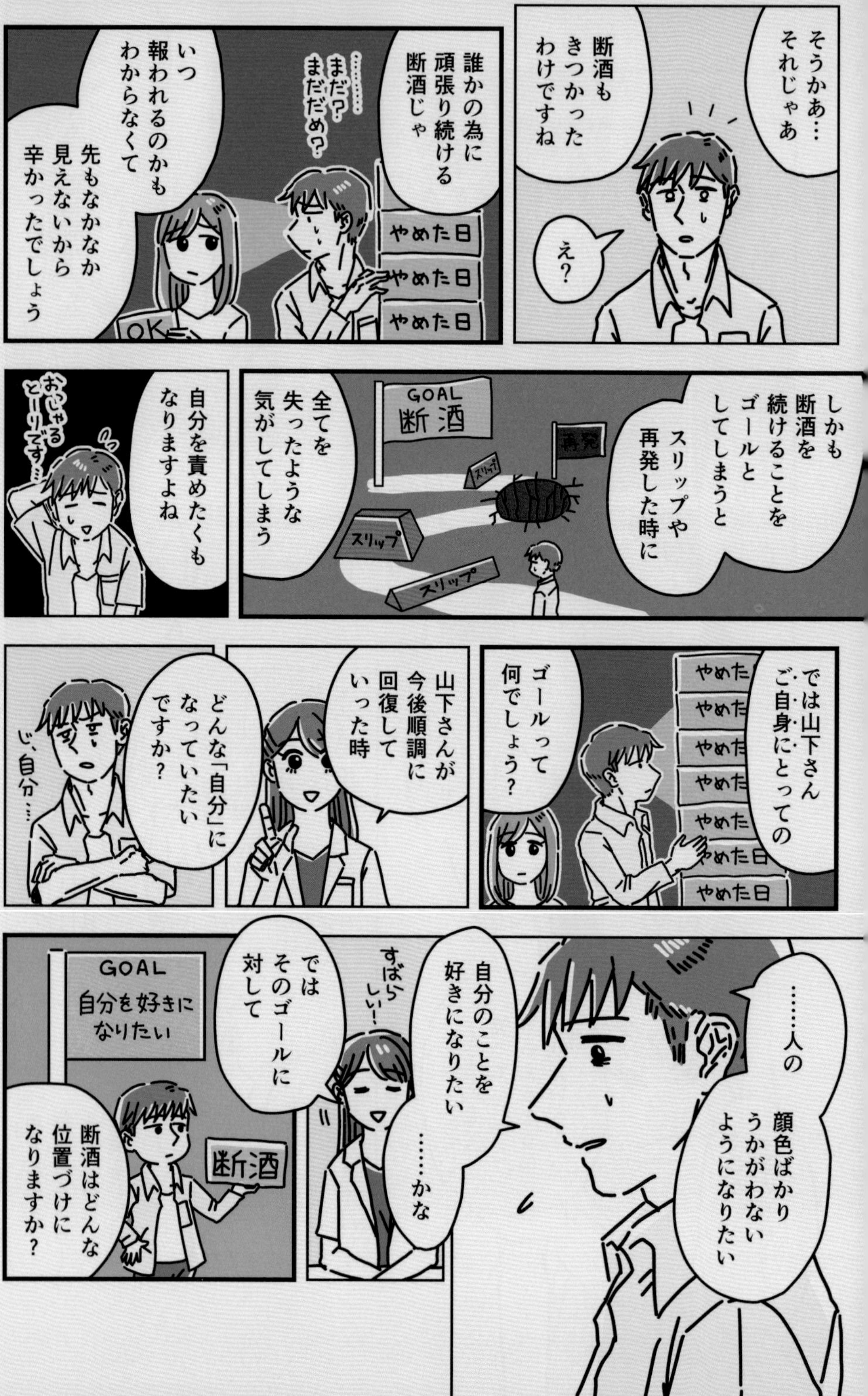

そうかあ…それじゃあ
断酒もきつかったわけですね
え？
誰かの為に頑張り続ける断酒じゃ
やめた日
やめた日
やめた日
……まだ？まだだめ？
OK
いつ報われるのかもわからなくて
先もなかなか見えないから辛かったでしょう
しかも断酒を続けることをゴールとしてしまうと
スリップや再発した時に
GOAL 断酒
再発
スリップ
スリップ
スリップ
全てを失ったような気がしてしまう
自分を責めたくもなりますよね
おっしゃるとーりです…
では山下さんご自身にとってのゴールって何でしょう？
やめた日
山下さんが今後順調に回復していった時
どんな「自分」になっていたいですか？
じ、自分…
……人の顔色ばかりうかがわないようになりたい
自分のことを好きになりたい
……かな
すばらしい！
ではそのゴールに対して
GOAL 自分を好きになりたい
断酒
断酒はどんな位置づけになりますか？

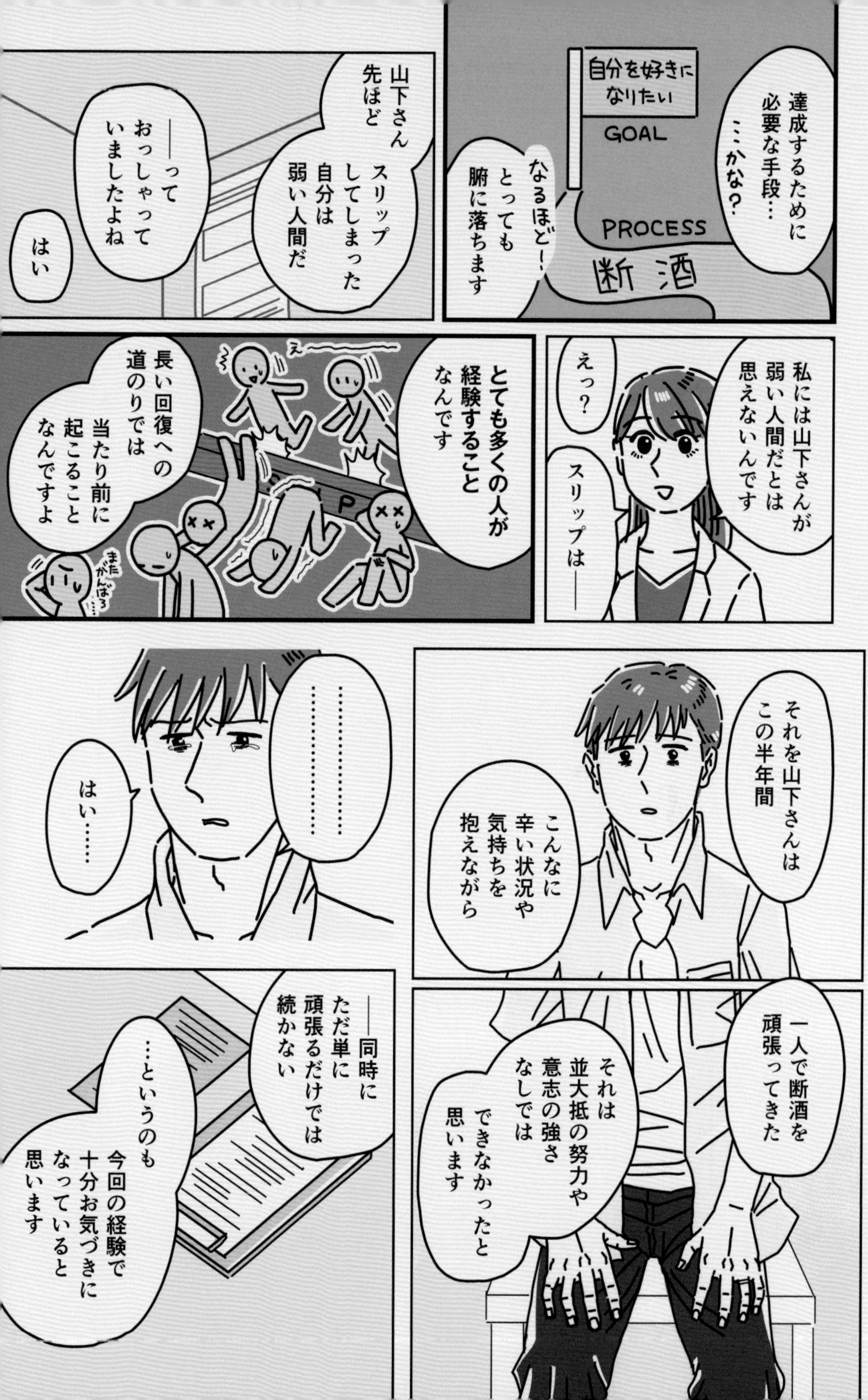
自分を好きになりたい
GOAL
PROCESS
断酒
達成するために必要な手段…ここかな？
なるほど！とっても腑に落ちます
山下さん先ほどスリップしてしまった自分は弱い人間だ
――っておっしゃっていましたよね
はい
私には山下さんが弱い人間だとは思えないんです
えっ？
スリップは――
とても多くの人が経験することなんです
え〜〜
P
またがんばろ…
長い回復への道のりでは当たり前に起こることなんですよ
それを山下さんはこの半年間
こんなに辛い状況や気持ちを抱えながら
…………
はい……
一人で断酒を頑張ってきた
それは並大抵の努力や意志の強さなしではできなかったと思います
――同時にただ単に頑張るだけでは続かない
…というのも今回の経験で十分お気づきになっていると思います

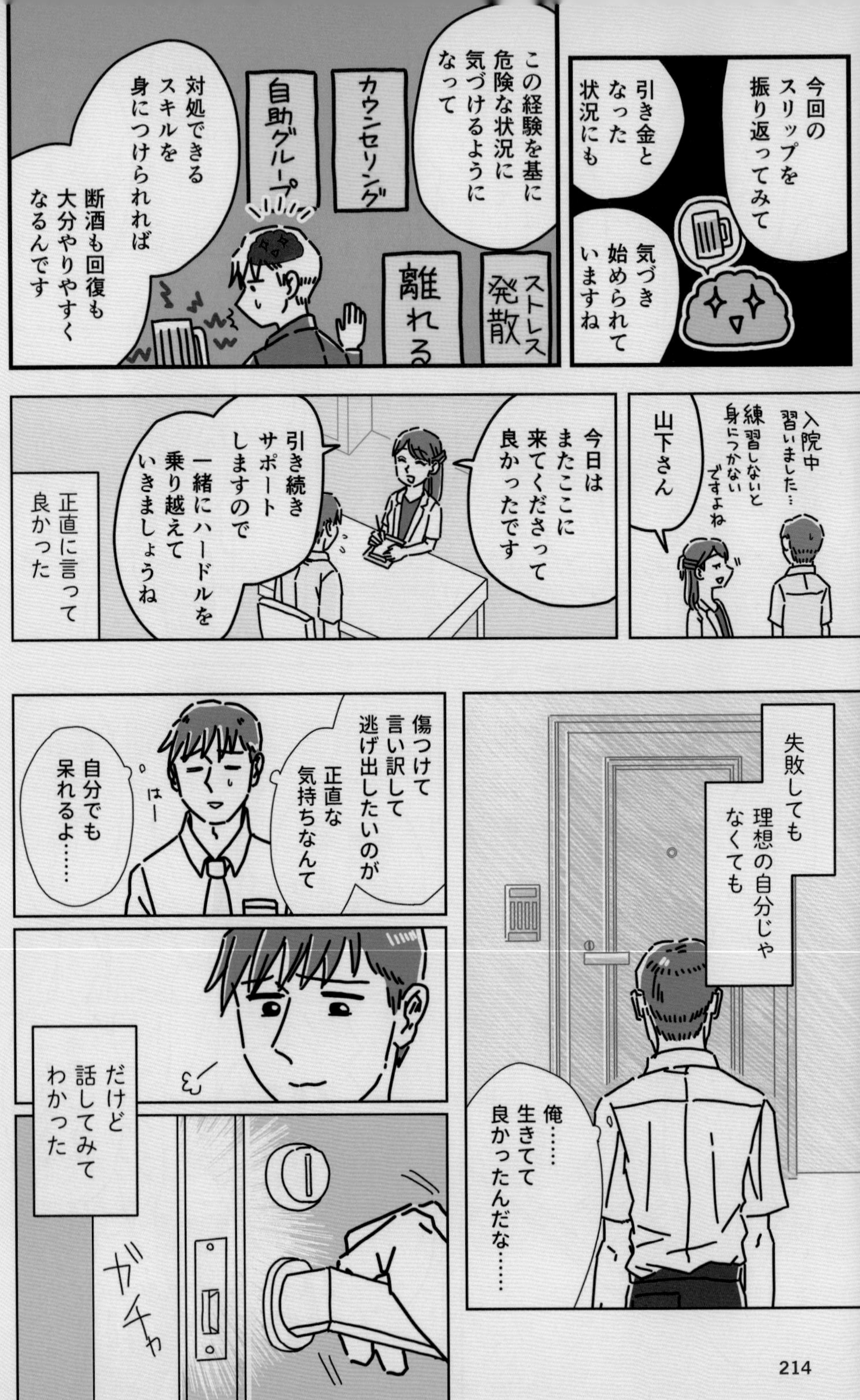
今回のスリップを振り返ってみて
引き金となった状況にも
気づき始められていますね
この経験を基に危険な状況に気づけるようになって
カウンセリング
自助グループ
ストレス発散
離れる
対処できるスキルを身につけられれば断酒も回復も大分やりやすくなるんです
入院中習いました…
練習しないと身につかないですよね
山下さん
今日はまたここに来てくださって良かったです
引き続きサポートしますので一緒にハードルを乗り越えていきましょうね
正直に言って良かった
失敗しても理想の自分じゃなくても
俺……生きてて良かったんだな……
傷つけて言い訳して逃げ出したいのが正直な気持ちなんて
自分でも呆れるよ……
はー
だけど話してみてわかった
ガチャ

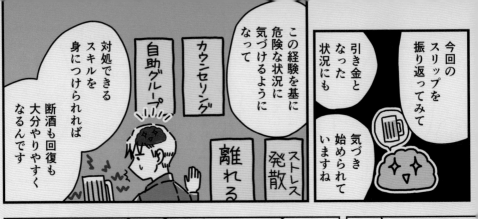

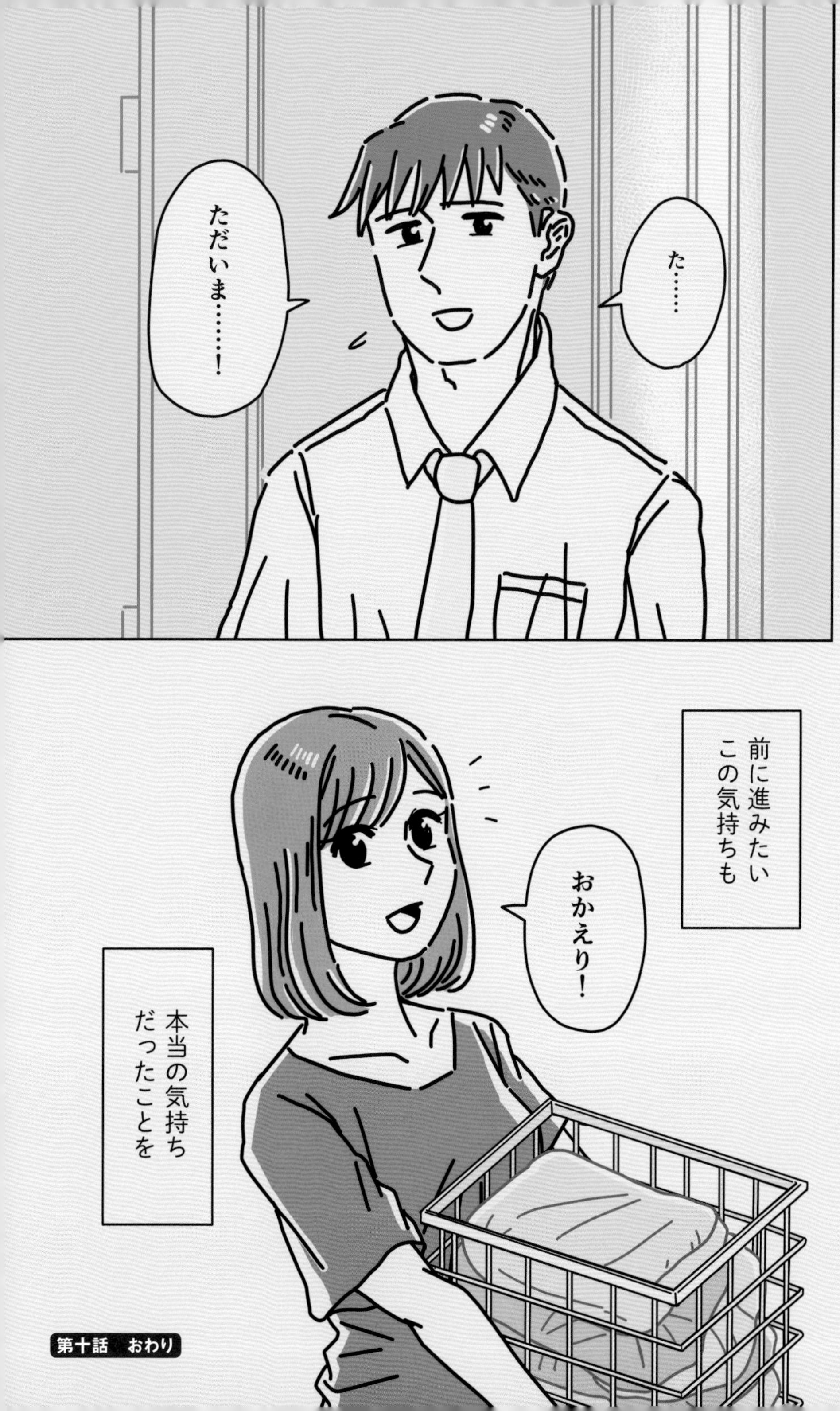
た……
ただいま……!
前に進みたい
この気持ちも
おかえり!
本当の気持ち
だったことを
第十話　おわり

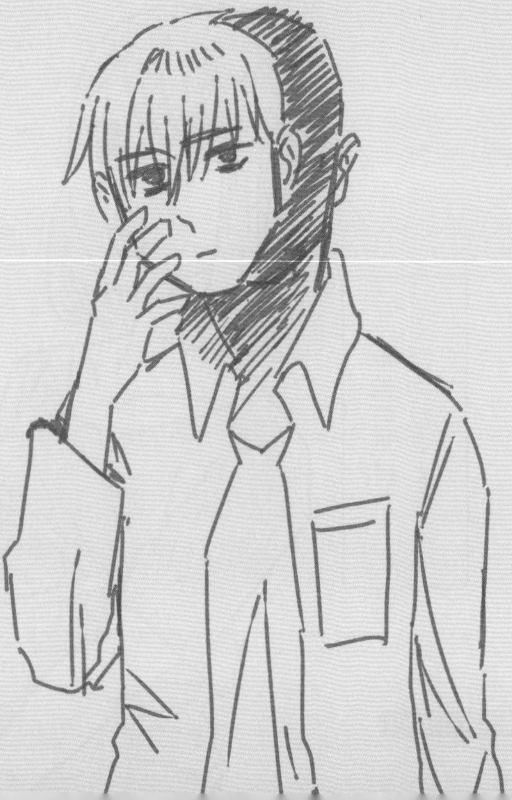

第十一話　回復への道

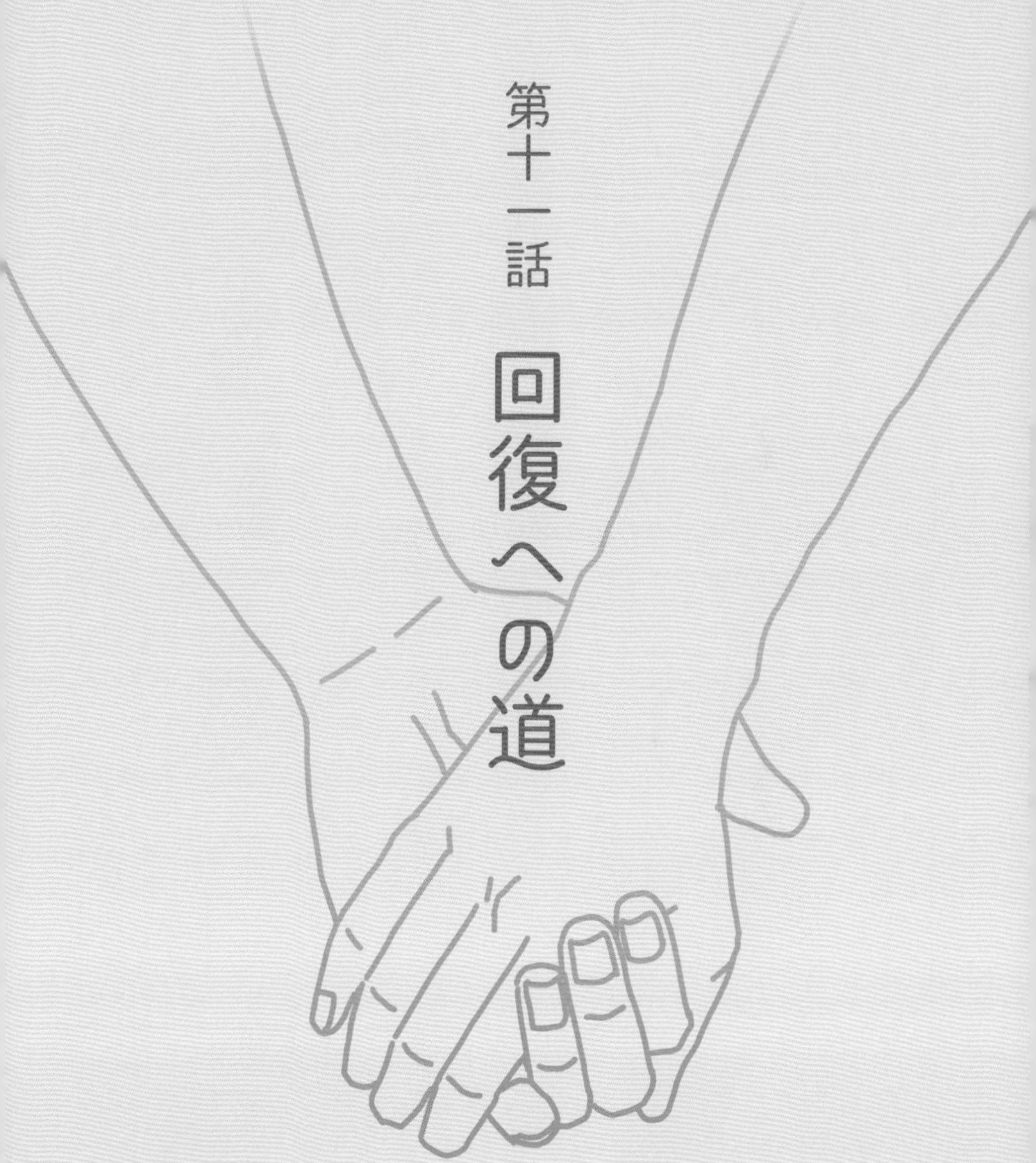

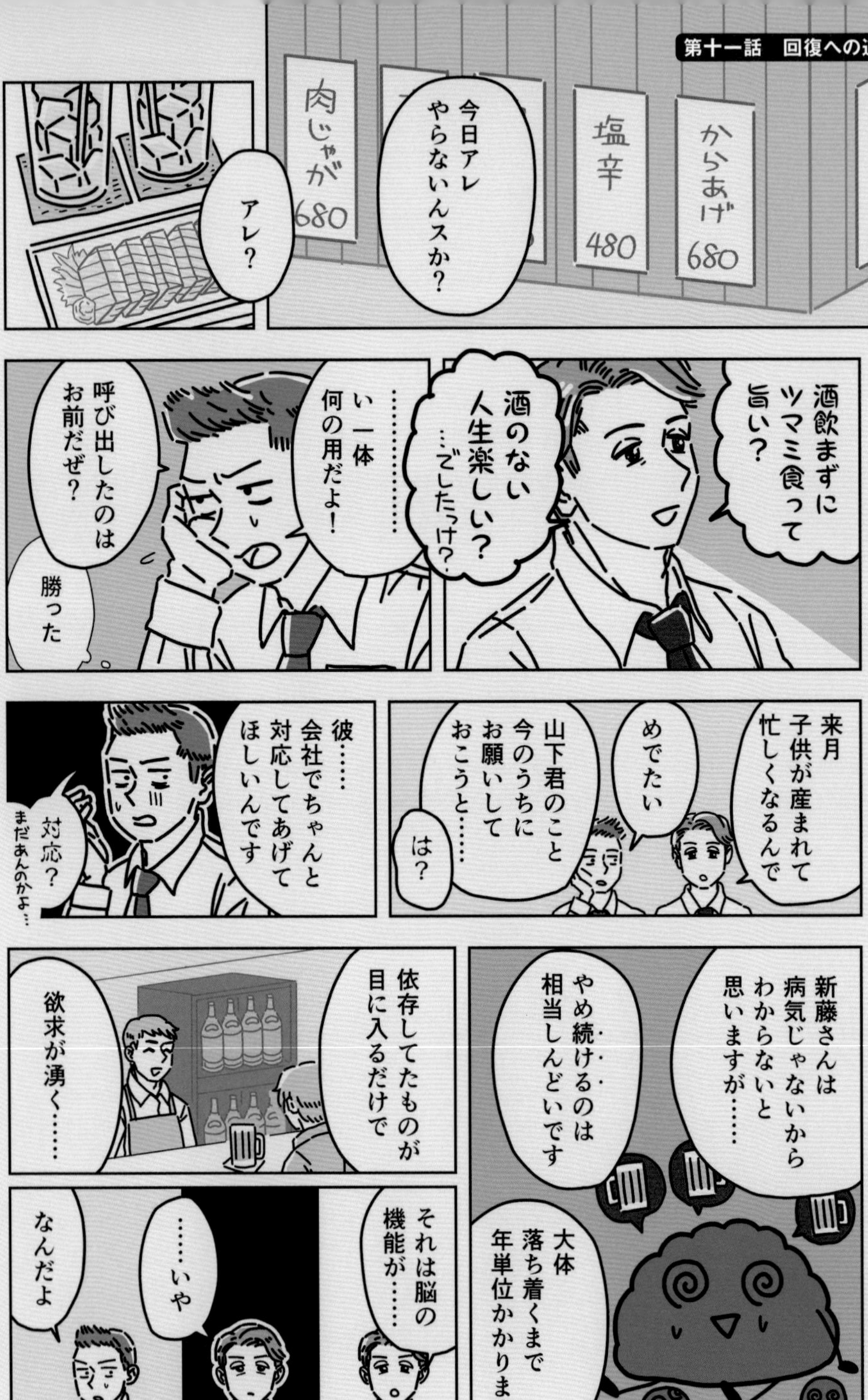
ビール 480
からあげ 680
塩辛 480
肉じゃが 680
今日アレやらないんスか？
アレ？
酒飲まずにツマミ食って旨い？
酒のない人生楽しい？ …でしたっけ？
………い一体何の用だよ！
呼び出したのはお前だぜ？
勝った
来月子供が産まれて忙しくなるんで
めでたい
山下君のこと今のうちにお願いしておこうと……
は？
彼……会社でちゃんと対応してあげてほしいんです
対応？
まだあんのかよ…
新藤さんは病気じゃないからわからないと思いますが……
やめ続けるのは相当しんどいです
大体落ち着くまで年単位かかります
依存してたものが目に入るだけで
欲求が湧く……
それは脳の機能が……
……いや
なんだよ

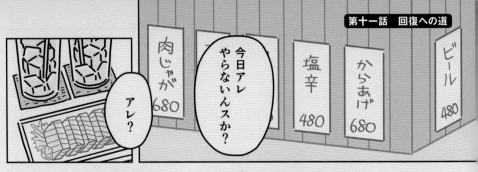

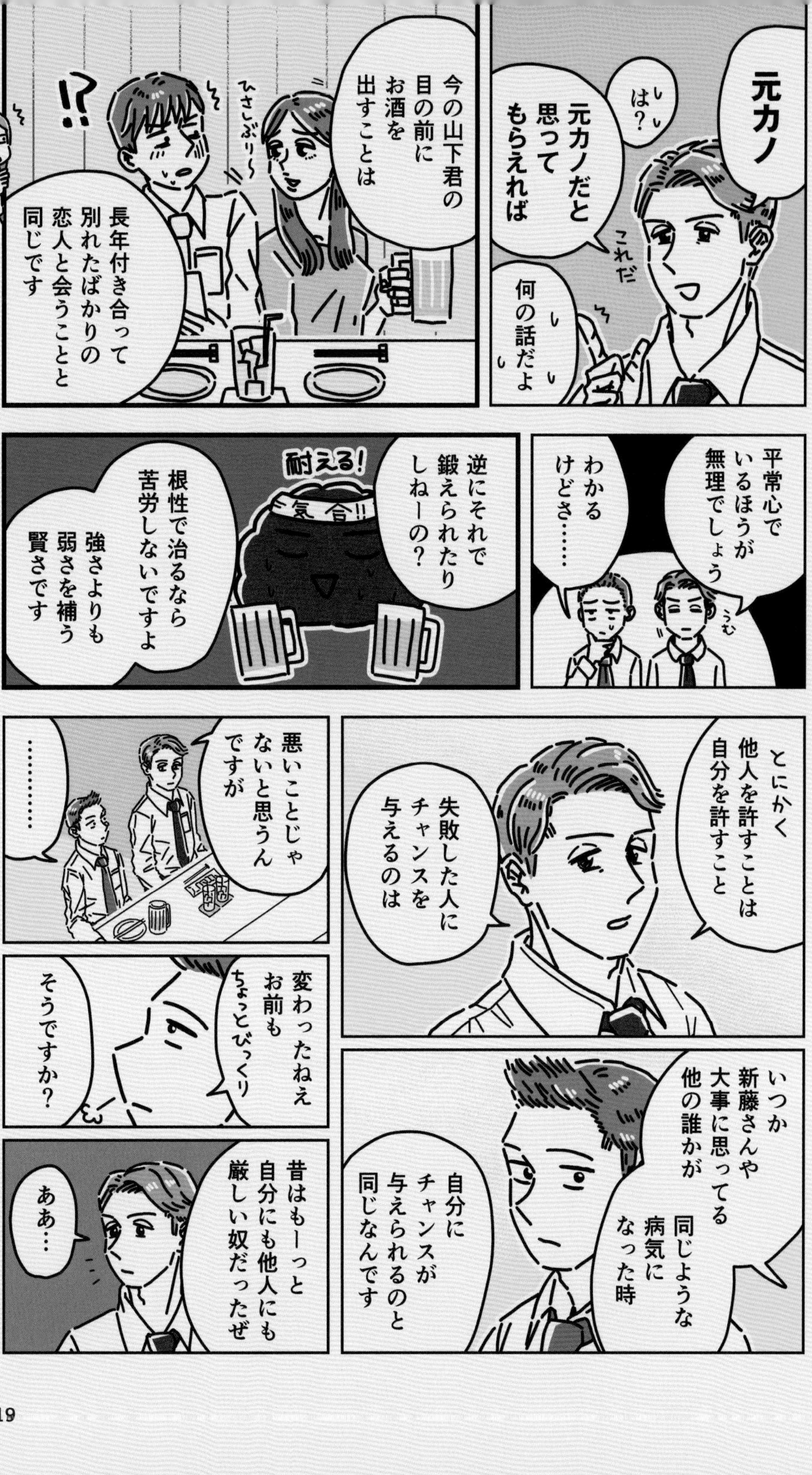
元カノ
は？
元カノだと思ってもらえれば
これだ
何の話だよ
今の山下君の目の前にお酒を出すことは
ひさしぶり〜
!?
長年付き合って別れたばかりの恋人と会うことと同じです
平常心でいるほうが無理でしょう
うむ
わかるけどさ……
逆にそれで鍛えられたりしねーの？
耐える！
気合!!
根性で治るなら苦労しないですよ
強さよりも弱さを補う賢さです
とにかく他人を許すことは自分を許すこと
失敗した人にチャンスを与えるのは
悪いことじゃないと思うんですが
…………
変わったねえお前もちょっとびっくり
そうですか？
いつか新藤さんや大事に思ってる他の誰かが同じような病気になった時
自分にチャンスが与えられるのと同じなんです
昔はもーっと自分にも他人にも厳しい奴だったぜ
ああ…

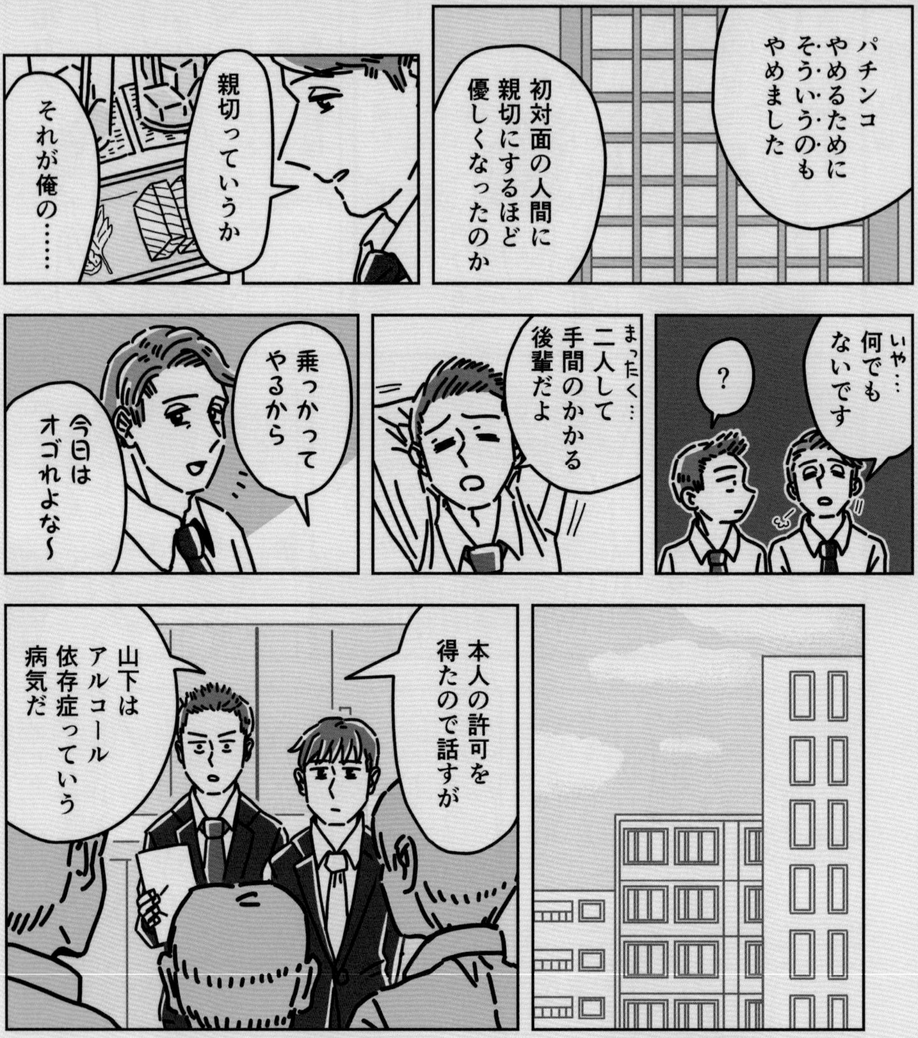
パチンコやめるために そういうのも やめました
初対面の人間に 親切にするほど 優しくなったのか
親切っていうか
それが俺の……
いや… 何でも ないです
？
まったく… 二人して 手間のかかる 後輩だよ
乗っかって やるから
今日は オゴれよな～
本人の許可を 得たので話すが
山下は アルコール 依存症っていう 病気だ
性格の問題だと 思われがちだが
ドクン ドクン
本人の意思じゃ 酒がやめられない
特別じゃなくて 俺たちもなる 可能性が 十分にある
他人事じゃないぞ

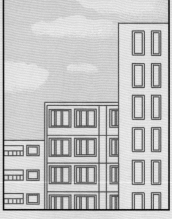

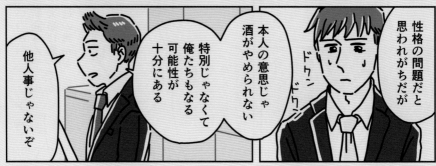

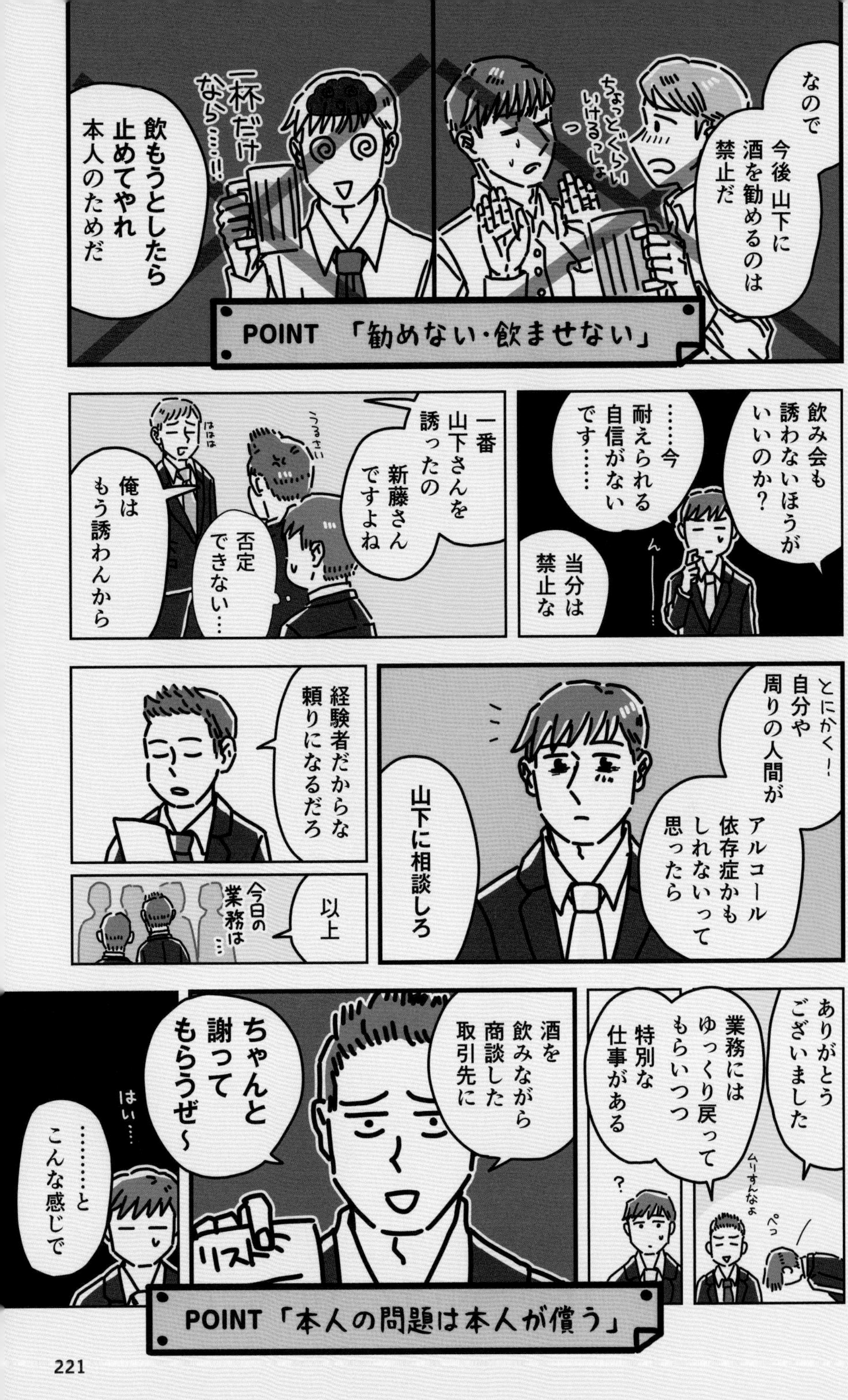

なので今後山下に酒を勧めるのは禁止だ
ちょっとぐらいいけるっしょっ
一杯だけなら……!!
飲もうとしたら止めてやれ本人のためだ
POINT 「勧めない・飲ませない」
飲み会も誘わないほうがいいのか？
……今耐えられる自信がないです……
ん——……
当分は禁止な
一番山下さんを誘ったの新藤さんですよね
うるさい
ははは
否定できない…
俺はもう誘わんから
とにかく！自分や周りの人間がアルコール依存症かもしれないって思ったら
山下に相談しろ
経験者だからな頼りになるだろ
以上
今日の業務は…
ありがとうございました
ペコッ
業務にはゆっくり戻ってもらいつつ特別な仕事がある
ムリすんなよ
？
酒を飲みながら商談した取引先に
ちゃんと謝ってもらうぜ～
リスト
はい…
………とこんな感じで
POINT「本人の問題は本人が償う」

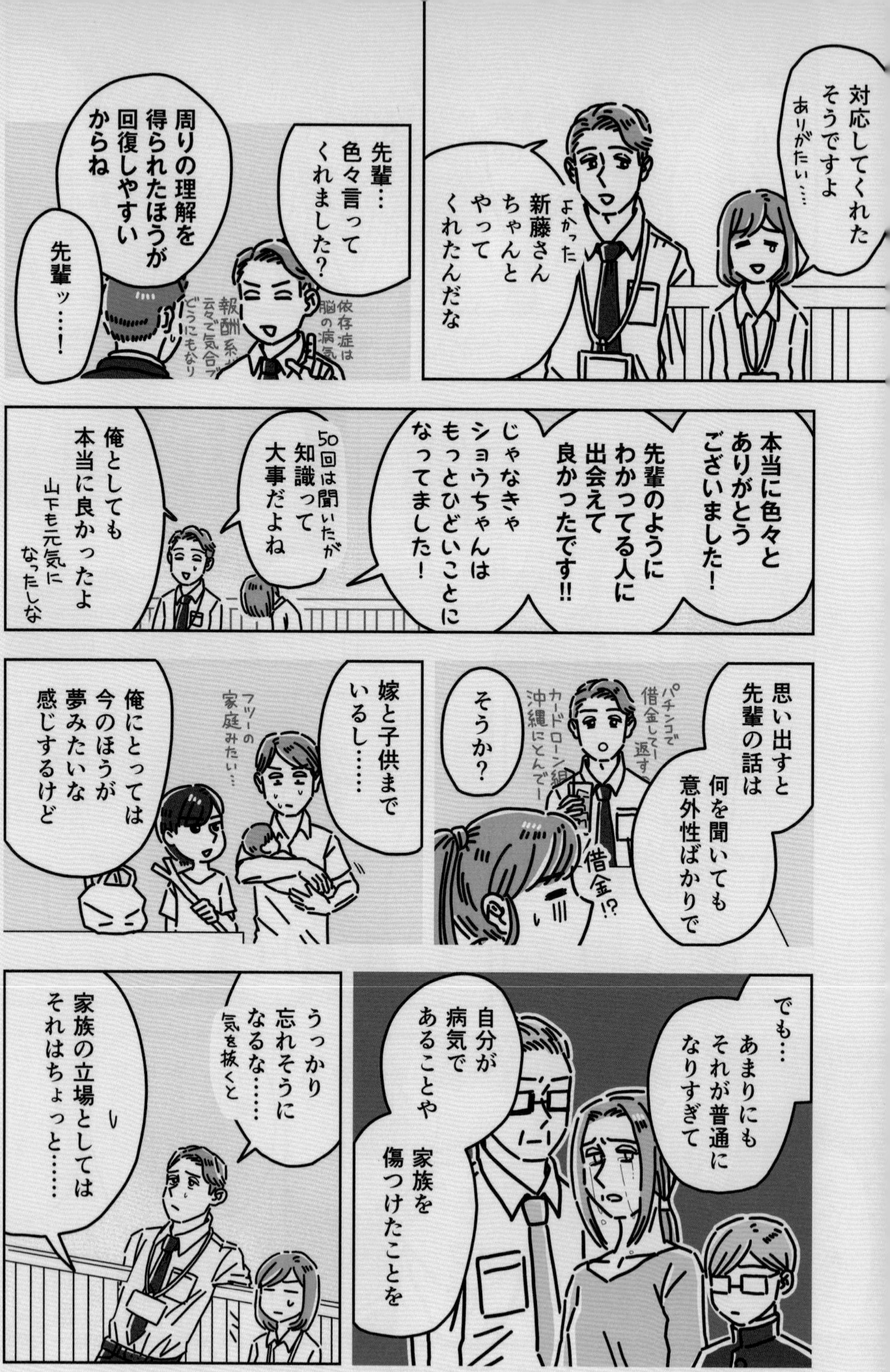

対応してくれたそうですよ
ありがたい…
よかった
新藤さんちゃんとやってくれたんだな
先輩…色々言ってくれました?
依存症は脳の病気
報酬系
云々で気合
どうにもなり
周りの理解を得られたほうが回復しやすいからね
先輩ッ…!
本当に色々とありがとうございました!
先輩のようにわかってる人に出会えて良かったです!!
じゃなきゃショウちゃんはもっとひどいことになってました!
50回は聞いたが
知識って大事だよね
俺としても本当に良かったよ
山下も元気になったしな
思い出すと先輩の話は何を聞いても意外性ばかりで
パチンコで借金して一
返す
カードローン組
沖縄にとんでー
そうか?
借金!?
嫁と子供までいるし……
フツーの家庭みたい…
俺にとっては今のほうが夢みたいな感じするけど
でも…あまりにもそれが普通になりすぎて
自分が病気であることや家族を傷つけたことを
うっかり忘れそうになるな……
気を抜くと
家族の立場としてはそれはちょっと……

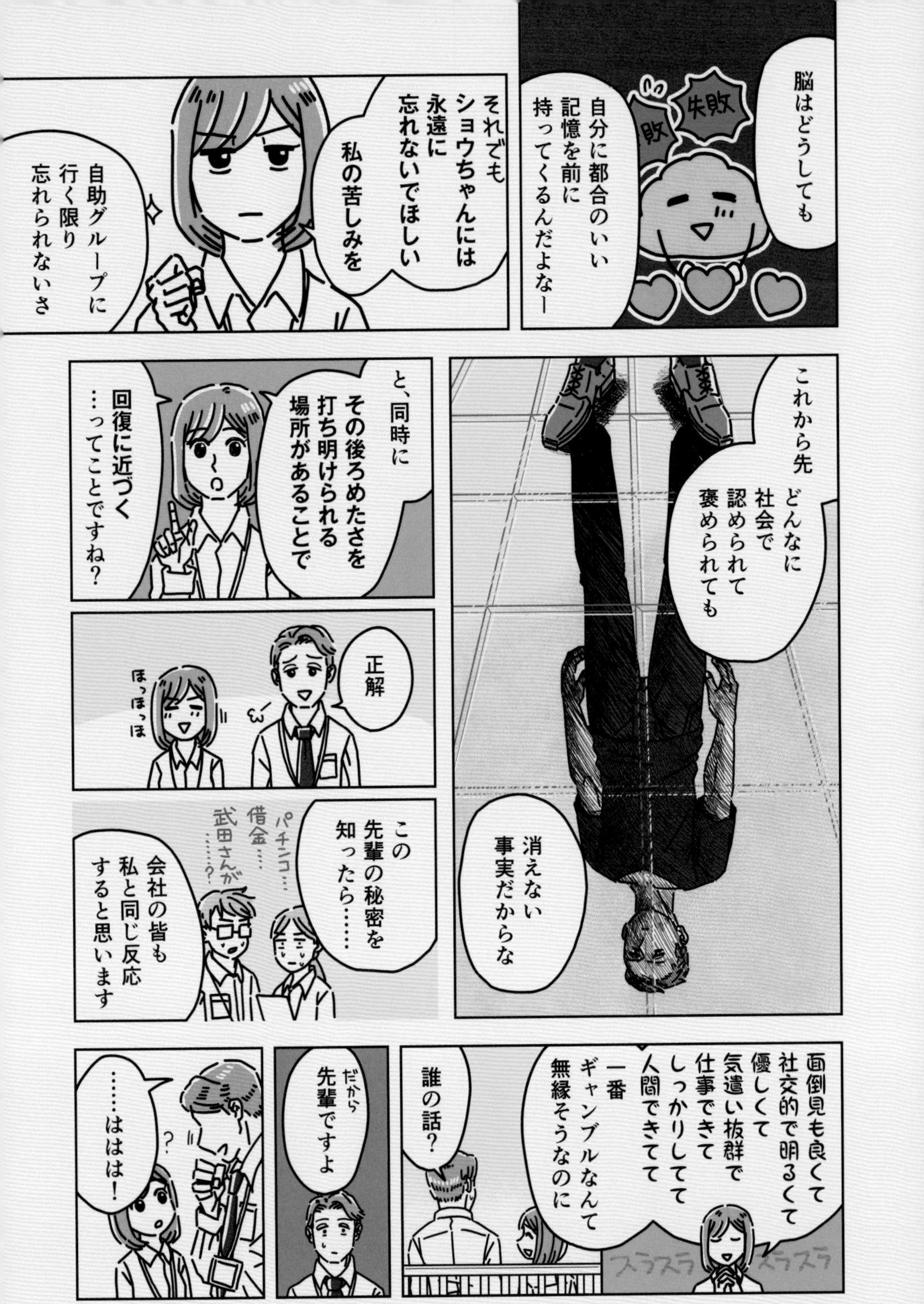
脳はどうしても
失敗
敗
自分に都合のいい記憶を前に持ってくるんだよなー
それでもショウちゃんには永遠に忘れないでほしい私の苦しみを
自助グループに行く限り忘れられないさ
これから先
どんなに社会で認められて褒められても
消えない事実だからな
と、同時にその後ろめたさを打ち明けられる場所があることで
回復に近づく…ってことですね？
正解
ほっほっほ
この先輩の秘密を知ったら……
パチンコ… 借金… 武田さんが……？
会社の皆も私と同じ反応すると思います
面倒見も良くて社交的で明るくて優しくて気遣い抜群で仕事できてしっかりしてて人間できてて一番ギャンブルなんて無縁そうなのに
スラスラ スラスラ
誰の話？
だから先輩ですよ
……ははは！

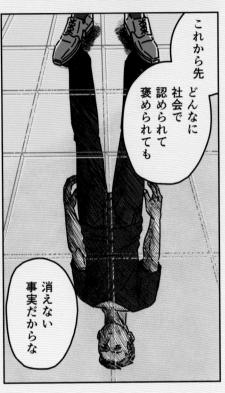

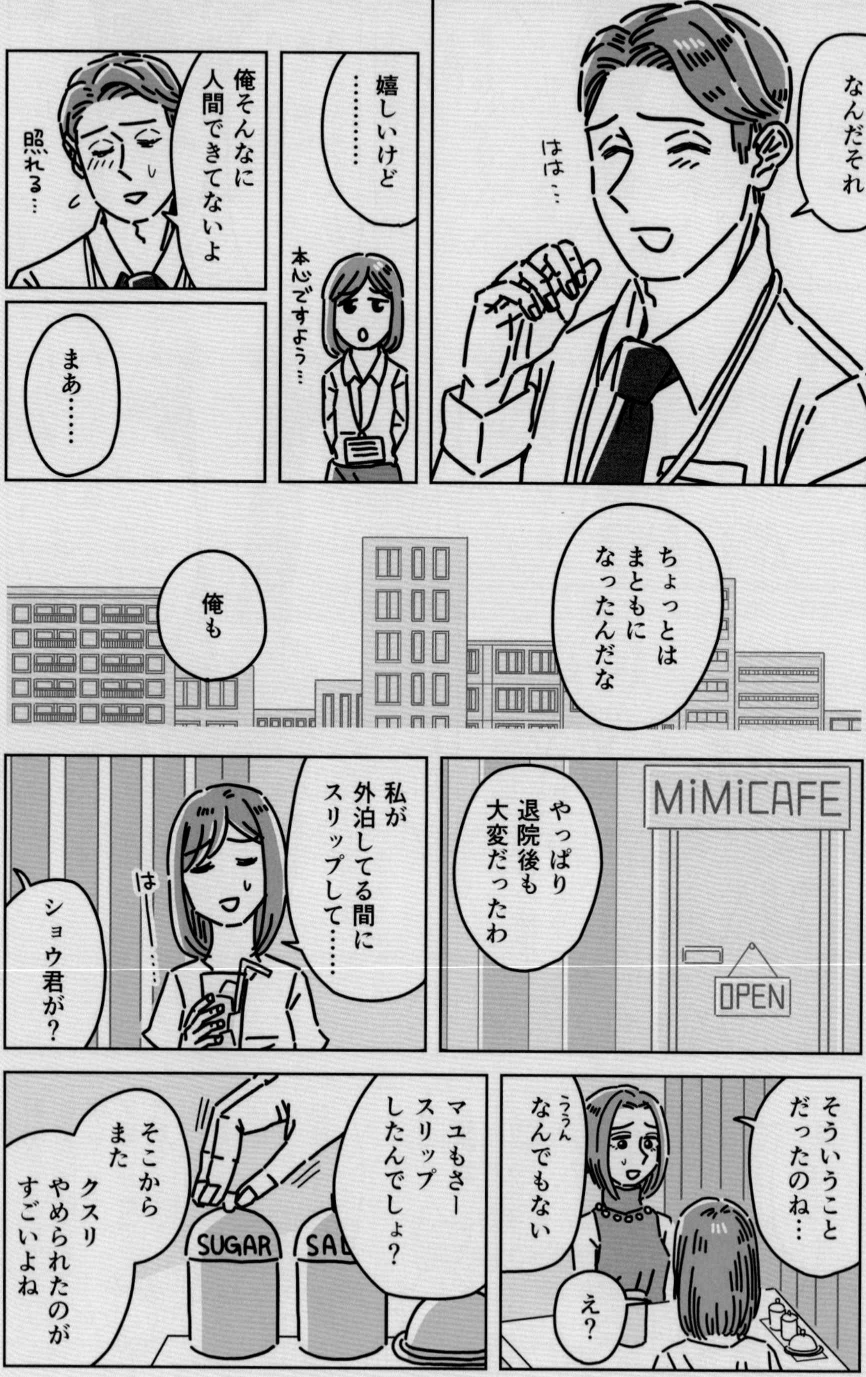
なんだそれ
はは…
嬉しいけど……………
本心ですよう…
俺そんなに人間できてないよ
照れる…
まあ……
ちょっとはまともになったんだな
俺も
MiMiCAFE
OPEN
やっぱり退院後も大変だったわ
私が外泊してる間にスリップして……
はー…
ショウ君が？
そういうことだったのね…
ううん
なんでもない
え？
マユもさースリップしたんでしょ？
SUGAR
そこからまたクスリやめられたのがすごいよね

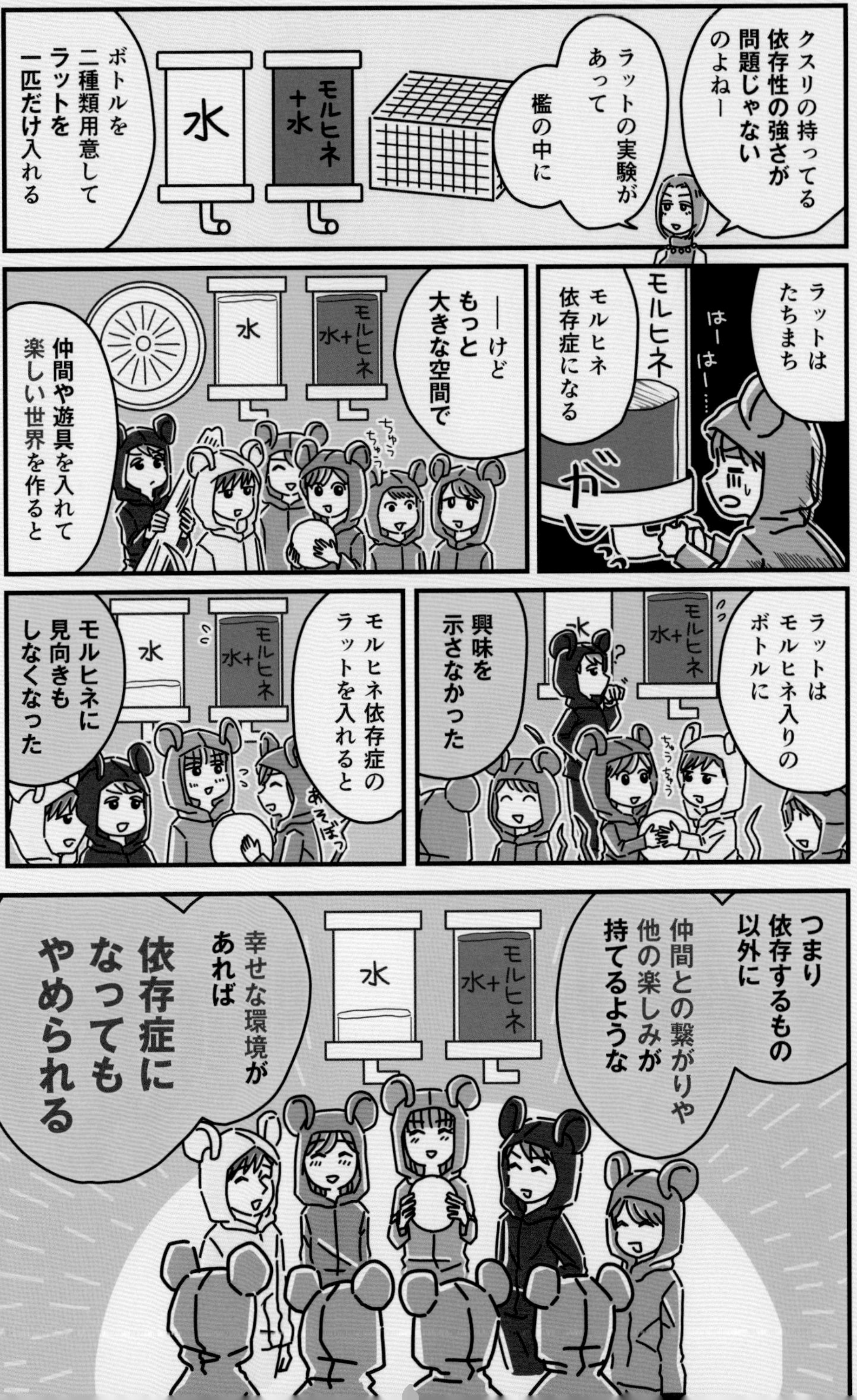
クスリの持ってる依存性の強さが問題じゃないのよねー
ラットの実験があって
檻の中に
モルヒネ＋水
水
ボトルを二種類用意してラットを一匹だけ入れる
ラットはたちまち
はーはー……
モルヒネ
モルヒネ依存症になる
ガシッ
――けどもっと大きな空間で
水＋モルヒネ
水
ちゅうちゅう
仲間や遊具を入れて楽しい世界を作ると
ラットはモルヒネ入りのボトルに
水＋モルヒネ
興味を示さなかった
ちゅうちゅう
モルヒネ依存症のラットを入れると
水＋モルヒネ
水
モルヒネに見向きもしなくなった
あそぼっ
つまり依存するもの以外に
仲間との繋がりや他の楽しみが持てるような
水＋モルヒネ
水
幸せな環境があれば
依存症になってもやめられる

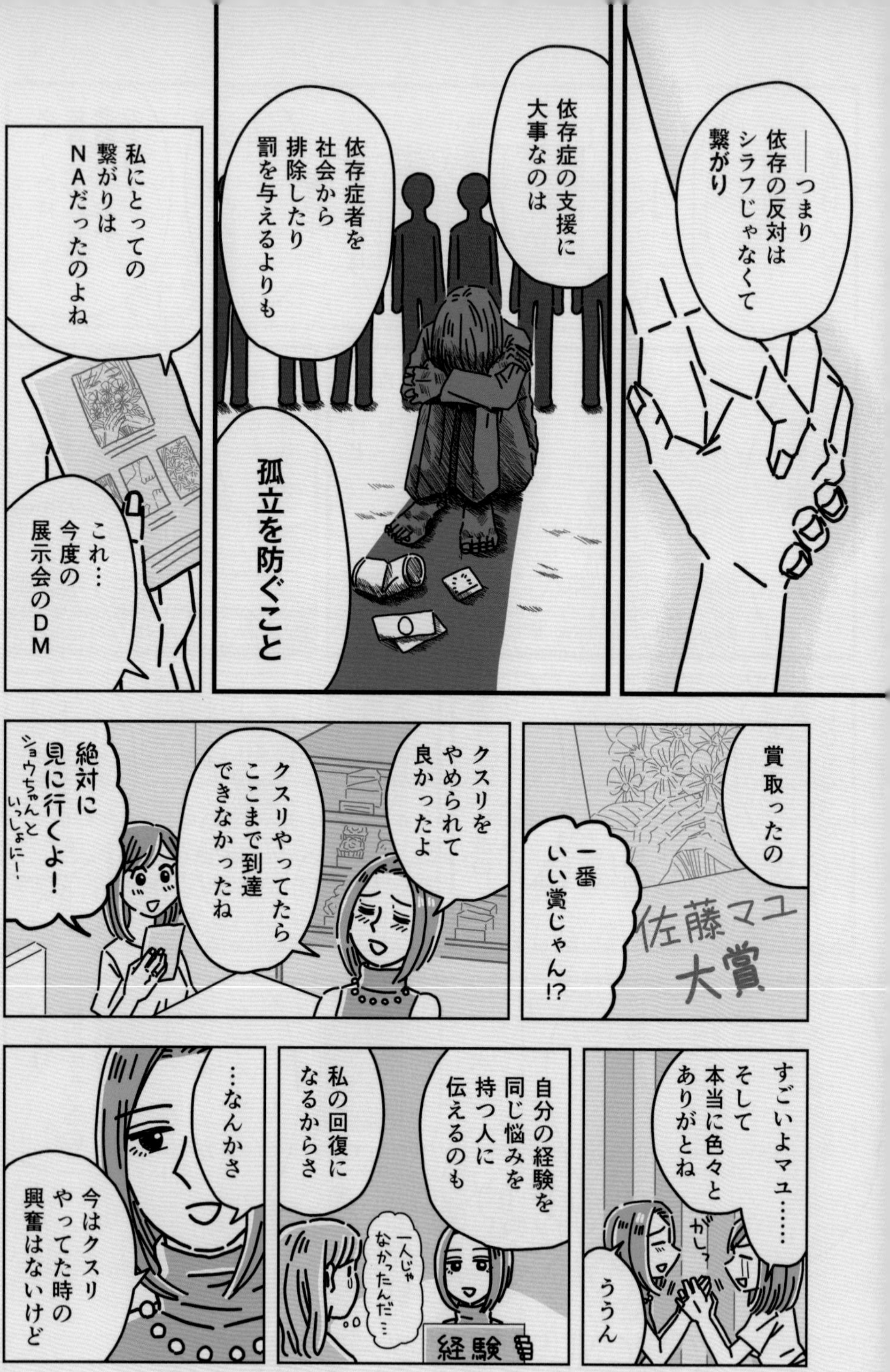

――つまり 依存の反対は シラフじゃなくて 繋がり
依存症の支援に 大事なのは
依存症者を 社会から 排除したり 罰を与えるよりも
孤立を防ぐこと
私にとっての 繋がりは NAだったのよね
これ… 今度の 展示会のDM
賞取ったの
一番 いい賞じゃん!?
佐藤マユ 大賞
クスリを やめられて 良かったよ
クスリやってたら ここまで到達 できなかったね
絶対に 見に行くよ!
ショウちゃんと いっしょに!
すごいよマユ…… そして 本当に色々と ありがとね
ガシッ
ううん
自分の経験を 同じ悩みを 持つ人に 伝えるのも
私の回復に なるからさ
一人じゃ なかったんだ…
経験
…なんかさ
今はクスリ やってた時の 興奮はないけど

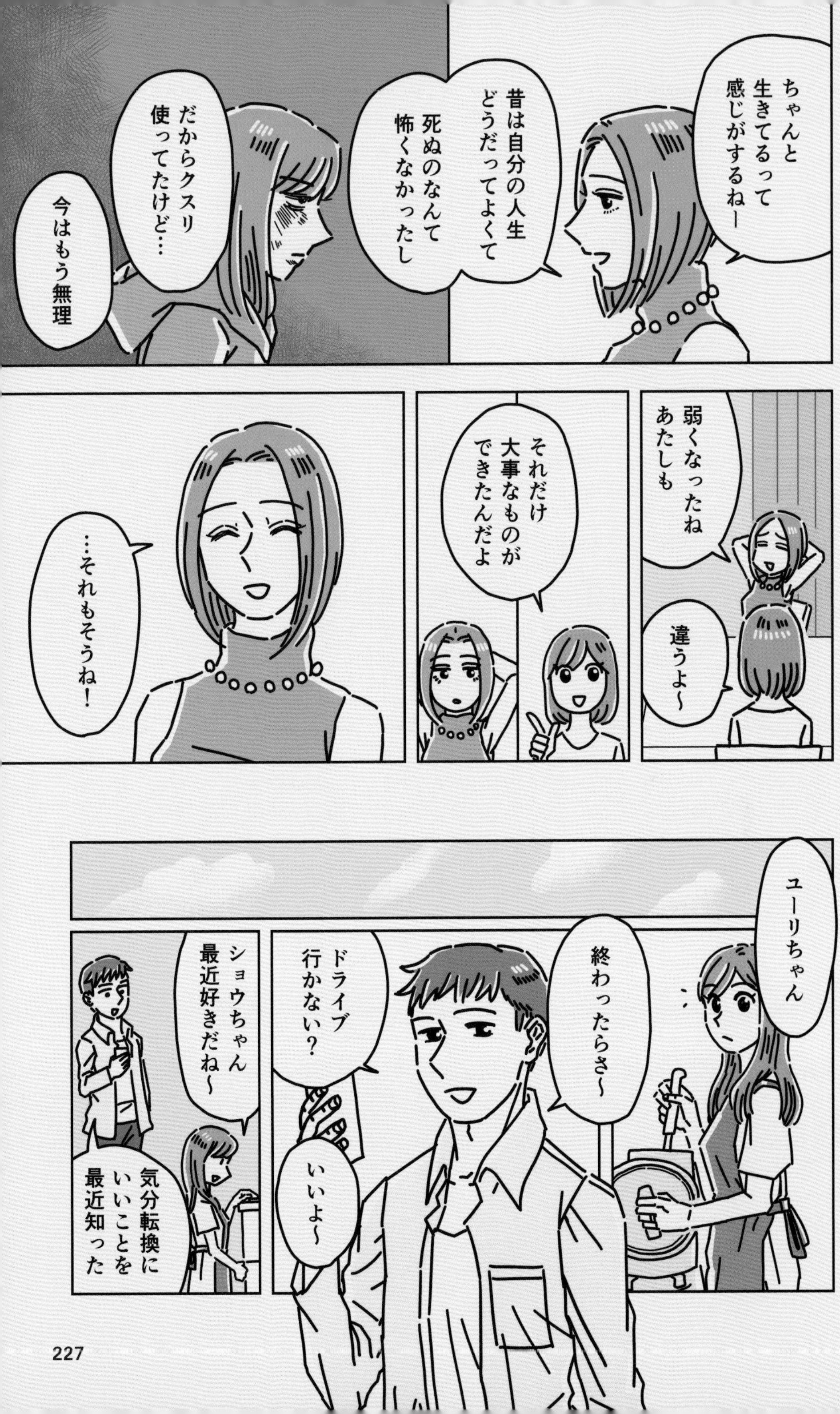
ちゃんと生きてるって感じがするねー
昔は自分の人生どうだってよくて死ぬのなんて怖くなかったし
だからクスリ使ってたけど…
今はもう無理
弱くなったねあたしも
違うよ～
それだけ大事なものができたんだよ
…それもそうね！
ユーリちゃん
終わったらさ～
ドライブ行かない？
いいよ～
ショウちゃん最近好きだね～
気分転換にいいことを最近知った

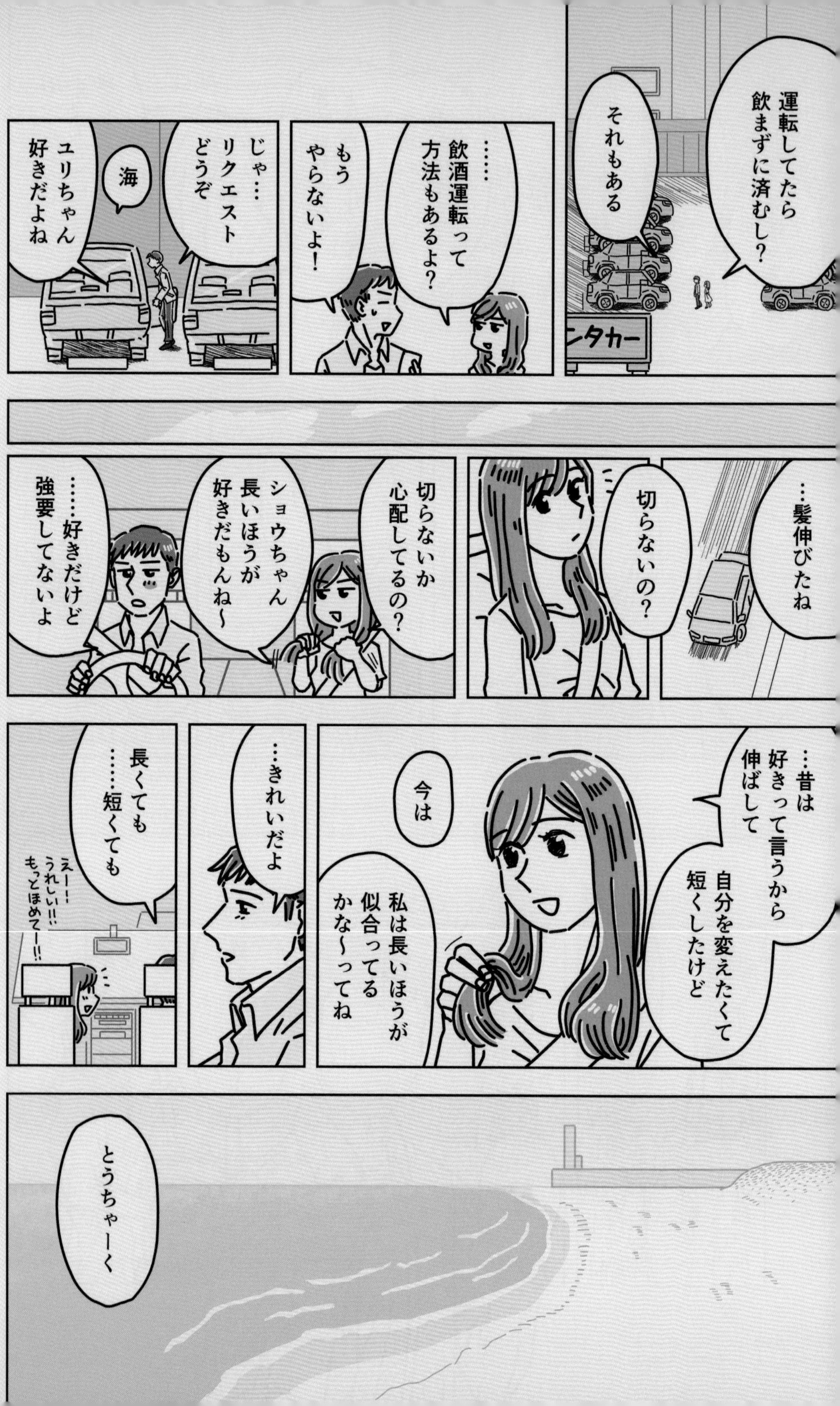
運転してたら飲まずに済むし？
それもある
ンタカー
……飲酒運転って方法もあるよ？
もうやらないよ！
じゃ…リクエストどうぞ
海
ユリちゃん好きだよね
…髪伸びたね
切らないの？
切らないか心配してるの？
ショウちゃん長いほうが好きだもんね～
……好きだけど強要してないよ
…昔は好きって言うから伸ばして
自分を変えたくて短くしたけど
今は
私は長いほうが似合ってるかな～ってね
…きれいだよ
長くても……短くても
えー！うれしい!!もっとほめてー!!
とうちゃーく

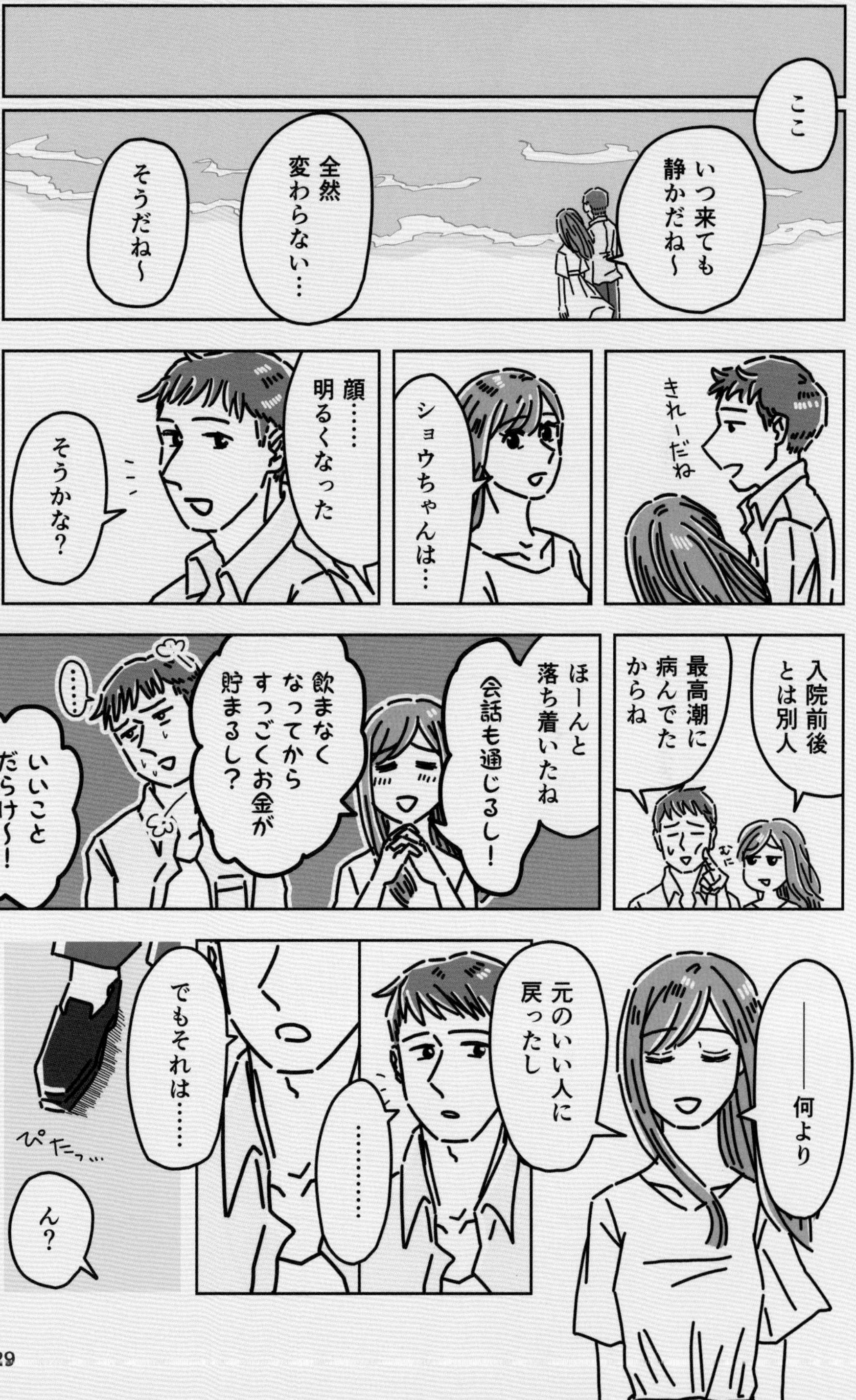
ここ
いつ来ても静かだね〜
全然変わらない…
そうだね〜
きれ〜だね
ショウちゃんは…
顔……明るくなった
そうかな？
入院前後とは別人
最高潮に病んでたからね
むに
ほーんと落ち着いたね
会話も通じるし！
飲まなくなってからすっごくお金が貯まるし？
……
いいことだらけ〜！
――何より
元のいい人に戻ったし
……………
でもそれは……
ぴたっ…
ん？

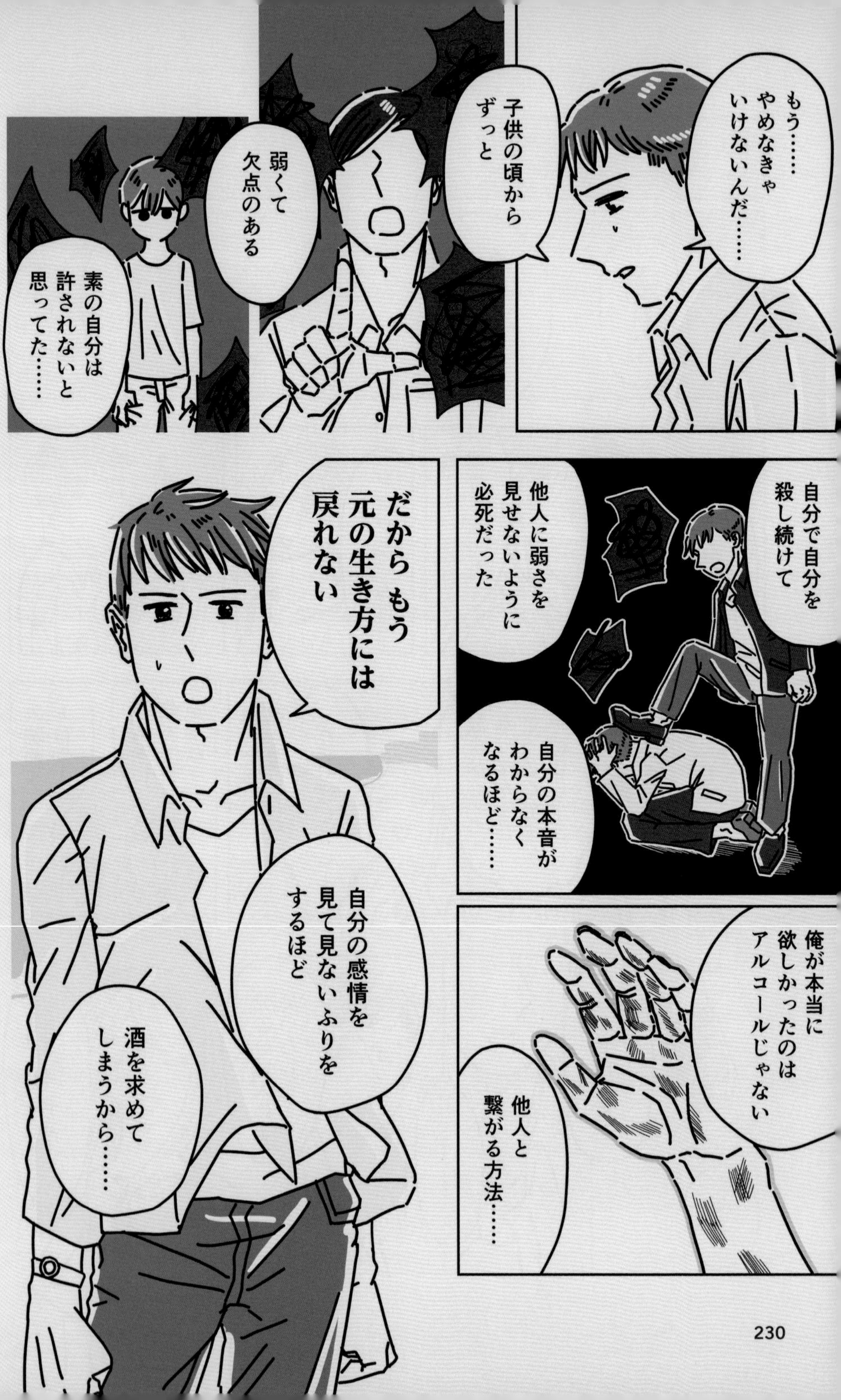
もう……やめなきゃいけないんだ……
子供の頃からずっと
弱くて欠点のある
素の自分は許されないと思ってた……
自分で自分を殺し続けて
他人に弱さを見せないように必死だった
自分の本音がわからなくなるほど……
俺が本当に欲しかったのはアルコールじゃない
他人と繋がる方法……
だからもう元の生き方には戻れない
自分の感情を見て見ないふりをするほど
酒を求めてしまうから……

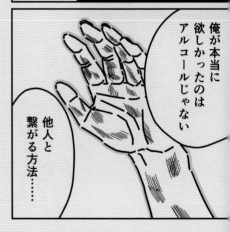

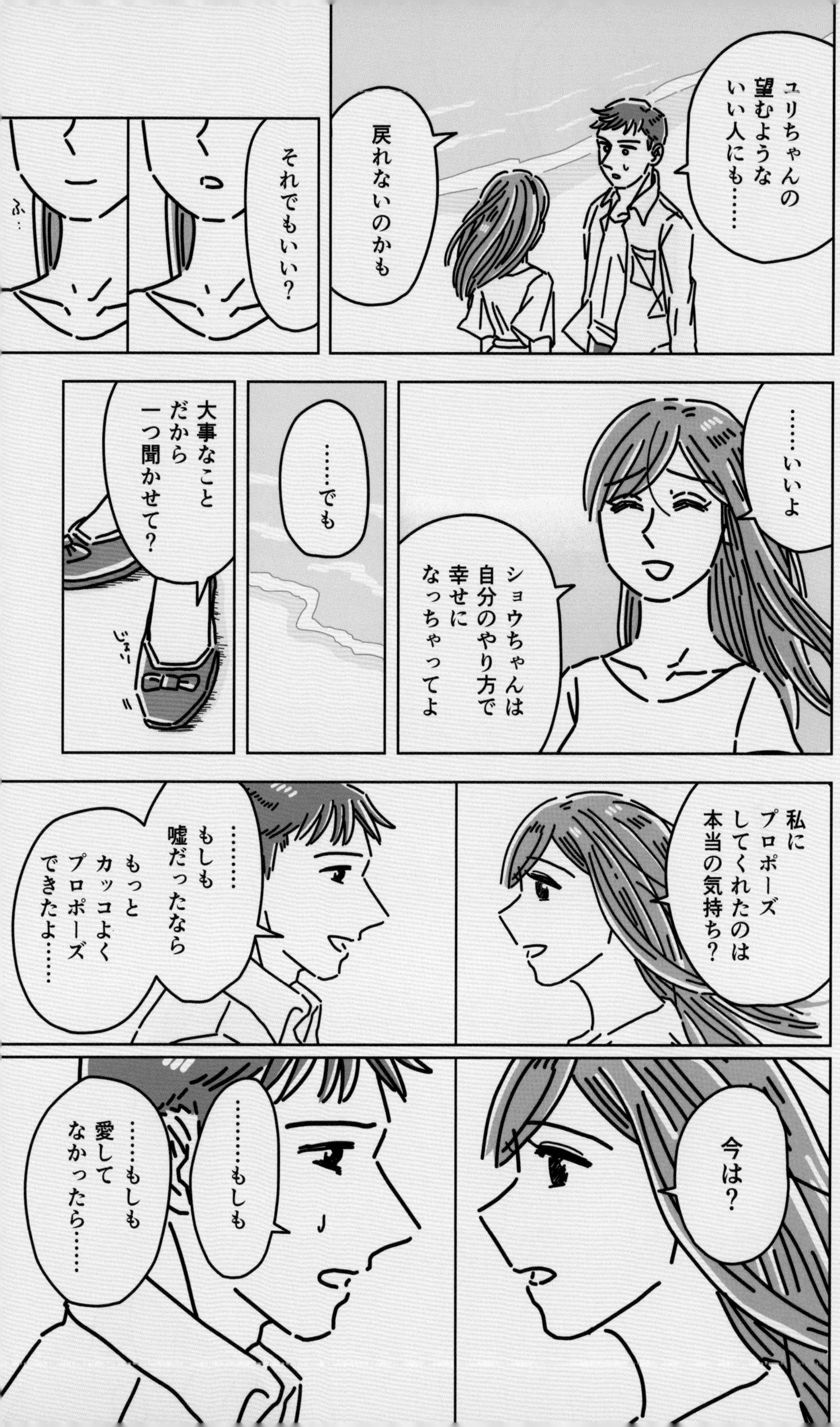
ユリちゃんの望むようないい人にも……
戻れないのかも
それでもいい?
ふ…
……いいよ
ショウちゃんは自分のやり方で幸せになっちゃってよ
……でも
大事なことだから一つ聞かせて?
じゃり
私にプロポーズしてくれたのは本当の気持ち?
………もしも嘘だったならもっとカッコよくプロポーズできたよ……
今は?
……もしも
……もしも愛してなかったら……

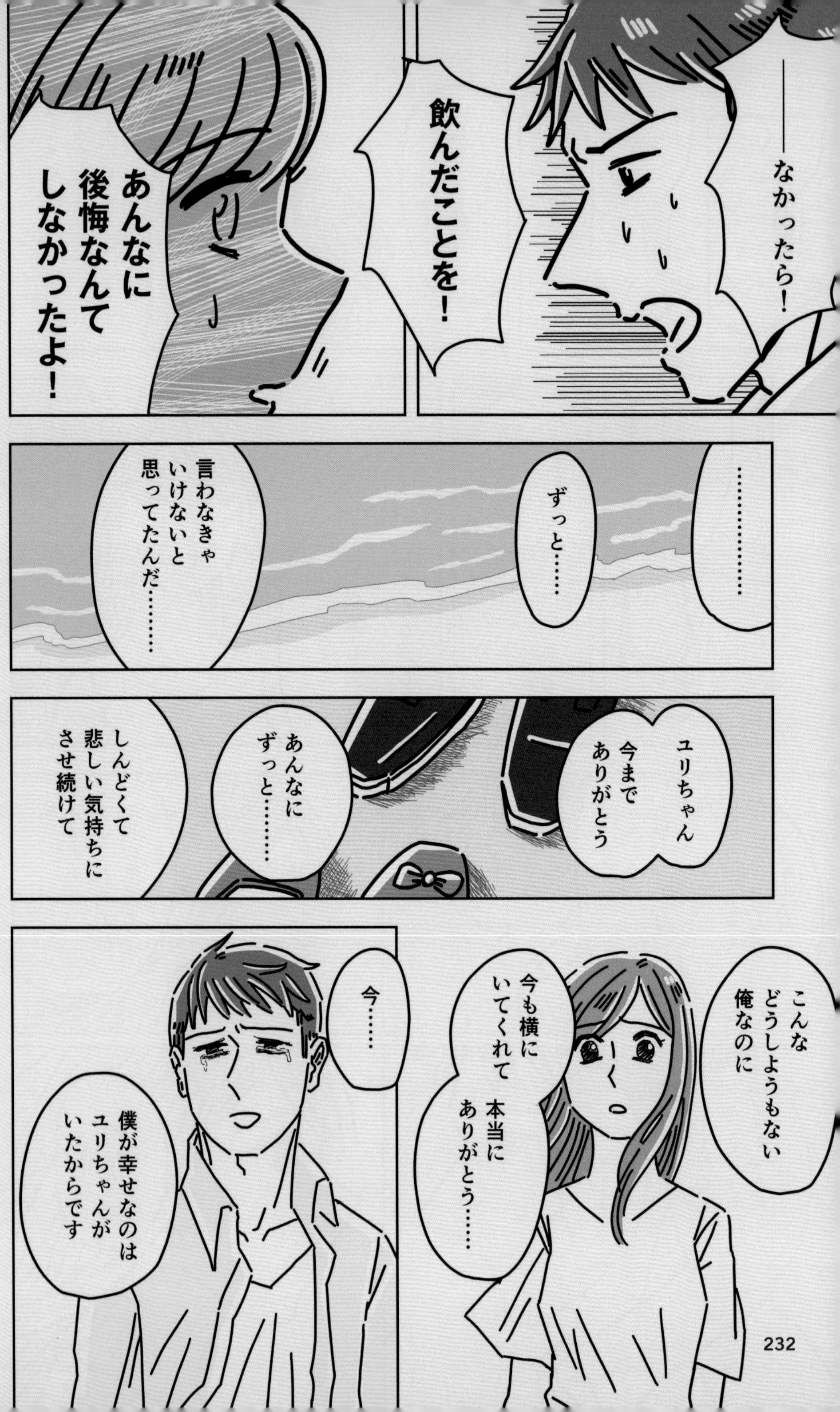
――なかったら！
飲んだことを！
あんなに後悔なんてしなかったよ！
…………
ずっと……
言わなきゃいけないと思ってたんだ………
ユリちゃん今までありがとう
あんなにずっと………
しんどくて悲しい気持ちにさせ続けて
こんなどうしようもない俺なのに
今も横にいてくれて本当にありがとう……
今……
僕が幸せなのはユリちゃんがいたからです

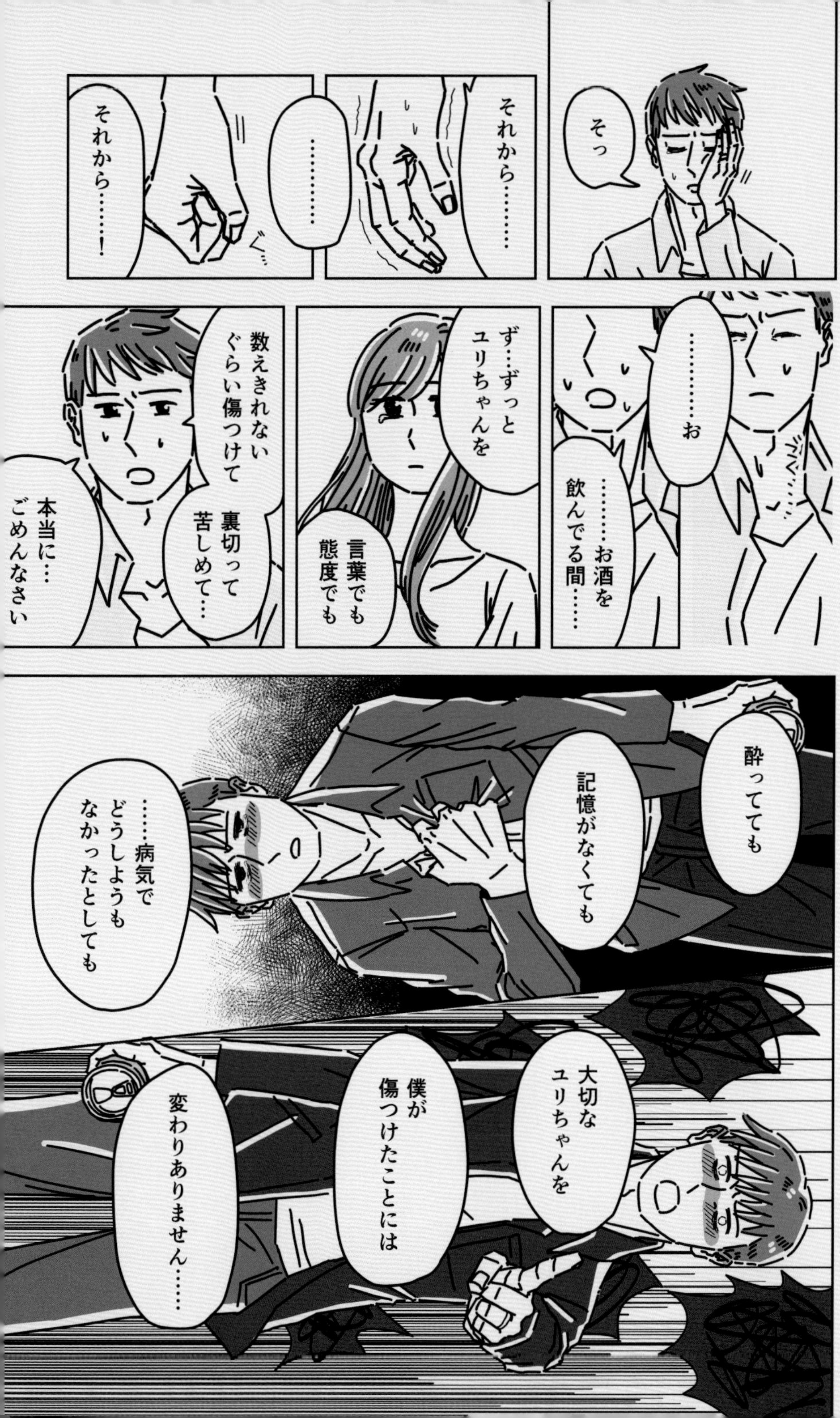
そっ
それから………
…………
それから……！
………お
………お酒を飲んでる間……
ず…ずっとユリちゃんを
言葉でも態度でも
数えきれないぐらい傷つけて
裏切って苦しめて…
本当に…ごめんなさい
酔ってても
記憶がなくても
……病気でどうしようもなかったとしても
大切なユリちゃんを
僕が傷つけたことには
変わりありません……

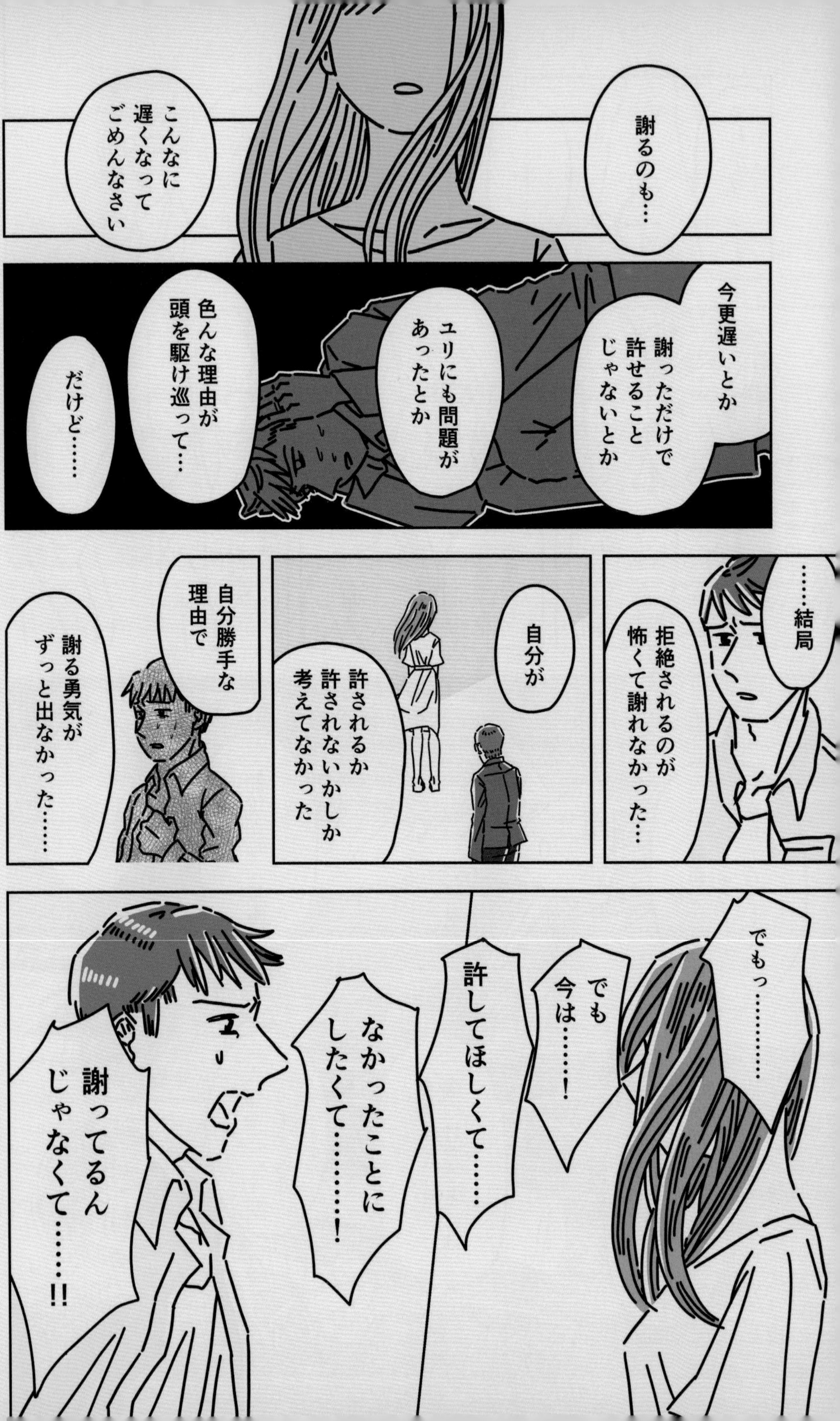
謝るのも…
こんなに遅くなってごめんなさい
今更遅いとか
謝っただけで許せることじゃないとか
ユリにも問題があったとか
色んな理由が頭を駆け巡って…
だけど……
……結局
拒絶されるのが怖くて謝れなかった…
自分が
許されるか許されないかしか考えてなかった
自分勝手な理由で
謝る勇気がずっと出なかった……
でもっ………
でも今は……！
許してほしくて……
なかったことにしたくて……！
謝ってるんじゃなくて……!!

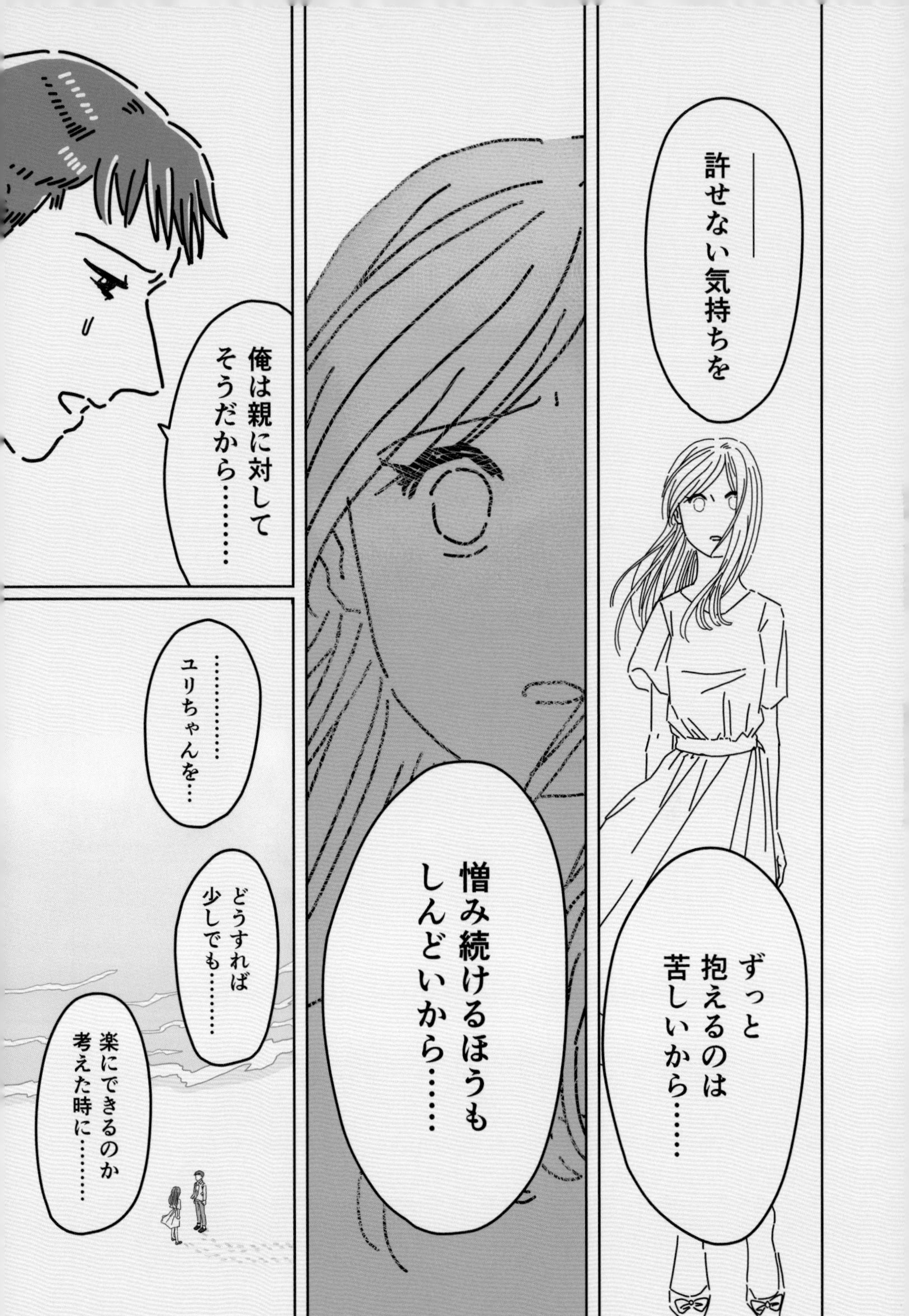

――許せない気持ちを
ずっと抱えるのは苦しいから……
憎み続けるほうもしんどいから……
俺は親に対してそうだから………
………ユリちゃんを…
どうすれば少しでも………
楽にできるのか考えた時に………

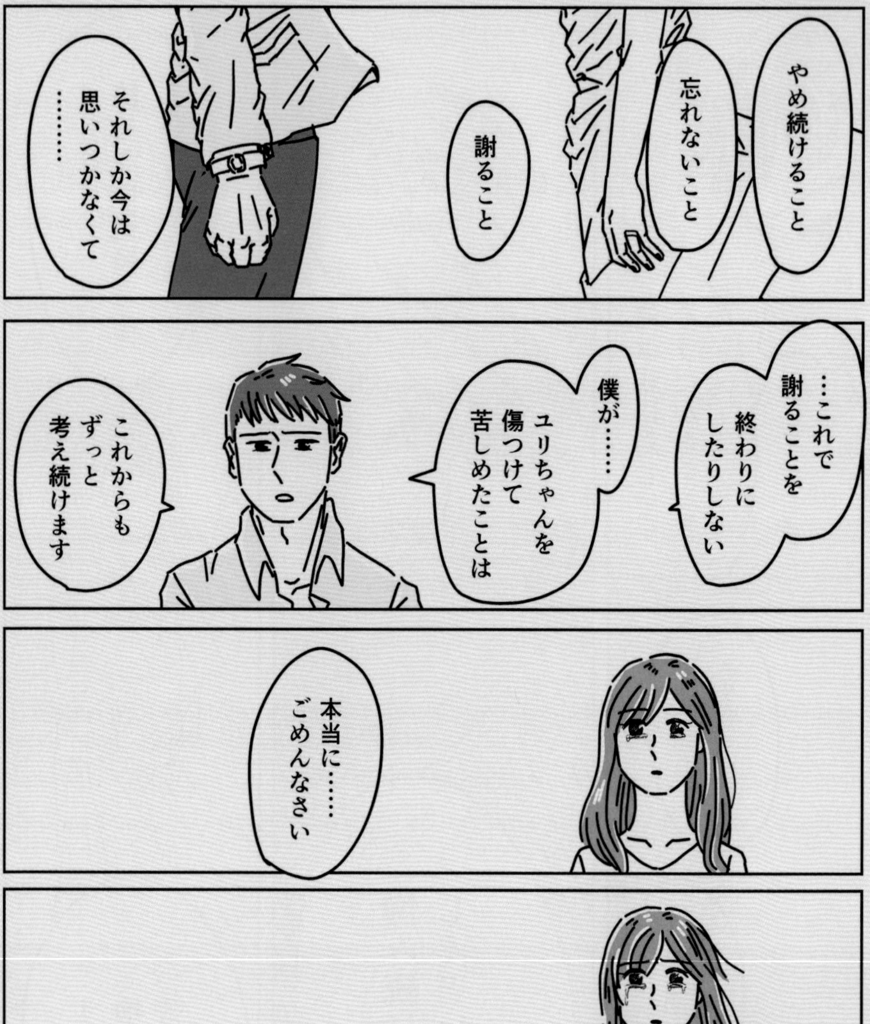
やめ続けること
忘れないこと
謝ること
それしか今は思いつかなくて……
…これで謝ることを終わりにしたりしない
僕が……ユリちゃんを傷つけて苦しめたことは
これからもずっと考え続けます
本当に……ごめんなさい
…ショウちゃん
私ね

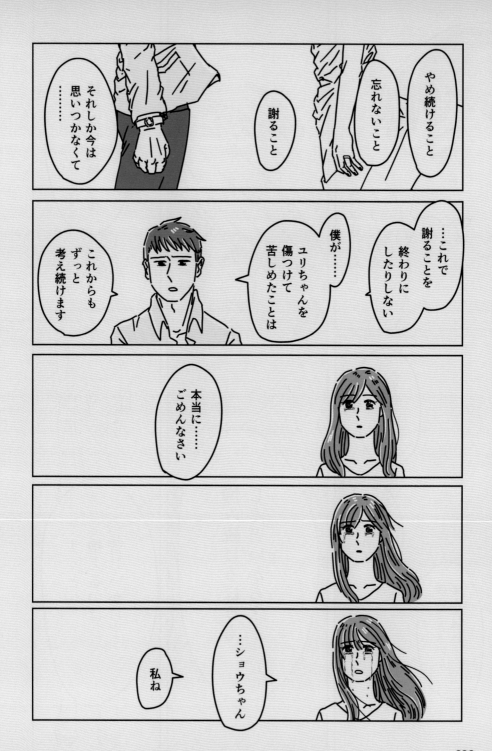

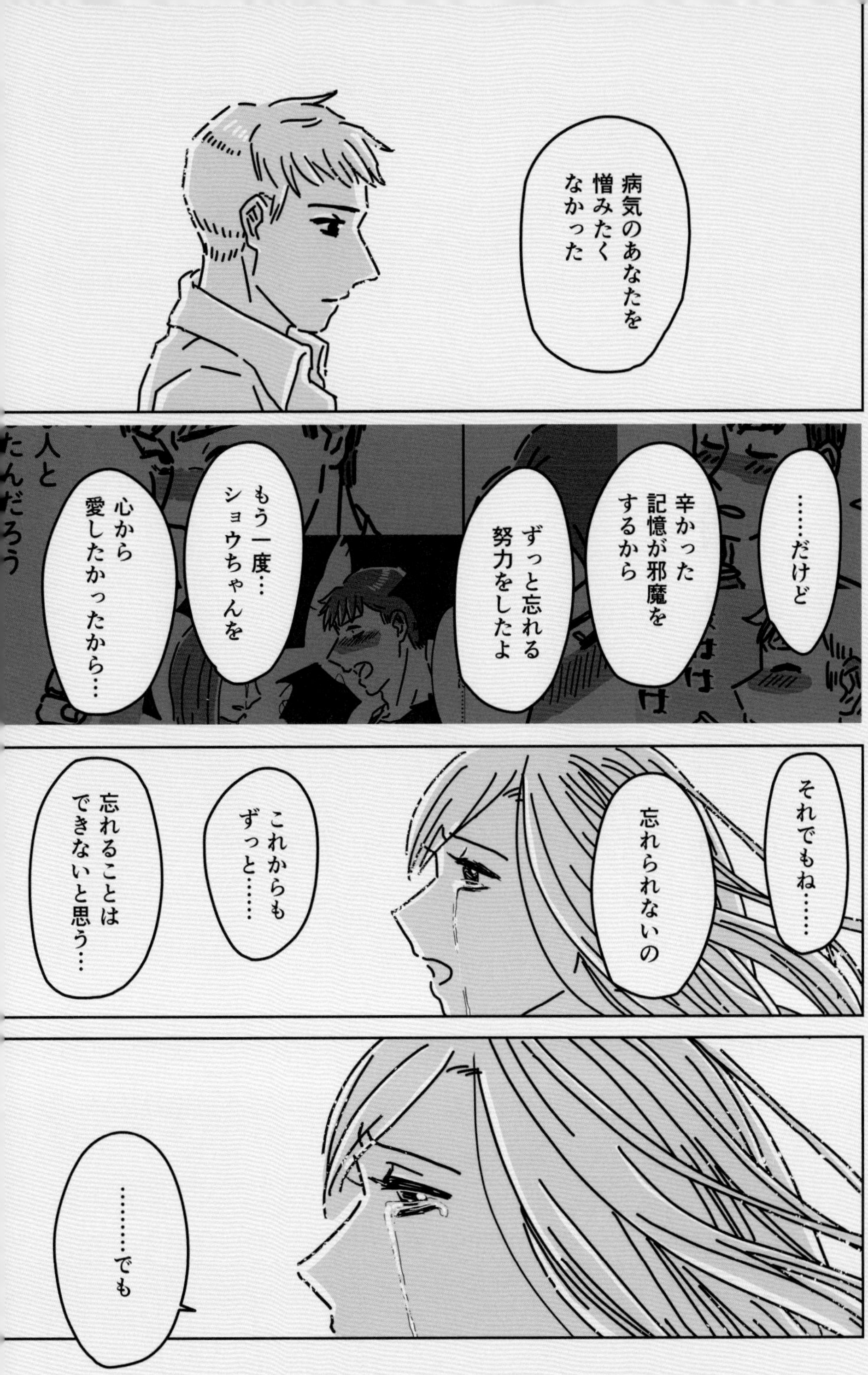
病気のあなたを憎みたくなかった
……だけど
辛かった記憶が邪魔をするから
ずっと忘れる努力をしたよ
もう一度…ショウちゃんを
心から愛したかったから…
それでもね……
忘れられないの
これからもずっと……
忘れることはできないと思う…
……でも

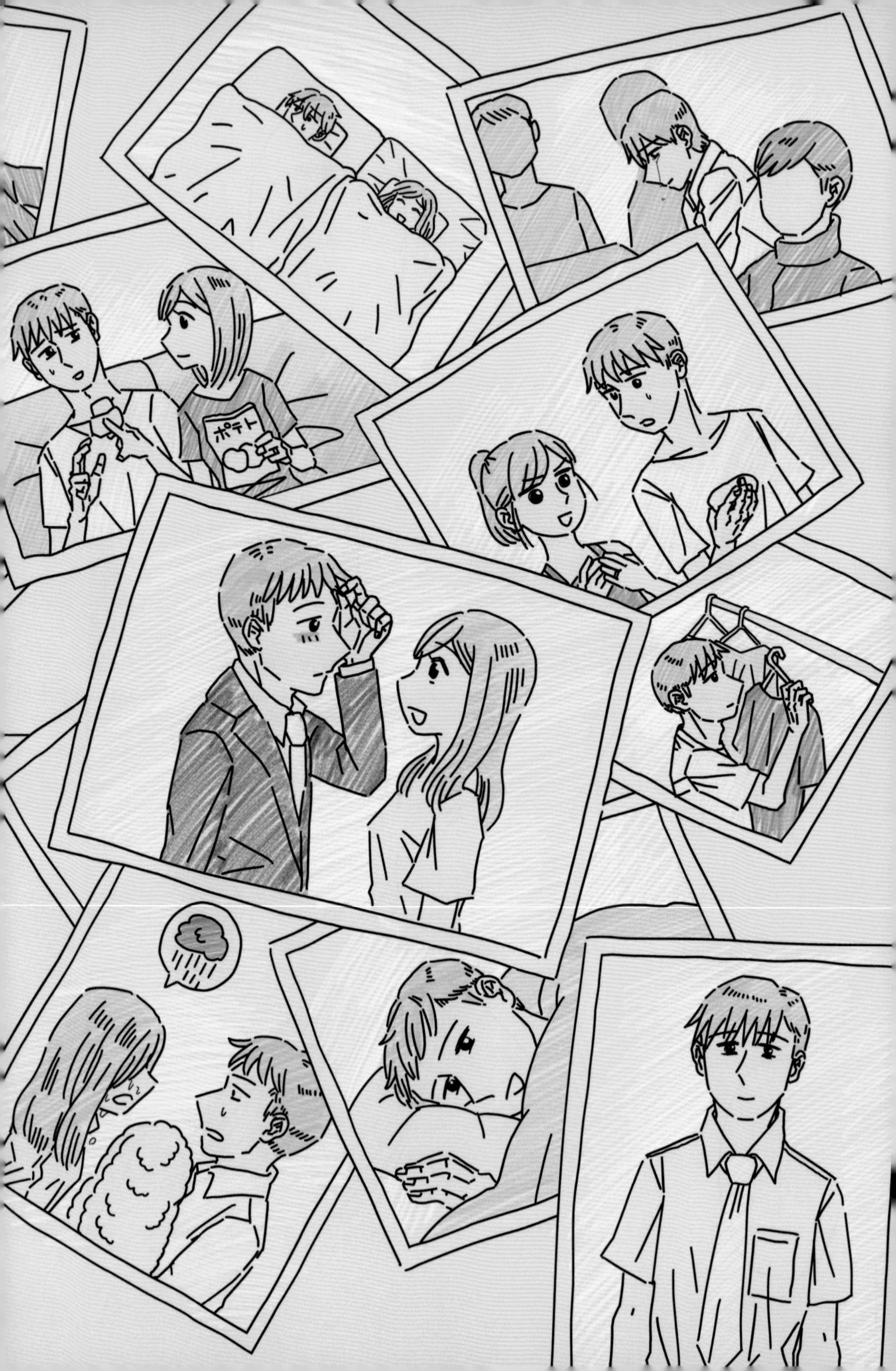
ポテト

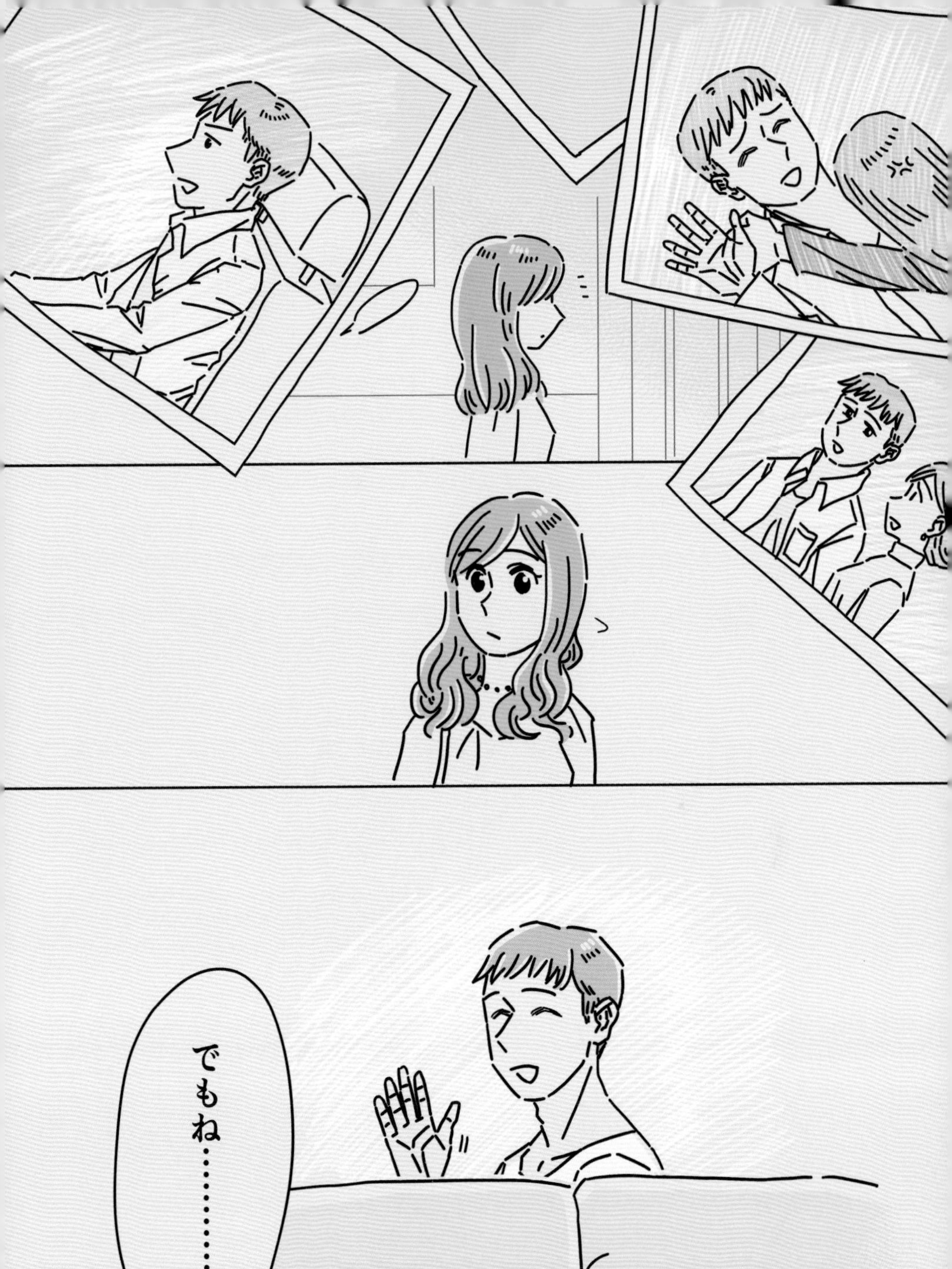
でもね……

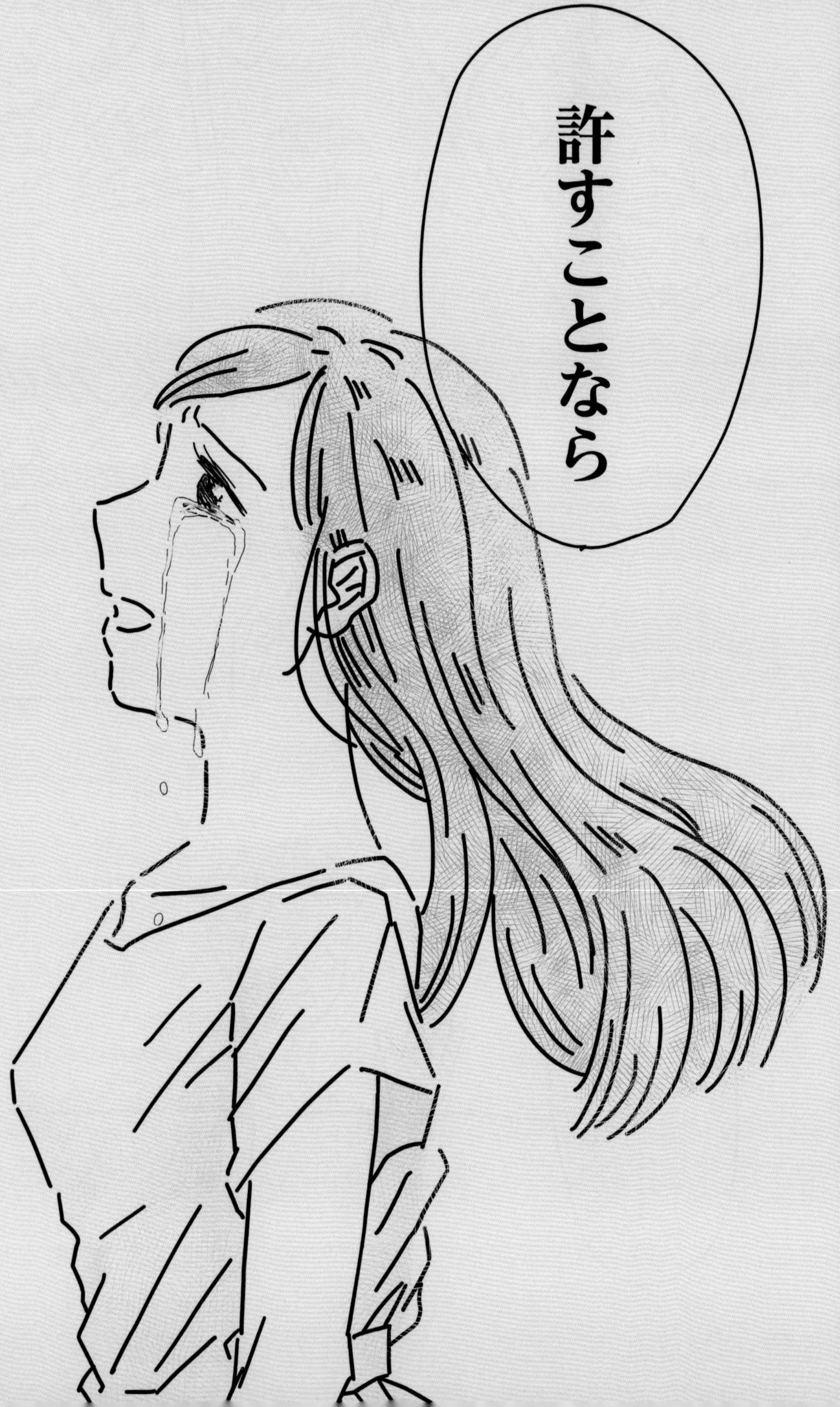
許すことなら

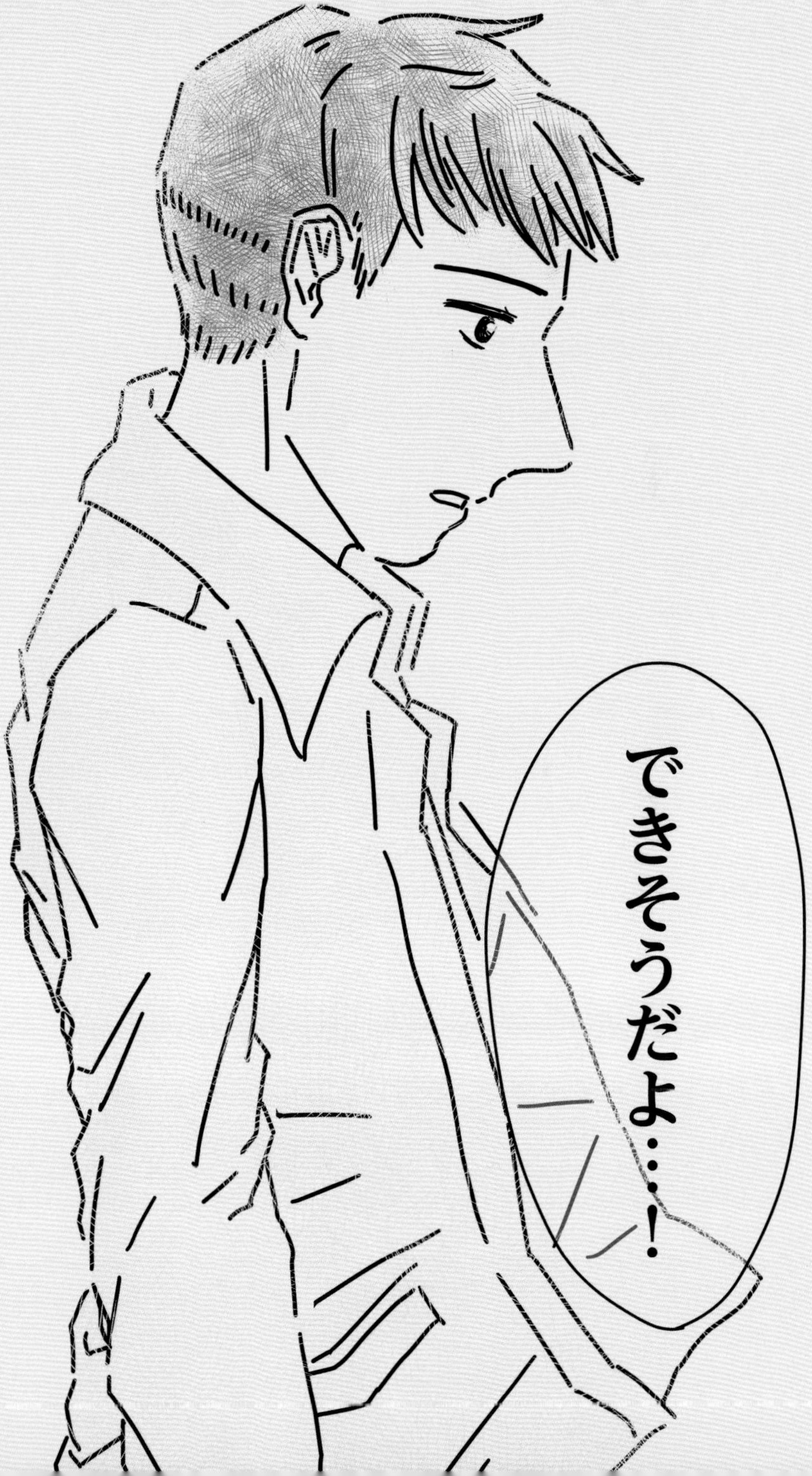
できそうだよ…！

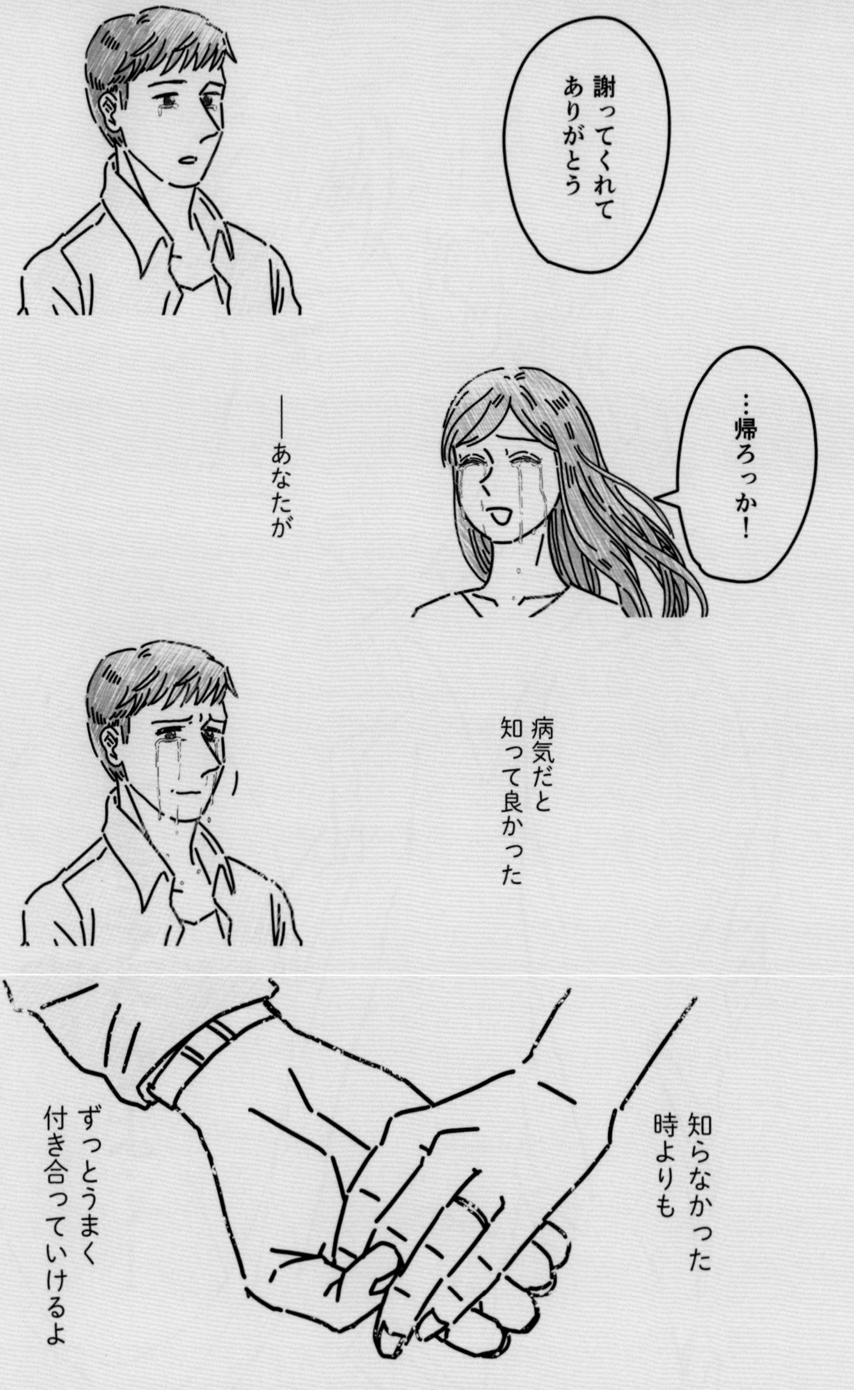
謝ってくれて
ありがとう
…帰ろっか！
——あなたが
病気だと
知って良かった
知らなかった
時よりも
ずっとうまく
付き合っていけるよ

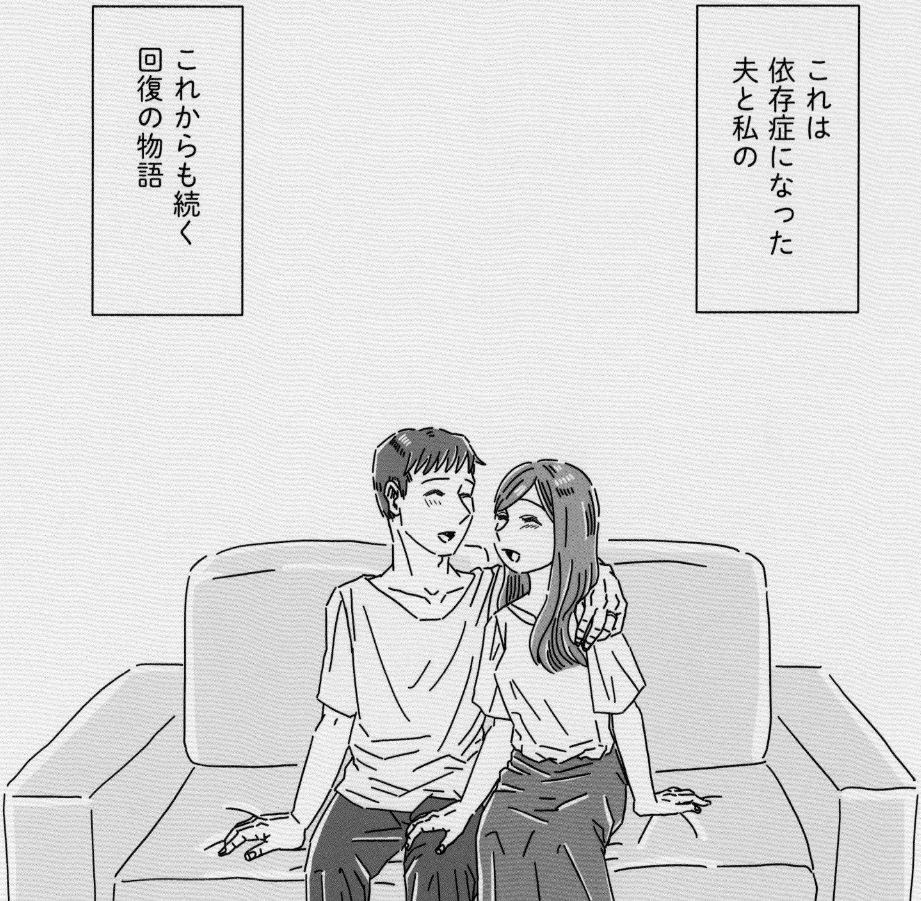
これは
依存症になった
夫と私の
これからも続く
回復の物語

第十一話　おわり

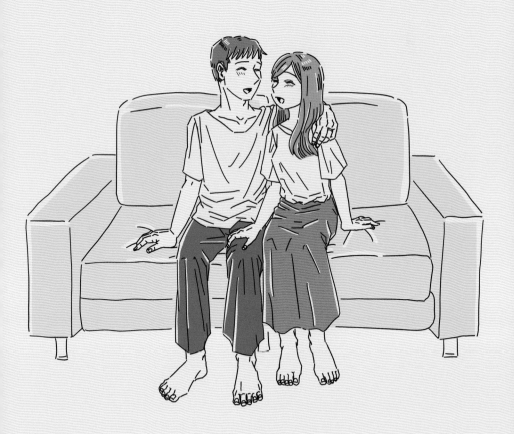

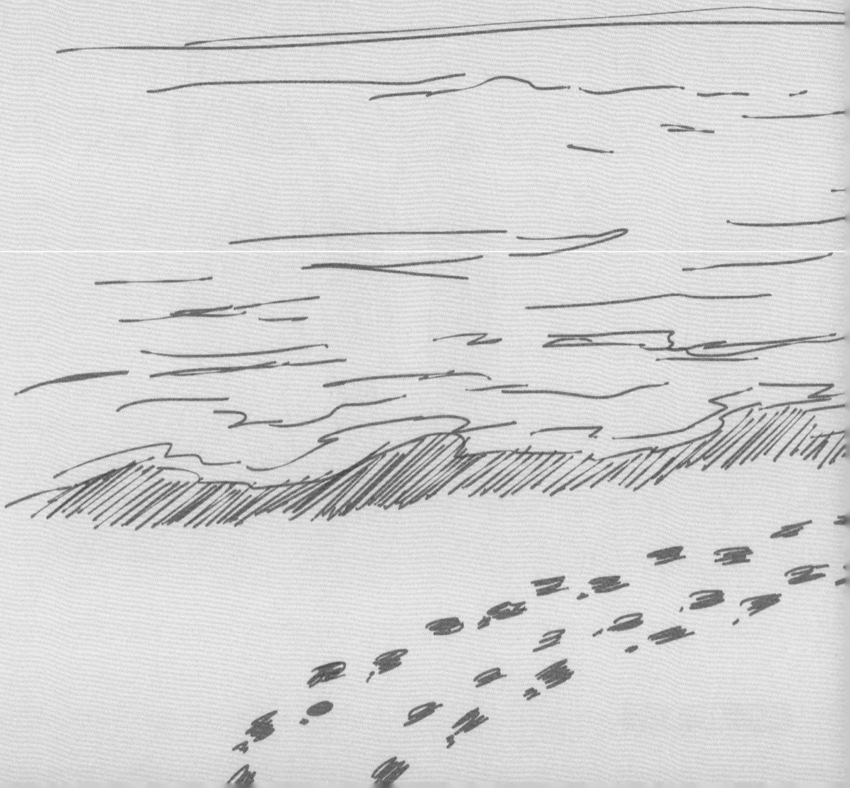

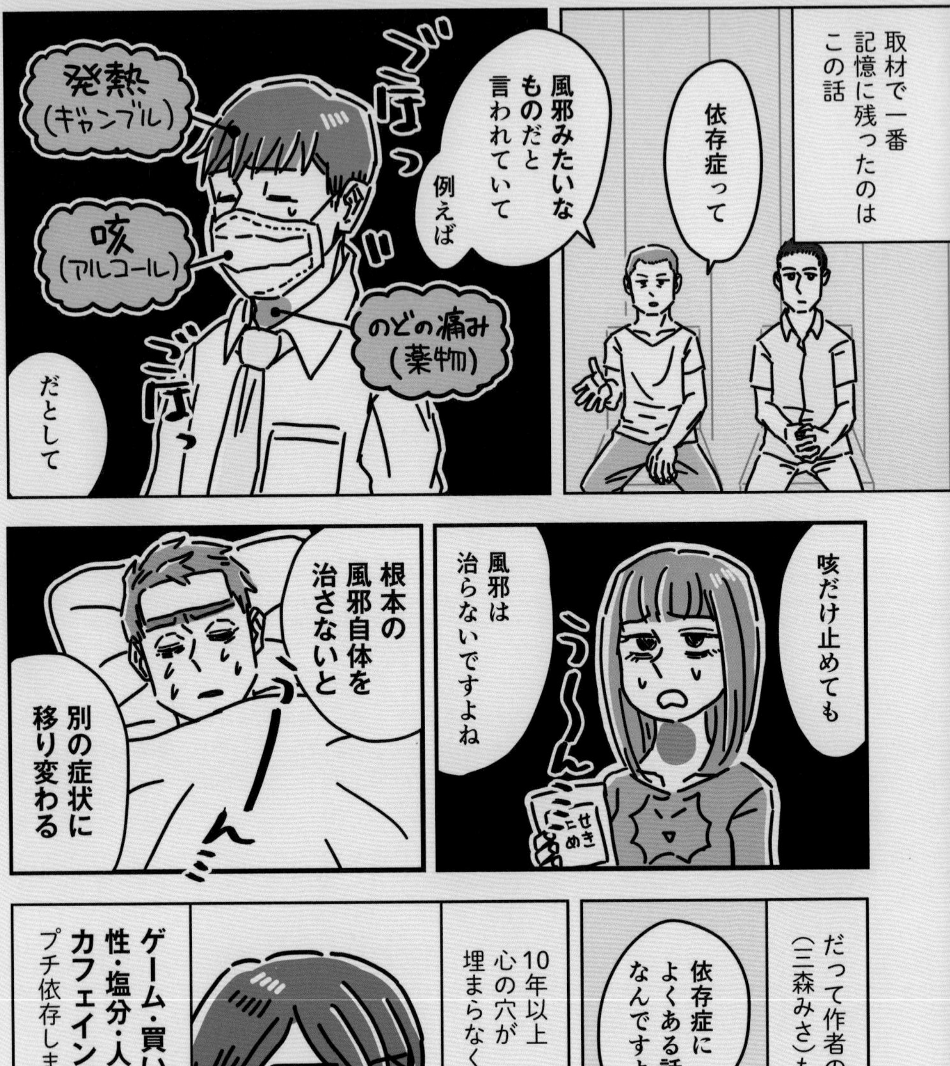

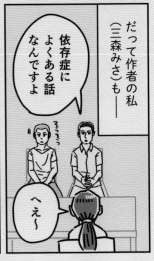

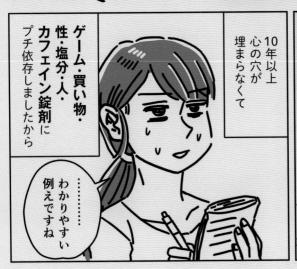

取材で一番記憶に残ったのはこの話
依存症って
風邪みたいなものだと言われていて
例えば
発熱(ギャンブル)
咳(アルコール)
のどの痛み(薬物)
だとして
咳だけ止めても
風邪は治らないですよね
う〜ん
せき止め
根本の風邪自体を治さないと
別の症状に移り変わる
だって作者の私(三森みさ)も——
依存症によくある話なんですよ
へえ〜
10年以上心の穴が埋まらなくて
ゲーム・買い物・性・塩分・人・カフェイン錠剤にプチ依存しましたから
………わかりやすい例えですね

番外編

心の穴を埋める旅

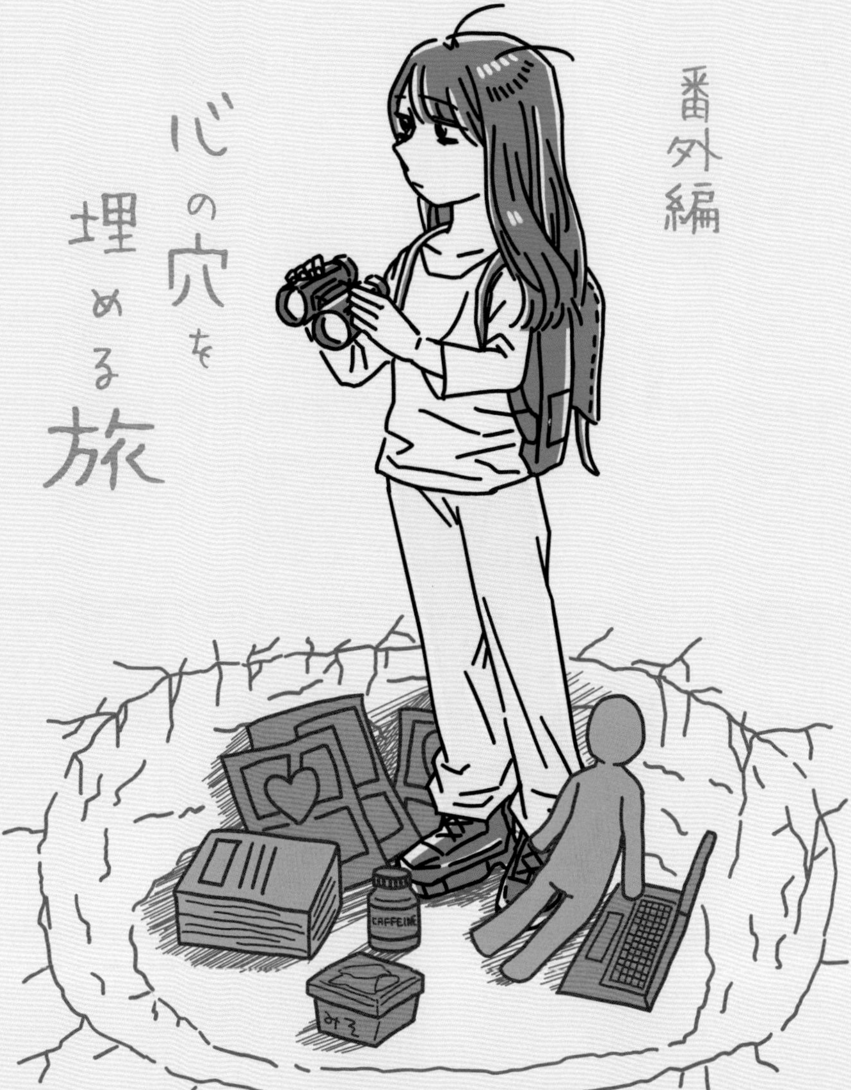

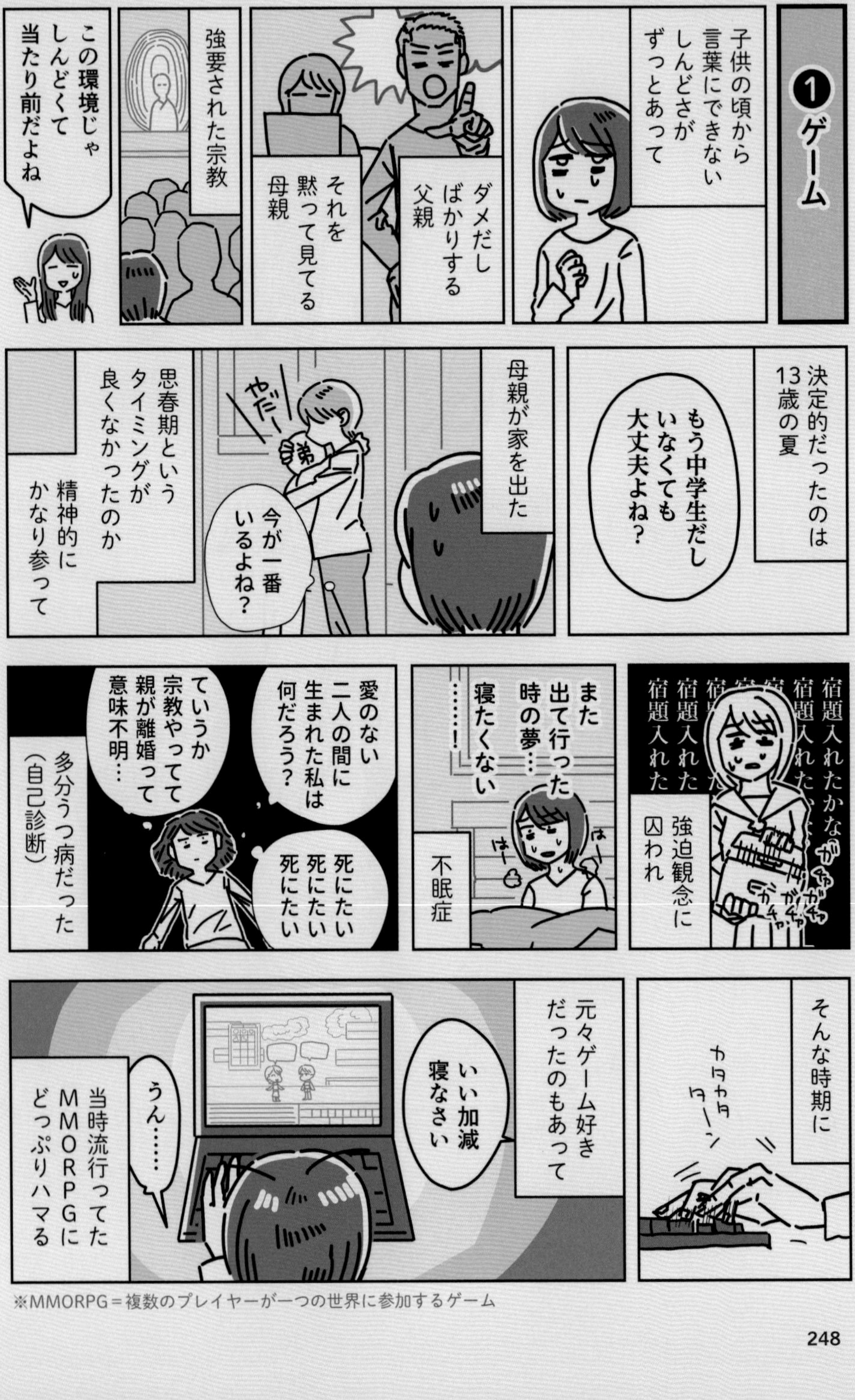

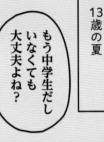

①ゲーム
子供の頃から言葉にできないしんどさがずっとあって
ダメだしばかりする父親
それを黙って見てる母親
強要された宗教
この環境じゃしんどくて当たり前だよね
決定的だったのは13歳の夏
もう中学生だしいなくても大丈夫よね？
母親が家を出た
今が一番いるよね？
やだー
弟
思春期というタイミングが良くなかったのか
精神的にかなり参って
宿題入れたかな
宿題入れた
宿題入れた
宿題入れた
ガチャガチャ
ガチャガチャ
強迫観念に囚われ
また出て行った時の夢…
寝たくない
……！
はー
はー
不眠症
愛のない二人の間に生まれた私は何だろう？
死にたい死にたい死にたい
ていうか宗教やってて親が離婚って意味不明…
多分うつ病だった（自己診断）
そんな時期に
カタカタタタ〜ン
元々ゲーム好きだったのもあって
いい加減寝なさい
うん……
当時流行ってたMMORPGにどっぷりハマる

※MMORPG＝複数のプレイヤーが一つの世界に参加するゲーム

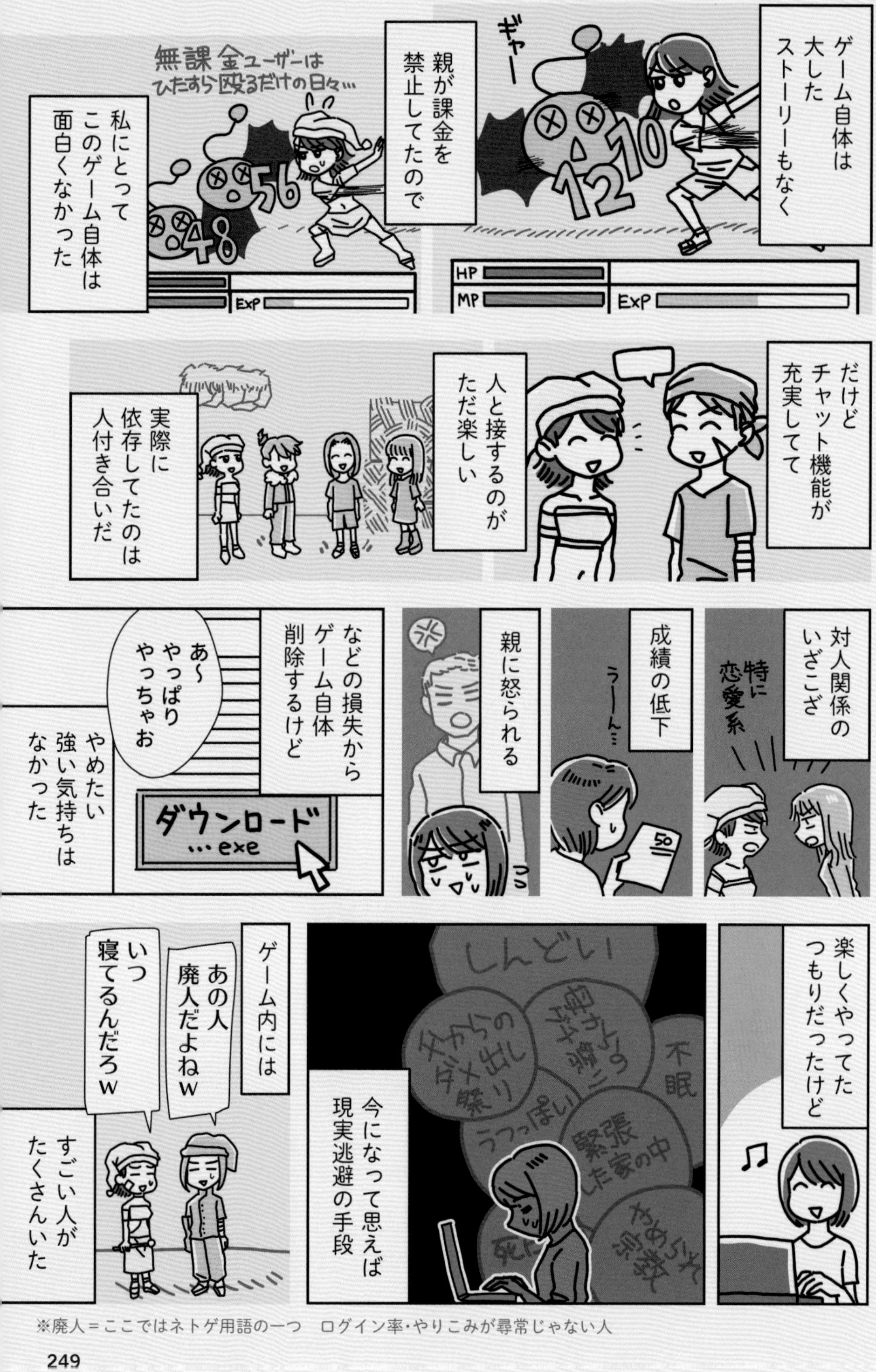
ゲーム自体は大したストーリーもなく
ギャー
1210
親が課金を禁止してたので
無課金ユーザーはひたすら殴るだけの日々…
56
48
私にとってこのゲーム自体は面白くなかった
HP
MP
EXP
だけどチャット機能が充実してて
人と接するのがただ楽しい
実際に依存してたのは人付き合いだ
対人関係のいざこざ
特に恋愛系
成績の低下
う〜ん…
50
親に怒られる
などの損失からゲーム自体削除するけど
あ〜やっぱりやっちゃお
ダウンロード …exe
やめたい強い気持ちはなかった
楽しくやってたつもりだったけど
しんどい
不眠
うつっぽい
緊張した家の中
今になって思えば現実逃避の手段
ゲーム内には
あの人廃人だよねw
いつ寝てるんだろw
すごい人がたくさんいた

※廃人＝ここではネトゲ用語の一つ　ログイン率・やりこみが尋常じゃない人

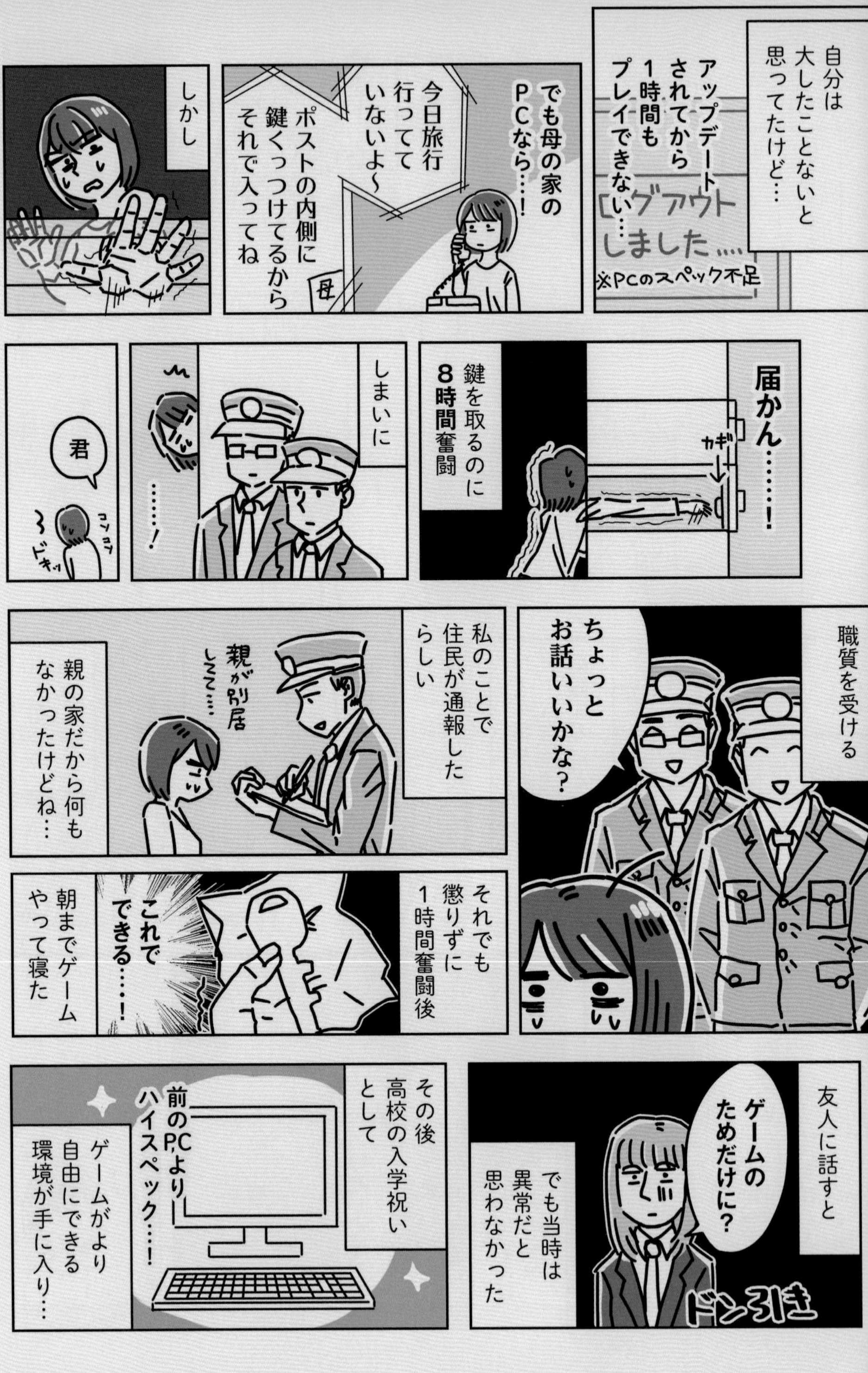

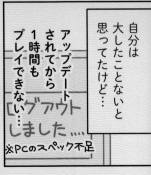

自分は
大したことないと
思ってたけど…
アップデート
されてから
1時間も
プレイできない…
ログアウト
しました…
※PCのスペック不足
でも母の家の
PCなら…!
今日旅行
行ってて
いないよ～
ポストの内側に
鍵くっつけてるから
それで入ってね
母
しかし
届かん……!
カギ
鍵を取るのに
8時間奮闘
しまいに
……!
君
ビキッ
職質を受ける
ちょっと
お話いいかな?
私のことで
住民が通報した
らしい
親が別居
してて…
親の家だから何も
なかったけどね…
それでも
懲りずに
1時間奮闘後
これで
できる…!
朝までゲーム
やって寝た
友人に話すと
ゲームの
ためだけに?
でも当時は
異常だと
思わなかった
ドン引き
その後
高校の入学祝い
として
前のPCより
ハイスペック…!
ゲームがより
自由にできる
環境が手に入り…

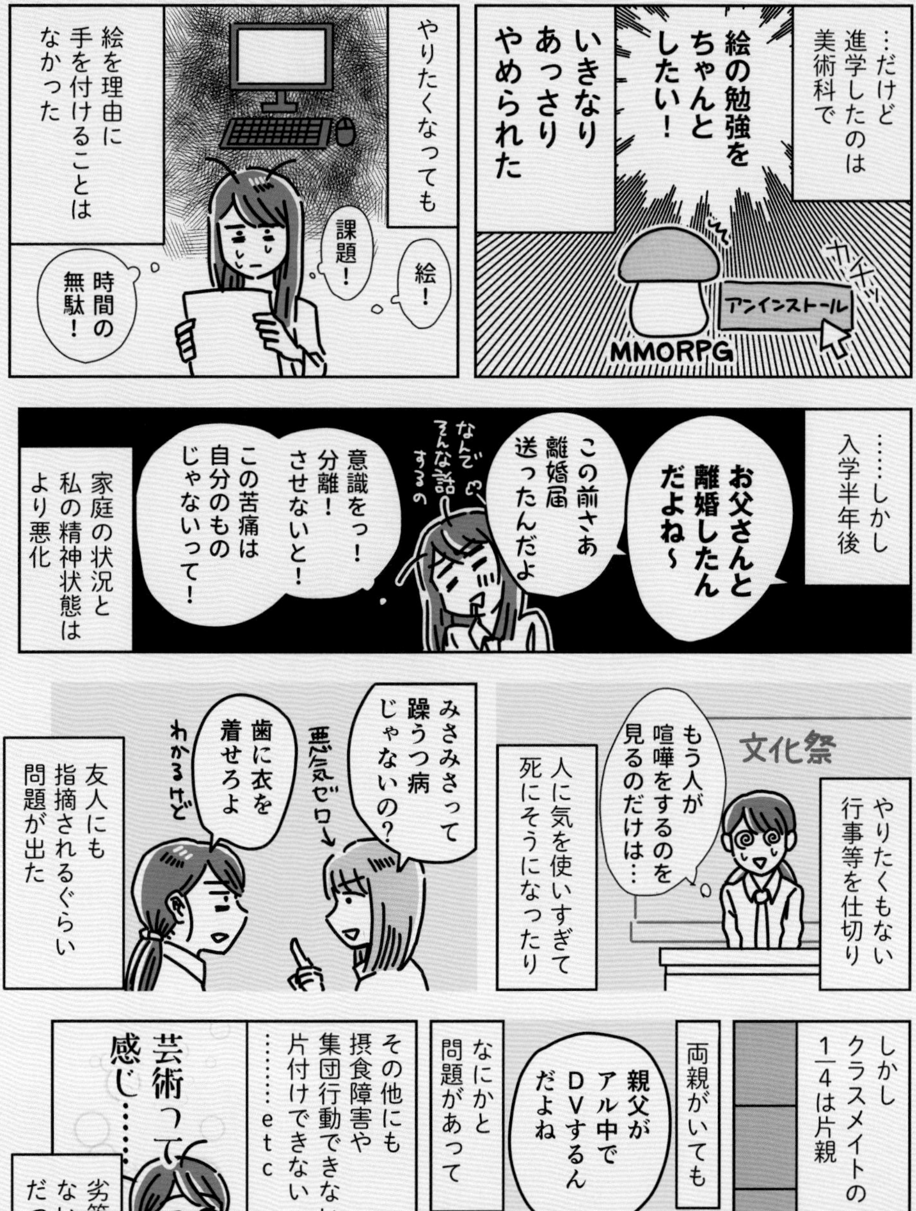

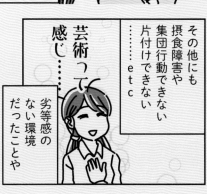

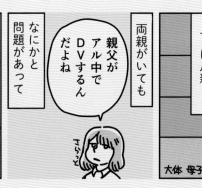

…だけど進学したのは美術科で
絵の勉強をちゃんとしたい！
いきなりあっさりやめられた
カチッ
アンインストール
MMORPG
やりたくなっても
絵！
課題！
時間の無駄！
絵を理由に手を付けることはなかった
……しかし入学半年後
お父さんと離婚したんだよね～
この前さぁ離婚届送ったんだよ
なんでそんな話するの
意識をっ！分離！させないと！
この苦痛は自分のものじゃないって！
家庭の状況と私の精神状態はより悪化
文化祭
やりたくもない行事等を仕切り
もう人が喧嘩をするのを見るのだけは…
人に気を使いすぎて死にそうになったり
みさみさって躁うつ病じゃないの？
悪気ゼロ→
歯に衣を着せろよ
わかるけど
友人にも指摘されるぐらい問題が出た
しかしクラスメイトの1／4は片親
大体 母子家庭….
両親がいても
親父がアル中でDVするんだよね
さらっと
なにかと問題があって
その他にも摂食障害や集団行動できない片付けできない……etc
芸術って感じ……
劣等感のない環境だったことや

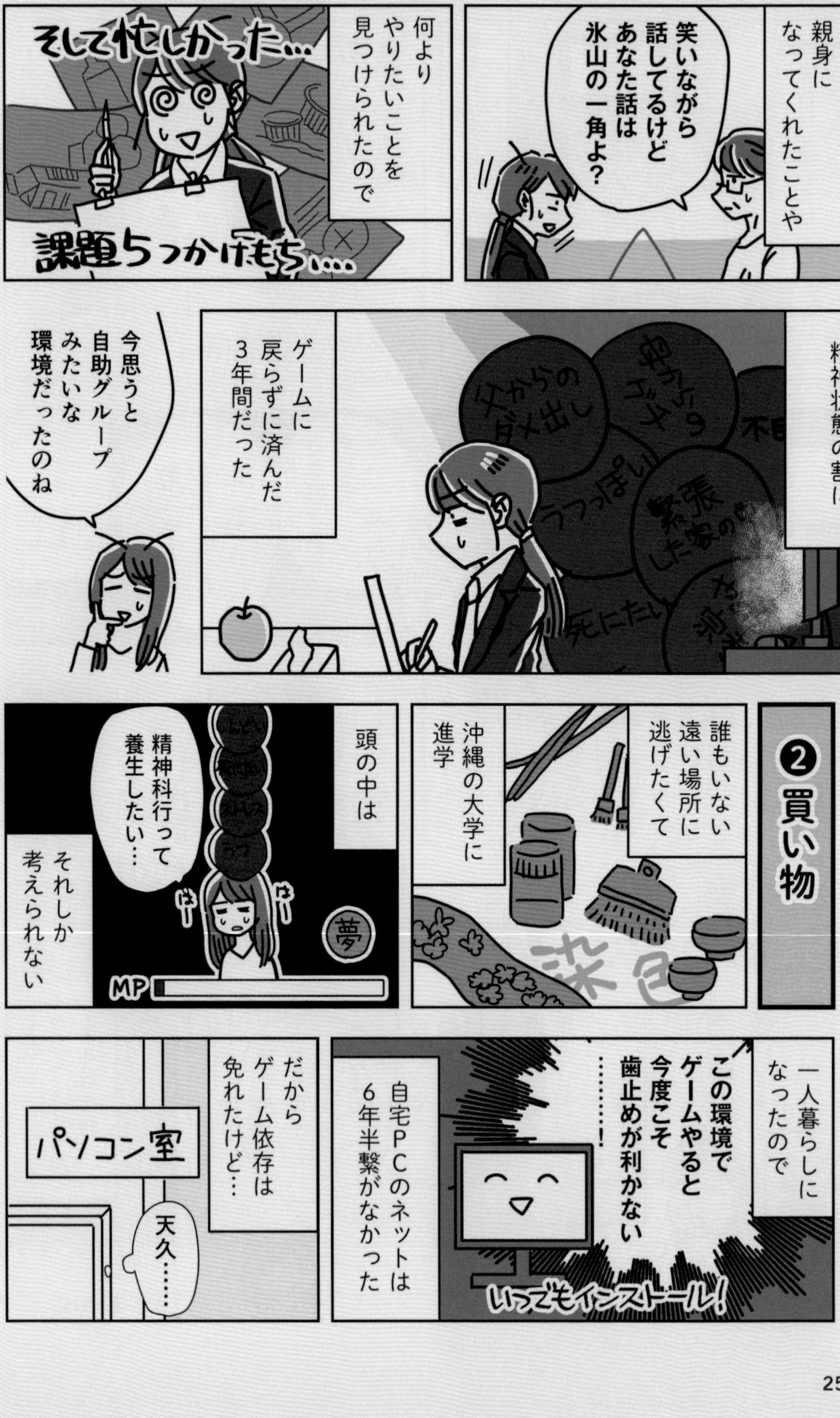
スクールカウンセラーも親身になってくれたことや
笑いながら話してるけどあなた話は氷山の一角よ？
何よりやりたいことを見つけられたので
そして忙しかった…
課題5つかけもち….
家庭環境と精神状態の割に
うつっぽい
死にたい
ゲームに戻らずに済んだ3年間だった
今思うと自助グループみたいな環境だったのね
❷買い物
誰もいない遠い場所に逃げたくて
沖縄の大学に進学
頭の中は
精神科行って養生したい…
はー
はー
夢
MP
それしか考えられない
一人暮らしになったので
この環境でゲームやると今度こそ歯止めが利かない………！
いつでもインストール！
自宅PCのネットは6年半繋がなかった
だからゲーム依存は免れたけど…
パソコン室
天久……

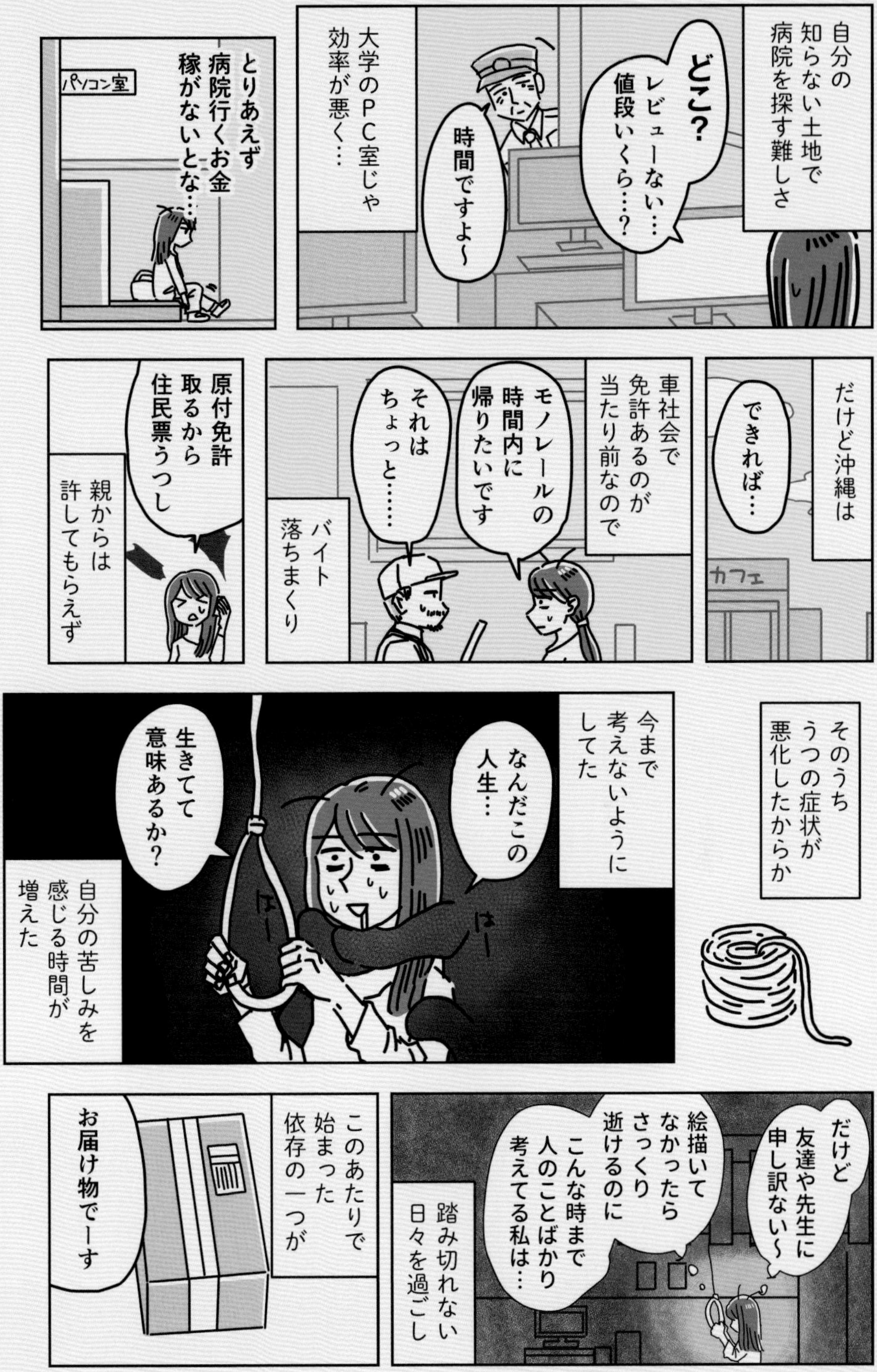
自分の知らない土地で病院を探す難しさ
どこ？ レビューない…値段いくら…？
時間ですよ〜
大学のＰＣ室じゃ効率が悪く…
パソコン室
とりあえず病院行くお金稼がないとな…
だけど沖縄は
できれば…
カフェ
車社会で免許あるのが当たり前なので
モノレールの時間内に帰りたいです
それはちょっと……
バイト落ちまくり
原付免許取るから住民票うつし
親からは許してもらえず
そのうちうつの症状が悪化したからか
今まで考えないようにしてた
なんだこの人生…
生きてて意味あるか？
はー
はー
自分の苦しみを感じる時間が増えた
だけど友達や先生に申し訳ない〜
絵描いてなかったらさっくり逝けるのにこんな時まで人のことばかり考えてる私は…
踏み切れない日々を過ごし
このあたりで始まった依存の一つが
お届け物でーす

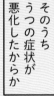

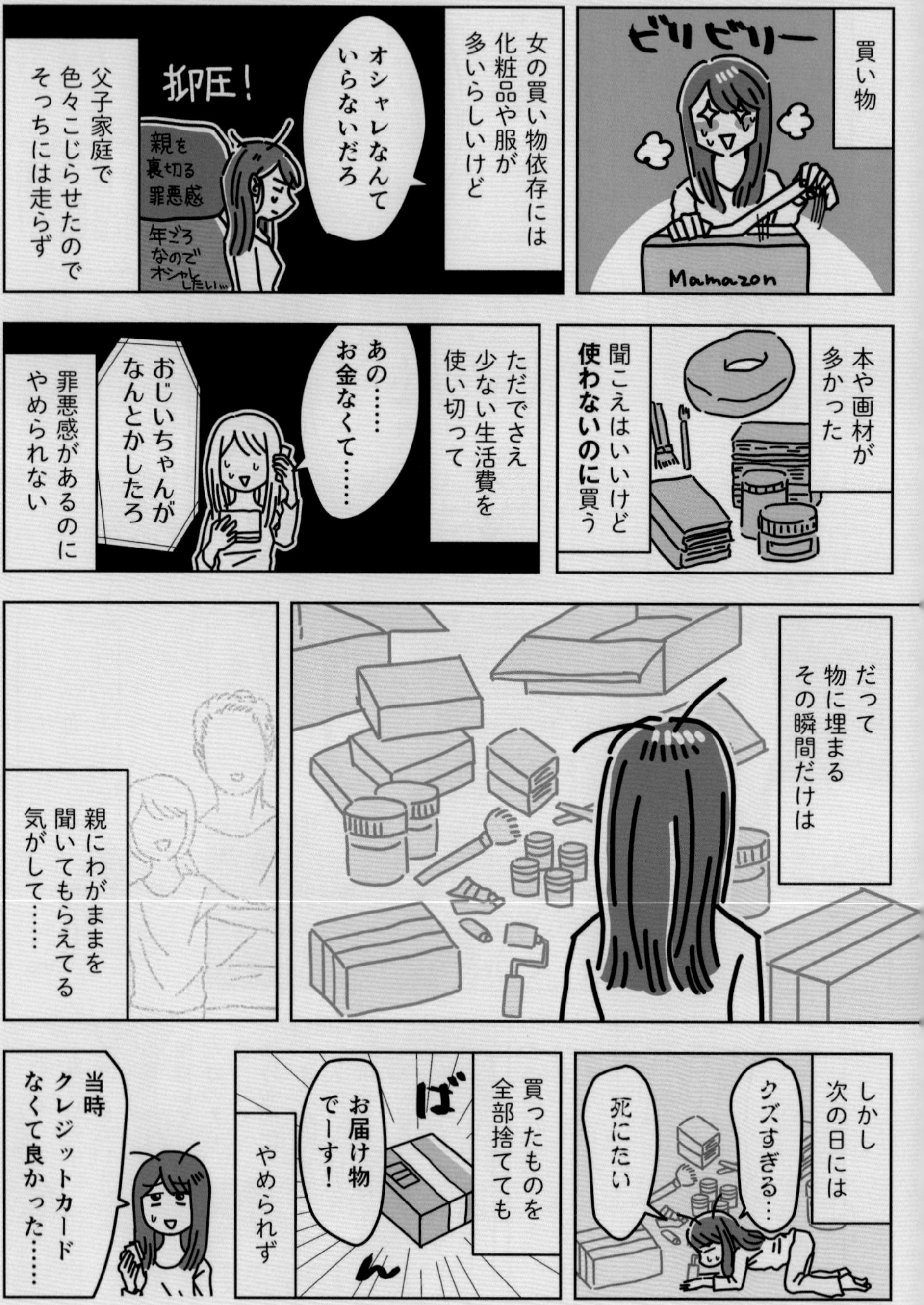
買い物
ビリビリー
Mamazon
女の買い物依存には化粧品や服が多いらしいけど
オシャレなんていらないだろ
抑圧!
親を裏切る罪悪感
年ごろなのでオシャレしたい…
父子家庭で色々こじらせたのでそっちには走らず
本や画材が多かった
聞こえはいいけど使わないのに買う
ただでさえ少ない生活費を使い切って
あの……お金なくて……
おじいちゃんがなんとかしたろ
罪悪感があるのにやめられない
だって物に埋まるその瞬間だけは
親にわがままを聞いてもらえてる気がして……
しかし次の日には
クズすぎる…
死にたい
買ったものを全部捨てても
ば
お届け物でーす!
ん
やめられず
当時クレジットカードなくて良かった……

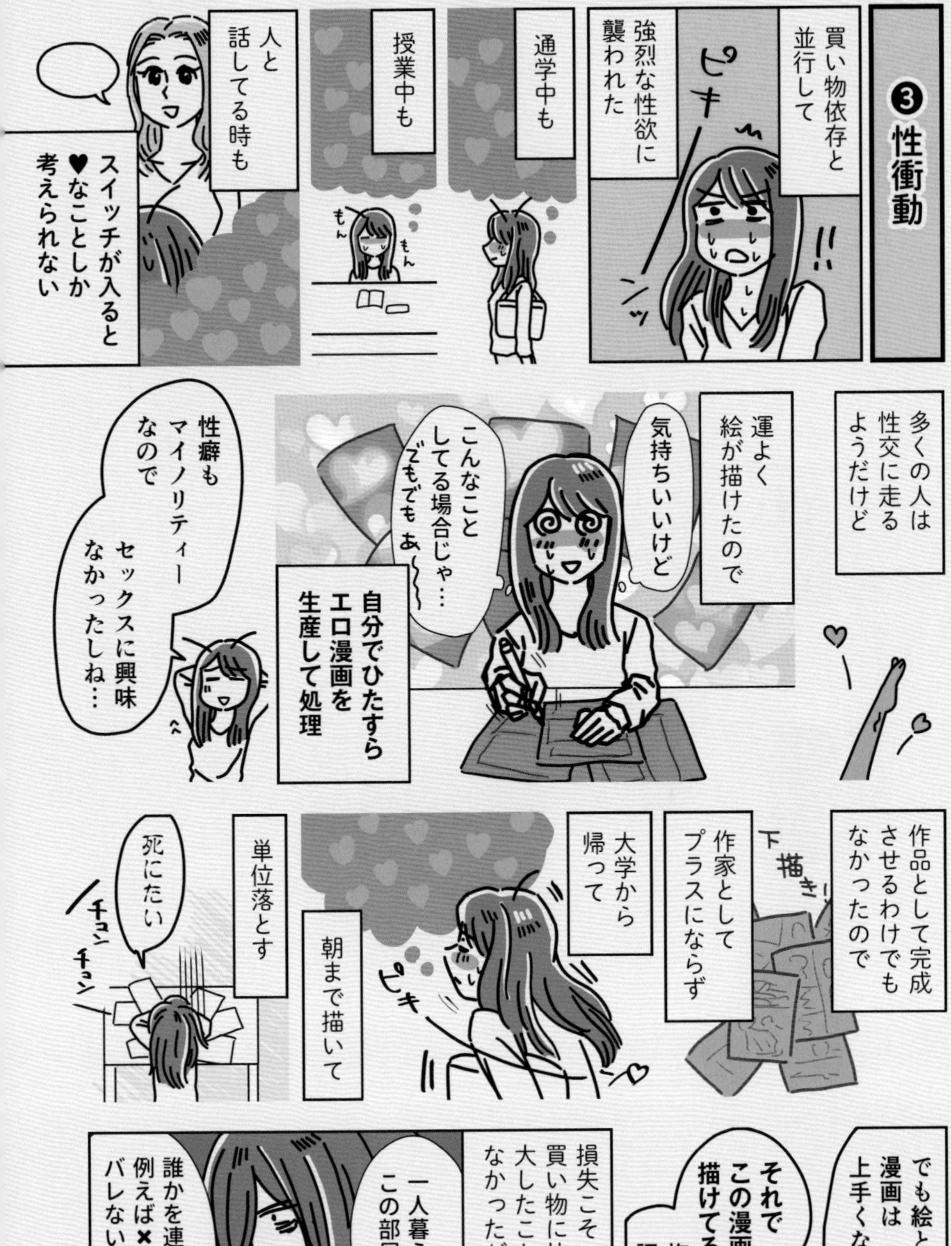
❸性衝動
買い物依存と並行して
強烈な性欲に襲われた
ピキ
!!
ンッ
通学中も
授業中も
もん
もん
人と話してる時も
スイッチが入ると♥なことしか考えられない
多くの人は性交に走るようだけど
運よく絵が描けたので
気持ちいいけど
こんなことしてる場合じゃ…でもでもあ〜〜
自分でひたすらエロ漫画を生産して処理
性癖もマイノリティーなので
セックスに興味なかったしね…
作品として完成させるわけでもなかったので
下描き!
作家としてプラスにならず
大学から帰って
朝まで描いて
ピキ
単位落とす
死にたい
チュン
チュン
でも絵と漫画は上手くなった
それでこの漫画描けてるし
悔しいが認める
損失こそ買い物に比べれば大したことなかったが
一人暮らしのこの部屋に
誰かを連れ込んで例えば××してもバレないんだよな…

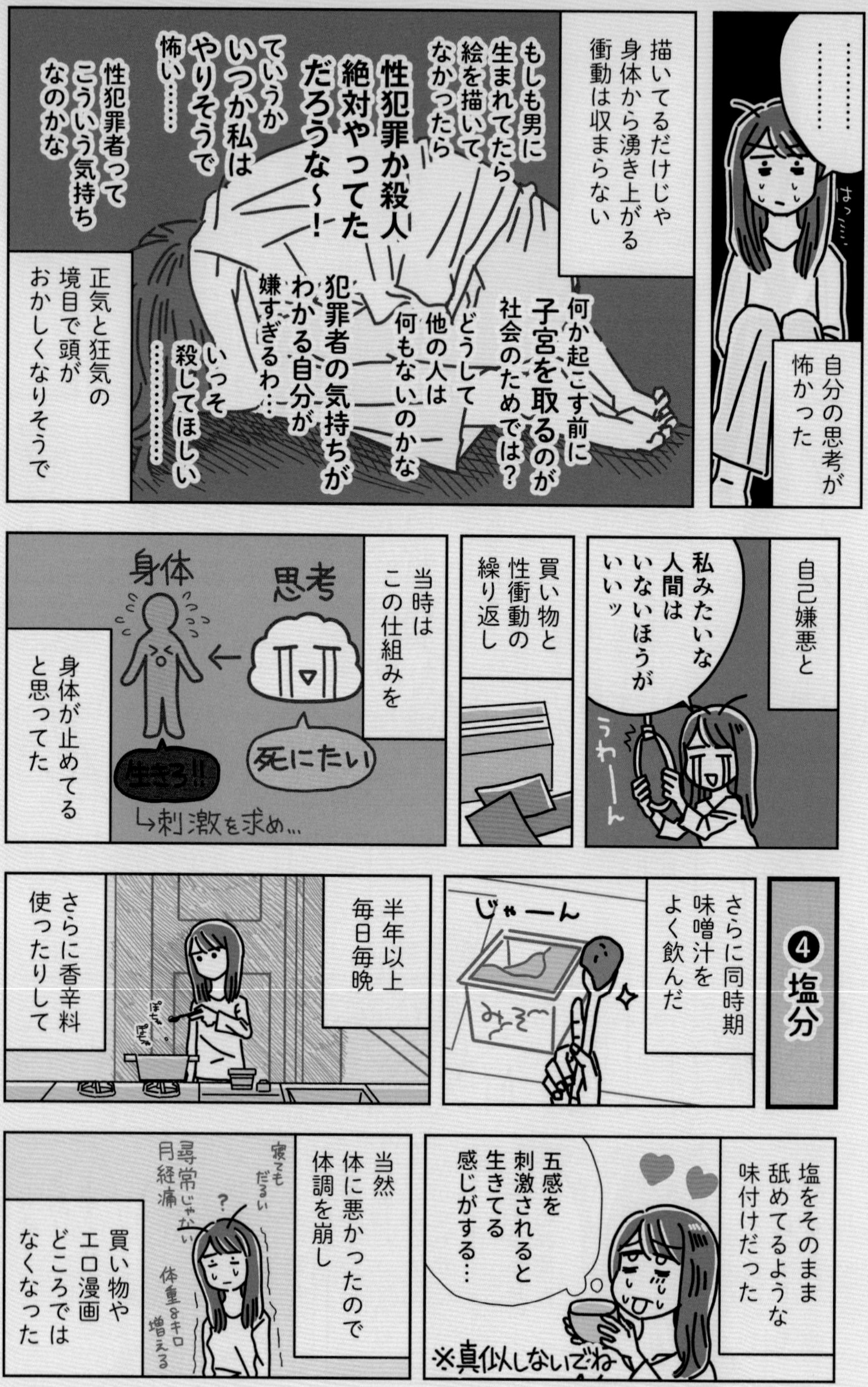
……………
はっ…
自分の思考が怖かった
描いてるだけじゃ身体から湧き上がる衝動は収まらない
もしも男に生まれてたら絵を描いてなかったら
性犯罪か殺人絶対やってただろうな〜!
ていうかいつか私はやりそうで怖い……
性犯罪者ってこういう気持ちなのかな
何か起こす前に子宮を取るのが社会のためでは?
どうして他の人は何もないのかな
犯罪者の気持ちがわかる自分が嫌すぎるわ…
いっそ殺してほしい……
正気と狂気の境目で頭がおかしくなりそうで
自己嫌悪と
私みたいな人間はいないほうがいいッ
うわーん
買い物と性衝動の繰り返し
当時はこの仕組みを
思考
死にたい
身体
生きろ!!
↳刺激を求め…
身体が止めてると思ってた
④塩分
さらに同時期味噌汁をよく飲んだ
じゃーん
みそ
半年以上毎日毎晩
ぽちゃ
ぽちゃ
さらに香辛料使ったりして
塩をそのまま舐めてるような味付けだった
五感を刺激されると生きてる感じがする…
※真似しないでね
当然体に悪かったので体調を崩し
寝てもだるい
尋常じゃない月経痛
?
体重8キロ増える
買い物やエロ漫画どころではなくなった

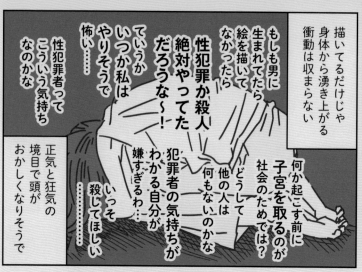

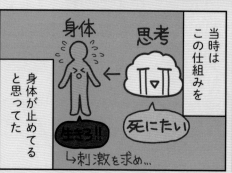

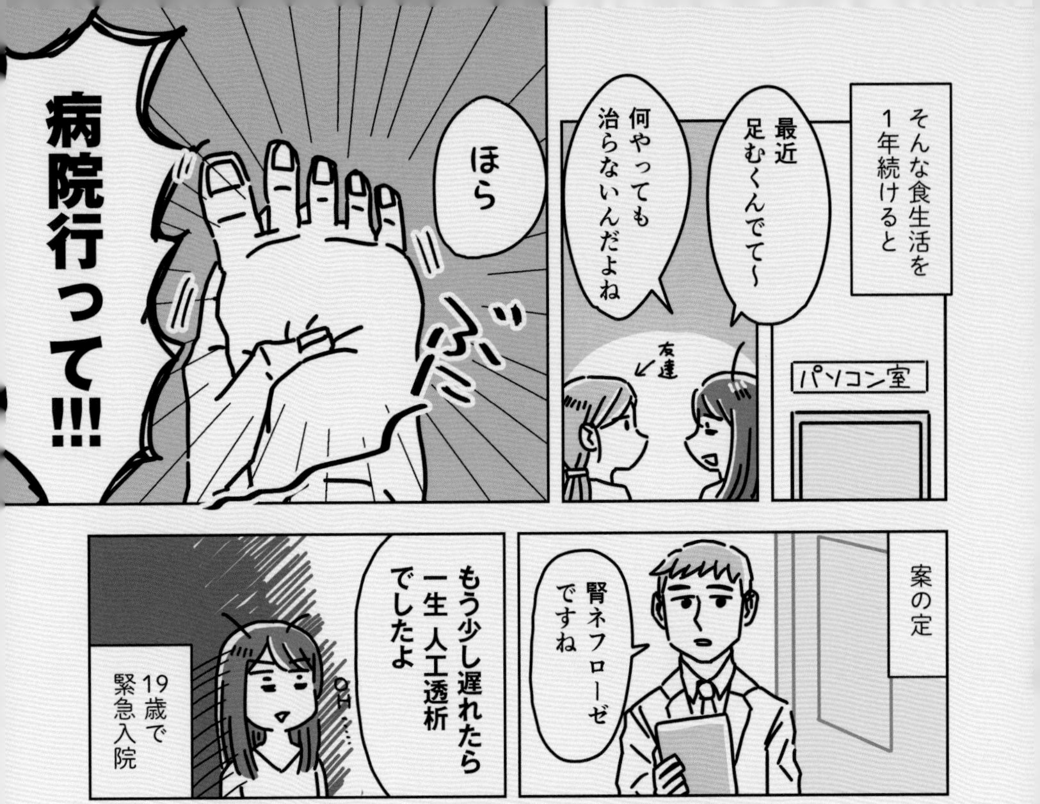

そんな食生活を1年続けると
パソコン室
最近足むくんでて〜
何やっても治らないんだよね
友達
ほら
ぶに
病院行って!!!
案の定
腎ネフローゼですね
もう少し遅れたら一生人工透析でしたよ
OH…
19歳で緊急入院

※腎ネフローゼ＝腎機能の低下により尿からタンパク質がたくさん出る腎臓病の一種

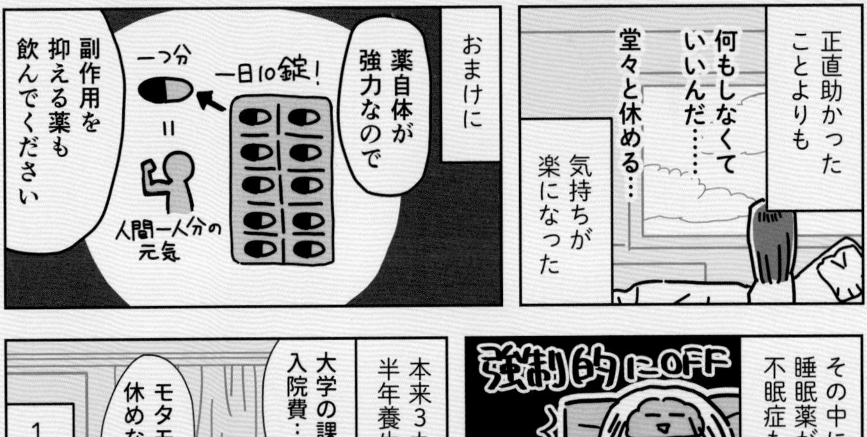

正直助かったことよりも
何もしなくていいんだ……
堂々と休める…
気持ちが楽になった
おまけに
薬自体が強力なので
一日10錠!
一つ分
=
人間一人分の元気
副作用を抑える薬も飲んでください
その中に睡眠薬があって不眠症も治った
強制的にOFF
やっぱり寝ると違うね〜!
本来3カ月入院半年養生のところを
大学の課題…
入院費…
モタモタ休めないなあ
1カ月半で退院

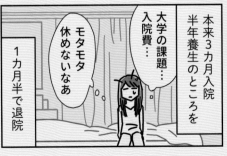

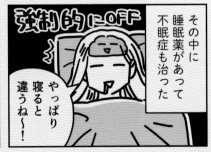

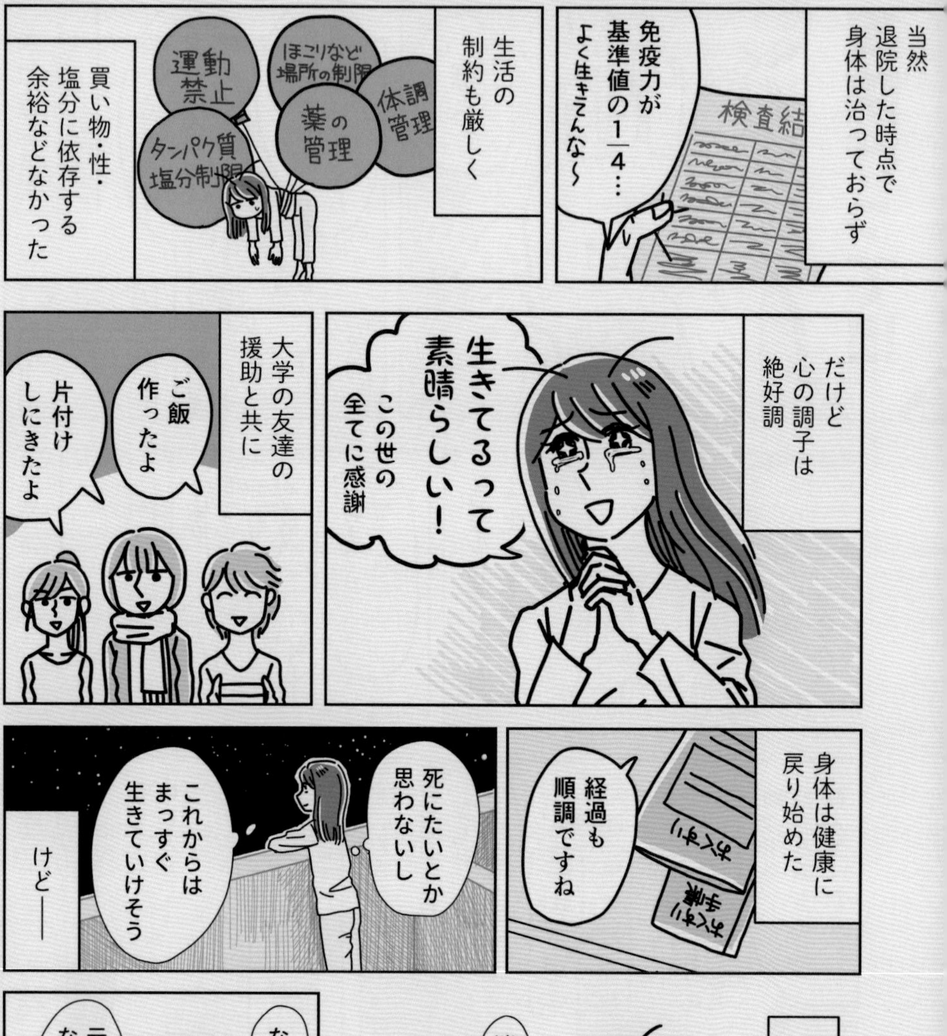
当然
退院した時点で
身体は治っておらず
免疫力が
基準値の1/4…
よく生きてんな〜
検査結
生活の
制約も厳しく
運動禁止
ほこりなど場所の制限
体調管理
薬の管理
タンパク質塩分制限
買い物・性・
塩分に依存する
余裕などなかった
だけど
心の調子は
絶好調
生きてるって素晴らしい！
この世の全てに感謝
大学の友達の
援助と共に
ご飯作ったよ
片付けしにきたよ
身体は健康に
戻り始めた
経過も順調ですね
死にたいとか思わないし
これからはまっすぐ生きていけそう
けど——
1年弱で
消えたい…
明確な理由もなく
心の体調が
崩れ始める
なんで？
元気になったのに…
結局
心の穴が
埋まってない

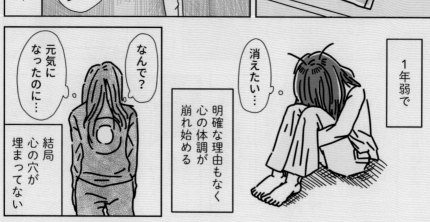

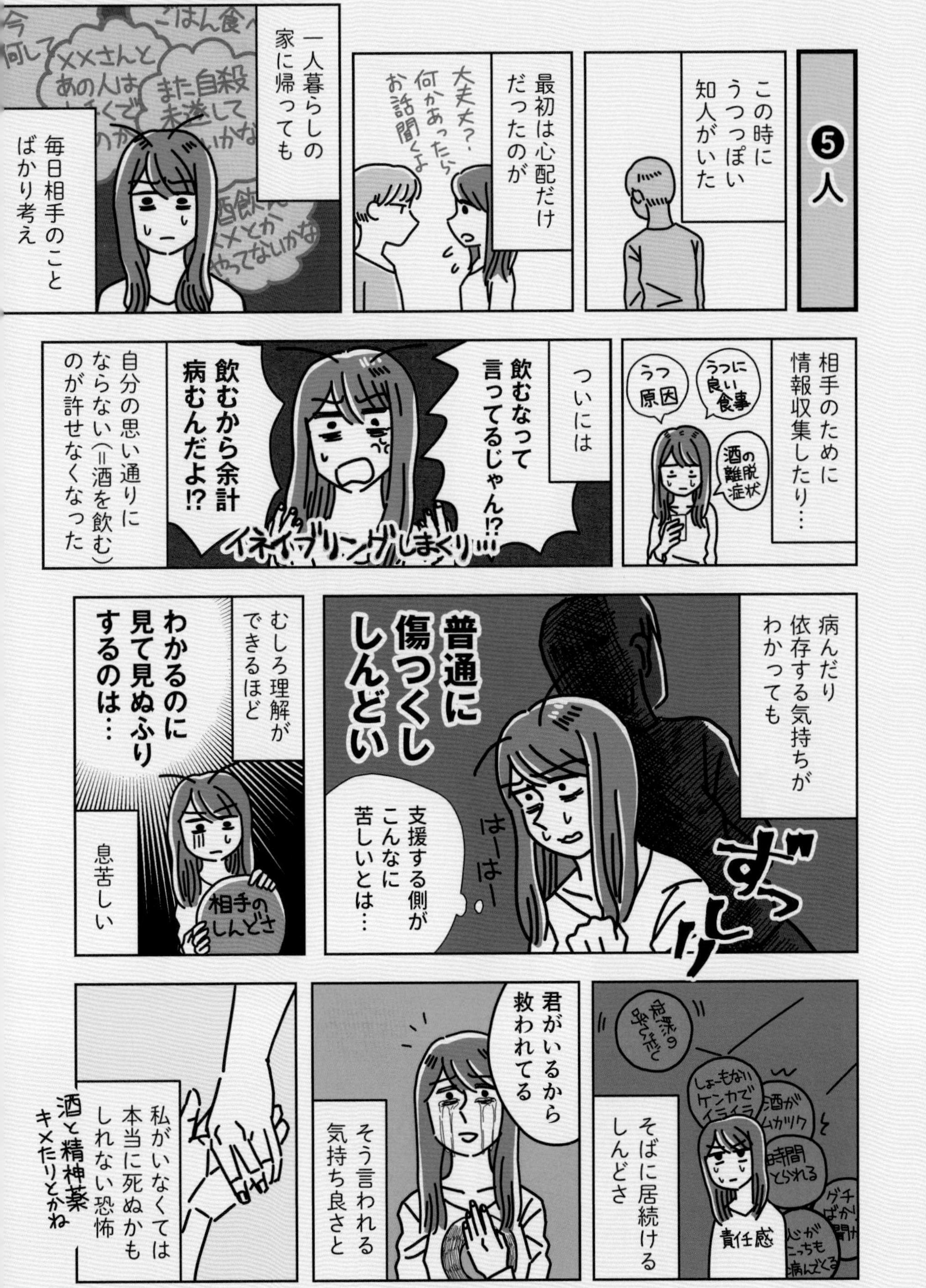

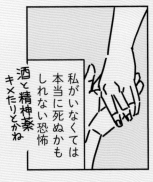

⑤人
この時にうつっぽい知人がいた
最初は心配だけだったのが
大丈夫？何かあったらお話聞くよ
一人暮らしの家に帰っても
××さんと
酒飲んで××とかやってないかな
毎日相手のことばかり考え
相手のために情報収集したり…
うつ原因
うつに良い食事
酒の離脱症状
ついには
飲むなって言ってるじゃん!?
飲むから余計病むんだよ!?
イネイブリングしまくり…
自分の思い通りにならない（=酒を飲む）のが許せなくなった
病んだり依存する気持ちがわかってても
普通に傷つくししんどい
はーはー
支援する側がこんなに苦しいとは…
ずっしり
むしろ理解ができるほど
わかるのに見て見ぬふりするのは…
息苦しい
相手のしんどさ
そばに居続けるしんどさ
突然の呼び出し
しょーもないケンカでイライラ
酒がムカツク
時間とられる
責任感
君がいるから救われてる
そう言われる気持ち良さと
私がいなくては本当に死ぬかもしれない恐怖
酒と精神薬キメたりとかね

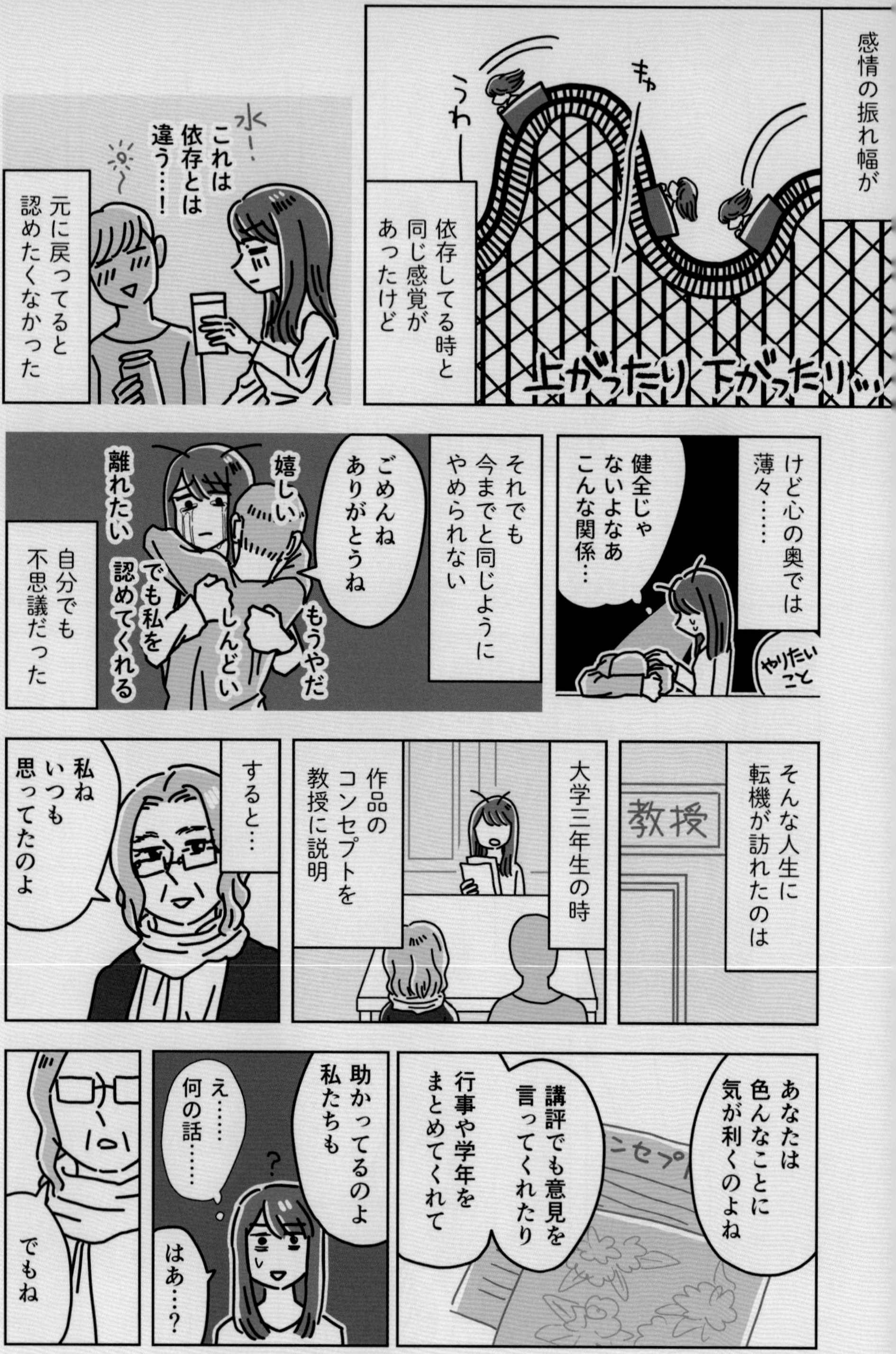
感情の振れ幅が
きゃ
うわー
上がったり下がったりッ…
依存してる時と同じ感覚があったけど
水!!
これは依存とは違う…!
元に戻ってると認めたくなかった
けど心の奥では薄々……
健全じゃないよなあこんな関係…
やりたいこと
それでも今までと同じようにやめられない
ごめんねありがとうね
もうやだ
しんどい
でも私を認めてくれる
嬉しい
離れたい
自分でも不思議だった
そんな人生に転機が訪れたのは
教授
大学三年生の時
作品のコンセプトを教授に説明
すると…
私ねいつも思ってたのよ
あなたは色んなことに気が利くのよね
講評でも意見を言ってくれたり
行事や学年をまとめてくれて
助かってるのよ私たちも
え……何の話……
?
はあ…?
でもね

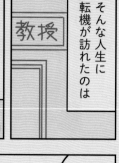

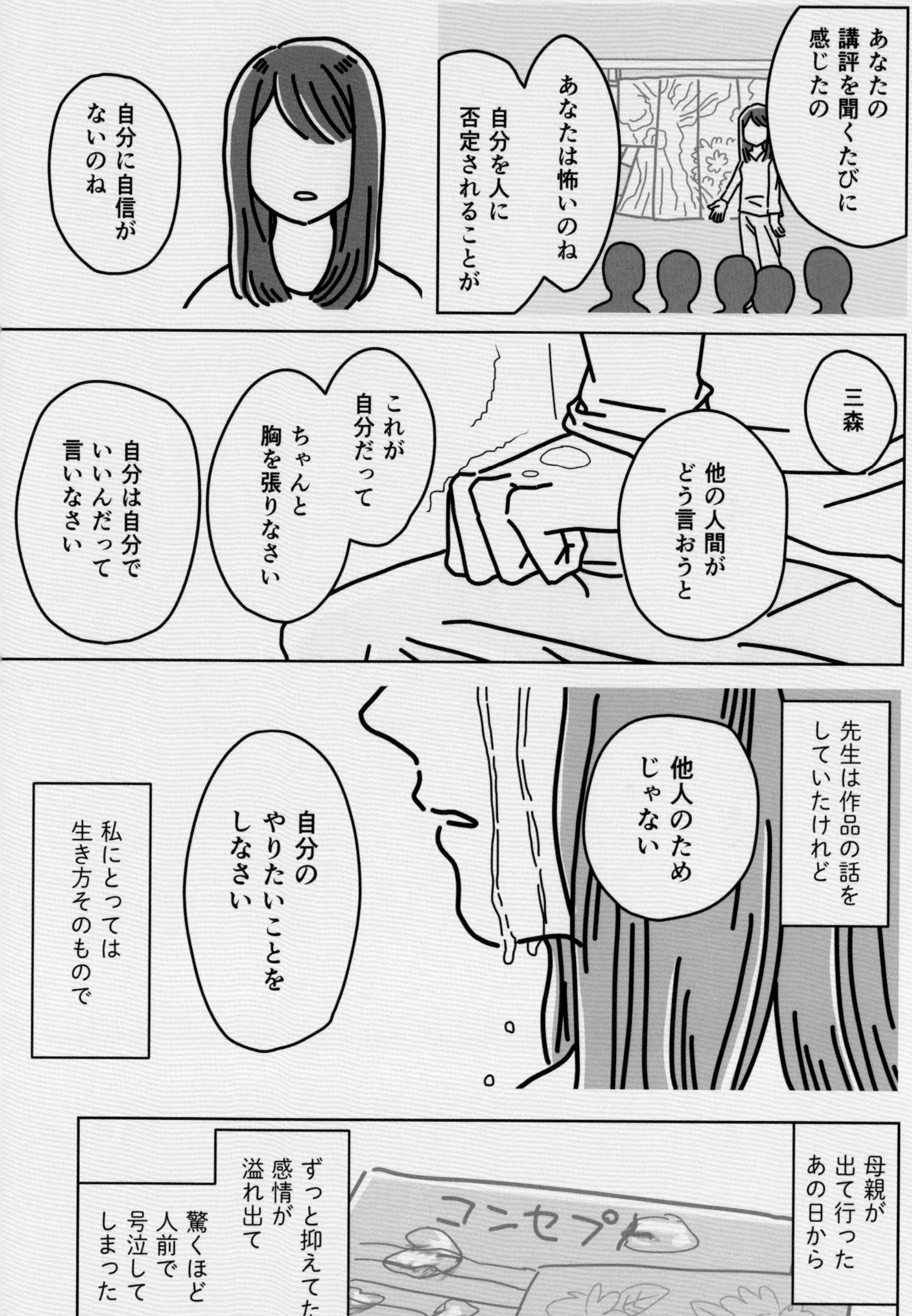
あなたの講評を聞くたびに感じたの
あなたは怖いのね
自分を人に否定されることが
自分に自信がないのね
三森
他の人間がどう言おうと
これが自分だって
ちゃんと胸を張りなさい
自分は自分でいいんだって言いなさい
先生は作品の話をしていたけれど
他人のためじゃない
自分のやりたいことをしなさい
私にとっては生き方そのもので
母親が出て行ったあの日から
コンセプト
ずっと抑えてた感情が溢れ出て
驚くほど人前で号泣してしまった

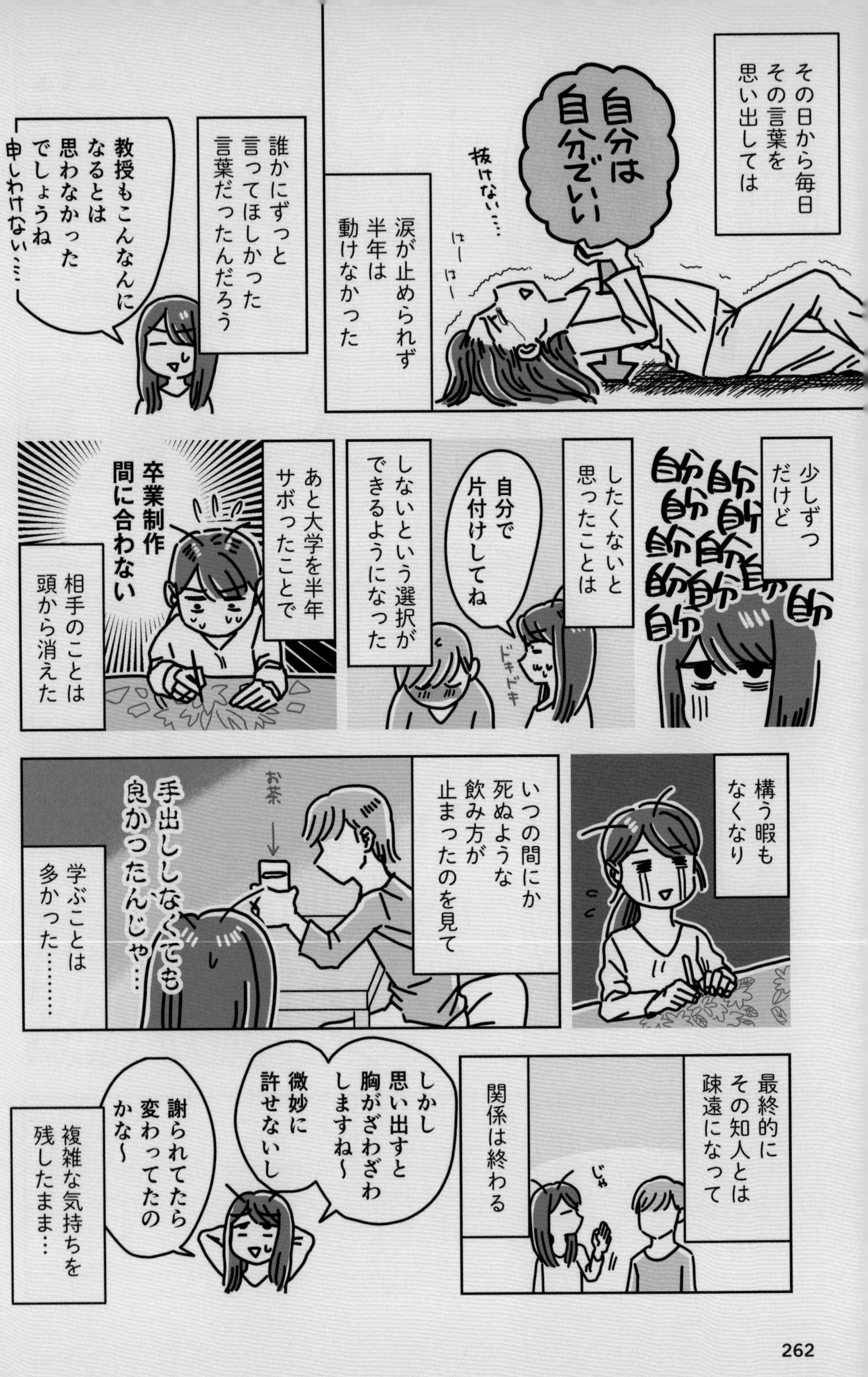
その日から毎日
その言葉を
思い出しては
自分は
自分でいい
抜けない…
はー
はー
涙が止められず
半年は
動けなかった
誰かにずっと
言ってほしかった
言葉だったんだろう
教授もこんなんに
なるとは
思わなかった
でしょうね
申しわけない…
少しずつ
だけど
したくないと
思ったことは
自分で
片付けしてね
ドキドキ
しないという選択が
できるようになった
あと大学を半年
サボったことで
卒業制作
間に合わない
相手のことは
頭から消えた
構う暇も
なくなり
いつの間にか
死ぬような
飲み方が
止まったのを見て
お茶
手出ししなくても
良かったんじゃ…
学ぶことは
多かった……
最終的に
その知人とは
疎遠になって
じゃ
関係は終わる
しかし
思い出すと
胸がざわざわ
しますね～
微妙に
許せないし
謝られてたら
変わってたの
かな～
複雑な気持ちを
残したまま…

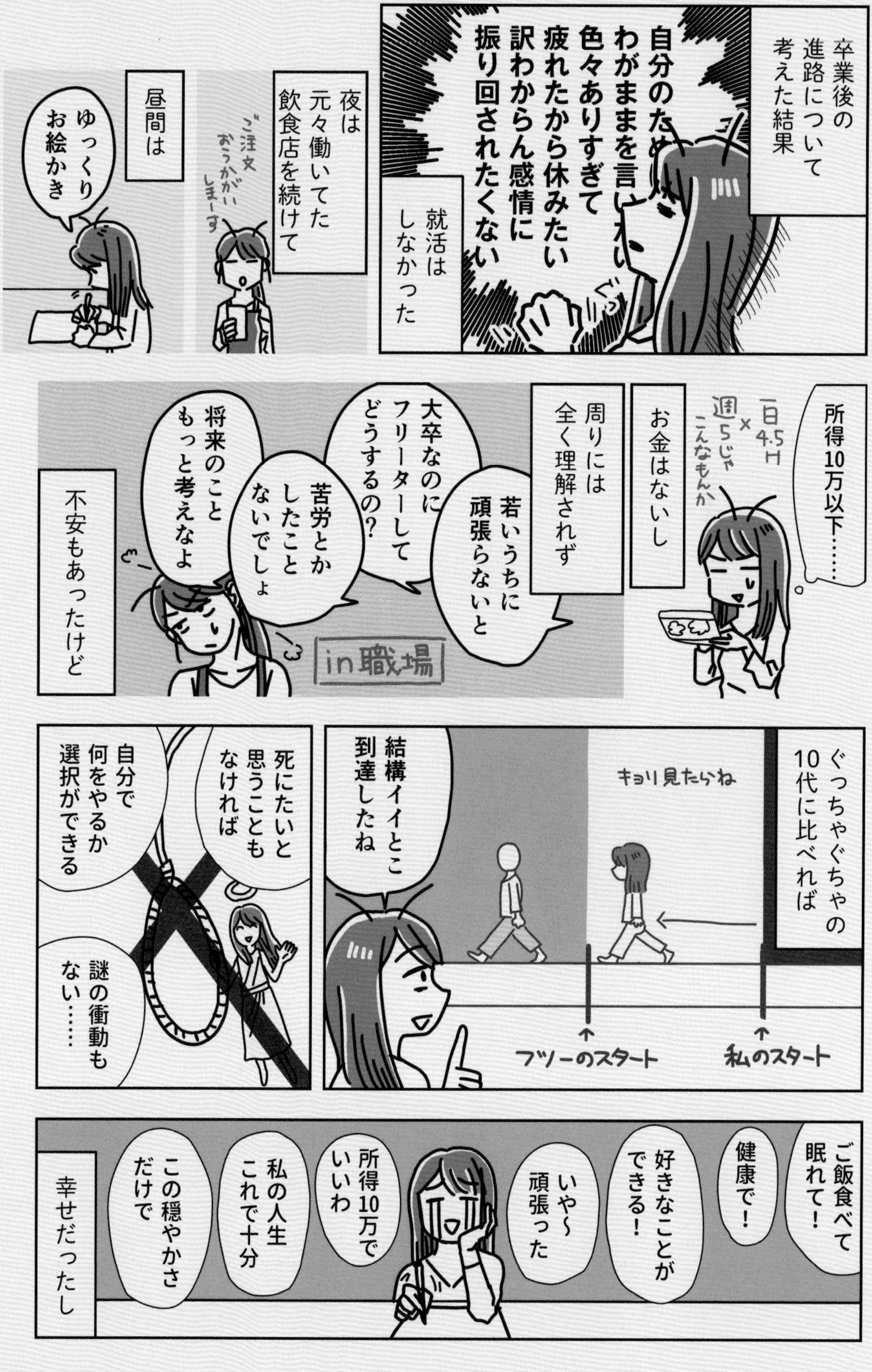
卒業後の進路について考えた結果
自分のため
わがままを言い
色々ありすぎて
疲れたから休みたい
訳わからん感情に
振り回されたくない
就活はしなかった
夜は元々働いてた飲食店を続けて
ご注文おうかがいしまーす
昼間は
ゆっくりお絵かき
所得10万以下……
一日4.5H × 週5じゃこんなもんか
お金はないし
周りには全く理解されず
若いうちに頑張らないと
大卒なのにフリーターしてどうするの?
苦労とかしたことないでしょ
将来のこともっと考えなよ
in職場
不安もあったけど
ぐっちゃぐちゃの10代に比べれば
キョリ見たらね
結構イイとこ到達したね
フツーのスタート
私のスタート
死にたいと思うこともなければ
自分で何をやるか選択ができる
謎の衝動もない……
ご飯食べて眠れて!
健康で!
好きなことができる!
いや〜頑張った
所得10万でいいわ
私の人生これで十分
この穏やかさだけで
幸せだったし

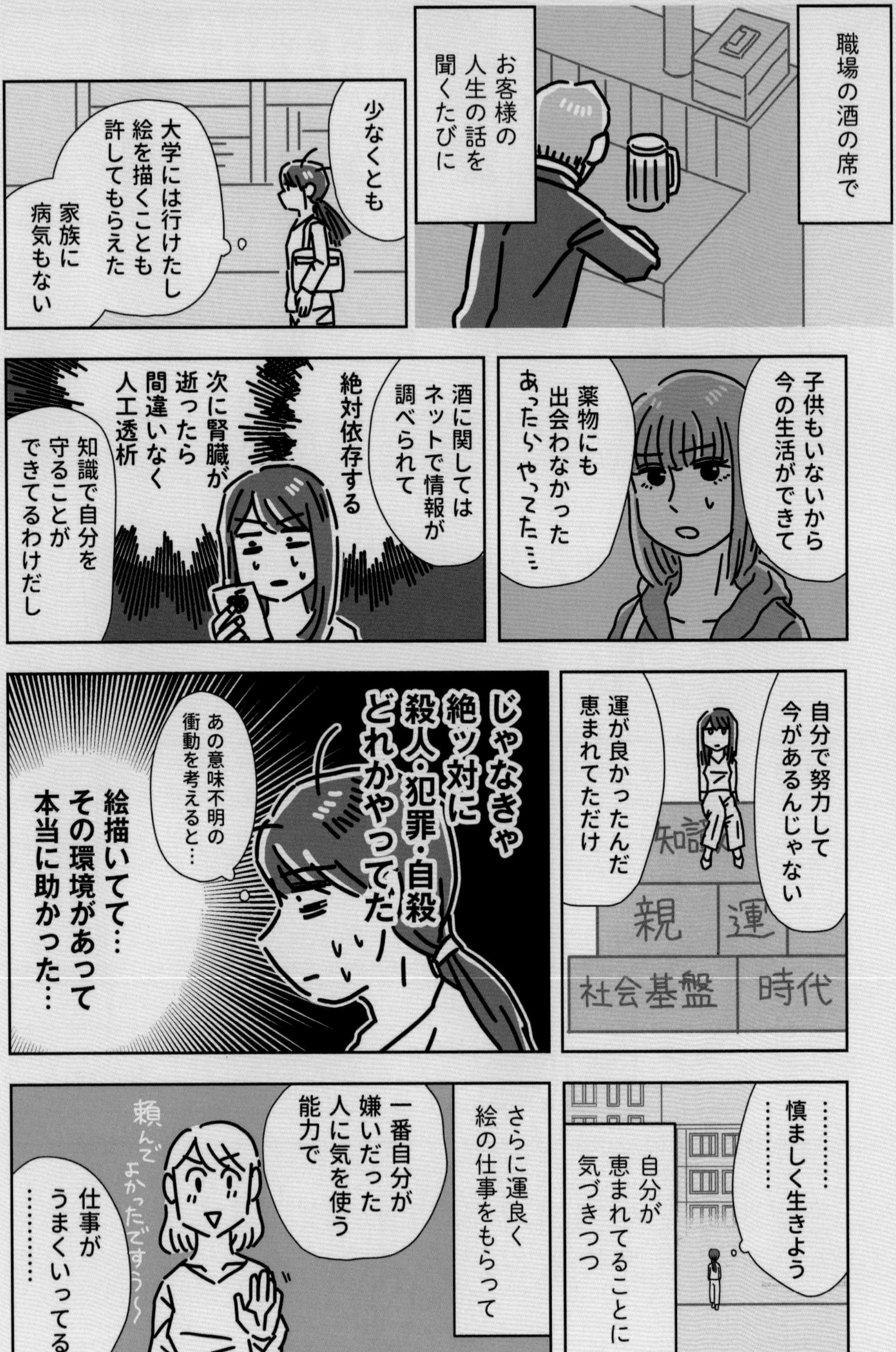
職場の酒の席で
お客様の人生の話を聞くたびに
少なくとも
大学には行けたし絵を描くことも許してもらえた
家族に病気もない
子供もいないから今の生活ができて
薬物にも出会わなかったあったらやってた…
酒に関してはネットで情報が調べられて
絶対依存する
次に腎臓が逝ったら間違いなく人工透析
知識で自分を守ることができてるわけだし
自分で努力して今があるんじゃない
運が良かったんだ恵まれてただけ
知識
親
運
社会基盤
時代
じゃなきゃ絶ッ対に殺人・犯罪・自殺どれかやってた
あの意味不明の衝動を考えると…
絵描いてて…その環境があって本当に助かった…
……慎ましく生きよう……
自分が恵まれてることに気づきつつ
さらに運良く絵の仕事をもらって
一番自分が嫌いだった人に気を使う能力で
仕事がうまくいってる……
頼んでよかったですぅ〜

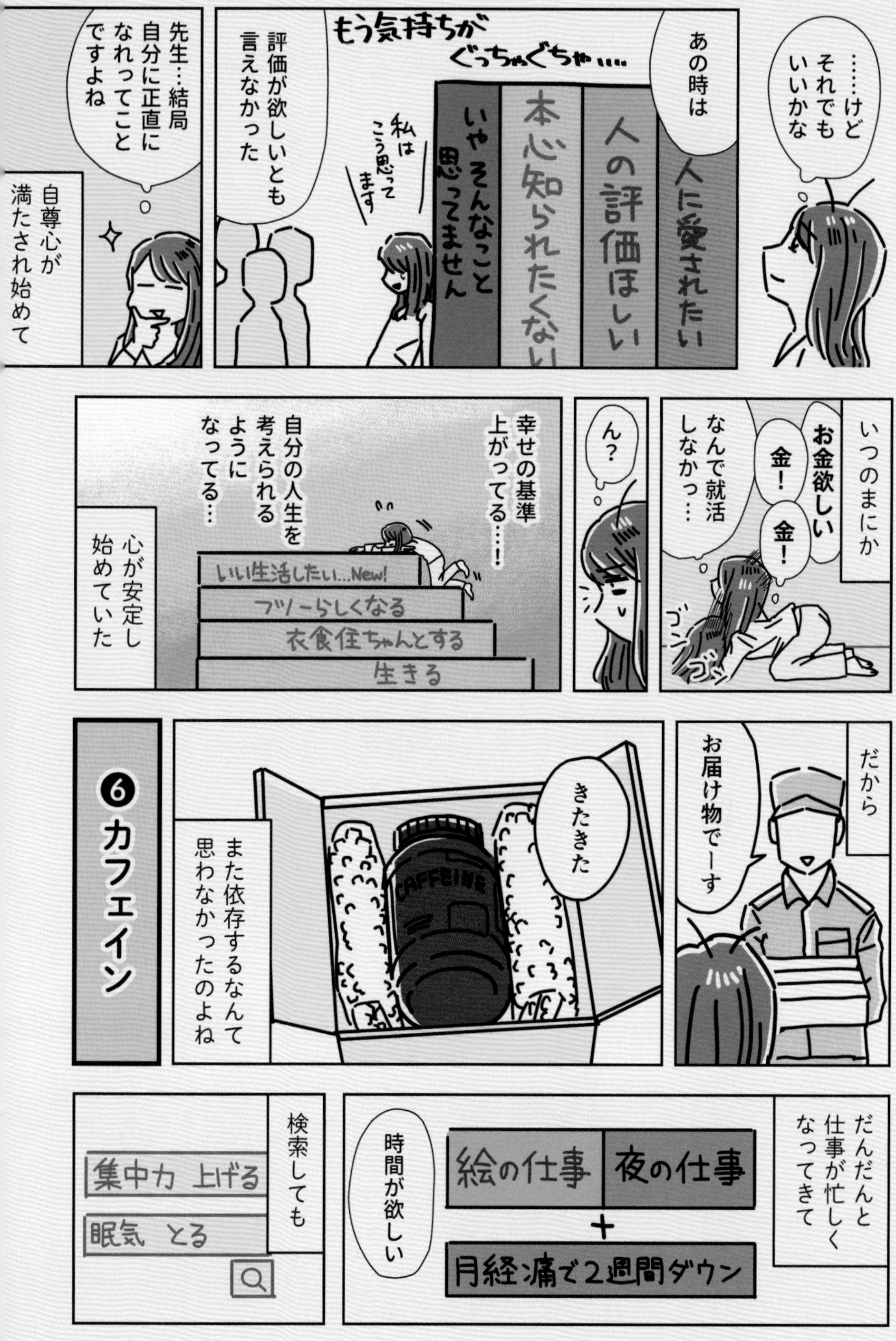

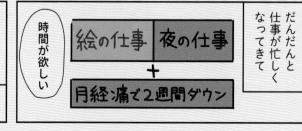

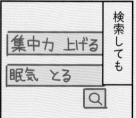

……けど それでも いいかな
あの時は
人に愛されたい
人の評価ほしい
本心知られたくない
いや そんなこと 思ってません
私は こう思って ます
もう気持ちが ぐっちゃぐちゃ…
評価が欲しいとも 言えなかった
先生…結局 自分に正直に なれってこと ですよね
自尊心が 満たされ始めて
いつのまにか
お金欲しい
金！
金！
なんで就活 しなかっ…
ゴン
ゴッ
ん？
幸せの基準 上がってる…！
自分の人生を 考えられる ように なってる…
いい生活したい…New!
フツーらしくなる
衣食住ちゃんとする
生きる
心が安定し 始めていた
だから
お届け物でーす
きたきた
CAFFEINE
また依存するなんて 思わなかったのよね
❻カフェイン
だんだんと 仕事が忙しく なってきて
絵の仕事
夜の仕事
＋
月経痛で２週間ダウン
時間が欲しい
検索しても
集中力 上げる
眠気 とる

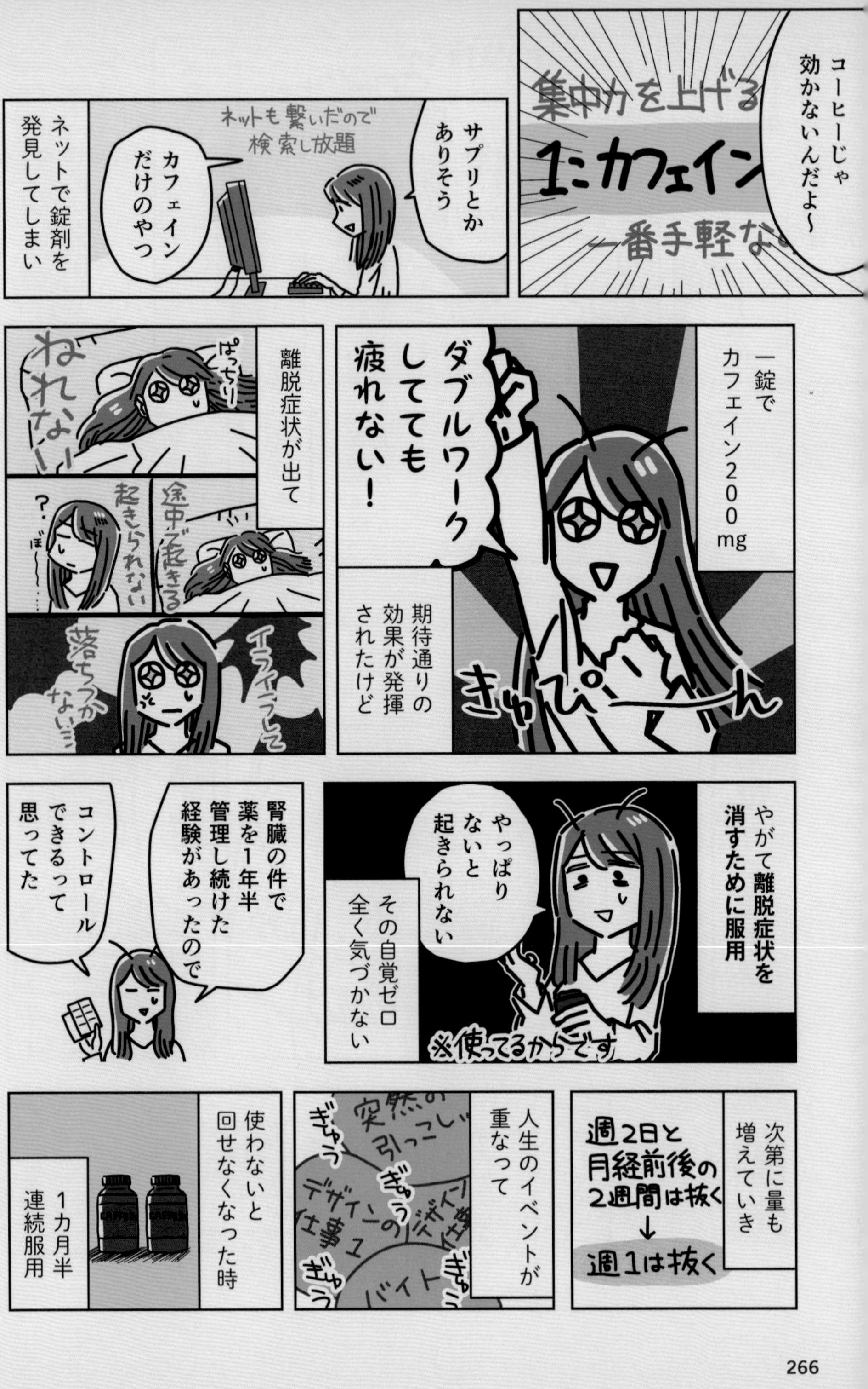
コーヒーじゃ効かないんだよ～
集中力を上げる
1にカフェイン
一番手軽な
サプリとかありそう
ネットも繋いだので検索し放題
カフェインだけのやつ
ネットで錠剤を発見してしまい
一錠でカフェイン200mg
ダブルワークしてても疲れない！
期待通りの効果が発揮されたけど
きゃぴーん
離脱症状が出て
ぱっちり
ねれない
途中で起きる
起きられない
？
ぼ～……
イライラして
落ち着かない
やがて離脱症状を消すために服用
やっぱりないと起きられない
その自覚ゼロ全く気づかない
※使ってるからです
腎臓の件で薬を1年半管理し続けた経験があったので
コントロールできるって思ってた
次第に量も増えていき
週2日と月経前後の2週間は抜く
↓
週1は抜く
人生のイベントが重なって
突然の引っこし
ぎゅう
デザイナーの仕事
ぎゅう
バイト
ぎゅう
ぎゅう
使わないと回せなくなった時
1カ月半連続服用

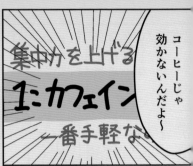

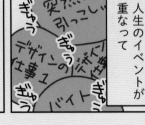

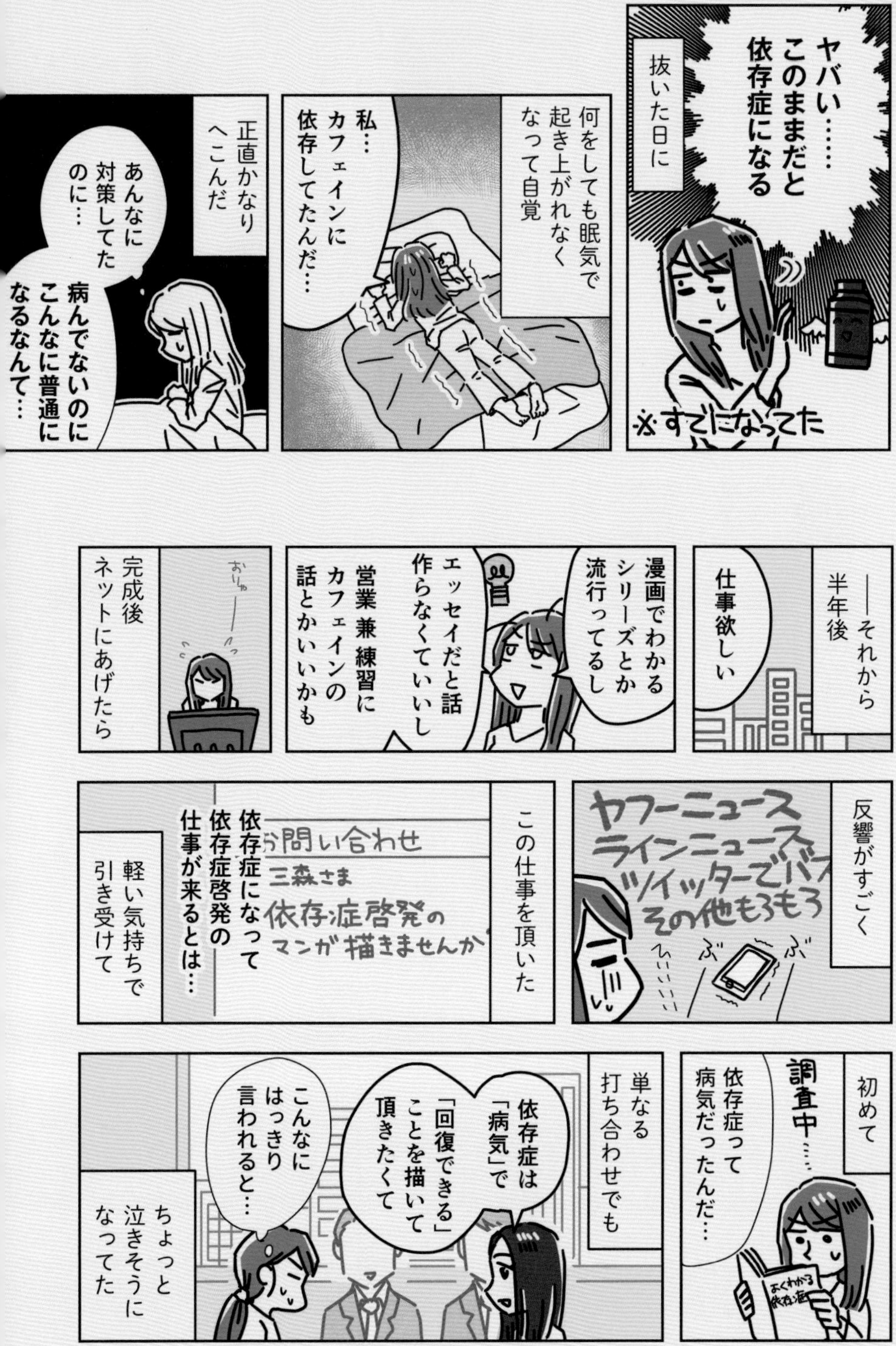
抜いた日に
ヤバい……このままだと依存症になる
※すでになってた
何をしても眠気で起き上がれなくなって自覚
私…カフェインに依存してたんだ…
正直かなりへこんだ
あんなに対策してたのに…
病んでないのにこんなに普通になるなんて…
――それから半年後
仕事欲しい
漫画でわかるシリーズとか流行ってるし
エッセイだと話作らなくていいし
営業兼練習にカフェインの話とかいいかも
完成後ネットにあげたら
反響がすごく
ヤフーニュース
ラインニュース
ツイッターでバズ
その他もろもろ
ぶ
ぶ
この仕事を頂いた
お問い合わせ
三森さま
依存症啓発のマンガ描きませんか
依存症になって依存症啓発の仕事が来るとは…
軽い気持ちで引き受けて
初めて
調査中……
依存症って病気だったんだ…
よくわかる依存症
単なる打ち合わせでも
依存症は「病気」で
「回復できる」ことを描いて頂きたくて
こんなにはっきり言われると…
ちょっと泣きそうになってた

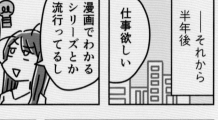

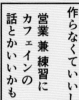

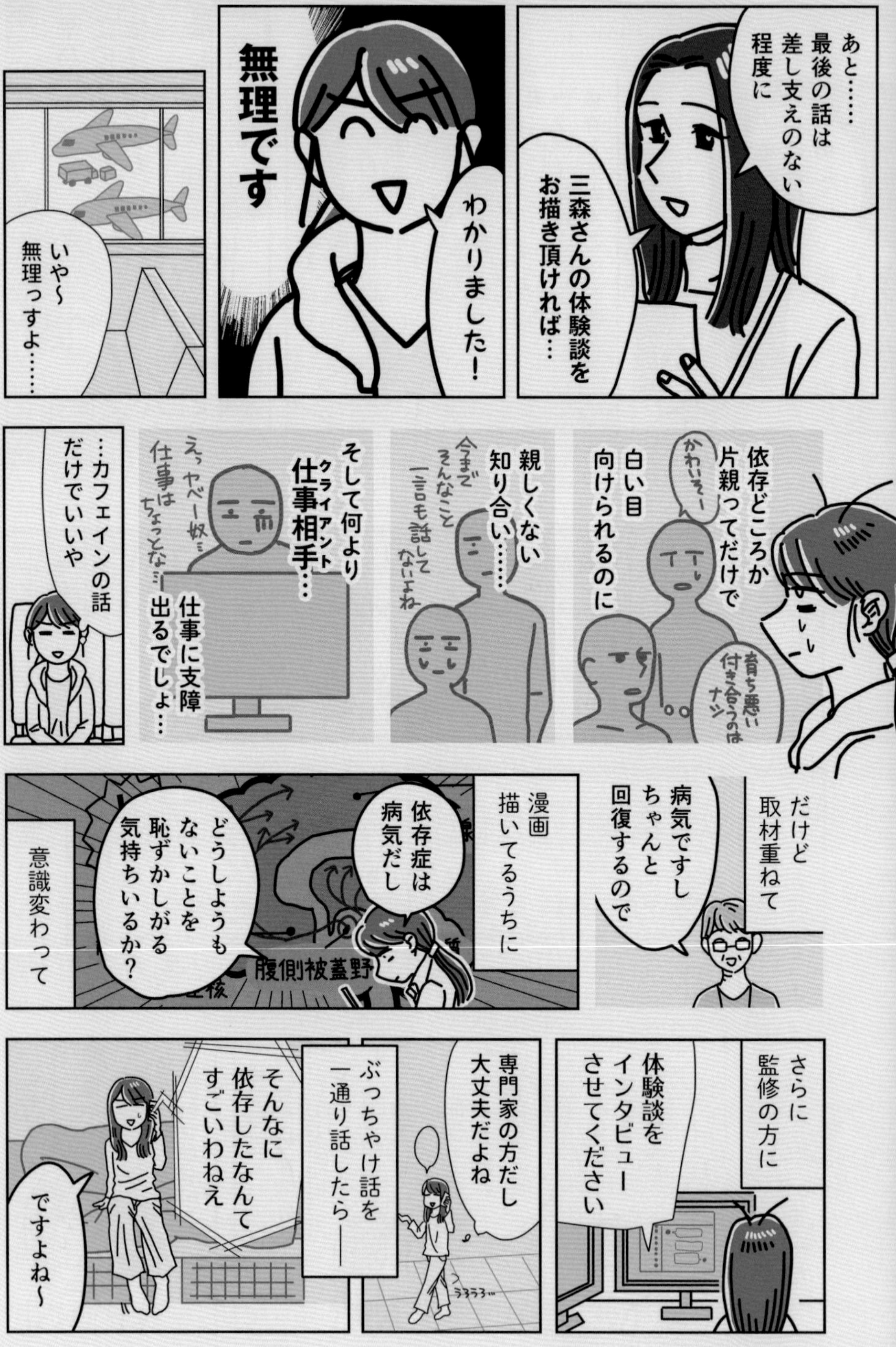
あと……最後の話は差し支えのない程度に
三森さんの体験談をお描き頂ければ…
わかりました!
無理です
いや〜無理っすよ……
依存どころか片親ってだけで
白い目向けられるのに
かわいそー
育ち悪い 付き合うのはナシ
親しくない知り合い……
今までそんなこと一言も話してないよね
そして何より仕事相手《クライアント》…
仕事に支障出るでしょ…
えっヤベー奴… 仕事はちょっとな…
…カフェインの話だけでいいや
だけど取材重ねて
病気ですしちゃんと回復するので
漫画描いてるうちに
依存症は病気だし
どうしようもないことを恥ずかしがる気持ちいるか?
腹側被蓋野
意識変わって
さらに監修の方に
体験談をインタビューさせてください
専門家の方だし大丈夫だよね
ぶっちゃけ話を一通り話したら——
うろうろ…
そんなに依存したなんてすごいわねえ
ですよね〜

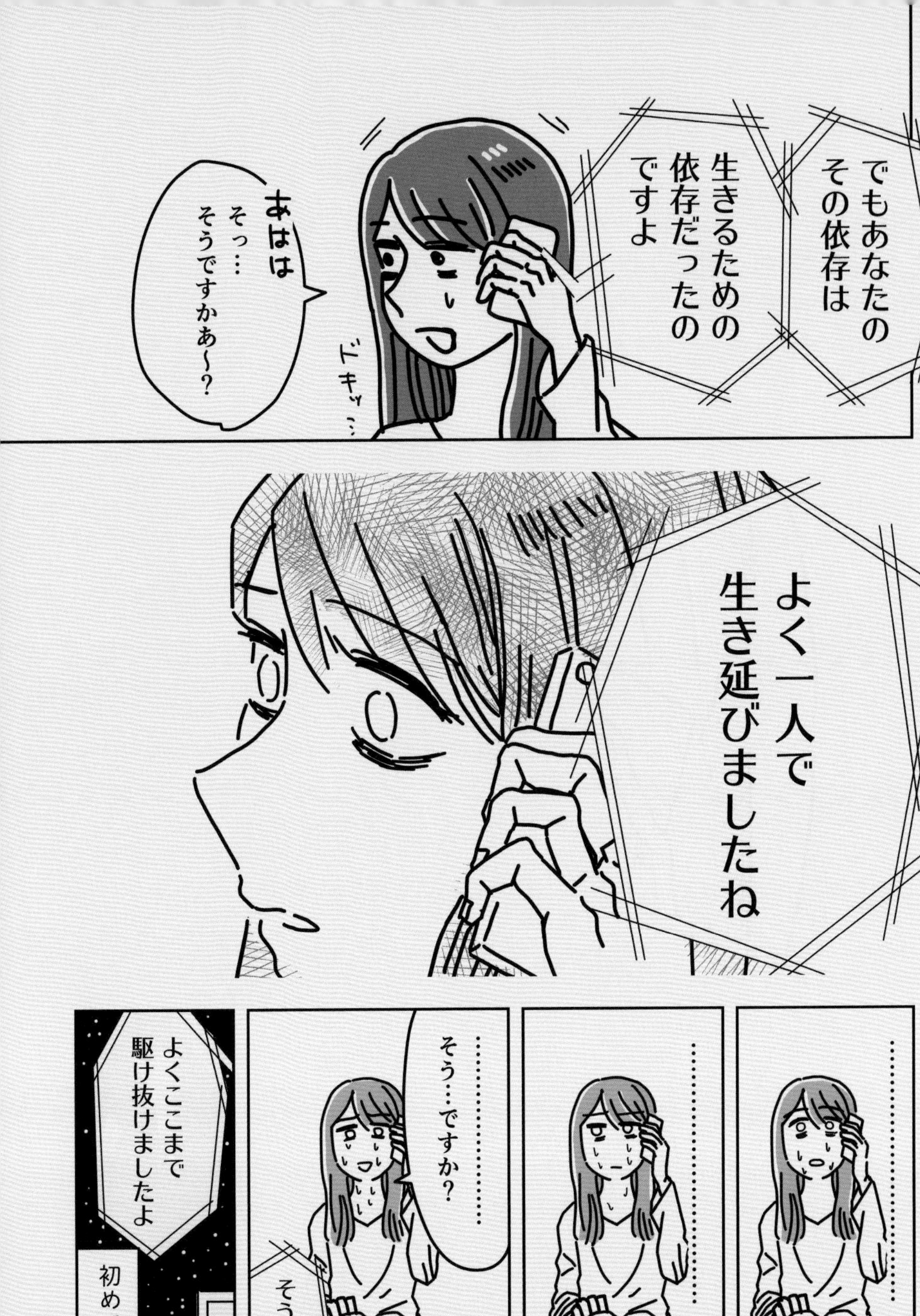
でもあなたのその依存は生きるための依存だったのですよ
あはは そっ… そうですかぁ～？
ドキッ
よく一人で生き延びましたね
…………
…………
そう…ですか？…………
そうですよ
よくここまで駆け抜けましたよ
初めてだった

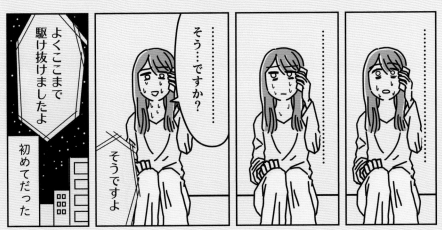

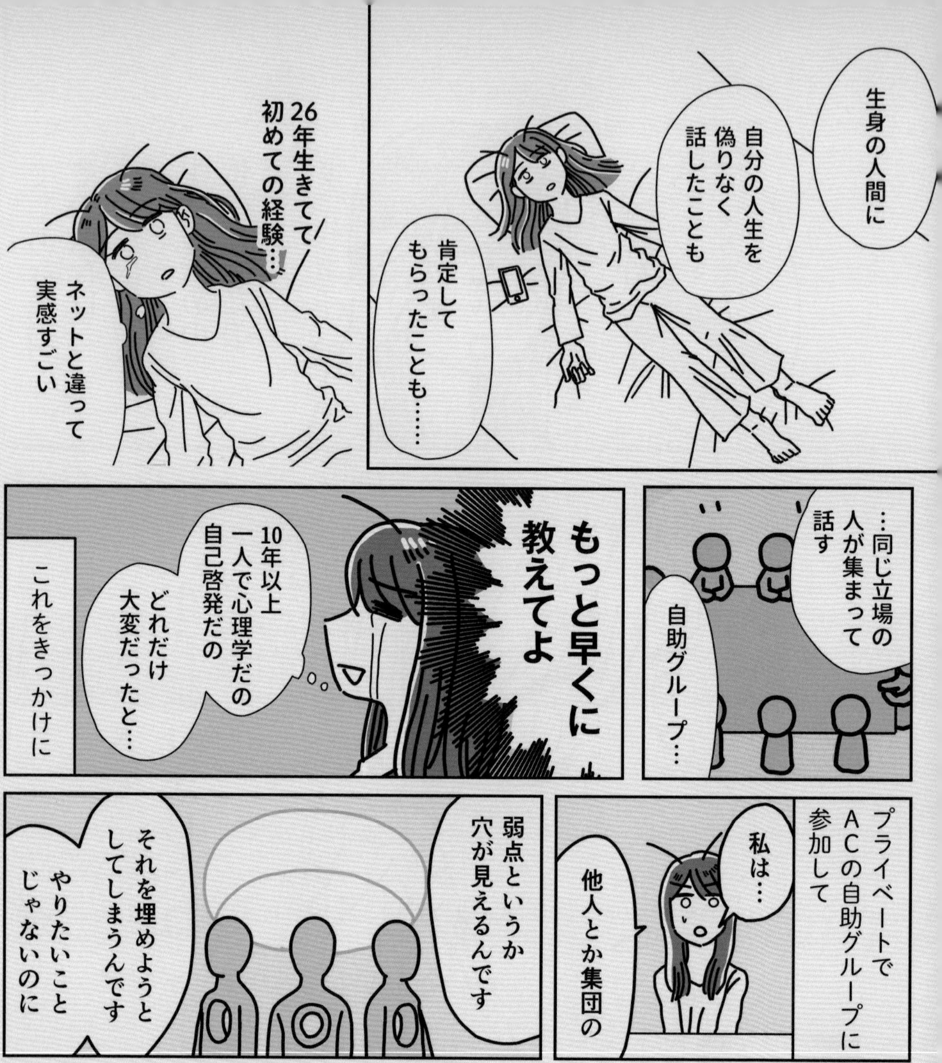
生身の人間に
自分の人生を偽りなく話したことも
肯定してもらったことも……
26年生きてて初めての経験…！
ネットと違って実感すごい
…同じ立場の人が集まって話す
自助グループ…
もっと早くに教えてよ
10年以上一人で心理学だの自己啓発だの
どれだけ大変だったと…
これをきっかけに
プライベートでACの自助グループに参加して
私は…
他人とか集団の
弱点というか穴が見えるんです
それを埋めようとしてしまうんです
やりたいことじゃないのに

AC（アダルト・チルドレン）＝大人になっても子供の頃の体験に苦しめられて生き辛い人

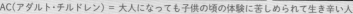

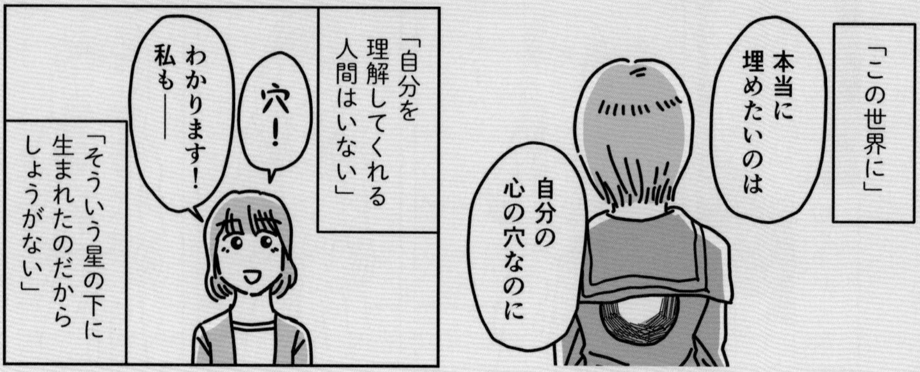
「この世界に」
本当に埋めたいのは
自分の心の穴なのに
「自分を理解してくれる人間はいない」
穴！
わかります！私も——
「そういう星の下に生まれたのだからしょうがない」

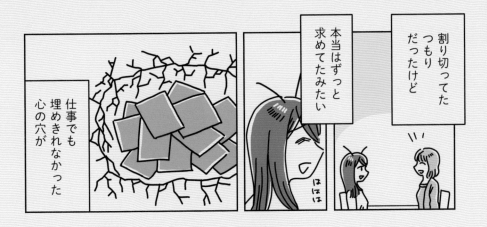

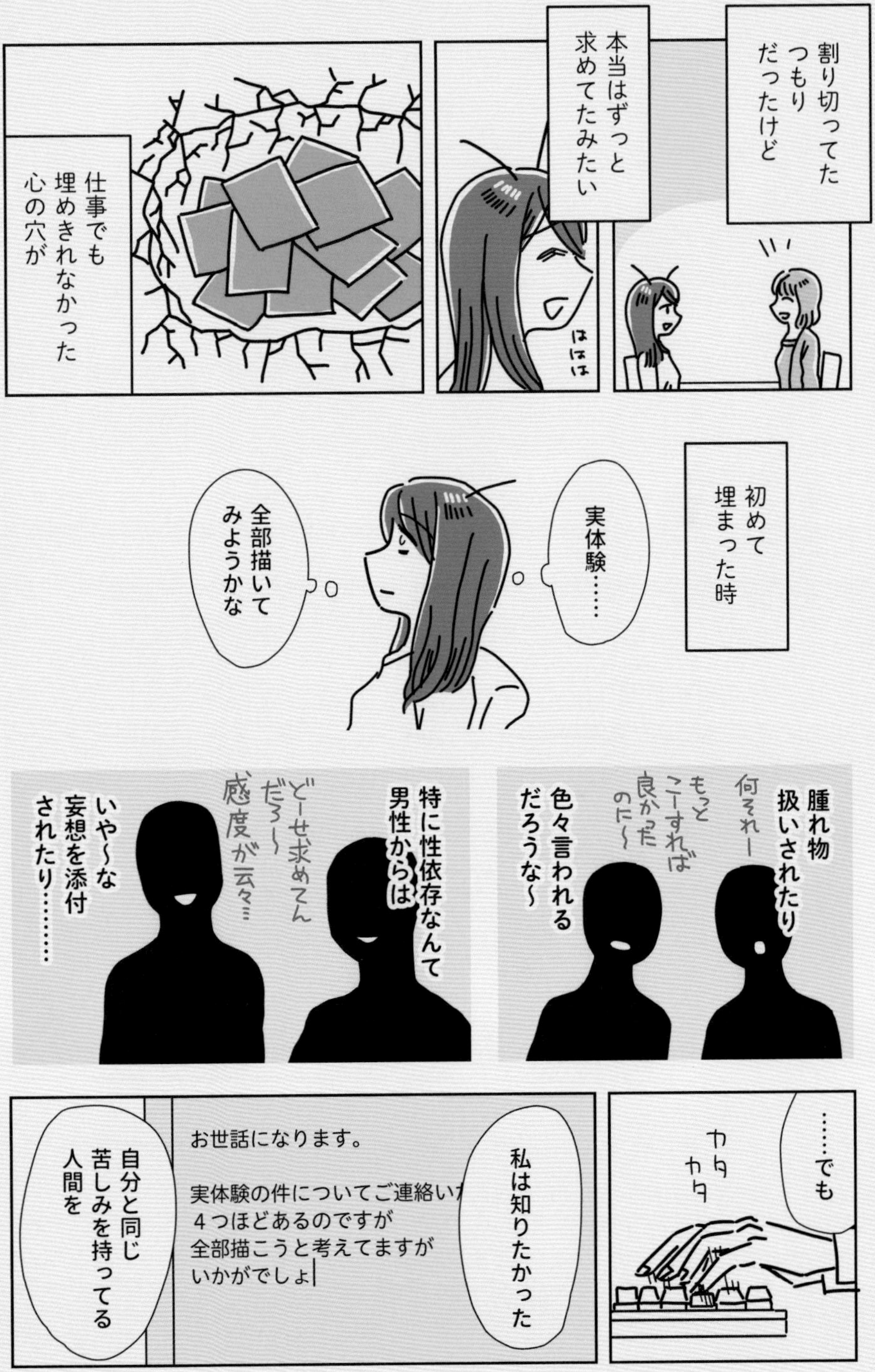

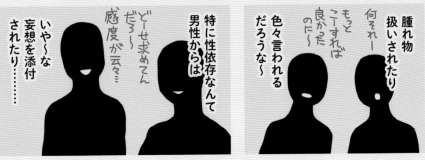

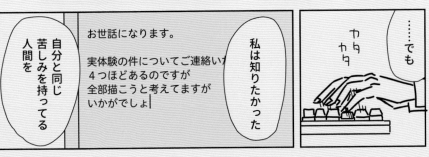

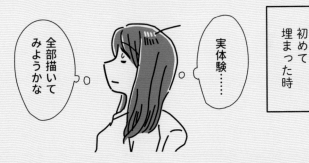

割り切ってた
つもり
だったけど
本当はずっと
求めてたみたい
ははは
仕事でも
埋めきれなかった
心の穴が
初めて
埋まった時
実体験……
全部描いて
みようかな
腫れ物
扱いされたり
何それー
もっと
こーすれば
良かったのに~
色々言われる
だろうな~
特に性依存なんて
男性からは
どーせ求めてん
だろ~
感度が云々…
いや~な
妄想を添付
されたり……
カタ
カタ
……でも
私は知りたかった
お世話になります。
実体験の件についてご連絡いた
４つほどあるのですが
全部描こうと考えてますが
いかがでしょ
自分と同じ
苦しみを持ってる
人間を

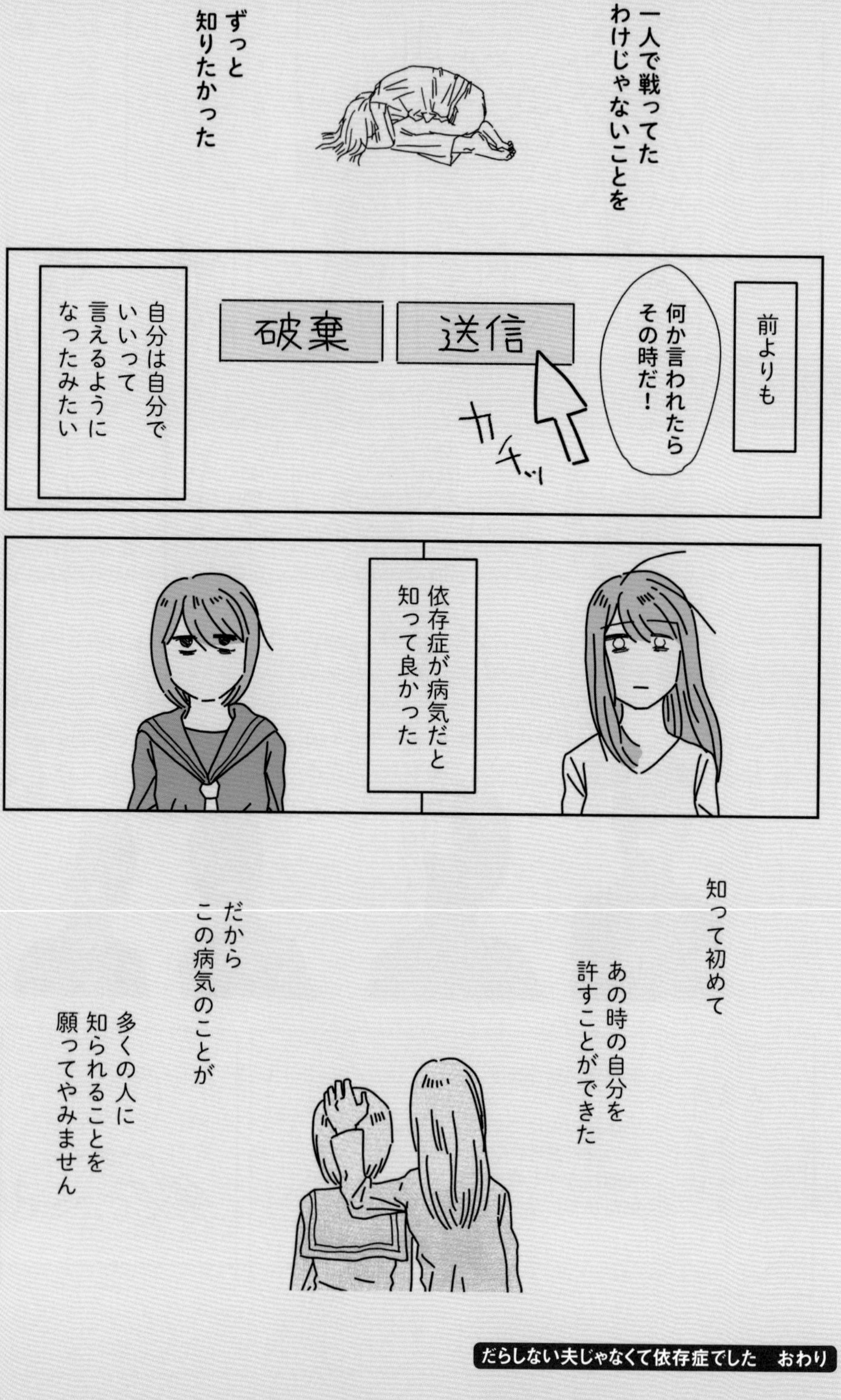
一人で戦ってた
わけじゃないことを
ずっと
知りたかった
前よりも
何か言われたら
その時だ！
送信
破棄
カチッ
自分は自分で
いいって
言えるように
なったみたい
依存症が病気だと
知って良かった
知って初めて
あの時の自分を
許すことができた
だから
この病気のことが
多くの人に
知られることを
願ってやみません
だらしない夫じゃなくて依存症でした　おわり

あとがき

この漫画は最初から悩みが多かった。

お酒やギャンブルを全否定するとその関係者から苦情が出る。

違法薬物は「ダメゼッタイ」とは違う形で啓発してほしいと依頼される。

キャラクター作りも、職業や生育歴や性格など、細かい設定を描ききってしまうと、イメージが結びついて偏見ができてしまう。

元々は厚生労働省の依存症啓発事業の中で企画された漫画だったので、読者が「国がこんな人間像を押し付けてるんだ」と、本質から外れた感想にならないようにしなくては…!

そうそう、病気や疲労で認識能力が落ちてる人でも読みやすいように、色もキャラクターごとにしっかり分かれてたほうが…(あれっ!作業工程数がすごいことに…)。

いっそ全員恐竜にしませんか? 自己投影しづらいキャラクターにすれば半分は解決するのでは? と提案したら、丁寧な言葉で「人間でお願いします」と言われたのも、今となっては良い思い出だ。

最初は依存症に関係のない(と思ってる)人に拒絶されないように、心理描写は意図して少なめにしていた。そこには暗い気持ちがわかる作家だと思われたくない私のエゴもあった。

しかし、同じテンポが続いてもつまらない。

漫画としての面白さを出すために、私の身近にアルコール依存症者がいた経験を活かしつつ、家族の立場を主観で描いた。すると、「私の気持ちが描かれている」「家族にこんな辛い思いをさせていたとは」と、SNSでご家族の方・当事者の方から反響を頂いた。

この感想をもらってしまうと、依存症者側の心理描写も入れないとフェアじゃない。そう思い直し、自分の過去を思い出しながら話を作り直し、気づけば一週間で25ページ前後の作画をする怒涛の連載になっていた(関係者の方々、当時は本当にありがとうございました)。

自分の一番他人に知られたくなかった経験が、仕事に活かされるとは…。人生って本当にわからないものだ…と今でも不思議な気持ち。あの日依存して生き延びた自分に感謝したい。

WEB版の連載と書籍化にあたり、この漫画作りに携わった全ての関係者の皆様にお礼を申し上げます。そして、連載時・書籍化作業中に感想や応援のコメントをくださった読者の方々、この本を手に取ってくださった皆さん、本当にありがとうございます。

この本を読んだあなたと、あるいはその周りの人にとって、心の穴を埋める場所を見つけるキッカケになることができたなら、こんなに幸せなことはありません。

三森みさ

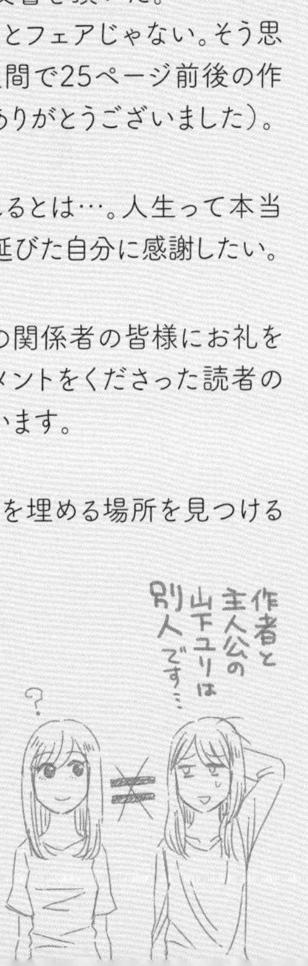

この漫画について

この漫画は依存症全般に関する知識を普及する目的で制作しています。アルコール文化の摂取・文化を否定する意図／違法薬物の摂取を肯定する意図はありません。
また、この物語の登場人物は全て架空の人物ですが、依存症者・関係者の方の実体験談・見聞を参考に創作しております。漫画内に記載されている症状はあくまで症状の一部です。個人によっては当てはまらない場合がございます。

作中の「アル中」の表現について

アル中とは「慢性アルコール中毒」の略称で、昔は今でいう「アルコール依存症」と同じ意味で用いられていました。しかし現在では、「アルコール依存症」とは異なる概念を持ち、「慢性アルコール中毒」という病名は使われていません。

作中の「ヤク中」の表現について

ヤク中とは「慢性薬物中毒」の略称で、昔は今でいう「薬物依存症」と同じ意味で用いられていました。しかし現在では、「薬物依存症」とは異なる概念を持ち、「慢性薬物中毒」という病名は使われていません。

依存症とは

ある物質又はある行為が他の大切な物や行動よりはるかに優先されるようになった状態。
上記の理由から、正確を期すためには「アルコール依存症」「薬物依存症」を使うべきところですが、一般にはかつての呼称である「アル中」「ヤク中」もよく使われるため、作中では登場人物にとっての身近な言葉としてあえて使用しています。

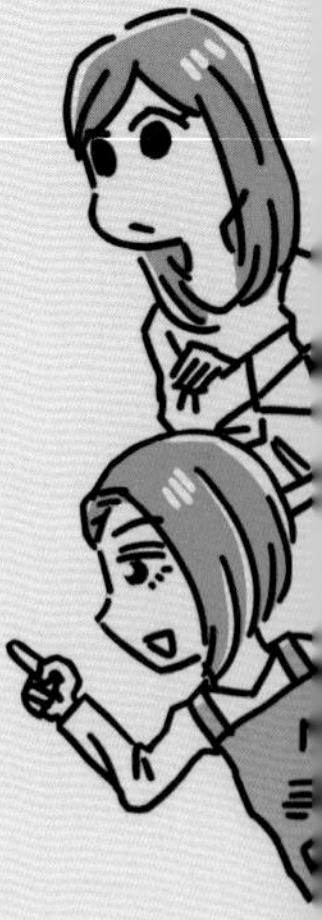

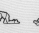

【参考文献】

吾妻ひでお(2005)『失踪日記』イースト・プレス

吾妻ひでお(2013)『失踪日記2　アル中病棟』イースト・プレス

吾妻ひでお・西原理恵子(2013)『実録!あるこーる白書』徳間書店

アルコール薬物問題全国市民協会編(2000)『アルコール依存症〈回復ノート〉③「家族」が幸せを取り戻すとっておきの方法』アスク・ヒューマン・ケア

AA日本出版局訳編(2001)『12のステップと12の伝統』　AA日本ゼネラルサービス

エドワード・J・カンツィアン、マーク・J・アルバニーズ(2013)『人はなぜ依存症になるのか 自己治療としてのアディクション』松本俊彦訳、星和書店

榎本稔(2016)『よくわかる依存症』主婦の友社

蒲生裕司・宮岡等編(2015)『こころの科学 182 特別企画：依存と嗜癖』青木省三・宮岡等・福田正人監修、日本評論社

『季刊「ビィ」Be! 増刊号No.26 この一冊で「自助グループ」がわかる本』アスク・ヒューマン・ケア

『季刊「ビィ」Be! 増刊号No.27 依存症家族の困りごと 解決&支援マニュアル』アスク・ヒューマン・ケア

『季刊「ビィ」Be!133号』アスク・ヒューマン・ケア

菊池真理子(2017)『酔うと化け物になる父がつらい』秋田書店

ザビア・アマダー(2016)『病気じゃないからほっといて』八重樫穂高・藤井康男訳、星和書店

スチュアート・マクミラン(2019)『本当の依存症の話をしよう　ラットパークと薬物戦争』松本俊彦・小原圭司監訳・解説文、井口萌娜訳、星和書店

田代まさし著・北村ヂン漫画(2015)『マーシーの薬物リハビリ日記』アース・スターエンターテイメント

西原理恵子・月乃光司(2010)『西原理恵子×月乃光司のおサケについてのまじめな話　アルコール依存症という病気』小学館

田中紀子著・ワタナベチヒロ漫画(2015)『祖父・父・夫がギャンブル依存症!三代目ギャン妻の物語』高文研

信田さよ子(2012)『共依存　苦しいけれど、離れられない』朝日新聞出版

信田さよ子(2009)『タフラブという快刀』梧桐書院

ハリエット・レーナー(2018)『こじれた仲の処方箋』吉井智津訳、東洋館出版社

ビヴァリー・エンゲル(2006)『人はなぜ謝れないのか　自分も相手も幸せになれる「謝罪」の心理学』石井礼子訳、日本教文社

本田白寿(2013)『私、パチンコ中毒から復帰しました!　ギャンブル地獄から完璧に抜け出す方法』中央公論新社

松本俊彦(2018)『薬物依存症』筑摩書房

まんしゅうきつこ(2015)『アル中ワンダーランド』扶桑社

森田汐生(2015)『心が軽くなる!　気持ちのいい伝え方　「アサーティブ」な表現で人生が変わる!』主婦の友社

渡辺登監修(2007)『健康ライブラリーイラスト版　依存症のすべてがわかる本』講談社

吉田精次・ASK(2014)『CRAFT(クラフト)―アルコール・薬物・ギャンブルで悩む家族のための7つの対処法』アスク・ヒューマン・ケア

【取材協力】

琉球GAIA

那覇断酒会

医療法人晴明会糸満晴明病院

依存症対策全国センター/独立行政法人国立病院機構久里浜医療センター

karma

ちあき

体験談をお話しいただいた依存症回復者の方々

【監修】

今成知美〔特定非営利活動法人アスク代表〕

島内理恵〔特定非営利活動法人AKKこうち(アディクション問題を考え行動する会こうち)副代表・理事〕

田中紀子〔公益社団法人ギャンブル依存症問題を考える会代表〕

松井由美〔特定非営利活動法人全国薬物依存症者家族会連合会理事〕

松本俊彦〔国立研究開発法人国立精神・神経医療研究センター精神保健研究所薬物依存研究部部長/薬物依存症センターセンター長〕

村瀬華子〔独立行政法人国立病院機構久里浜医療センター心理療法士/依存症対策全国センター事務局次長〕

【作・画】

三森みさ

アシスタントもこちゃん

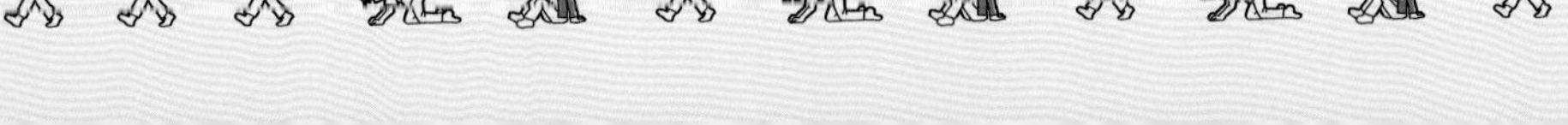

全国の依存症相談窓口

※依存症対策全国センターの協力を得て編集部作成

- 掲載されている相談窓口（相談内容A、B、C）は厚生労働省の定めた基準を満たした専門相談窓口の一部です。お近くに専門相談窓口がない場合は、依存症一般に関する相談（相談内容D）を受け付けている窓口をご利用ください。
- 各窓口の対応時間・対応方法等の詳細につきましては、各窓口へ直接お問い合わせいただくか、依存症対策全国センターのホームページをご確認ください。
- 最寄りの保健所等でも専門相談を受け付けています。その他の相談窓口や専門医療機関、また最新の情報につきましては、依存症対策全国センターのホームページをご確認ください。

【依存症対策全国センター】 https://www.ncasa-japan.jp/ （2019.12.1現在）

相談内容
A アルコール依存症 **B** 薬物依存症
C ギャンブル依存症 **D** 依存症一般に関する相談

施設名	〒	住所	電話番号	相談内容			
				A	B	C	D
北海道							
北海道立精神保健福祉センター【精神保健福祉相談】	003-0027	札幌市白石区本通16丁目北6-34	011-864-7121	○			○
北海道立精神保健福祉センター【依存症相談】	003-0027	札幌市白石区本通16丁目北6-34	011-864-7000	○			○
札幌こころのセンター（札幌市精神保健福祉センター）	060-0042	札幌市中央区大通西19 WEST19 4階	011-622-0556				○
青森県							
青森県立精神保健福祉センター	038-0031	青森市三内字沢部353-92	017-787-3951	○			○
岩手県							
岩手県精神保健福祉センター	020-0015	盛岡市本町通3-19-1	019-629-9617				○
宮城県							
仙台市精神保健福祉総合センター（はあとぽーと仙台）	980-0845	仙台市青葉区荒巻字三居沢1-6	022-265-2191	○			○
宮城県精神保健福祉センター	989-6117	大崎市古川旭5-7-20	0229-23-0302				○
秋田県							
秋田県精神保健福祉センター	010-0001	秋田市中通2-1-51	018-831-3946				○
山形県							
山形県精神保健福祉センター	990-0021	山形市小白川町2-3-30	023-624-1217				○
福島県							
福島県精神保健福祉センター	960-8012	福島市御山町8-30	024-535-3556				○
茨城県							
茨城県精神保健福祉センター	310-0852	水戸市笠原町993-2	029-243-2870	○			○
栃木県							
栃木県精神保健福祉センター	329-1104	宇都宮市下岡本町2145-13	028-673-8785				○
群馬県							
群馬県こころの健康センター	379-2166	前橋市野中町368	027-263-1166	○	○	○	○
埼玉県							
さいたま市こころの健康センター	330-0071	さいたま市浦和区上木崎4-4-10	048-762-8548	○	○	○	○
埼玉県立精神保健福祉センター	362-0806	北足立郡伊奈町小室818-2	048-723-6811	○	○	○	○
千葉県							
千葉県精神保健福祉センター	260-0801	千葉市中央区仁戸名町666-2	043-263-3892	○	○	○	○
千葉市こころの健康センター	261-0003	千葉市美浜区高浜2-1-16	043-204-1582				○

施設名	〒	住所	電話番号	相談内容			
				A	B	C	D
東京都							
東京都立多摩総合精神保健福祉センター	206-0036	多摩市中沢2-1-3	042-376-1111	○	○	○	○
東京都立中部総合精神保健福祉センター	156-0057	世田谷区上北沢2-1-7	03-3302-7575	○	○	○	○
東京都立精神保健福祉センター	110-0004	台東区下谷1-1-3	03-3844-2210	○	○	○	○
神奈川県							
神奈川県精神保健福祉センター	233-0006	横浜市港南区芹が谷2-5-2	045-821-8822	○	○	○	○
横浜市こころの健康相談センター	231-0021	横浜市中区日本大通18 KRCビル6階	045-671-4455				○
川崎市精神保健福祉センター	210-0005	川崎市川崎区東田町8 パレール三井ビル12階	044-200-3195				○
相模原市精神保健福祉センター	252-5277	相模原市中央区富士見6-1-1 ウェルネスさがみはら7階	042-769-9818	○	○	○	○
新潟県							
新潟県精神保健福祉センター	950-0994	新潟市中央区上所2-2-3 新潟ユニゾンプラザハート館	025-280-0111	○			○
新潟市こころの健康センター	951-8133	新潟市中央区川岸町1-57-1	025-232-5551				○
富山県							
富山県心の健康センター	939-8222	富山市蜷川459-1	076-461-3957	○	○	○	○
石川県							
石川県こころの健康センター	920-8201	金沢市鞍月東2-6	076-238-5750	○	○	○	○
福井県							
福井県総合福祉相談所	910-0026	福井市光陽2-3-36	0776-24-4400				○
山梨県							
山梨県立精神保健福祉センター	400-0005	甲府市北新1-2-12 山梨県福祉プラザ3階	055-254-8644	○	○	○	○
長野県							
長野県精神保健福祉センター	380-0928	長野市若里7-1-7	026-227-1810	○	○	○	○
岐阜県							
岐阜県精神保健福祉センター	502-0854	岐阜市鷺山向井2563-18 岐阜県障がい者総合相談センター内	058-231-9724				○
静岡県							
静岡県精神保健福祉センター	422-8031	静岡市駿河区有明町2-20	054-286-9245	○	○	○	○
浜松市精神保健福祉センター	430-0929	浜松市中区中央1-12-1 静岡県浜松総合庁舎4階	053-457-2195	○	○	○	○
静岡市こころの健康センター	420-0821	静岡市葵区柚木1014	054-262-3011	○		○	○
愛知県							
名古屋市精神保健福祉センター	453-0024	名古屋市中村区名楽町4-7-18 5階	052-483-3022	○	○	○	○
愛知県精神保健福祉センター【アルコール電話相談】	460-8501	名古屋市中区三の丸3-2-1 東大手庁舎	052-951-5015	○			○
愛知県精神保健福祉センター【ギャンブル等依存症電話相談】	460-8501	名古屋市中区三の丸3-2-1 東大手庁舎	052-951-1722			○	○
三重県							
三重県こころの健康センター	514-8567	津市桜橋3-446-34	059-253-7826	○	○	○	○
滋賀県							
滋賀県立精神保健福祉センター	525-0072	草津市笠山8-4-25	077-567-5010	○			○
京都府							
京都府精神保健福祉総合センター	612-8416	京都市伏見区竹田流池町120	075-645-5155	○	○	○	○
京都市こころの健康増進センター	604-8854	京都市中京区壬生仙念町30	075-314-0874	○	○	○	○

施設名	〒	住所	電話番号	相談内容			
				A	B	C	D
大阪府							
堺市こころの健康センター	590-0808	堺市堺区旭ケ丘中町4-3-1 健康福祉プラザ3階	072-245-9192	○	○	○	○
大阪府こころの健康総合センター	558-0056	大阪市住吉区万代東3-1-46	06-6691-2818	○	○	○	○
大阪市こころの健康センター	534-0027	大阪市都島区中野町5-15-21 都島センタービル3階	06-6922-8520	○	○	○	○
兵庫県							
ひょうご・こうべ依存症対策センター	651-0073	神戸市中央区脇浜海岸通1-3-2	078-251-5515	○	○	○	○
神戸市精神保健福祉センター	650-0016	神戸市中央区橘通3-4-1 神戸市立総合福祉センター3階	078-371-1855				○
奈良県							
奈良県精神保健福祉センター	633-0062	桜井市粟殿1000	0744-47-2251				○
和歌山県							
和歌山県精神保健福祉センター	640-8319	和歌山市手平2-1-2	073-435-5194	○	○	○	○
鳥取県							
鳥取県立精神保健福祉センター	680-0901	鳥取市江津318-1	0857-21-3031	○	○	○	○
島根県							
島根県立心と体の相談センター	690-0011	松江市東津田町1741-3 いきいきプラザ島根2階	0852-21-2885			○	○
岡山県							
岡山市こころの健康センター（岡山市依存症相談支援センター）	700-8546	岡山市北区鹿田町1-1-1	086-803-1274	○	○	○	○
メンタルセンター岡山（岡山県精神保健福祉センター）【依存症相談】	700-0985	岡山市北区厚生町3-3-1	086-201-0850	○	○	○	○
メンタルセンター岡山（岡山県精神保健福祉センター）【こころの電話相談】	700-0985	岡山市北区厚生町3-3-1	086-201-0828	○	○	○	○
広島県							
広島県立総合精神保健福祉センター（パレアモア広島）	731-4311	安芸郡坂町北新地2-3-77	082-884-1051		○	○	○
山口県							
山口県福祉総合相談支援センター　精神保健福祉部（精神保健福祉センター）	753-0814	山口市吉敷下東4-17-1	083-901-1556	○	○	○	○
徳島県							
徳島県精神保健福祉センター	770-0855	徳島市新蔵町3-80	088-602-8911	○	○	○	○
香川県							
香川県精神保健福祉センター【精神保健福祉相談】	760-0068	高松市松島町1-17-28 香川県高松合同庁舎4階	087-804-5566	○	○	○	○
香川県精神保健福祉センター【こころの電話相談】	760-0068	高松市松島町1-17-28 香川県高松合同庁舎4階	087-833-5560	○	○	○	○
愛媛県							
愛媛県心と体の健康センター	790-0811	松山市本町7-2 愛媛県総合保健福祉センター3階	089-911-3880	○	○	○	○
愛媛県心と体の健康センター【酒害相談】	790-0811	松山市本町7-2 愛媛県総合保健福祉センター4階	089-911-3880	○			○
高知県							
高知県立精神保健福祉センター	780-0850	高知市丸の内2-4-1 高知県保健衛生総合庁舎1階	088-821-4966	○	○	○	○

施設名	〒	住所	電話番号	相談内容			
				A	B	C	D
福岡県							
福岡県精神保健福祉センター	816-0804	春日市原町3-1-7	092-582-7500	○	○	○	○
北九州市立精神保健福祉センター	802-8560	北九州市小倉北区馬借1-7-1 総合保健福祉センター5階	093-522-8729		○	○	○
福岡市精神保健福祉センター	810-0073	福岡市中央区舞鶴2-5-1 あいれふ3階	092-737-8829				○
佐賀県							
佐賀県精神保健福祉センター	845-0001	小城市小城町178-9	0952-73-5060	○	○	○	○
長崎県							
長崎県長崎こども・女性・障害者支援センター	852-8114	長崎市橋口町10-22	095-846-5115	○	○	○	○
熊本県							
熊本市こころの健康センター	862-0971	熊本市中央区大江5-1-1 ウェルパルくまもと3階	096-362-8100				○
熊本県精神保健福祉センター	862-0920	熊本市東区月出3-1-120	096-386-1166	○	○	○	○
大分県							
大分県こころとからだの相談支援センター	870-1155	大分市大字玉沢字平石908	097-541-6290	○			○
宮崎県							
宮崎県精神保健福祉センター【依存症（薬物関連問題）専門診療相談】	880-0032	宮崎市霧島1-1-2 宮崎県総合保健センター4階南	0985-27-5663	○	○	○	○
宮崎県精神保健福祉センター【こころの電話】	880-0032	宮崎市霧島1-1-2 宮崎県総合保健センター4階南	0985-32-5566	○	○	○	○
鹿児島県							
鹿児島県精神保健福祉センター	890-0021	鹿児島市小野1-1-1（ハートピアかごしま2階）	099-218-4755	○	○	○	○
沖縄県							
沖縄県立総合精神保健福祉センター	901-1104	島尻郡南風原町宮平212-3	098-888-1450				○

自助グループのご紹介

※依存症対策全国センターの協力を得て編集部作成

アルコール・薬物・ギャンブル依存症の自助グループをご紹介しています。
詳しくはお近くの依存症相談窓口へお問い合わせいただくか、または各団体のホームページをご確認ください。（2019.12.1現在）

グループ名	ウェブサイト	電話番号
AA（アルコール依存症者のための会）	http://aajapan.org/	03-3590-5377
公益社団法人全日本断酒連盟（アルコール依存症者のための会）	http://www.dansyu-renmei.or.jp/	03-3863-1600
アラノン（アルコール依存症者の家族のための会）	http://www.al-anon.or.jp/	045-642-8777
家族の回復ステップ12	http://frstep12.info/index.html	090-5150-8773
NA（薬物依存症者のための会）	http://najapan.org/	03-3902-8869
ナラノン（薬物依存症者の家族や友人のための会）	http://nar-anon.jp/	03-5951-3571
GA（ギャンブル依存症者のための会）	http://www.gajapan.jp/	046-240-7279
ギャマノン（ギャンブル依存症者の家族のための会）	http://www.gam-anon.jp/	03-6659-4879

三森みさ（みもり・みさ）
イラストレーター、デザイナー、漫画家。
1992年生まれ、大阪府出身。沖縄県那覇市在住。
高校で美術・デザインを、大学で染色を学ぶ。
本作が初の著書となる。

Twitter　@mimorimisa
note　https://note.mu/mimorimisa
ポートフォリオサイト　https://mimorimisa.com/

だらしない夫《おっと》じゃなくて依《い》存《ぞん》症《しょう》でした

2020年3月10日　初版発行
2024年5月15日　第4刷発行

著　者	三森みさ
監修者	今成知美、島内理恵、田中紀子、松井由美、松本俊彦、村瀬華子
発行者	花野井 道郎
発行所	株式会社時事通信出版局
発　売	株式会社時事通信社
	〒104-8178　東京都中央区銀座5-15-8
	電話：03（5565）2155　https://bookpub.jiji.com/
デザイン	松田剛、大矢佳喜子（東京100ミリバールスタジオ）
印刷・製本	シナノ印刷株式会社

ISBN978-4-7887-1683-4 C0095 Printed in Japan

★本書をお読みになったご感想を
右のQRコードよりお寄せください。